DICTIONNAIRE

DE MÉDECINE.

Ces taches peuvent être très-étendues ou bien être lenticulaires et circonscrites. Leur couleur varie depuis la teinte café au lait jusqu'à celle de bistre, de brun très-foncé ou même de noir. La teinte pâle ne peut pas être mieux comparée qu'à celle des éphélides lenticulaires et des éphélides hépatiques. Tantôt elles sont glabres, et tantôt elles sont couvertes d'un duvet tomenteux, ou de poils soyeux, ou d'espèces de soies résistantes et pénicillées.

La cause de ces *nævi materni* n'a pu jusqu'ici être bien connue et bien appréciée : nul doute cependant que ce ne soit une maladie du tissu cutané, et tout me porte à croire que le siége est dans le corps muqueux, et principalement dans l'humeur de Malpighi. Les anciens les attribuaient à l'influence de l'imagination de la mère sur l'enfant renfermé dans son sein. Sans vouloir nier tout effet de la mère sur son fœtus, je ne crois pas devoir partager l'opinion des anciens à cet égard, et je me borne à dire que les taches ou signes tiennent à une organisation primitive, ou bien résultent d'une altération morbide de la peau du fœtus.

Assez ordinairement ces taches ne font pas de progrès, et si ces progrès existent, ils sont plutôt dans la teinte que dans l'étendue. Non susceptibles de dégénérescence et ne causant aucune douleur, si on ne les irrite pas, il faut les abandonner à elles-mêmes, car la difformité qu'elles causent est toujours moins grande que celle d'une cicatrice. J'ai disséqué plusieurs de ces tumeurs, et j'ai constamment vu qu'elles n'intéressaient pas toute l'épaisseur de la peau. C'est pourquoi j'ai placé leur siége dans le tissu muqueux de Malpighi ; c'est la variété que Wardrop nomme *nævus cuticularis*, et que je distingue du *nævus subcutaneus* et du *spilus*. *Voyez* TUMEUR ÉRECTILE.

(G. BRESCHET.)

NAISSANCE, s. f., *nativitas*, *ortus*. Pour le médecin et le physiologiste la naissance est le passage de la vie intra-utérine à la vie extra-utérine, de l'état de fœtus à celui d'enfant. Cette courte période de la vie est une des plus remarquables par le nombre et l'importance des changemens anatomiques et physiologiques qui s'opèrent alors dans l'économie. Elle n'est pas dénuée d'intérêt pour le médecin, car elle a ses maladies propres, et les phénomènes qui la caractérisent, les circonstances qui l'accompagnent, peuvent être la source de beaucoup

DICTIONNAIRE
DE MÉDECINE,

PAR MM. ADELON, ANDRAL, BÉCLARD, BIETT, BRESCHET, CHOMEL, H. CLOQUET, J. CLOQUET, COUTANCEAU, DESORMEAUX, FERRUS, GEORGET, GUERSENT, LAGNEAU, LANDRÉ-BEAUVAIS, MARC, MARJOLIN, MURAT, OLLIVIER, ORFILA, PELLETIER, RAIGE-DELORME, RAYER, RICHARD, ROCHOUX, ROSTAN, ROUX ET RULLIER.

TOME QUINZIÈME.

N–ORP.

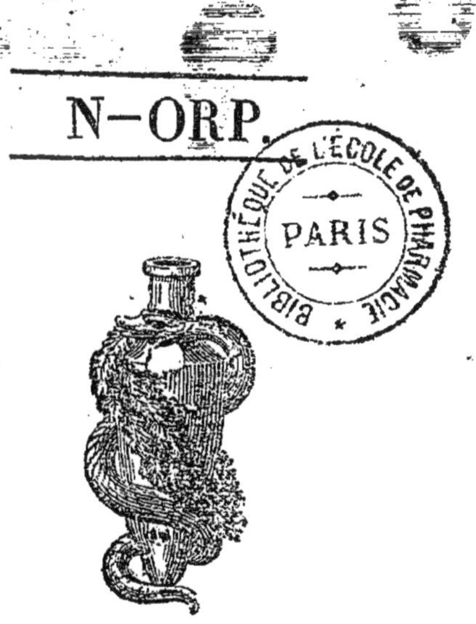

A PARIS,
CHEZ BÉCHET JEUNE,
LIBRAIRE DE L'ACADÉMIE ROYALE DE MÉDECINE,
place de l'École de Médecine, n° 4.

JUIN 1826.

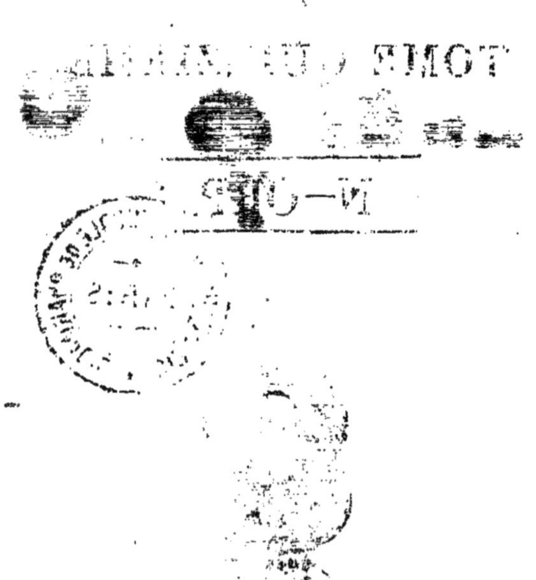

DICTIONNAIRE DE MÉDECINE.

NÆV.

NÆVUS MATERNUS, *congenitæ notæ*, *envies*, *taches de naissance*, *signes*, *mutter-mahl; mother spoths*, *etc.*, s. m. On nomme ainsi des taches cutanées que les enfans apportent en naissant, et qui persistent pendant toute la vie. Plusieurs auteurs ont confondu ces marques congéniales avec les tumeurs érectiles et avec les anévrysmes variqueux ou les tumeurs fongueuses de quelques praticiens.

Dans le premier cas la tache, quoique bien circonscrite, ne s'élève pas très-sensiblement au-dessus du niveau de la peau, et sa surface est assez égale. Sa teinte varie peu, quel que soit l'état de l'âme, de la respiration et de la circulation; dans les autres maladies au contraire, il y a une élévation sur la peau; les vaisseaux sanguins, plus ou moins enlacés les uns avec les autres et variqueux, forment des élévations, des granulations que l'on a comparées à des grappes de groseille, de cassis, à des mûres, des fraises ou des framboises. J'ai vu de ces tumeurs occuper les lèvres, les ailes du nez, les paupières, les joues, l'œil, le pavillon de l'oreille, la langue, le cou, la poitrine, ou les parties génitales, et principalement les nymphes ou les grandes lèvres. Elles ont été dans ces derniers temps très-bien observées, décrites et anatomiquement analysées par Abernethy, John Bell, Wardrop, Grœfe, Boyer, Dupuytren etc. Grœfe leur a imposé le nom de *télangiectasie*. Je les attribue à une maladie des vaisseaux sanguins, et je me réserve d'en faire plus tard l'histoire, tandis que dans le *nævus maternus*, dont je parle ici, c'est moins une affection organique des réseaux capillaires, qu'un changement dans le *pigment* ou la matière colorante d'une partie de la peau.

Ces taches peuvent être très-étendues ou bien être lenticulaires et circonscrites. Leur couleur varie depuis la teinte café au lait jusqu'à celle de bistre, de brun très-foncé ou même de noir. La teinte pâle ne peut pas être mieux comparée qu'à celle des éphélides lenticulaires et des éphélides hépatiques. Tantôt elles sont glabres, et tantôt elles sont couvertes d'un duvet tomenteux, ou de poils soyeux, ou d'espèces de soies résistantes et pénicillées.

La cause de ces *nævi materni* n'a pu jusqu'ici être bien connue et bien appréciée : nul doute cependant que ce ne soit une maladie du tissu cutané, et tout me porte à croire que le siége est dans le corps muqueux, et principalement dans l'humeur de Malpighi. Les anciens les attribuaient à l'influence de l'imagination de la mère sur l'enfant renfermé dans son sein. Sans vouloir nier tout effet de la mère sur son fœtus, je ne crois pas devoir partager l'opinion des anciens à cet égard, et je me borne à dire que les taches ou signes tiennent à une organisation primitive, ou bien résultent d'une altération morbide de la peau du fœtus.

Assez ordinairement ces taches ne font pas de progrès, et si ces progrès existent, ils sont plutôt dans la teinte que dans l'étendue. Non susceptibles de dégénérescence et ne causant aucune douleur, si on ne les irrite pas, il faut les abandonner à elles-mêmes, car la difformité qu'elles causent est toujours moins grande que celle d'une cicatrice. J'ai disséqué plusieurs de ces tumeurs, et j'ai constamment vu qu'elles n'intéressaient pas toute l'épaisseur de la peau. C'est pourquoi j'ai placé leur siége dans le tissu muqueux de Malpighi ; c'est la variété que Wardrop nomme *nævus cuticularis*, et que je distingue du *nævus subcutaneus* et du *spilus*. *Voyez* TUMEUR ÉRECTILE.

(G. BRESCHET.)

NAISSANCE, s. f., *nativitas*, *ortus*. Pour le médecin et le physiologiste la naissance est le passage de la vie intra-utérine à la vie extra-utérine, de l'état de fœtus à celui d'enfant. Cette courte période de la vie est une des plus remarquables par le nombre et l'importance des changemens anatomiques et physiologiques qui s'opèrent alors dans l'économie. Elle n'est pas dénuée d'intérêt pour le médecin, car elle a ses maladies propres, et les phénomènes qui la caractérisent, les circonstances qui l'accompagnent, peuvent être la source de beaucoup d'affections qui se développeront par la suite. Enfin beaucoup de questions de médecine légale se rattachent à cet instant de la vie.

Les considérations physiologiques et pathologiques qui sont relatives à la naissance seront développées à l'article *nouveau-né*. Pour celles qui sont du ressort de la médecine légale, *voyez* GROSSESSE, INFANTICIDE, VIABILITÉ.

NANCÉATE. *Voyez* NANCÉIQUE.

NANCÉIQUE. (acide) M. Braconnot, professeur de chimie à Nancy, a nommé du nom de cette ville un acide qu'il a découvert dans le produit de la fermentation acide de plusieurs substances végétales. Cet acide paraît se former simultanément avec l'acide acétique; on l'en sépare par l'oxyde de zinc qui forme avec l'acide nancéique un sel cristallisable, tandis que l'acétate de zinc est déliquescent.

L'acide nancéique est liquide, incristallisable, incolore, d'une saveur très-aigre; les sels qu'il forme avec les bases salifiables diffèrent des acétates. Toutefois il paraît que cet acide n'est autre que l'acide lactique, du moins c'est ce qu'il faut en inférer des expériences de M. Vogel.

En supposant l'acide nancéique être un acide particulier, son nom devrait encore être changé n'étant pas dans l'esprit de la nomenclature. Nous avons proposé de le nommer acide zumique, de ζύμη, ferment.

Il n'est d'aucun usage en médecine.

NAPEL, s. m., nom d'une espèce d'aconit (*aconitum napellus* L.) *Voyez* ACONIT. (A. RICHARD.)

NAPHTE, s. m. On donne ce nom à une espèce de bitume que l'on rencontre assez rarement à l'état de pureté dans la nature : il est fluide et diaphane, d'une couleur blanche, légèrement ambrée; d'une odeur très-forte, ayant assez d'analogie avec celle de l'huile essentielle de térébenthine, d'une très-grande volatilité. Il est onctueux au toucher, très-léger, surnageant l'eau et d'une pesanteur spécifique de 0,80; il s'enflamme avec beaucoup de facilité, et répand en brûlant une flamme bleuâtre et une fumée très-épaisse, sans laisser de résidu. Le naphte est une des substances bitumineuses les plus rares à l'état de pureté; car il ne faut pas confondre avec lui le pétrole, autre espèce de bitume qui en diffère par sa couleur brune, noirâtre, sa consistance plus grande et sa pesanteur plus considérable. Le naphte est, dit-on, assez commun en Perse, dans les environs de la mer Caspienne; on le trouve également en Sicile, en Ligurie et dans d'autres parties de l'Italie; on en a également découvert quelques sources en France, et en particulier dans le département de la Moselle. La facilité extrême avec laquelle cette substance s'enflamme et brûle a engagé les habitans des pays où on le rencontre, à se servir de cette propriété pour faire cuire leurs alimens. On enflamme les vapeurs qui se dégagent des lieux où ce bitume est réuni en grande quantité, et on prend seulement le soin de concentrer et de diriger la flamme au moyen de tuyaux de terre.

Le naphte se rencontre dans la nature, tantôt mêlé au sol, tantôt nageant à la surface des eaux. On le distille afin de l'obtenir très-pur pour les usages de la médecine. De même que les huiles empyreumatiques, avec lesquelles il a la plus grande analogie, le naphte est un médicament stimulant, dont on a surtout fait usage dans les affections spasmodiques, dans le rhumatisme chronique, quelques espèces de paralysie. On l'emploie soit à l'extérieur en frictions, soit à l'intérieur à la dose de six à vingt gouttes étendues dans un liquide approprié; mais généralement cette substance est assez peu usitée. On la dit aussi vermifuge, et plusieurs praticiens rapportent l'avoir employée avec succès dans le traitement du tœnia. On la donne, soit à l'intérieur, soit à l'extérieur, en faisant des frictions sur l'abdomen. (A. RICHARD.)

NARCISSE, s. m., *narcissus*. C'est un genre de plantes de la famille des Narcissées et de l'hexandrie monogynie L., facile à reconnaître à ses fleurs dont le calice est coloré pétaloïde, adhérent par sa base avec l'ovaire infère, et dont le tube est surmonté d'un limbe plane à six lobes et d'une sorte de nectaire concave pétaloïde, généralement en forme de cloche ou de coupe. Les étamines, au nombre de six, sont renfermées dans l'intérieur du tube. Les narcisses ont leurs fleurs jaunes ou blanches, toujours renfermées dans une spathe scarieuse avant leur épanouissement; leur racine est surmontée d'un bulbe ovoïde formé de tuniques charnues, emboîtées les unes dans les autres; les feuilles sont planes et étroites.

Un grand nombre des espèces de ce genre croissent dans les bois couverts et dans les prés, où leurs fleurs s'épanouissent en général dès les premiers jours du printemps. Les fleurs sont grandes, odorantes, et l'on cultive dans les jardins un grand nombre d'espèces.

Les bulbes des diverses espèces de narcisse ont une saveur amère, âcre et désagréable. Les anciens leur avaient reconnu une propriété émétique très-énergique. M. le docteur Loiseleur-Deslongchamps l'a de nouveau constatée par un assez grand nombre d'expériences; ce praticien dit que les bulbes du narcisse sauvage (*Narcissus speudo-narcissus*. L.), du narcisse des poëtes (*N. poëticus*. L.), du narcisse tazzette (*N. tazzetta*. L.), du narcisse odorant (*N. odorus*. L.) et de quelques autres espèces indigènes, séchés, réduits en poudre, et administrés à la dose de 24 à 40 grains, et même un peu au-delà, suivant la susceptibilité individuelle, provoquent d'abondans vomissemens. La même propriété émétique se retrouve aussi dans les fleurs, particulièrement dans celles du narcisse sauvage, mais à un degré plus faible. Ainsi, un demi-gros à un gros de ces fleurs réduites en poudre et données en suspension dans un véhicule édulcoré et aromatisé agissent de la même manière que la poudre des bulbes. Ces fleurs ont été soumises à l'analyse chimique par M. Charpentier de Valenciennes et plus récemment par M. Caventou. Ce dernier chimiste a obtenu les résultats suivans : matière grasse odorante, six parties; matière colorante jaune, quarante-quatre parties; gomme, vingt-quatre parties; fibre végétale, vingt-six parties.

Le hasard a fait découvrir dans les fleurs du narcisse des prés une autre propriété non moins précieuse et non moins énergique. Déjà les auteurs de l'antiquité, tels que Dioscorides et Pline, avaient dit que les fleurs de narcisse étaient narcotiques et stupéfiantes. M. le docteur Dufresnoy de Valenciennes, et plus récemment encore M. Loiseleur-Deslongchamps, que nous avons cité précédemment, ont reconnu aux fleurs du narcisse des prés une action sédative et antispasmodique. Cette propriété appartient non-seulement à la fleur administrée à l'intérieur, mais à l'odeur qu'elle répand, ainsi qu'une circonstance accidentelle l'a fait reconnaître au premier de ces médecins. Ils ont administré le sirop, l'infusion ou l'extrait des fleurs de narcisse des prés à des doses variées dans des cas divers d'affections nerveuses; mais c'est surtout contre la coqueluche que ces praticiens disent l'avoir donné avec le plus de succès. Ce médicament paraît avoir deux modes d'action dans cette maladie;

il détermine des vomissemens qui facilitent l'expulsion des matières muqueuses amassées dans les bronches, et, par son action sédative, il agit secondairement sur le système nerveux, qui paraît également affecté dans cette maladie. M. Loiseleur-Deslongchamps dit aussi avoir employé le même médicament avec succès contre la diarrhée, la dysenterie et les fièvres intermittentes. Mais il s'en faut de beaucoup que l'on ait assez d'observations pour constater les heureux effets des fleurs de narcisse dans ces maladies souvent très-rebelles. (A. RICHARD.)

NARCOTINE, s. f. La narcotine, qu'il faut bien se garder de confondre avec la morphine, est ainsi que cette dernière une substance particulière propre à l'opium. La narcotine a été découverte, en 1803, par M. Desrone; mais comme il l'obtenait souvent mêlée à de la morphine qu'on n'avait pas encore distinguée, il a laissé du vague dans l'exposé des caractères qu'il lui a assignés. Plus tard M. Sertuerner, après avoir découvert dans l'opium la morphine unie à l'acide méconique, confondit la narcotine avec le méconate de morphine. C'est à M. Robiquet que l'on doit d'avoir éclairci ce point important en faisant voir que la morphine et la narcotine étaient deux substances très-différentes, qu'on pouvait retirer de l'opium et obtenir séparément pas divers procédés.

La narcotine pure est blanche, sous forme d'aiguilles soyeuses, flexibles, et qui paraissent être des prismes droits à base rhombe; elle est insipide et inodore; elle n'exerce point d'action sur le *papier de tournesol* rougi par un acide; exposée à une température de cent et quelques degrés, elle se fond; par un refroidissement lent elle se concrète en mamelons nacrés et formés d'aiguilles soyeuses, divergentes; par un refroidissement brusque elle se prend en masse transparente d'apparence résineuse. A une température plus élevée elle se décompose à la manière des substances végétales azotées. La narcotine est à peine soluble dans l'eau froide. L'eau bouillante en dissout $\frac{1}{400}$ de son poids. Les alcohols n'ont pas d'action sensible sur la narcotine, les acides augmentent beaucoup sa solubilité dans l'eau; mais cet effet est produit sans que l'eau éprouve de saturation, et lorsqu'on évapore les liqueurs, la narcotine se sépare sans avoir contracté d'union avec l'acide : on ne peut donc regarder la narcotine comme une base salifiable, et en cela elle diffère totalement de la morphine. La narcotine est soluble dans l'alcohol, l'éther sulfurique et les huiles. D'après l'exposé que nous venons de donner des caractères de la narcotine, on ne peut confondre cette substance avec la morphine. Nous ajoûterons encore que la morphine traitée par l'acide nitrique concentré, le colore en rouge de sang, tandis que la narcotine ne prend qu'une teinte de jaune. Par les sels de fer non oxydés, la morphine se colore en bleu et la narcotine n'est pas altérée. Enfin la narcotine se dissout très-bien dans l'éther sulfurique, et la morphine y est à peine soluble : on peut même se servir de cet agent pour séparer ces deux substances.

D'après l'analyse élémentaire que j'ai faite avec M. Dumas, la narcotine est formée de carbone, 68,88, azote, 7,21, hydrogène, 5,71, oxygène, 18,00.

On peut obtenir la narcotine en traitant l'opium par l'éther sulfurique. Les teintures éthérées, filtrées et abandonnées à elles-mêmes de manière à laisser lentement évaporer l'éther, ont laissé déposer la narcotine en cristaux souillés d'une huile jaune au milieu de nombreux mamelons formés par une matière qui se rapproche du caoûtchouc et qu'on peut en grande partie séparer mécaniquement. On comprime les cristaux de narcotine entre des doubles de papier brouillard pour absorber l'huile On les dissout ensuite dans l'alcohol bouillant, et par le refroidissement, la narcotine se cristalise en aiguilles qu'on peut redissoudre et faire cristaliser de nouveau pour l'obtenir très-pure. *Voyez* relativement à l'action de la narcotine sur l'économie animale, les mots OPIUM et POISON. (J. PELLETIER.)

NARCOTIQUE, s. m. et adj., *narcotica remedia*, ναρκωτικὸς de νάρκη assoupissement.

On donne en thérapeutique le nom de narcotique à tous les médicamens qui provoquent en général un certain degré d'engourdissement, de stupeur et de somnolence avec ou sans vertiges ou hallucinations, et qui n'excitent pas d'une manière aussi constante que les diffusibles alcoholiques. L'absence d'une excitation remarquable et plus ou moins durable est le principal caractère thérapeutique à l'aide duquel on puisse parvenir à distinguer les narcotiques d'avec plusieurs excitans diffusibles; encore cette différence n'est-elle pas constante, car les narcotiques deviennent quelquefois des stimulans du système nerveux, et excitent comme ceux-ci, chez quelques individus, de l'agitation et du délire. Les narcotiques ne sont par conséquent pas toujours des sédatifs, et les diffusibles alcoholiques dans beaucoup de circonstances provoquent un sommeil profond à la manière des narcotiques. Quoiqu'il y ait donc quelque différence entre les symptômes produits par le narcotisme et la somnolence de l'ivresse, néanmoins, ces différences sont si faibles dans quelques cas, qu'il est souvent impossible de les apprécier, surtout lorsque les narcotiques et les excitans diffusibles ont été donnés à fortes doses, comme dans les cas d'empoisonnement. Les narcotiques appartiennent tous à la division des végétaux. Tous ceux qui jouissent de la propriété narcotique sont doués d'une odeur vireuse et produisent à des doses plus ou moins fortes l'empoisonnement par narcotisme. (*Voyez* POISON.) La distinction qu'on a établie entre les narcotiques purs et les narcotico-âcres, n'est réellement pas applicable à la thérapeutique. Parmi les narcotico-âcres, les uns comme la noix vomique, la rhue, l'alcohol, l'éther, sont seulement des irritans ou des excitans diffusibles pour le praticien. D'autres, tels que la coque du Levant, la fève Saint-Ignace, les champignons, n'ayant point encore été employés en médecine, ne peuvent par conséquent pas être considérés comme des agens thérapeutiques. Tous les végétaux narcotiques, n'étant d'ailleurs jamais administrés qu'à petite dose en thérapeutique, ne produisent jamais le degré d'irritation et l'inflammation locale qui les caractérise comme poison. Certaines substances qu'on range même dans la section des narcotico-âcres, telles que la belladone, le stramonium, irritent souvent beaucoup moins que les opiacés. Nous ne pouvons donc conserver en thérapeutique la distinction en narcotiques purs et narcotico-âcres, qui est fondée en toxicologie sur des différences constantes et positives, mais qui sont nulles sous le rapport thérapeutique. Nous admettrons seulement dans les médicamens narcotiques deux groupes séparés, les opiacés et les non-opiacés.

A la première division appartiennent les pavots, l'opium en masse et ses principes actifs, tels que la narcotine, la morphine et leurs diverses combinaisons. Toutes ces substances agissent d'une manière analogue sur les mêmes individus. Dans la seconde division se trouvent l'acide hydrocyanique, la jusquiame, le stramonium, la ciguë, la morelle, le tabac et les laitues. Quoique ces agens médicamenteux jouissent tous de propriétés plus ou moins narcotiques, ils renferment des principes trop différens et produisent des effets trop distincts sur l'économie animale pour être parfaitement comparables. L'acide hydrocyanique, par exemple, stupéfie, mais ne porte pas à la somnolence comme la jusquiame; la ciguë cause plutôt ordinairement des vertiges que du sommeil, mais elle n'agit pas sur le système respiratoire comme l'acide hydrocyanique; le suc des laitues donné à haute dose provoque le sommeil sans produire d'hallucination, d'agitation et de vertiges; enfin chacun de ces narcotiques a sa manière propre d'agir. Quant aux autres substances considérées comme narcotico-âcres par le toxicologiste, ou elles ne fournissent pas d'agent médicamenteux, ou elles appartiennent, comme nous l'avons déjà dit, à la classe des irritans ou à la classe des excitans.

Les narcotiques opiacés étant les seuls qui offrent une véritable analogie dans leur manière d'agir, c'est d'eux seulement qu'il devrait être ici question; mais comme l'opium est le type fondamental de cette section des narcotiques; que la médication qu'on provoque à l'aide de cet agent thérapeutique ou des divers principes actifs qui entrent dans sa composition, est absolument la même, nous renverrons à l'article *opium* l'histoire du caractère de la médication narcotique opiacée et de son emploi thérapeutique, pour éviter des répétitions inutiles.

Quant aux rapports thérapeutiques que présentent entre eux les agens narcotiques non opiacés, ils sont peu nombreux et se réduisent presque exclusivement aux caractères communs des narcotiques, tandis que les différences sont trop marquées pour que ces agens puissent être réunis sous un caractère générique particulier; il est donc nécessaire d'en traiter séparément à chacun des articles qui sont consacrés à ces différens corps, si l'on veut éviter l'inconvénient grave en thérapeutique de prendre pour des analogues des agens très-dissemblables par leurs effets. (GUERSENT.)

NARCOTISME, s. m. État morbide particulier produit par les poisons narcotiques. *Voy.* NARCOTIQUE et POISON.

NARDS, s. m. Les anciens désignaient sous ce nom la racine de plusieurs plantes aromatiques, qu'ils employaient soit comme parfum, soit comme médicament : on en distinguait plusieurs espèces, mais les deux plus célèbres sont le nard celtique et le nard indique.

Le NARD CELTIQUE, Νάρδος κελτικὴ de Dioscorides, est la racine de la *valeriana celtica* L. qui croît en France, dans les montagnes du Dauphiné, de la Provence, etc. Cette racine se compose d'une petite souche écailleuse, offrant à l'une de ses extrémités plusieurs petites radicules brunâtres. L'odeur de cette racine est forte, surtout lorsqu'on la froisse entre les doigts; elle rappelle alors un peu celle de la grande valériane; sa saveur est très-amère et un peu aromatique. Assez souvent on trouve mélangée avec cette racine celle de la *valeriana saliunca* d'Allioni, qui croît dans les mêmes localités et qui offre les mêmes propriétés. Le meilleur nard celtique est, dit-on, celui qui nous vient du Levant; mais il paraît qu'on le recueille en Europe, dans les montagnes de la Styrie et de la Carniole, d'où il passe dans le Levant par la voie de Trieste, et est ensuite rapporté en Europe par Marseille.

Ce médicament ne manque pas d'énergie, mais néanmoins ses propriétés sont moins actives que celles de la grande valériane, beaucoup plus commune et beaucoup moins chère. Aussi son usage est-il presque entièrement abandonné; cependant il fait encore partie des nombreux ingrédiens de la thériaque.

Le NARD INDIQUE OU SPICA NARD, Νάρδος ἰνδική de Dioscorides. Cette espèce nous vient des Indes orientales, sous la forme d'un tronçon ou d'une sorte de souche de la grosseur du petit doigt, surmonté d'une touffe de fibres roussâtres, qui ne sont que des débris de feuilles; l'odeur du nard Indien est forte et agréable, surtout celle des fibres qui surmontent la souche. La plupart des auteurs regardent cette substance comme produite par l'*andropogon nardus* de Linné de la famille des graminées; mais il paraît qu'on y mélange encore d'autres espèces, telles que l'*andropogon schœnanthus* L., la *valeriana ictamansi* de John, etc.

Le nard indien était auprès des anciens, non-seulement un des médicamens les plus utiles, mais encore un parfum des plus précieux : Théophraste, Dioscorides, Pline, en parlent avec les plus grands éloges. On l'employait comme sudorifique et comme diurétique, et surtout pour neutraliser l'effet des substances vénéneuses. On en formait une sorte d'onguent ou de pommade, en lui associant diverses substances balsamiques, et c'est avec cette préparation, que l'on nommait *Nardus* ou Νάρδος, que les anciens aimaient tant à se parfumer le corps dans les jours de fête, ainsi qu'on le voit par plusieurs passages d'Horace et de Tibulle.

Mais le nard indien est bien déchu de cette haute renommée, et aujourd'hui il n'appartient plus qu'à l'histoire de l'art; néanmoins il fait encore partie de la thériaque.

Il y avait encore plusieurs autres espèces de nards, mais moins célèbres que les deux précédentes. Ainsi, on nommait nard de montagne, la *valeriana asarifolia* de Dufresne; nard sauvage, la racine de l'*asarum Europæum* ou celle de la *valeriana Italica*, etc. (A. RICHARD.)

NARINE, s. f., *naris*. Nom des ouvertures à peu près elliptiques qui sont situées au-dessous du NEZ; elles sont continuellement béantes, et livrent passage à l'air et au mucus sécrété dans les fosses nasales. La sous-cloison du nez sépare la narine droite de la narine gauche. On appelle aussi *arrières-narines*, les ouvertures postérieures des fosses nasales, qui communiquent avec la cavité du pharynx, et que sépare la cloison médiane des fosses nasales. (MARJOLIN.)

NASAL, ALE, adj. de *nasus*, nez; épithète donnée aux parties qui ont rapport ou qui appartiennent à cet organe.

NASALE (apophyse), nommée aussi apophyse montante de l'os MAXILLAIRE supérieur.

NASALE (artère); branche de terminaison de l'artère OPHTHALMIQUE, qui s'anastomose avec l'artère faciale, sur les côtés du nez.

NASALE (bosse); saillie qu'on observe à la partie moyenne de l'os frontal, entre les deux arcades sourcilières.

NASAL (canal). Il est décrit au mot LACRYMAL.

NASALE (échancrure). Elle appartient à l'os frontal, et est située au-dessous de la bosse nasale : ses bords dentelés s'articulent avec les os NASAUX et l'apophyse nasale de l'os maxillaire supérieur.

NASALE (épine). On donne cette épithète à trois saillies osseuses particulières : l'une, nommée épine nasale *supérieure*, est située au milieu de l'échancrure nasale, et s'articule avec les os nasaux et l'éthmoïde; l'autre, nommée épine nasale *inférieure* et *antérieure*, est formée par les deux os maxillaires supérieurs, au point de leur jonction, qui répond à la partie moyenne et inférieure de la circonférence de l'ouverture antérieure des fosses nasales : enfin, la troisième, appelée épine nasale *postérieure* et *inférieure*, résulte de la réunion des deux os palatins, et se trouve aussi sur la ligne médiane.

NASALES (fosses). Tel est le nom de deux grandes cavités, ordinairement symétriques, séparées l'une de l'autre par une cloison médiane osseuse et cartilagineuse, situées au-dessous de la base du crâne, au-dessus de la voûte palatine, derrière le NEZ, au-devant de la partie supérieure du pharynx, entre les fosses orbitaires, zygomatiques, et sus-maxillaires. Chacune d'elles présente quatre parois distinctes, et deux ouvertures, l'une, antérieure, communiquant au dehors, l'autre, postérieure, s'ouvrant dans la cavité du pharynx.

La paroi inférieure, qu'on nomme encore le *plancher* des fosses nasales, est formée par les lames horizontales de l'os maxillaire et de l'os palatin, et représente une espèce de gouttière assez large, légèrement déclive en arrière, et un peu plus étroite vers les deux extrémités, notamment vers l'antérieure, qu'à sa partie moyenne. La paroi supérieure ou *la voûte*, est formée pas l'os nasal, la lame criblée de l'éthmoïde et le corps du sphénoïde. Son quart antérieur regarde en bas et en arrière, le quart postérieur, en bas et en devant. La portion moyenne ou éthmoïdale est horizontale, très-étroite, et présente à sa partie postérieure l'orifice du sinus sphénoïdal. La paroi interne est formée par la face latérale correspondante de la *cloison*, dans l'épaisseur de laquelle on trouve le vomer, la lame perpendiculaire de l'éthmoïde, l'épine nasale de l'os frontal, et un cartilage triangulaire en bas et en avant. Cette paroi est ordinairement plane : cependant, chez quelques sujets, elle est convexe d'un côté et concave du côté opposé, ou plus ou moins oblique. La paroi externe est très-étendue, et oblique en bas et en dehors. Elle présente successivement de bas en haut : une gouttière profonde, nommée *méat* inférieur, le CORNET sous-éthmoïdal ou inférieur, le méat moyen, le cornet moyen (*voyez* ÉTHMOÏDE); au devant de ce cornet, une surface plane correspondant à l'os unguis, au-dessus de la moitié postérieure du même cornet, le méat supérieur, puis le cornet supérieur ou de Morgagni; enfin, tout-à-fait en haut et en arrière, une petite sinuosité oblongue indiquée par Santorini, Sœmmering, etc., laquelle fait ressortir une légère saillie qu'on peut considérer comme le vestige d'un quatrième cornet.

On trouve dans les méats plusieurs ouvertures intéressantes à connaître : dans l'inférieur, l'orifice du canal nasal ou LACRYMAL; dans la partie supérieure et antérieure du moyen, l'orifice commun des cellules éthmoïdales antérieures qui communiquent avec le sinus frontal, et un peu plus bas et plus en arrière, l'ouverture du sinus maxillaire; dans le supérieur, l'orifice des cellules éthmoïdales postérieures. Cette paroi externe des fosses nasales est formée par l'os maxillaire supérieur, l'os unguis ou lacrymal, l'éthmoïde, le cornet inférieur, l'os palatin et le sphénoïde.

L'ouverture postérieure de chaque fosse nasale, est quadrilatère, plus étendue de haut en bas que de dehors en dedans, limitée en haut par le corps du sphénoïde, en bas par la base du voile du palais, en dedans par le vomer, en dehors par l'aile interne de l'apophyse ptérygoïde. La direction et la hauteur de chaque ouverture sont différentes chez l'enfant, l'adulte et le vieillard. L'ouverture antérieure, ou la NARINE, est irrégulièrement ovalaire, et occupe la base du nez; elle est bien plus étroite que l'ouverture postérieure.

Les fosses nasales sont tapissées par une membrane muqueuse, nommée *pituitaire*, ou membrane de Schneïder, qui se prolonge dans les cellules et les sinus qui aboutissent médiatement ou immédiatement dans ces cavités. Cette membrane muqueuse, couverte d'un épiderme sensible et garnie de poils rudes dans la partie la plus voisine de l'ouverture des narines, devient plus épaisse, plus rouge et comme fongueuse dans les parties les plus profondes : elle est dépourvue d'épithélium sur la cloison, les cornets, dans les méats, et le long du plancher et de la voûte des fosses nasales. Dans ces différens points, la membrane pituitaire est doublée par un tissu cellulo-fibreux très-adhérent aux os : son organisation est, d'ailleurs celle des membranes MUQUEUSES. En pénétrant par les ouvertures que nous venons d'indiquer, dans les cellules éthmoïdales, et dans les sinus maxillaires, frontaux, sphénoïdaux, elle devient très-mince, transparente, peu vasculaire, peu adhérente aux os. Les artères qui s'y distribuent viennent de la MAXILLAIRE interne, de la faciale et de l'ophthalmique. Les veines suivent le même trajet, et se rendent dans les troncs correspondans. Ses vaisseaux lymphatiques sont peu connus. Les nerfs sont fournis par la première, la cinquième et la septième paire. Les fosses nasales sont le siége de l'OLFACTION.

NASAL (nerf). Branche de l'OPHTHALMIQUE, qui pénètre dans

l'orbite par la fente sphénoïdale, et de là dans les fosses nasales par le trou orbitaire interne antérieur.

NASAUX (os), nommés encore *os propres du nez*; ils sont situés au-dessous de l'échancrure nasale de l'os frontal, et occupent l'intervalle qui existe entre les apophyses nasales ou montantes des os maxillaires supérieurs. Ils ont la forme d'un carré alongé, et sont aplatis d'avant en arrière. Une de leurs faces est sous-cutanée, recouverte un peu par le muscle pyramidal, concave en haut, plane et le plus souvent convexe en bas, et offrant l'orifice de quelques conduits vasculaires, dont un, surtout, est très-marqué. L'autre face, qui correspond dans la cavité des fosses nasales dont elle forme une partie de la paroi supérieure, est concave, inégale supérieurement, lisse inférieurement, parcourue par quelques sillons vasculaires, et recouverte par la membrane pituitaire. Les os nasaux s'articulent en haut avec l'échancrure nasale de l'os frontal, en dehors avec la lame externe de l'apophyse montante de l'os maxillaire supérieur; en bas, ils se réunissent au cartilage latéral du nez, et en dedans, ils se joignent l'un à l'autre en formant postérieurement une rainure qui reçoit la lame ethmoïdale, et l'épine nasale du frontal. Ces os sont épais et celluleux dans leur partie supérieure, minces et d'un tissu compacte inférieurement. Ils se développent par un seul point d'ossification; avec l'âge ils se soudent ensemble, quelquefois dans toute leur longueur ou seulement dans leur partie supérieure. Ils forment la paroi supérieure et antérieure du nez.

NASO-PALATIN, adj. *naso-palatinus*, qui appartient aux régions nasale et palatine.

NASO-PALATIN (ganglion), signalé pour la première fois par M. H. Cloquet; il est situé dans le canal palatin antérieur, à l'endroit où se réunissent les deux conduits qui forment ce canal. C'est une petite masse rougeâtre, fongueuse, et comme fibro-cartilagineuse, ovoïde, communiquant en haut avec les deux rameaux naso-palatins, et donnant naissance inférieurement à deux ou trois petits filets qui se portent à la voûte palatine, et se distribuent à la membrane qui la tapisse, en s'anastomosant avec le grand nerf palatin.

NASO-PALATIN (nerf). C'est un filet des nerfs sphéno-palatins qui sortent du ganglion de Meckel : il pénètre dans les fosses nasales descend le long de la cloison de ces fosses au-dessous de la membrane pituitaire, et vient se réunir au ganglion naso-palatin. (MARJOLIN.)

NATATION, s. f., *natatio*. Action de nager; ce mode de progression de l'homme au milieu de l'eau sera décrit dans son mécanisme au mot *progression*, avec les différens genres de locomotion. Quant à l'influence hygiénique que l'économie animale reçoit de la natation considérée comme exercice, elle a été examinée au mot GYMNASTIQUE.

NATES. Nom latin sous lequel on désigne les tubercules quadrijumeaux antérieurs, parce qu'on a comparé leur saillie ou leur forme à celle des fesses. (MARJOLIN.)

NATRUM ou NATRON, s. m. Nom d'un produit salin que l'on trouve dans quelques lacs d'Égypte, de Hongrie, etc., et qui est presque entièrement formé de sous-carbonate de soude. (ORFILA.)

NATURE, s. f., *natura;* ce mot, qu'on emploie si souvent d'une manière très-vague, a plusieurs acceptions : tantôt on s'en sert pour désigner les lois générales qui président à l'existence de tout ce qui compose l'univers, tantôt pour désigner l'univers lui-même, par conséquent les corps organisés et inorganiques qui le forment. Pris dans un sens plus restreint et appliqué à des objets particuliers, le mot *nature* indique la manière d'être, les qualités ou propriétés d'une chose. (R. DEL.)

NATURE, nature intime, essence des maladies. Les maladies ne consistent pas essentiellement dans ceux de leurs phénomènes qui tombent sous nos sens : entre les causes extérieures qui en préparent ou en provoquent le développement et les désordres de fonctions et de structure qui les caractérisent, il existe une altération première qui semble avoir son siége dans les parties les plus déliées des systèmes vasculaire et nerveux et sans doute aussi quelquefois dans la composition ou dans la quantité des liquides. La rougeur, la tension, le gonflement de la peau dans l'érysipèle; l'engouement puis l'hépatisation rouge ou grise du poumon dans l'inflammation de ce viscère, sont nécessairement précédés d'une altération spéciale dans les fonctions et dans la disposition organique de ces parties. C'est cette lésion première qui constitue l'essence ou la nature intime de la maladie.

Si l'on excepte les cas où des agens extérieurs altèrent physiquement ou chimiquement le tissu de nos organes, la lésion première qui forme le point de départ de la maladie nous est constamment et complétement inconnu : nous n'ignorons pas seulement en quoi elle consiste, nous ne savons pas même si elle porte isolément ou simultanément sur les nerfs, sur les vaisseaux sanguins ou lymphatiques, sur les solides ou sur les liquides; nous ne pouvons pas douter qu'elle ne porte sur les parties les plus déliées des organes, et nous devons croire que, comme la structure intime de ces derniers, elle échappera à tous nos moyens d'investigation.

Les médecins ont fait de tous les temps de grands efforts pour parvenir à connaître la nature des maladies : des recherches entreprises sur un tel objet ont conduit et devaient conduire à des résultats très-variés. Toutefois les hypothèses nombreuses qui ont été émises sur ce sujet peuvent être rapportées à deux principales. Le corps humain étant composé de deux ordres d'organes, les solides et les liquides, on a placé tantôt dans les uns, tantôt dans les autres, la cause prochaine de la maladie. Nous nous abstiendrons d'exposer ici les diverses hypothèses émises sur ce sujet : les plus remarquables ont été ou seront indiquées aux mots *maladie, humorisme, solidisme. Voyez* ces mots. Nous nous bornerons à quelques réflexions générales sur la tendance actuelle des esprits à placer dans les solides la cause prochaine des maladies : le solidisme en effet compte aujourd'hui un très-grand nombre de sectateurs parmi les médecins; l'humorisme au contraire a été si fortement attaqué et est si généralement abandonné, qu'il serait superflu de chercher à en combattre les principes.

Une des causes qui ont fait rejeter entièrement l'humorisme, est que la plupart des fauteurs de ce système ne se sont pas contentés d'admettre des altérations dans les humeurs; mais qu'ils ont voulu encore spécifier ces altérations et les assimiler à celles qu'éprouveraient les mêmes liquides dans des vases inertes : ils ont admis une putréfaction, et les diverses espèces de fermentations, là où certainement elles ne sauraient avoir lieu. Mais de ce qu'il n'y a ni fermentation, ni putréfaction dans les liquides de l'économie, s'ensuit-il qu'il ne puisse y avoir d'autres altérations ? Personne n'admettra une semblable conséquence.

En effet, rien ne démontre jusqu'ici que les liquides vivans soient à l'abri de toute altération dans leur composition, et beaucoup de circonstances portent à croire qu'ils ne le sont pas. 1° L'analogie conduit à penser que les liquides ne sont pas à l'abri des lésions que les solides offrent si fréquemment. 2° L'observation clinique montre dans les fluides excrétés des altérations aussi évidentes que celles des solides. 3° L'ouverture des cadavres montre des altérations ou congestions notables de divers liquides, avec ou sans lésions dans les solides : telles sont la concrétion de la bile dans ses conduits, la formation de calculs dans les reins et la vessie, l'accumulation de sérosité dans les grandes cavités, sans lésion appréciable des membranes et des viscères qu'elles enveloppent. 4° Enfin les expériences chimiques, bien qu'elles soient souvent insuffisantes pour apprécier les qualités des corps organisés, démontrent, suivant MM. Parmentier et Deyeux, des changemens sensibles dans l'albumine du sang; des recherches plus récentes ont fait découvrir, dans certaines maladies, la présence de la bile dans le sang, et celle d'une matière sucrée dans l'urine.

On a objecté que dans tous ces cas l'altération des liquides était consécutive à celles des solides; que ceux-ci, jouissant seuls des propriétés vitales, devaient toujours recevoir les premiers l'impression des causes morbifiques, et que par conséquent l'altération des liquides était toujours secondaire; que si dans quelques cas on ne trouvait à l'ouverture des cadavres aucune altération sensible des solides, cette lésion n'en devait pas moins exister, qu'elle était suffisamment démontrée par l'accumulation de sérosité, ou par l'altération de la bile ou de l'urine. Mais de semblables argumens sont loin d'être des démonstrations : la médecine s'appuie sur des faits et non sur des raisonnemens. Or les lésions appréciables aux sens pouvant être quelquefois bornées soit aux solides, soit aux liquides, il est rationnel d'en conclure que la cause première des maladies peut avoir son siége dans les uns et dans les autres. Cette opinion est encore confirmée par l'examen des divers agens morbifiques, dont les uns tels que l'air, les alimens, les boissons, transmis par absorption dans la lymphe et dans le sang, doivent primitivement modifier la composition de ces liquides; tandis que d'autres, parmi lesquels il faut ranger tous les agens des impressions physiques et morales, portent spécialement sur les organes solides. Enfin, si l'on a égard à la composition du fœtus, qui ne contient dans les premiers temps de son existence aucun organe solide; si l'on fait attention que la vie est d'autant plus active, et la susceptibilité aux maladies plus grande que les individus sont plus jeunes et la prédominance des liquides plus considérable, on sera convaincu que le système des solidistes n'est pas mieux fondé que celui des humoristes. En envisageant ainsi la question sous toutes ses faces, et surtout en considérant le concours intime et indispensable des liquides et des solides dans tous les actes de la vie, on ne peut s'empêcher d'accorder aux uns et aux autres une importance égale, et de rejeter entièrement l'humorisme et le solidisme exclusifs.

Nous ne doutons point que le solidisme, qui semble régner encore aujourd'hui dans les écoles, ne soit tôt ou tard abandonné pour faire place à une opinion moins exclusive. Mais il était difficile de renverser l'humorisme sans être entraîné au-delà du but qu'on se proposait d'atteindre; l'esprit humain passe presque toujours d'un extrême à l'autre; ce n'est qu'après plusieurs oscillations opposées qu'il peut revenir à ce juste milieu, qu'il est si difficile et si important de conserver.

Parmi les hommes qui ont cherché à connaître la cause prochaine des maladies et qui ont proposé sur ce sujet des hypothèses plus ou moins ingénieuses, il s'en est trouvé quelques-uns doués d'un jugement assez solide, d'une sagacité assez profonde pour apprécier eux-mêmes la valeur de leurs propres conjectures : ils semblent n'avoir fait autre chose en les proposant que payer au goût de leurs contemporains un tribut nécessaire, et sans lequel peut-être leurs ouvrages n'eussent pas été accueillis. C'est ainsi que Sydenham, par un retour sur lui-même, avouant l'insuffisance de ses propres théories, reconnaît que les raisonnemens les plus brillans ne sont pas plus utiles au médecin dans la cure des maladies que la musique à un architecte dans la construction d'un édifice.

On objectera peut-être qu'il n'est pas possible de traiter convenablement un mal dont on ignore la nature; je repondrai d'abord, en général, que ce n'est pas sur la connaissance des causes premières que repose la thérapeutique, mais sur l'observation et l'expérience, qui seules peuvent et doivent guider le médecin dans l'exercice de son art : j'ajouterai que c'est précisément dans les maladies dont la nature intime est, s'il se peut, plus obscure encore que celle des autres, dans les fièvres intermittentes, dans la syphilis, par exemple, que la puissance de l'art est plus marquée.

Quoiqu'il soit démontré que la nature intime des maladies est au-dessus de notre intelligence, quoique cette vérité ait été proclamée dans notre siècle plus hautement qu'elle ne l'avait été jusqu'ici, quelques hommes, d'un mérite d'ailleurs incontestable, se flattent encore d'expliquer les secrets de l'organisme et trouvent de nombreux prosélytes. On cessera de s'en étonner, si l'on jette un coup d'œil sur l'histoire de l'art : l'esprit humain est toujours le même, et l'on peut juger par ce qu'il a été, de ce qu'il est et de ce qu'il sera. De tout temps on a fait des systèmes ; on ne cessera d'en faire : ces systèmes ont trouvé des admirateurs, ils en trouveront encore : on les oubliera, comme on les a oubliés.

(CHOMEL.)

NATUREL, adj., *naturalis*, qui appartient à la nature, qui est conforme aux lois qui la régissent. — On désignait anciennement sous le nom assez inexact de *fonctions naturelles*, les fonctions de nutrition et de reproduction.

NATURISME, s. m. Système de médecine dans lequel on attribue à la nature, c'est-à-dire à l'ensemble des fonctions organiques d'un individu, des efforts constamment dirigés vers le but de sa conservation et une sorte d'intelligence des moyens capables de prévenir ou de guérir ses maladies. M. Bérard a traité ce sujet, *ex professo*, dans sa dissertation inaugurale, soutenue à Montpellier en 1811. Partout ailleurs que dans cet écrit, les idées qu'il renferme n'ont été ni réunies en un seul faisceau, ni exposées d'une manière systématique. Le nombre des médecins qui ont attribué à la *nature* le premier rôle dans la guérison des maladies est cependant bien grand. Il faut placer à leur tête Hippocrate, et dans l'exposition des doctrines de ce grand homme, nous n'avons eu garde d'omettre celle du naturisme à laquelle il revient souvent, et qu'il paraissait affectionner beaucoup. On sait qu'Hippocrate entendait par le mot *nature*, appliqué aux phénomènes de l'économie animale, l'ensemble des lois qui tendent à la conserver et à la rétablir dans son intégrité quand elle a été lésée dans son organisation, ou que ses fonctions ont été dérangées par une cause quelconque. Telle est au moins l'idée la plus nette qu'il me paraît possible de s'en former dans le langage de nos jours. La réaction de la *nature* contre cet agent matériel premier moteur des désordres morbides, constituait la *maladie*, qui était un véritable combat entre la nature conservatrice et la cause morbifique, et dans lequel, de la victoire de l'une ou de l'autre, dépendait uniquement le salut ou la perte du malade.

Ces données principales, qui sont le fondement de tant de théories partielles éparses dans les écrits du père de la médecine, ont été reproduites et développées dans une multitude d'ouvrages soit anciens soit modernes. La force médicatrice dont il est si souvent question, et qui a été pour Frédéric Hoffmann le sujet d'une dissertation très-belle pour son époque, n'est rien autre chose qu'une théorie du naturisme. De là est venue l'apologie de la fièvre et le respect religieux dont tant de médecins l'ont honorée; de là aussi la théorie de la coction et des crises, si vénérable par son antiquité, et tout ce qui s'est débité dans des temps postérieurs sur l'utilité des hémorrhagies, de l'inflammation, des spasmes même, et de plusieurs autres phénomènes morbides que l'on croyait être un artifice produit et combiné par la nature dans le dessein de s'opposer ou de remédier à un désordre plus grand.

Jamais ces idées métaphysiques ne prirent un essor plus grand que dans l'école des animistes. Le génie de Stahl en était tout imbu, et sa vie tout entière fut consacrée au soin de les étendre, de les soutenir par toutes sortes de moyens, et de proclamer à tous les yeux cette autocratie intelligente de la nature qui tendait toujours, disait-il, à la conservation de l'individu. Stahl ne se bornait pas, comme Hippocrate, à mettre en lumière les efforts conservateurs de la nature dans les maladies aiguës; il lui supposait encore la conscience de ses propres actes, des vues et des façons d'agir constamment raisonnées et toujours en rapport avec ses fins. Plusieurs médecins d'un grand nom partagèrent cette erreur dont Van-Helmont est l'auteur véritable. D'autres, en plus grand nombre, en adoptant les grandes vues qui sont le fondement de la doctrine des animistes, en retranchèrent ce qui est évidemment hypothétique et faux. L'école de Montpellier se fit remarquer dans cette nouvelle carrière plus empreinte de l'esprit de la philosophie moderne. Sous la plume de Barthez, de Grimaud, de M. Bérard et de leurs émules, le naturisme de Stahl et celui des anciens, réduits à de plus justes proportions, rentrèrent, à peu de chose près, dans l'ordre commun des phénomènes organiques dans lesquels il est possible d'apercevoir un but et un enchaînement préconçu. C'est à proprement parler la théorie des causes finales considérées dans l'état de maladie.

Ce système, toujours séduisant pour les esprits aventureux, permet encore assez de vues hypothétiques; car on ne doit point oublier que si la nature guérit, la nature aussi tue, et toujours d'après les mêmes lois. L'érysipèle, qui aura été pour une inflammation interne une solution heureuse, ou, pour parler le langage des naturistes, une crise favorable, s'opère par le même mécanisme de révulsion qui, dans une autre circonstance, aura porté sur les intestins l'action mortelle d'un arthritis. Les médecins naturistes n'ont voulu voir qu'un des côtés de la médaille, et, dans l'application des lois vitales aux phénomènes morbides, ils ne se sont attachés qu'à ceux des mouvemens organiques qui tendent à la conservation de l'individu. Aujourd'hui toutes ces considérations théoriques, toutes ces vues jetées au-delà de la portée humaine sur des objets entourés de nuages, ont beaucoup perdu de leur prix; et si l'esprit de système n'est pas complétement éteint, ses hardiesses du moins ont pris une direction plus propre à l'avancement de la science, parce qu'elles portent sur des faits matériels qu'il sera facile de détruire ou de constater. *Voyez* les mots ANIMISTE, ARCHÉE, CRISE, HIPPOCRATISME, PRINCIPE VITAL. (COUTANCEAU.)

NAUSÉABOND, NAUSÉEUX, adj., *nauseosus*, qui détermine des nausées.

NAUSÉE, s. f., *nausea*. Envie de vomir; ce besoin est annoncé par un dégoût, un malaise général, et un sentiment pénible dans la région de l'estomac. La nausée est le phénomène précurseur du vomissement : elle se lie par conséquent à l'histoire de celui-ci, dont elle constitue en quelque sorte le premier degré. Elle ne doit donc pas en être séparée. *Voyez* VOMISSEMENT.

NAVET, s. m., *brassica napus*. L. Plante bisannuelle de la famille des Crucifères et de la tétradynamie siliqueuse. Sa racine tubéreuse, napiforme ou alongée, blanche; ses feuilles découpées en lyre et couvertes de poils rudes; sa tige rameuse, chargée de fleurs jaunes, et ses siliques alongées la font facilement reconnaître parmi les autres espèces du genre *brassica*. La racine de navet, la seule partie dont on fasse usage, est bien plus remarquable par son emploi comme aliment, que comme médicament. Lorsqu'elle est cuite elle a une saveur douce et sucrée, à laquelle se joint un peu du goût piquant qui appartient à toutes les plantes de la famille des Crucifères. C'est un aliment sain, mais peu substantiel et très-flatulent : son usage long-temps prolongé a, dit-on, été quelquefois avantageux à des individus attaqués de scorbut ou de quelqu'autre maladie organique. On a même recommandé sa décoction contre le catarrhe pulmonaire et même la phthisie. On dit qu'elle diminue la toux et facilite l'expectoration; mais les médecins font aujourd'hui peu de cas de cette tisane, ainsi que du sirop de navet entièrement tombé en désuétude.

Les graines du navet, de même que celles de toutes les autres Crucifères, contiennent une grande quantité d'huile grasse, que l'on en extrait par le moyen de la presse, et que l'on emploie à divers usages domestiques. (A. RICHARD.)

NAVICULAIRE, adj., *navicularis* de *navicula*, nacelle.

NAVICULAIRE (fosse). On a donné ce nom ; 1° à l'enfoncement situé entre l'orifice du vagin et la commissure postérieure des grandes lèvres; 2° à la dilatation que présente la partie antérieure du canal de l'urètre, vers la base du gland; 3° enfin, à la dépression qui sépare les deux racines de l'hélix. (MARJOLIN.)

NÉCROSE, s. f. *necrosis*, en grec νεκρώσις de νεκροῶ, je mortifie; mortification des os.

Louis entendait, sous ce nom, la mort de toute l'épaisseur d'un os dans une plus ou moins grande étendue. Aujourd'hui on donne plus d'extension à ce mot, et l'on est convenu d'appeler *nécrose*, la mort d'une portion comme de la totalité d'un os.

Long-temps la nécrose a été désignée sous le nom de *carie sèche*; mais cette dénomination est généralement abandonnée depuis que, connaissant mieux la nature de ces deux maladies, on sait que tandis que la carie est l'ulcère des os, la nécrose en est la gangrène. En effet, la partie nécrosée desséchée, privée de sucs, est devenue un corps étranger, analogue aux escarres gangreneuses; la nature fait effort pour éliminer cette portion morte, elle l'isole des parties voisines et finit souvent par l'expulser.

La nécrose, déjà connue anciennement, a été depuis très-bien observée par Albucasis, Scultet, Ruysch, Cheselden, Morand, etc., et surtout par David et Weidmann, Duhamel, Bordenave et Troja ont aussi beaucoup avancé l'histoire de cette maladie par leurs recherches et leurs expériences sur la formation et la régénération des os.

Tous les os peuvent être atteints de nécrose. J'ai souvent trouvé des fragmens considérables d'os nécrosés, formés uniquement par du tissu celluleux, bien que quelques auteurs aient révoqué en doute la nécrose de ce tissu. M. Ribes dit aussi avoir eu plusieurs fois occasion de voir, au retour de la campagne de Russie, les os du carpe et du tarse frappés de mort par suite de la congélation. Ce qu'on nomme *carie* dans les os qui composent les fosses nasales n'est autre chose que la nécrose, du moins dans le plus grand nombre des cas. On a même observé cette maladie sur les surfaces articulaires des os. Mais c'est surtout la substance compacte que cette maladie affecte. Les os plats et le corps des os longs paraissent en être particulièrement atteints. A quoi tient cette particularité ? vraisemblablement au faible degré de vitalité de ces parties. Au reste, quoi qu'en dise un auteur très-recommandable, l'âge et la constitution ont beaucoup d'influence sur la fréquence de la nécrose. Les enfans et les jeunes gens, mais surtout les enfans scrofuleux y sont très-prédisposés, et l'on remarque que pour les os longs où la nécrose est le plus fréquente, l'ordre de cette fréquence est à peu près celui-ci : le tibia, le fémur, l'humérus, l'os de la mâchoire inférieure, les os de l'avant-bras, la clavicule, le péroné, le métatarse et le métacarpe.

Les causes qui produisent la nécrose sont internes ou externes ; mais soit qu'elles agissent sur le périoste, sur la membrane médullaire ou directement sur l'os lui-même, toutes ont pour effet de suspendre la circulation et la vie dans l'os tout à coup ou insensiblement. Parmi les causes internes, celles qui tiennent le premier rang sont sans contredit le virus vénérien et le vice scrofuleux. Viennent ensuite les vices arthritique et rhumatismal. On a aussi noté des nécroses survenues à la suite de la suppression des menstrues ou des hémorrhoïdes. Enfin la nécrose a paru être dans quelques cas un phénomène critique des fièvres de mauvais caractère, de la variole, etc. C'est ainsi que j'ai vu à l'Hôpital des Enfans un petit ramoneur perdre la presque totalité de la clavicule droite, après un abcès critique de la variole. Un de mes confrères vient de faire tout récemment une observation semblable, et on en trouve un autre exemple bien remarquable dans les collections d'anatomie pathologique de la faculté de médecine. Il est probable que ces causes agissent en enflammant le périoste interne ou externe de l'os, en détachant de celui-ci, en faisant suppurer son appareil nutritif, et en le privant par conséquent de nourriture.

Les causes externes de la nécrose sont assez nombreuses. Les plus fréquentes sont la dénudation produite soit mécaniquement, soit par des épanchemens de sang à la surface du périoste ou de la dure-mère; les contusions, la pression long-temps continuée, les fractures comminutives, et surtout celles qui sont produites par des armes à feu; la commotion de la moelle, l'action d'un froid très-vif, le calorique accumulé, l'application des liqueurs spiritueuses, des acides, des alkalis concentrés, des sels caustiques, etc.

Sous l'influence de ces diverses causes, il peut arriver 1° que les os soient nécrosés seulement dans leurs couches ou lames externes; 2° dans leurs couches ou lames internes seulement; 3° dans toute leur épaisseur, la membrane médullaire étant altérée, et le périoste restant intact; 4° dans toute leur épaisseur, le périoste étant altéré et la membrane médullaire restant saine; 5° dans toute leur épaisseur, le périoste et la membrane médullaire restant sains l'un et l'autre; 6° enfin et l'os et ses deux périostes peuvent être frappés de mort en même temps.

1° *L'os est nécrosé dans ses couches ou lames externes seulement, le périoste ayant été détaché de sa surface ou altéré par une cause morbide.* — Un homme a reçu un coup de sabre sur la tête ou sur la face interne de la jambe; l'instrument a contondu l'os et en a détruit le périoste; mais cet homme est jeune et d'une très-bonne constitution, et l'on s'est empressé de réappliquer les tégumens sur le fond de la plaie : dans ce cas, on obtient la réunion immédiate par l'épanchement d'une matière caogulable. C'est là ce qu'on a appelé *exfoliation insensible*, parce que la surface de l'os, dont la nutrition a été légèrement altérée, présente, à une certaine époque, des points osseux irréguliers, qui disparaissent ensuite. Si au contraire l'accident est arrivé à un homme déjà avancé en âge ou d'une mauvaise constitution; si les tégumens n'ont pas été promptement réappliqués, les lames superficielles de l'os meurent; les plus profondes s'enflamment, se gonflent; la surface de l'os, exposée à l'action de l'air, au lieu de présenter une teinte rosée et de se couvrir de bourgeons charnus, devient sèche, noire ou grisâtre; quelque temps après elle semble s'être élevée; en la frappant avec une sonde, on obtient un son tout particulier; si on la presse alors, pour la première fois cette pression est douloureuse, on lui imprime des mouvemens manifestes, et il s'écoule quelques gouttes de sang. Mais bientôt la portion privée de vie se détache complétement (*exfoliation sensible*); les bourgeons charnus nés des chairs voisines et des parties saines de l'os s'étendent sur tout le fond de la plaie, et forment la base d'une cicatrice solide, adhérente à l'os, par cela même toujours enfoncée, et dont la dépression est proportionnée à l'épaisseur de la portion nécrosée.

Telle est l'histoire de la nécrose des lames externes de l'os après quelques amputations. Le périoste et la membrane médullaire sont-ils restés intacts et appliqués sur l'os d'ailleurs sain, une inflammation modérée s'empare de toutes ces parties, l'os se ramollit, se couvre de bourgeons charnus et se cicatrise. Mais le périoste a-t-il été lésé au-dessus de la section de l'os, la membrane médullaire étant d'ailleurs restée saine, les couches extérieures de l'os meurent, et l'on voit se former à leurs dépens une espèce de *virole*, qui est éliminée par la suppuration des parties sous-jacentes. Si au contraire la membrane médullaire meurt par excès d'inflammation, les couches nourries par elle meurent avec elle; et c'est de la surface interne de l'os que se détache la virole dont nous venons de parler. C'est au reste ce que l'on entendra mieux encore par la lecture du paragraphe suivant.

2° *L'os est nécrosé dans ses couches ou lames internes seulement.* — Lorsqu'une cause morbifique a porté son action sur la membrane médullaire, le périoste étant resté sain, les couches les plus profondes, privées de nourriture, meurent et se dessèchent; les couches superficielles, animées par leur appareil nutritif extérieur, s'enflamment, se gonflent : « La séparation s'établit, dit M. le professeur Richerand, entre la partie nécrosée et la partie encore vivante; le pus s'amasse entre l'une et l'autre : ce fluide altère la portion frappée de nécrose et en sillonne la substance; il y grave ces empreintes inégales qui en rendent la surface si raboteuse. » Il en est certainement ainsi dans beaucoup de cas, et alors la portion nécrosée que l'on nomme *séquestre* a un diamètre sensiblement moindre que l'os.

primitif. Mais quelquefois aussi les choses se passent différemment, et l'on doit admettre la théorie de Troja, de David et de Bichat : c'est-à-dire que, sous l'influence de l'état morbide de la membrane médullaire, le périoste lui-même s'enflamme et se sépare de l'os : celui-ci privé de nourriture meurt dans toute son épaisseur, et l'on observe alors la série de phénomènes que nous allons examiner.

3° *L'os est nécrosé dans toute son épaisseur, la membrane médullaire étant altérée, et le périoste restant intact.* —Quand, comme le faisait Troja dans ses expériences sur le point de doctrine que nous traitons, quand on scie un os long à son extrémité, et qu'on introduit dans la cavité médullaire un corps qui désorganise la moelle et sa membrane, bientôt le périoste se gonfle, s'enflamme et devient d'une sensibilité extrême au contact extérieur. Beaucoup de lymphe albumineuse, d'abord moitié fluide, mais qui augmente promptement de consistance, pénètre les lames de cette membrane, et transsude à sa face interne : des filets, des lames osseuses s'y manifestent peu à peu, et après un temps plus ou moins long, au cylindre cartilagineux succède un cylindre osseux dont la surface correspondante à l'os nécrosé et plus ou moins distante de lui, reste couverte d'une couche mince de parties molles qui lui tient lieu de périoste interne. Cependant l'os nouveau, d'abord très flexible, au point qu'il se ploie quelquefois par la contraction musculaire, quand le séquestre ne lui sert plus d'attelle intérieure, acquiert peu à peu et conserve une densité et une dureté supérieures à celles des os primitifs.

Tous ces mêmes changemens ont lieu dans l'espèce humaine sous l'influence de causes qui paraissent agir en enflammant le périoste après avoir préalablement enflammé la membrane médullaire et détruit sa texture et ses fonctions. La nécrose s'arrêtant presque toujours là où commence à prédominer la substance celluleuse, et les extrémités des os longs étant ordinairement respectées, la nature ne reproduit que dans l'étendue de la portion nécrosée, et lorsque celle-ci est séparée de la portion saine, la diaphyse régénérée s'unit avec les extrémités de l'ancien os, et finit par faire corps avec elles : de sorte que l'os actuel est formé par les extrémités de l'os nécrosé et par un corps de nouvelle formation. Au reste les muscles gardent avec ce dernier les mêmes rapports qu'avec l'ancien. Seulement le membre, on le conçoit sans peine, est devenu plus volumineux. Un phénomène assez singulier que présente quelquefois la formation de la nécrose du corps des os longs, surtout chez les jeunes sujets, est un alongement remarquable du membre malade. Dans ce cas, en même temps que ce nouvel os formé par la séparation, le gonflement et l'ossification du périoste, augmente en épaisseur, il s'alonge et éloigne sensiblement l'une de l'autre ses deux extrémités articulaires. Nous avons été encore à même de constater ce fait, il y a deux ans, à l'hôpital Saint-Louis, sur un jeune enfant de treize à quatorze ans. La jambe gauche où existait la nécrose avait près du double du volume de l'autre; elle avait un pouce et demi de longueur plus qu'elle, et cependant avant la maladie elles avaient l'une et l'autre absolument les mêmes dimensions.

4° *Lorsque l'os est nécrosé dans toute son épaisseur et le périoste détruit, si la membrane médullaire est restée intacte*, il se passe, à l'intérieur et aux dépens de cette dernière, à peu près ce que nous venons de voir pour le périoste. « La membrane médullaire, dit M. le professeur Boyer, s'enflamme, se gonfle, s'épaissit; les lames celluleuses devenues plus épaisses se confondent avec leur enveloppe commune; celle-ci se sépare de la surface médullaire de l'os, et l'on trouve dans l'intervalle une couche albumineuse semblable à celle dont nous avons déjà parlé, et qui se dépose constamment à la face interne du périoste dans les cas analogues. Presque aussitôt on observe des points rouges dans cette nouvelle substance adhérente à la membrane médullaire; et bientôt après, confondue avec cette dernière par la couleur et la consistance, elle ne forme plus avec elle qu'un corps opaque, blanchâtre, homogène, dans l'épaisseur duquel se développe la structure osseuse qui acquiert tous les jours plus de volume et de consistance. » Ainsi nous venons de voir que dans les cas de mort de la totalité de l'os, et de l'un de ses périostes, le périoste qui est resté sain est l'agent de reproduction d'un nouvel os; or l'exactitude de cette théorie est mise hors de doute par les expériences sur les animaux. Si en effet la membrane médullaire et le périoste ont été altérés dans des points alternatifs, l'os étant d'ailleurs frappé de mort dans une étendue correspondante et dans toute son épaisseur, la reproduction se fait du côté de la membrane conservée et dans des points également alternatifs. Là où l'instrument désorganisateur a respecté le périoste soit externe, soit interne, il se forme une plaque de reproduction osseuse, et ces plaques se réunissent quelquefois dans les intersections des séquestres.

5° *L'os est nécrosé dans toute son épaisseur, le périoste et la membrane médullaire étant restés intacts.* — Ici nous observerons, quant au périoste, tous les phénomènes de régénération que nous avons décrits au n° 3 : mais ce que nous avons dit de la membrane médullaire aura-t-il également lieu ? c'est un point de doctrine que les auteurs n'ont pas résolu. Pour moi je suis autorisé par plusieurs observations à me prononcer pour l'affirmative. J'ai rencontré plusieurs fois des séquestres contenant à l'intérieur, vers leurs extrémités, une tige osseuse irrégulière. Ces séquestres sont en même temps renfermés dans un cylindre dépendant de l'ossification d'une lymphe coagulable épanchée à la surface interne du périoste.

6° *Enfin, quand la nécrose comprend toute l'épaisseur de l'os et le périoste de ses deux surfaces,* il ne se fait aucune reproduction propre à réparer la substance osseuse. Des bourgeons charnus s'élèvent en abondance des points de séparation du séquestre et des parties molles environnantes ; mais rien ne remplace la partie nécrosée, et le membre se raccourcit de toute la longueur de la perte de substance.

Ce que nous avons dit des os longs aux numéros 3, 4, 5, est applicable en tout à la plupart des os plats, à l'omoplate, par exemple. Ainsi, suivant que la cause morbide aura détruit, en même temps que l'os, ou le périoste de sa face antérieure, ou celui de sa face postérieure, celui des deux qui sera resté sain fera les frais de la reproduction osseuse au moyen de l'épanchement albumineux dont nous avons parlé : et dans le cas où les deux périostes seront restés intacts, on trouvera le séquestre renfermé dans un véritable étui formé par la double couche de reproduction osseuse réunie aux deux extrémités de l'os nécrosé, qui sont toujours conservées. On possède au cabinet d'anatomie de l'école d'Alfort un exemple bien remarquable de ce genre de nécrose ; c'est une omoplate nécrosée enfermée dans deux omoplates de nouvelle formation.

Mais ces phénomènes souffrent des modifications aux os du crâne où il ne paraît pas que la dure-mère qui leur sert de périoste interne, soit susceptible du travail inflammatoire nécessaire à la reproduction, et où d'ailleurs le péricrâne est presque toujours mortifié par la cause morbide. Entre autres faits que je pourrais rapporter pour mettre cette vérité hors de doute, je citerai celui de Saviard, qui eut occasion de voir la nécrose détruire une grande partie des os du crâne. L'escarre tombée, il se forma une cicatrice, mais qui resta toujours mince et agitée par les mouvemens du cerveau. Il en est de même après l'opération du trépan; jamais l'os ne se reproduit; seulement les deux lames compactes s'affaissent, la substance diploïque se gonfle, et de ce gonflement résulte une expansion mince qui borde et rétrécit avec le temps l'ouverture du crâne.

Lorsque les couches superficielles d'un os sont malades, sont même déjà frappées de mort, les parties restant recouvertes par les tégumens, le premier symptôme de la maladie est une douleur fixe plus ou moins vive, qui augmente pendant la nuit si elle est de nature vénérienne, et pendant les variations atmosphériques, si elle dépend du vice arthritique ou rhumatismal. Bientôt à l'endroit douloureux se manifeste une tumeur plate, pâteuse, non circonscrite, sans changement de couleur à la peau. Cependant l'inflammation s'étend des parties profondes à la superficie : la peau rougit, un abcès froid se forme, mais la fluctuation y reste long-temps douteuse. Enfin le pus se fait jour en dehors, quelquefois par une, plus souvent par plusieurs ouvertures qui se confondent bientôt ensemble; il entraîne avec lui des escarres formées par le périoste, et l'os denudé parcourt les périodes que nous avons décrites au n° 1 : alors les accidens inflammatoires se calment, les parois de l'ulcère se dégorgent plus ou moins complétement et tendent à se resserrer; mais sans cesse irritées par la suppuration de l'os, les ouvertures se remplissent de chairs fongueuses, pâles ou blafardes, et deviennent fistuleuses. Enfin la portion morte de l'os vacille, et se détache, repoussée par les bourgeons charnus de la portion vivante; les parties molles enflammées par les inégalités de sa surface ou de ses bords s'ulcèrent; plusieurs fistules se réunissent, le séquestre se présente à l'ouverture principale et sort peu à peu.

Telle est la série de symptômes que présente la nécrose des lames superficielles d'un os avec destruction de son périoste; et l'on sent facilement qu'ils ne varieront que d'intensité dans le cas où l'os aura été frappé de mort dans toute son épaisseur. Mais qu'arrive-t-il quand le séquestre est intérieur? Ici les symptômes sont beaucoup plus graves : d'abord parce que la maladie occupe presque toujours une plus grande partie de l'os, et que les limites de la nécrose où doit avoir lieu l'inflammation éliminatoire, étant beaucoup plus étendues, doivent développer un gonflement beaucoup plus étendu et des accidens généraux.

Le malade éprouve des douleurs violentes, profondes, continues; il a de l'anorexie, de l'insomnie, tous les soirs ou dans la nuit une fièvre intense, quelquefois accompagnée de délire et presque toujours suivie de sueurs abondantes. Un gonflement général du membre ou une tumeur ordinairement fort étendue se prononce en dehors. Cette tumeur suit la marche que nous avons décrite plus haut, avec plus ou moins de rapidité, suivant le degré d'acuité ou de chronicité de la maladie; le pus se fraye des ouvertures sur la tumeur même ou dans un lieu plus ou moins éloigné du foyer, mais le plus souvent en un point où l'os est le plus rapproché de la peau; bientôt des fistules se forment comme dans le cas de nécrose superficielle.

Ces fistules, quelquefois fort nombreuses, mais dont le nombre varie au reste selon l'étendue de la nécrose et l'espèce d'os affecté, sont rapprochées ou éloignées les unes des autres. La peau est quelquefois parsemée de trous fistuleux, quand la nécrose s'étend à toute la longueur de l'os. Parfois il arrive que plusieurs de ces fistules se forment et paraissent former de bonnes cicatrices; mais souvent après un certain temps, ces cicatrices deviennent douloureuses, se gonflent, se rouvrent, et l'ouverture fistuleuse reparaît. On a vu de ces fistules se cicatriser et se rouvrir ainsi jusqu'à cinq à six fois avant la sortie de la partie nécrosée.

Cependant, que le séquestre soit formé par les couches profondes séparées des couches superficielles de l'os, ou qu'il comprenne toute l'épaisseur de celui-ci, et soit contenu dans un os de nouvelle formation, le pus amassé entre la partie morte et la partie vivante agit sur cette dernière, l'enflamme dans certains points plus que dans les autres, la perfore, et s'écoule en dehors par les fistules des parties molles. Si alors on vient à introduire un stylet dans le fond de ces fistules, l'instrument pénètre jusqu'au séquestre; on sent à nu une surface osseuse éloignée, raboteuse, et par le degré de résistance qu'elle oppose, et sa mobilité, on peut juger de sa séparation plus ou moins complète. Dans cet état de choses, tantôt le séquestre est détruit en entier, comme on en a plusieurs exemples, soit par une véritable absorption, soit que la suppuration en détache tous les jours des molécules qu'elle entraîne au-dehors; ou bien il s'amincit sous l'influence de ce travail de la nature, et finit par se rompre en plusieurs fragmens qui sortent successivement; ou bien il diminue de volume au point de pouvoir s'engager dans une des ouvertures du nouvel os, d'où il s'échappe peu à peu Le plus souvent, au contraire, il ne peut être altéré; il joue le rôle d'un corps étranger, et entretient une suppuration capable de causer la consomption et la mort : d'autres fois enfin, comme le dit M. le professeur Delpech, « logé dans une cavité beaucoup plus large qu'il n'est volumineux, entouré d'une membrane que le temps a rendue calleuse, il ne l'irrite que très-peu, produit à peine un léger suintement séreux ou purulent, » et permet au malade l'exercice des fonctions de son membre. Dans ce dernier cas un séquestre peut ainsi séjourner dans un membre sans inconvéniens pendant plusieurs années.

La nécrose est aiguë ou chronique. En général cette maladie affecte une marche aiguë quand elle attaque un os spongieux, un sujet jeune, bien constitué, et qu'elle est produite par une cause externe; c'est dans ces circonstances qu'elle est le plus souvent accompagnée de symptômes colliquatifs, et peut entraîner la mort. Dans les circonstances opposées, et quand la nécrose est liée à une cause interne, comme le virus vénérien, ou le vice scrofuleux, par exemple, elle dure quelquefois plusieurs années sans compromettre les jours des malades, et l'on en a vu perdre des portions d'os considérables, sans que l'art ait cru devoir venir au secours de la nature.

Les phénomènes que nous avons décrits plus haut comme symptômes de la nécrose suffiraient pour la faire reconnaître; mais peut-être il ne sera pas inutile de revenir sur quelques-uns d'entre eux et d'insister sur ceux que la pratique apprend à regarder comme caractéristiques de cette maladie.

Lorsque chez une personne soumise à une des causes énumérées au commencement de cet article, après un gonflement plus ou moins considérable d'un membre, par exemple, accompagné de douleurs vives, profondes, ressenties dans son centre, il s'est formé un ou plusieurs petits phlegmons isolés, dont l'ouverture, soit spontanée, soit artificielle, donne issue à une quantité de pus disproportionnée à leur volume, sans que cependant l'affaissement des parties tuméfiées réponde à cette évacuation, et sans qu'elle soit augmentée par la pression ; lorsqu'en introduisant un stylet à travers ces ouvertures, on fait pénétrer l'instrument jusqu'à l'os, et que celui-ci percuté rend un son mat particulier, enfin qu'on sent une portion d'os dénudé de son périoste, il y a nécrose.

Il n'est pas toujours facile de distinguer la nécrose superficielle de la nécrose profonde : cependant si la maladie dure depuis long-temps, si elle a donné lieu à des accidens généraux et à des symptômes locaux très-étendus, si le membre est déformé, très-volumineux; si la sonde ou le stylet, au lieu de parcourir librement une surface plus ou moins lisse et unie, pénètre dans une cavité étroite où elle semble pour ainsi dire emprisonnée, et au fond de laquelle elle rencontre une surface raboteuse, que cette surface soit fixe ou mobile, on peut prononcer que la maladie est profonde.

Quant à l'étendue de la nécrose, lorsque le séquestre est extérieur on peut souvent s'en assurer au moyen de la sonde, surtout quand la maladie est déjà avancée. On parcourt pour cela toute la portion de l'os dénudé, et les aspérités que l'on rencontre à sa circonférence indiquent la ligne de démarcation entre le mort et le vif. Mais il n'en est pas de même dans les nécroses profondes. Il n'y a dans ce cas que le nombre et la position respective des fistules, leur distance les unes des autres et l'étendue de l'engorgement actuellement existant qui puissent donner une idée approximative de la grandeur du séquestre.

Enfin il est peut-être plus difficile encore de reconnaître s'il y a plusieurs fragmens nécrosés ou s'il n'y en a qu'un seul. « En effet, dit M. Ribes, un seul fragment qui a beaucoup de longueur se présentera à la sonde dans plusieurs endroits différens; de même que, lorsqu'il y en a plusieurs, on les trouve également dans tous les endroits où l'on porte cet instrument. » Mais si plusieurs fragmens sont déjà sortis, et que cependant les fistules soient entrenues par la suppuration, il est très-probable qu'il en reste encore quelques-uns.

Le pronostic de la nécrose varie suivant son siége, son étendue, sa profondeur, la cause qui l'a produite, l'âge du sujet, etc. En général c'est une maladie très-longue, et on le concevra sans peine en réfléchissant au peu de vitalité des parties affectées :

toutefois il est assez rare qu'elle ait une terminaison fâcheuse. La nécrose des lames superficielles d'un os peu profond, qui attaque un sujet jeune, sain et bien constitué, quand d'ailleurs elle est peu étendue, est une maladie peu dangereuse. Mais une nécrose profonde, étendue, qui arrive chez une personne scrofuleuse ou déjà avancée en âge, peut être mortelle primitivement ou secondairement; c'est sur quoi nous avons insisté suffisamment dans la description de la marche de la maladie. Enfin, quand la nécrose pénètre dans une articulation, elle est fort dangereuse, parce qu'aux accidens de l'affection elle-même il faut joindre ceux de la maladie de l'articulation : aussi est-on souvent obligé alors de recourir à l'amputation pour sauver les jours du malade.

Ce moyen extrême, qu'on réserve aujourd'hui pour les cas les plus graves, comme celui dont nous venons de parler et celui où le malade épuisé par l'abondance de la suppuration ne pourrait cependant pas être soumis à l'opération de l'extraction (le séquestre n'étant pas séparé encore), était généralement regardé, il n'y a pas soixante ans, comme le seul capable de remédier efficacement à la nécrose d'un des grands os d'un membre; et quoique depuis on lui eût substitué l'*extraction*, Brun, chirurgien de Toulouse, dans un mémoire qu'il lut à l'Académie royale des sciences de cette ville, en 1781, parla encore de l'amputation dans le même sens. Mais on ne tint pas compte de l'opinion de Brun, et bientôt l'on adopta unanimement l'opération plus conforme au but de l'art et au vœu de la nature, dont nous exposerons tout à l'heure les détails.

La nécrose étant reconnue, il est nécessaire de s'assurer de la cause qui l'a produite ou qui l'entretient. Cette cause est-elle interne? il faut administrer les remèdes intérieurs propres à la détruire, mais attendre pour cela la diminution des accidens inflammatoires primitifs. C'est pour avoir manqué à ces deux préceptes capitaux, qu'on a vu la séparation du séquestre se faire attendre très long-temps, quand même la maladie ne continuerait pas ses progrès; d'autres fois les remèdes ordinairement les plus efficaces ont augmenté les accidens, parcequ'ils étaient administrés mal à propos.

Quant aux indications locales, il ne faut pas perdre de vue que des lames osseuses une fois privées du fluide qui leur donne la vie, meurent; que rien ne peut empêcher leur nécrose, et que presque toujours la nature se suffit à elle-même dans l'acte de la séparation et de l'expulsion du séquestre. Mais il est des circonstances aussi où les secours de l'art sont très-utiles, soit pour arrêter la nécrose ou même la prévenir, soit pour aider la nature dans ses efforts infructueux pour se débarrasser d'une cause permanente d'irritation. Et en effet, si dans le cas de plaie où l'os a été mis à découvert, on réapplique soigneusement et surtout promptement les parties molles; si lorsqu'une contusion a donné lieu à un épanchement de sang entre l'os et son périoste, ou qu'une collection de pus amassé entre ces parties menace de les séparer au loin, on se hâte d'ouvrir une issue à ces fluides et de rapprocher les bords de la division, on préviendra quelquefois, ou on arrêtera la mortification de l'os, comme on le fait par un traitement antisyphilitique, la nécrose étant de nature vénérienne.

Il faut ouvrir également l'abcès qui résulte de la nécrose superficielle d'un os avec altération du périoste, si on a lieu de craindre que la peau long-temps irritée ne se désorganise et ne devienne par là impropre au travail de la cicatrisation. Toutefois ici l'incision, quelque étroite qu'elle soit, suffira pourvu qu'elle permette l'écoulement de toute la sanie purulente, car la séparation du séquestre une fois accomplie, les inégalités de ses bords, en irritant les parties molles, lui fraieront peu à peu un passage, si mieux on aime agrandir la fistule. Bientôt après l'expulsion du séquestre, les parties molles se rapprochent de l'os, l'ulcère se rétrécit, et, après un temps souvent assez court, il se forme une cicatrice déprimée.

On a vu dans la description de la nécrose profonde, que les phénomènes au moyen desquels la nature accomplit l'œuvre successif de la séparation, de la reproduction, et quelquefois de l'expulsion, entraînent avec eux des symptômes inflammatoires, soit locaux, soit généraux, souvent fort intenses; aussi le traitement antiphlogistique est-il applicable à presque toutes les périodes de cette maladie, mais surtout à celle de la séparation. On appliquera donc sur la partie affectée un large cataplasme émollient, on prescrira le repos le plus absolu, on mettra le malade à la diète et à l'usage des boissons adoucissantes, et, s'il est vigoureux, l'on aura même recours aux évacuations sanguines locales ou générales. Cependant, comme la nécrose profonde a toujours une longue durée, et qu'elle doit affaiblir considérablement le malade par l'abondante suppuration qui l'accompagne, tous les praticiens s'accordent à conseiller de ne pas abuser de ce dernier moyen.—Ce traitement calme un peu les accidens, mais il se forme un ou plusieurs petits phlegmons qui s'ouvrent naturellement ou qu'on ouvre avec le bistouri, le pus s'écoule, et l'on peut alors lever tous ses doutes, si on en avait gardé sur la nature de la maladie.

Si au moyen de la sonde on s'est assuré que la séparation est complétement opérée et que le séquestre est mobile, il faut tâcher de savoir quelle est sa grandeur et sa forme, et les comparer au diamètre des ouvertures du nouvel os, pour juger de la difficulté de l'expulsion. Il sera même dès lors possible, jusqu'à un certain point, de déterminer si l'art ne devra pas aider la nature; mais quelle que soit l'opération qu'on prévoie devoir être nécessaire, il faudra bien se garder d'agir trop promptement; d'abord, parce que l'os vivant est long-temps mince, flexible, fragile; qu'en lui ôtant l'espèce d'attelle qui le soutient intérieurement, on risque de le faire ployer sous l'action musculaire; qu'il se fracturera d'autant plus facilement qu'on va lui faire éprouver une grande perte de substance; enfin, qu'il pourra lui-même se nécroser: en second lieu, parce que nous avons vu que quelquefois le séquestre diminue considérablement de volume, et que son extraction devient plus facile. Lorsqu'il n'y a pas menace de marasme, et que les remèdes intérieurs répondent bien au but qu'on s'était proposé, on doit laisser agir la nature aussi long-temps que ses efforts auront une bonne direction. Et en effet, aux changemens avantageux que nous avons vu le séquestre subir assez souvent au milieu de l'os qui l'environne, il faut ajouter les heureux effets de ce que M. le professeur Boyer appelle *incurvation*. Ce phénomène consiste dans une courbure imprimée au membre par la contraction des muscles, à la faveur de la minceur et de la flexibilité de l'os; courbure qui, s'opérant précisément dans un point correspondant à une des fistules principales de cet os, change la direction de cette dernière et la rend perpendiculaire à l'axe du séquestre. Dans un cas de cette espèce, on vit sortir un séquestre formé par la majeure partie du corps de l'humerus, par une ouverture placée au côté externe du nouvel os, à la faveur d'une courbure que le bras avait subie vers son côté interne.

Si les choses ne se passent pas aussi favorablement, et si la nécessité d'opérer est bien démontrée, il faudra attendre que l'os nouveau ou les couches extérieures de l'ancien aient acquis assez de solidité pour résister à la contraction musculaire. Alors on cherchera de nouveau à déterminer la forme et le volume du séquestre : il est impossible à la vérité d'arriver rigoureusement à cette connaissance; mais quand la maladie attaque un os long, on a souvent des données approximatives fort importantes.

J'ai dit que le nombre et la disposition des fistules de l'os vivant varient beaucoup. Ainsi quelquefois il n'y en a qu'une placée à la partie supérieure, ou moyenne, ou inférieure de l'os. D'autres fois il y en a deux ou davantage situées à côté l'une de l'autre, et séparées seulement par des espèces de ponts. On conçoit que cette dernière circonstance est très-favorable, puisqu'en détruisant ces ponts, on peut obtenir une ouverture suffisamment grande. Il sera en général très-avantageux d'attaquer l'os du côté où il présente plusieurs fistules, surtout si de ce côté aussi les parties molles qu'on doit enlever sont peu épaisses. Quoi qu'il en soit de toutes ces suppositions, le précepte fondamental est *de choisir l'ouverture la plus large, la plus voisine d'une des extrémités de l'os, et principalement de l'extrémité inférieure.*

Après avoir sondé une dernière fois et s'être assuré encore de la mobilité du séquestre, après avoir appuyé le membre uniformément sur un matelas ou un coussin un peu résistant, et l'avoir fait fixer solidement par des aides, on fera, avec un bistouri convexe, deux incisions demi-elliptiques proportionnées aux dimensions présumées du séquestre, et qui se réuniront par leurs extrémités, en circonscrivant un espace dans lequel se trouvera au moins la fistule qu'on aura choisie. On enlèvera la peau et toutes les parties molles comprises dans cet espace; et si l'hémorrhagie était trop abondante, on panserait la plaie à sec et on ajournerait le reste de l'opération. Parvenu à l'os que l'on a mis ainsi à découvert, il faut au moyen du trépan agrandir l'ouverture en question, en se rapprochant de l'extrémité du séquestre : pour cela on en appliquera une ou plusieurs couronnes suivant le besoin, en ayant soin d'anticiper sur l'ouverture, et l'on emportera avec un fort bistouri, avec une petite scie, ou mieux encore avec la gouge et le maillet, les espèces d'arêtes résultant des coupes faites avec le trépan. S'il est essentiel d'une part de ne pas multiplier sans nécessité les couronnes de trépan, puisque l'os affaibli par une trop grande déperdition de substance se romprait soit pendant l'opération, soit après la guérison, et deviendrait impropre à remplir ses fonctions, il ne l'est pas moins de ne pas user de violence pour extraire le séquestre par une trop petite ouverture, car il pourrait s'en séparer quelque fragment qui, allant s'implanter dans les parois du nouvel os ou se perdre dans sa cavité, entretiendrait long-temps encore la maladie; ou bien, comme on en a des exemples, les frottemens altéreraient la couche de parties molles qui sert de périoste interne au cylindre osseux, et celui-ci se nécroserait. Pour éviter ces deux écueils, il est prudent d'essayer, après chaque application de couronne de trépan, si le séquestre peut sortir sans effort : on est sûr, par ce moyen, de ne pas affaiblir l'os plus qu'il n'est rigoureusement nécessaire, et l'extraction se fait sans violence.

L'opération terminée, on doit panser la solution de continuité comme une plaie suppurante. Pour cela on remplira la cavité avec de la charpie mollette, on appliquera par-dessus des plumasseaux enduits de cérat, et l'on recouvrira le tout d'un large cataplasme émollient. Le membre sera placé commodément, enfermé dans le bandage des fractures compliquées de plaie, et le malade mis à un régime approprié à son état.

Il survient ordinairement une suppuration abondante qui dégorge le membre et entraîne avec elle de légères exfoliations qui se font sur les bords de la division de l'os : celui-ci s'affaisse peu à peu, ses parois se rapprochent l'une de l'autre, le fond de la plaie se couvre de bourgeons charnus, et il se forme enfin une cicatrice, qui est toujours déprimée en raison de la perte de substance de l'os, la reproduction ne se faisant point dans l'endroit où elle a eu lieu.

On ne permettra l'usage du membre que très long-temps après la guérison, surtout si c'est sur un membre inférieur qu'on a opéré, car il faut qu'il ait acquis assez de solidité pour supporter le poids du corps pendant la marche. C'est pour n'avoir point tenu compte de cette règle qu'on a vu l'os se courber ou se fracturer dans l'endroit où il avait été affaibli par l'opération. Au reste, le temps pendant lequel on fera garder le repos sera relatif à l'étendue de la perte de substance qu'on aura été forcé de faire subir au cylindre osseux. (JULES CLOQUET.)

NÈFLE, s. m., fruit du néflier, *mespilus germanica* L. Petit arbre de la famille des Rosacées et de l'icosandrie pentagynie, qui croît naturellement dans les forêts, et que nous cultivons dans nos jardins. Ces fruits sont turbinés, légèrement creux dans leur partie supérieure qui se termine par un rebord ou limbe à cinq divisions; ils contiennent intérieurement cinq noyaux osseux. La chair des nèfles est dure et offre une saveur excessivement âpre; ces fruits ne peuvent être mangés, que lorsqu'ils ont été conservés pendant quelque temps, et qu'ils ont commencé à subir un premier degré de fermentation qui les amollit et leur donne une saveur plus douce : mais généralement ils sont peu recherchés. On a conseillé de recueillir les nèfles un peu avant leur maturité, et de les faire sécher au four; ils ont alors une saveur extrêmement astringente, et autrefois on en faisait usage dans la diarrhée et quelques autres maladies où l'emploi des astringens pouvait être utile. Mais aujourd'hui on ne les emploie plus, et leurs graines, que plusieurs médecins regardaient comme propres à dissoudre les pierres de la vessie, sont tombées dans le même oubli. (A. RICHARD.)

NÉNUPHAR, s. m., *nymphæa*. C'est un genre de plantes dont la place dans la série des ordres naturels est encore fort indécise, puisque quelques botanistes le croient dicotylédon et le rapprochent des papavéracées, tandis que d'autres le rangent parmi les monocotyledons et en font une famille distincte sous le nom de Nymphéacées. (*Voyez* ce mot). Quoi qu'il en soit de ces deux opinions, le genre nénuphar se compose d'espèces croissant au milieu des eaux, à la surface desquelles elles étalent leurs feuilles larges et le plus souvent cordiformes, et leurs fleurs magnifiques, blanches, jaunes, rouges ou du bleu le plus pur, et dont la largeur n'est pas moindre de quatre à cinq pouces et souvent au delà dans quelques espèces. Parmi ces espèces, la plus commune dans notre pays et la seule qui doive nous occuper ici, est le nénuphar blanc, *nymphæa alba*. L. Rich. bot. méd. 1, p. 98. Elle croît en abondance dans les mares, les étangs, et en général dans les rivières dont le cours est peu rapide. Sa racine est une souche charnue, horizontale, de la grosseur du bras, blanche et offrant de distance en distance quelques écailles courtes, et les cicatrices indiquant la place qu'occupaient les feuilles qui s'en sont détachées. Celles-çi sont cordiformes arrondies, entières, portées sur des pétioles, dont la longueur varie suivant l'élévation des eaux. Les fleurs sont très-grandes, blanches, composées d'un grand nombre de pétales et d'étamines, naissant en partie sur la paroi externe de l'ovaire. Cet ovaire est globuleux et terminé par un stigmate plane discoïde et rayonné; il se change en un fruit pulpeux intérieurement, restant clos et contenant un très-grand nombre de graines.

La racine de nénuphar est la partie dont on a surtout fait usage : suivant l'analyse qui en a été publiée par M. Morin de Rouen, elle contient de l'amidon, du muqueux, une combinaison de tannin et d'acide gallique, une matière végéto-animale, de la résine, une matière grasse, un sel ammoniacal, de l'acide tartrique, des malate et phosphate de chaux, du sucre cristallisé, de l'ulmine et quelques autres substances; mais celui de ces principes qui prédomine est sans contredit l'amidon. Cette racine a une saveur d'abord mucilagineuse, mais bientôt amère et désagréable. Sa réputation comme calmante et anti-aphrodisiaque a été célèbre dans l'antiquité, et de nos jours encore elle est en quelque sorte populaire. Selon Dioscorides et Pline, cette propriété existe également dans la racine et les graines, dont l'usage éteint non-seulement l'irritabilité des organes génitaux, mais tarit aussi les sources de la liqueur séminale. Il suffit d'après les mêmes auteurs, d'appliquer des tranches de la racine sur ces organes pour obtenir les mêmes résultats. C'est d'après ces faits rapportés par ces deux auteurs, que la réputation du *nymphœa* est venue jusqu'à nous. Aucun médecin ne paraît s'être occupé d'en constater la réalité par l'expérience; tous se sont contentés de répéter ce qu'en avaient écrit Dioscorides et Pline. Cependant la racine de nénuphar nous paraît peu propre à produire les effets qu'on lui attribue si généralement. L'énorme quantité de fécule amilacée qu'elle contient, sa saveur amère, les principes résineux qu'elle renferme, semblent plutôt annoncer en elle une substance nutritive ou un médicament plus excitant que propre à éteindre les forces de la vie dans un appareil organique. Cette opinion nous paraît prouvée par l'usage où sont encore les habitans de l'Égypte, de manger la racine des diverses espèces de nénuphar qui décorent les eaux du Nil, après l'avoir privée de sa saveur amère. Nous croyons donc qu'il faut ajouter peu de foi à ce que l'on a dit des propriétés réfrigérantes et calmantes de la racine de *nymphœa* : aussi, voyons-nous les auteurs les plus modernes de pharmacologie garder le silence sur cette substance, qui nous paraît devoir être rayée de la liste des médicamens.

Les fleurs de *nymphæa alba* ont une odeur faible, mais assez agréable; leur eau distillée passe pour antispasmodique et calmante. M. Alibert dit s'être servi avec avantage d'un sirop préparé avec ces fleurs, et qui lui a paru pouvoir remplacer dans quelques circonstances les préparations opiacées.

Enfin, c'est au genre *nymphæa* et au genre *nelumbium* qui appartient au même groupe, que l'on doit rapporter quelques-unes des espèces de lotos, mangés par les anciens. (A. RICHARD.)

NÉPENTHES, s. m. Homère dans le quatrième livre de l'Odyssée parle d'un remède qu'il nomme νηπενθὴς, et qu'Hélène, femme de Ménélas roi de Sparte, verse dans le vin qu'elle fait boire au fils d'Ulysse. Ce remède a l'étonnante propriété de dissiper les chagrins, de calmer la colère et de faire oublier tous les maux. Hélène le tenait d'une égyptienne nommée Polydamna, qui l'avait apporté des bords du Nil. C'est d'après ces renseignemens vagues et incertains que depuis des siècles on a disputé et l'on dispute encore pour savoir quel était ce médicament précieux dont a parlé le prince des poëtes. On conçoit que dans une pareille question, comme en général dans toutes celles qui ont rapport à la détermination rigoureuse des végétaux dont les poëtes et les historiens de l'antiquité ont parlé, on ne peut établir que des suppositions, plus ou moins probables, sans jamais arriver à un résultat positif. On a pu reconnaître l'oiseau et l'insecte sculptés sur les anciens monumens et parmi les hiéroglyphes de l'Egypte, parce que là on avait un point fixe de comparaison. Mais comment reconnaître une plante désignée seulement par un nom vulgaire, ou par quelque propriété souvent mensongère. Aussi les opinions sont elles très diverses à l'égard du népenthes. Les uns ont cru voir dans le passage d'Homère une fiction ingénieuse du poëte, pour exprimer la puissance que la beauté peut exercer sur le cœur de l'homme. D'autres ont voulu que ce fût l'*inula helenium*, quelques-uns la buglosse, plantes dont nous connaissons cependant fort bien les propriétés, qui ne rappellent en rien celles qu'Homère attribue à son népenthes. Quelques auteurs ont pensé que ce pourrait être le café. Mais il est plus que probable que les anciens ne connaissaient pas ce précieux don de l'Arabie, car aucun auteur n'en a fait mention. M. Virey a récemment émis l'opinion que le népenthes était certainement l'*hyosciamus datura* de Forskahl, plante qui croît en Egypte et qui en effet possède une propriété calmante très énergique. Enfin aujourd'hui la plupart des auteurs qui se sont occupés de ce sujet s'accordent à voir dans le médicament en litige l'opium que l'on recueille également en Egypte, dont les propriétés, déjà connues des peuples de l'antiquité, ont en effet beaucoup de rapport avec celles qu'Homère donne au médicament employé par la reine de Sparte.

Linné a donné le nom de népenthes à un genre de plantes qui n'a aucun rapport avec le népenthes d'Homère. (A. RICHARD.)

NÉPHÉLION, s. m., *nephelium*, de νεφέλη, nuage. Les anciens désignaient par ce nom une ulcération superficielle de la cornée; mais pour les modernes le *néphélion* ou *nuage* est une tache de la cornée, superficielle, sans élévation sensible, dont la teinte légèrement blanchâtre se confond insensiblement sur ses bords avec les parties voisines; c'est un obscurcissement de cette membrane dépendant de l'épanchement d'une sérosité lactescente dans l'épaisseur du tissu cellulaire qui l'unit à la conjonctive. On voit de suite par cette définition en quoi le néphélion diffère de l'*albugo* et du *leucoma*. (*Voyez* ces mots.)

Le nuage est presque toujours la suite de l'ophthalmie chronique, et se manifeste chez les sujets d'une constitution lymphatique. Dans ces conditions, en effet, les veines de la conjonctive, naturellement relâchées et obligées cependant de recevoir une plus grande quantité de fluides, s'engorgent et deviennent variqueuses. Leurs radicules, soutenues par l'adhérence interne de la conjonctive à la cornée, ne se dilatent pas, ou du moins que très-rarement et seulement quand la conjonctive et ses vaisseaux sont parvenus à un degré de relâchement extrême; mais il se fait un épanchement lymphatique à la face interne de cette membrane; et à l'endroit où les vaisseaux cessent d'être aussi efficacement soutenus, c'est-à-dire au point où la conjonctive quitte la cornée pour se porter sur la sclérotique, l'engorgement variqueux devient apparent. Aussi rencontre-t-on presque toujours un faisceau de veines variqueuses correspondant au point de la cornée où il s'est manifesté un nuage, et quand il y en a plusieurs, on trouve un nombre égal de ces faisceaux de veines.

Nous venons de voir qu'il y a quelquefois plusieurs petits nuages isolés; mais le plus souvent ils finissent par se confondre et ne forment plus qu'une seule tache. Suivant que cette tache sera plus ou moins étendue, la vue sera plus ou moins altérée. Ordinairement le népéhlion laisse encore voir l'iris et la pupille, et permet aux malades de distinguer la forme et la couleur des objets, mais il s'oppose à ce que l'image en soit bien nette et bien distincte. Il semble même dans quelques cas qu'une mouche vienne se placer sur tout ce que l'on regarde.

On doit avoir en vue dans le traitement de donner du ton aux vaisseaux variqueux, afin qu'ils reprennent leur calibre naturel, et quand on ne peut y parvenir, il faut les exciser de manière à donner issue en même temps à la sérosité contenue dans la conjonctive et le tissu cellulaire qui l'unit à la cornée. Pour remplir la première indication, on mettra en usage des topiques astringens et aromatiques, tels que la pommade de Janin, les collyres d'eaux distillées de roses, de plantain, auxquels on ajoute le sulfate de zinc, etc. Souvent ces moyens suffisent pour dissiper un nuage récent et peu étendu; mais ils sont insuffisans quand la maladie est ancienne et que la tache a atteint le centre de la cornée. Alors il faut avoir recours à l'excision. Pour faire cette opération, on soulève avec de petites pinces les vaisseaux variqueux au point d'union de la cornée avec la sclérotique, et on les enlève avec des ciseaux courbes. S'il en existe plusieurs faisceaux, on les excise l'un après l'autre; enfin si la tache couvre presque toute la cornée, et que cette membrane soit environnée d'un cercle rougeâtre, on doit enlever un lambeau circulaire de la conjonctive. La simple incision des vaisseaux variqueux ne suffirait pas, la cicatrisation s'en faisant trop promptement. L'opération terminée, il faut faciliter l'écoulement du sang en appliquant sur l'œil une éponge imbibée d'eau tiède, et le recouvrir ensuite avec une compresse bien fine qu'on maintiendra par quelques tours de bande. Le malade le lavera deux ou trois fois par jour avec de l'eau de guimauve, et le tiendra soigneusement à l'abri de la lumière, pour éviter que l'inflammation qui doit nécessairement survenir ne soit violente.

Je n'ai pas besoin de faire observer qu'il faut que le traitement interne seconde le traitement externe; c'est une condition sans laquelle la cicatrisation de la plaie pourrait se faire attendre long-temps, si même les vaisseaux ne tendaient à redevenir variqueux. (J. CLOQUET.)

NÉPHRALGIE, s. f., de νεφρός, rein, et ἄλγος, douleur. La douleur des reins ou la néphralgie est, comme la plupart des autres douleurs, le symptôme d'une modification organique plus ou moins profonde; ainsi elle est un des symptômes de la néphrite et des dégénérescences diverses que peut éprouver le tissu du rein; elle est aussi un symptôme de la présence de calculs urinaires dans cet organe, bien que dans ce cas l'altération organique soit quelquefois très-peu marquée. Mais existe-t-il une néphralgie essentielle, c'est-à-dire, sans modification organique sensible? Nous ne le pensons pas. Sauvages, qui admet dix-sept variétés de cette douleur, n'en décrit point une seule qui ne soit symptomatique d'une altération du rein ou des organes qui lui sont contigus. Toutefois cet auteur, qui localise la néphralgie, tombe dans un tort que l'on peut reprocher à quelques médecins de notre temps; c'est de donner ce nom à toutes les douleurs qui se font sentir dans la région qu'occupent les reins. Que signifient, en effet, ces dénominations *néphralgie musculaire*, *fibreuse*, *néphralgie intestinale*, etc. Cette extension vague du mot néphralgie a sans doute pour cause la difficulté de diagnostic que présentent les maladies du rein. Nous ne devons point ici aborder ce point; cependant indiquons quelques-uns des caractères propres à la douleur qui a précisément pour siége les organes sécréteurs de l'urine. Cette douleur est rapportée par le malade à l'intervalle qui se trouve entre les os coxaux et les dernières côtes. Elle a rarement lieu des deux côtés à la fois; ordinairement elle augmente peu dans les différens mouvemens, si toutefois le malade est dans une position horizontale (P. Frank.) Cette douleur ne s'irradie que fort peu et toujours, quand cela se remarque, dans la direction des uretères. Si enfin la sécrétion urinaire est très-remarquablement modifiée, il ne peut plus rester de doute, le rein est évidemment atteint; mais c'est déjà décrire autre chose que la néphralgie.

NÉPHRÉTIQUE, adj., *nephriticus*, qui est relatif aux reins. On donne le nom de néphrétique aux douleurs, aux coliques qui dépendent d'une affection de ces organes. *Voyez* NÉPHRALGIE, NÉPHRITE.

NÉPHRITE, s. f., de νεφρός, rein, c'est le nom sous lequel la plupart des pathologistes désignent l'inflammation du rein. Cette maladie est aussi nommée, d'après la même étymologie, *néphritie*, *nephritis*, et encore mal ou fièvre néphrétique.

Les symptômes que les nosographes attribuent à la néphrite sont nombreux; mais cette maladie souvent se lie aux altérations d'organes voisins du rein, de sorte qu'il est difficile, en dernière analyse, de fixer ceux qui lui appartiennent en propre. Cette difficulté de diagnostic avait autrefois conduit à donner le nom de néphrite, comme le fait Sauvages, à plusieurs des maladies qui ont pour siège la région des reins. Ainsi il y avait une néphrite musculaire (rhumatisme lombaire), une néphrite intestinale (entérite partielle), et même une néphrite pancréatique. Aujourd'hui la science a fait assez de progrès pour qu'il ne soit plus permis de réunir sous un même nom des affections si dissemblables; mais elle n'en a point fait assez pour qu'on puisse démêler dans le grand nombre des symptômes attribués à la néphrite ceux qui indiquent précisément quel est le point affecté de l'organe sécréteur de l'urine. Ce n'est même que sur des indices bien peu certains que l'on peut reconnaître si le péritoine qui touche les reins, si les capsules dites surrénales sont ou ne sont point atteints dans quelques cas de néphrite. La première de ces complications sera étudiée au mot péritonite, c'est la péritonite sus-rénale; quant à la phlegmasie des capsules surrénales elle ne peut certainement être distinguée de la néphrite, et dans cet article nous ne craindrons point de l'y réunir. Cette manière de faire étant absolument sans inconvéniens pour la thérapeutique.

L'inflammation du rein, quand elle n'est point encore arrivée à l'une des modifications organiques que l'on a coutume d'appeler *ses terminaisons*, ne laisse point sur le cadavre de traces caractéristiques. Il en est de même pour tous les organes parenchymateux, le travail inflammatoire peu développé n'altère point leur contexture d'une manière sensible. Mais si au contraire la néphrite est très-intense, elle peut amener la dégénérescence du parenchyme de cet organe. C'est ainsi que, suivant Bonnet, Morgagni, Chopart et plusieurs autres pathologistes, on a souvent trouvé les reins en partie détruits par des ulcères, distendus par un foyer purulent, etc. Nous citerons plus bas un fait de ce genre que nous avons été à même d'observer.

La présence de calcul dans le rein est surtout fréquente; c'est aussi la cause la plus commune et la plus puissante de l'inflammation de cet organe, comme nous le dirons plus bas. Le rein peut encore présenter, à la suite de la néphrite, une modification autre que celles qui viennent d'être indiquées. Dans celles-ci son tissu, à proprement parler, n'est pas changé, mais le volume total de l'organe est remarquablement augmenté : on dit alors que le rein est hypertrophié.

Les causes de la néphrite sont, à peu de chose près, celles de toutes les phlegmasies parenchymateuses. On peut de même les diviser en prédisposantes et en occasionelles.

A. Les adultes et les vieillards sont plus prédisposés à la néphrite que les enfans. Cette maladie est aussi, sans contredit, moins fréquente chez la femme que chez l'homme, et parmi ces derniers elle attaque particulièrement ceux qui sont livrés aux plaisirs de la table et aux excès vénériens; d'ailleurs elle est également commune chez ceux qui sont d'une faible constitution, et chez ceux qui sont le plus vigoureusement organisés. Il est une prédisposition à la néphrite infiniment plus directe, plus certaine que toutes celles-ci, c'est la présence de graviers dans les voies urinaires; ces deux affections se lient si souvent qu'on peut presque considérer comme exceptionnels les cas où elles sont isolées. En même temps que la gravelle est une cause prédisposante de la néphrite, elle en est aussi une cause déterminante non douteuse. Ainsi dans cet état morbide de l'urine, la moindre erreur de régime, un exercice violent, un voyage dans une voiture rude, peuvent, soit en augmentant la quantité des sels urinaires concrescibles, soit en provoquant leur passage dans l'uretère, déterminer la phlegmasie de ce canal et par suite celle de l'organe sécréteur auquel il adhère.

Les causes *déterminantes* les plus certaines de la néphrite sont, sans contredit, celles qui agissent directement sur les reins, à la manière des agens physiques. Ainsi, c'est une cause assez fréquente de la maladie qui nous occupe qu'une chute sur la région lombaire, qu'une plaie pénétrante, qu'un coup de feu, qui intéressent les mêmes parties. Il faut ranger ensuite, parmi les agens qui peuvent déterminer la néphrite en peu d'heures, certains médicamens qui ont la propriété d'activer la sécrétion de l'urine; pris à des doses trop fortes, ils exaltent la sensibilité des reins à ce point que l'inflammation en est le résultat. On a vu, par exemple, la néphrite suivre l'usage de préparations diurétiques dans lesquelles entraient la scille, le nitrate de potasse, etc. Le professeur Pinel rapporte l'observation d'un jeune homme chez lequel cette maladie parut reconnaître pour cause l'usage intérieur de l'huile volatile de térébenthine. Les mouches cantharides, dont l'action médicamenteuse est si puissante sur les organes génitaux et la vessie, peuvent aussi étendre leurs effets sur les reins et les irriter au point que la néphrite soit inévitable. Dans ce cas il peut arriver encore que l'inflammation de la vessie déterminée par ce remède dangereux se propage de proche en proche jusqu'à l'origine des uretères, et, en suivant ces canaux, jusqu'aux reins. La néphrite peut d'ailleurs, comme la plupart des maladies inflammatoires, se lier aussi à une autre phlegmasie. Par exemple, il n'est pas très-rare de voir l'inflammation des reins compliquer celle du péritoine, de l'intestin ou encore celle des parties musculaires et fibreuses de la région du rachis qui correspond à ces organes. P. Frank assure également que la néphrite peut se joindre au rhumatisme lombaire, aux abcès par congestion, aux caries vertébrales ayant le même siége.

Les *symptômes précurseurs* de la néphrite aiguë sont peu nombreux et peu marqués; on doit dire même, qu'en général cette phlegmasie ne s'annonce par aucun phénomène spécial. Le trouble de la circulation, la chaleur de la peau, en un mot la fièvre est ici presque toujours secondaire à la douleur locale. La nature et la quantité des urines ne peuvent guère non plus indiquer le début de la maladie qui nous occupe. D'abord parce que la dysurie suppose le défaut d'exercice des deux reins à la fois, et qu'il est extrêmement rare que ces organes soient simultanément affectés; en second lieu parce qu'ils pourraient ne l'être que dans un point de leur étendue, et par conséquent n'éprouver que peu de préjudice dans leurs fonctions. Enfin, on sait combien les qualités physiques et chimiques de l'urine peuvent varier sans que la santé de l'individu ait éprouvé une sensible atteinte. Le premier symptôme de la néphrite est donc pour l'ordinaire tout-à-fait local; c'est un sentiment de tension, de fatigue, de compression dans la partie la plus profonde de la région lombaire ou des hypochondres. A mesure que cette douleur devient plus intense, elle se localise davantage; on la rapporte à la hauteur des côtes flottantes et près de la crête spinale du rachis. Nous venons de dire que la douleur se localise en devenant plus aiguë; mais ceci est seulement vrai pour la néphrite simple, car dans la néphrite calculeuse les élancemens, au contraire, se propagent au loin dans la direction des uretères; c'est aussi dans cette variété de la maladie que les auteurs ont signalé la douleur du cordon spermatique, la douleur et la rétraction du testicule, enfin quelques mouvemens convulsifs, et surtout des engourdissemens dans la cuissse du côté correspondant au rein malade. Lorsque la néphrite est calculeuse, dit le professeur Pinel, la douleur se déclare brusquement, avec rémission par intervalle; durant les accès c'est un sentiment de constriction, de compression, qu'on peut encore comparer à celui qui résulterait de l'action d'une vrille dans la substance même du rein : quand la maladie est parvenue à ce degré d'intensité, elle se complique souvent de phénomènes généraux plus ou moins alarmans. Il y a des nausées, des vomissemens, et autres troubles fonctionnels des organes digestifs. Les phénomènes fébriles qui accompagnent l'inflammation du rein sont absolument les mêmes que ceux qui s'observent dans toute autre phlegmasie des organes parenchymateux contenus dans l'abdomen; ils ne peuvent donc concourir à en fixer le diagnostic, encore moins celui des diverses variétés de la néphrite.

« Le caractère différent du pouls et de la douleur, dit P. Frank, ne fournit pas de données assez positives pour conclure à l'inflammation du bassinet ou de la substance du rein. » Voyons si les changemens qu'éprouve l'urine dans cette maladie seront d'un plus grand secours pour distinguer ces deux variétés? En général, dans le début de la néphrite, les malades éprouvent un besoin fréquent d'uriner, mais ils urinent peu; c'est une sorte de ténesme vésical. Si l'inflammation est peu intense, et si elle a son siége à la surface du rein, ce dérangement de la fonction est le seul qu'on puisse noter, et encore disparaît-il après un ou deux jours. Si, au contraire, la néphrite est profonde, très-aiguë, et à la fois compliquée, comme il est ordinaire dans ce cas, de concrétions calculeuses, après les premiers jours de l'invasion de la maladie, les urines deviennent à chaque heure de plus en plus rares, bien que le besoin d'uriner persiste souvent. Elles sont d'un rouge safrané vif, et cependant très-peu denses; fréquemment on y reconnaît la présence du sang, et quelquefois des filets de ce liquide qui sont coagulés restent flottans. Enfin, la maladie peut arriver à ce point que l'excrétion de l'urine soit tout-à-fait nulle pendant dix ou vingt heures. Cette gravité des symptômes appartient, comme nous l'avons déjà dit, à la néphrite profonde et calculeuse; l'émission de petits graviers, quand l'écoulement des urines se rétablit, fixe encore d'une manière plus indubitable le diagnostic de cette variété de la maladie.

Suivant que l'individu affecté de néphrite est plus ou moins irritable; suivant la nature de la cause qui a déterminé la maladie; enfin, suivant le traitement qu'on lui a opposé, ses terminaisons varient. 1° Si l'inflammation du rein affecte un sujet peu âgé, d'une bonne constitution, et si elle est simple, le résultat par exemple, d'un coup, d'une plaie, on peut espérer qu'avec l'emploi d'un traitement antiphlogistique bien dirigé, elle se terminera par résolution. Après quatre, cinq, six ou huit jours de durée, la douleur diminue d'acuité, les élancemens deviennent moins fréquens, de même que les besoins d'uriner; mais chaque excrétion est plus copieuse; les urines sont alors, dans les cas les plus ordinaires, épaisses, sombres et avec sédiment mucoso-purulent. Enfin peu à peu les fonctions de l'organe malade reprennent entièrement leur type ordinaire, de même que celles des organes éloignés qui ont participé au trouble général. Une hémorrhagie anale, ou urétrale, une diarrhée, une sueur abondante peuvent donner à cette terminaison le caractère *critique*; mais ces cas sont rares.

2° On peut craindre que la néphrite ne se termine par suppuration quand le sujet est dans l'âge adulte, quand il a été très-adonné aux plaisirs de la table, et davantage encore si les urines charrient des graviers, et si les émissions sanguines ont été trop tardives ou trop peu abondantes. La sécrétion du pus ne s'établit guère qu'après le huitième jour de la maladie; on la reconnaît aux signes suivans : la douleur a un peu décru, elle est alors pulsative, continue, sans élancemens et avec un sentiment remarquable de pesanteur et d'engourdissement; les urines deviennent lactescentes et quelquefois même déposent au fond du vase des flocons de pus. Il peut arriver aussi qu'un abcès se forme dans la substance même du rein; alors le diagnostic est plus difficile puisqu'il n'y a pas d'évacuation purulente, à moins que le foyer, prenant une étendue considérable, ne se manifeste par une tumeur fluctuante dans la région lombaire. Après de semblable abcès le rein est en partie ou totalement détruit, et ses membranes forment une large poche qui contient le pus. Cette terminaison est plus particulièrement celle de la néphrite due à des calculs volumineux développés dans le rein. Nous venons tout récemment de la trouver causée par des tubercules en partie suppurés. Le sujet de cette observation était un homme de trente ans, sain et robuste. Il éprouvait depuis plusieurs années des douleurs presque constantes dans le bas-ventre et les lombes. Une tumeur faisait saillie sous les tégumens abdominaux dans la région iléo-cœcale. Des amas de matières fécales, une entéro-péritonite vinrent successivement aggraver cet état. La nature de la tumeur fut une question toujours indécise. Les accidèns produits par l'entérite n'étaient ni assez graves ni assez soutenus pour que l'on pût croire que cette tumeur volumineuse appartenait à l'intestin. Le foie ne débordait pas les fausses côtes. Les urines jamais n'avaient montré de changemens notables ni dans leur composition, ni dans leur quantité. L'ouverture du cadavre fit voir des traces non-équivoques de l'entéro-péritonite. Le rein droit, en partie tuberculeux, en partie détruit, nageait au milieu d'une énorme collection purulente, dont le foyer occupait toute la région lombaire et la partie supérieure de la fosse iliaque droite. Nous ne pûmes trouver de ce côté aucune trace de l'uretère ni de son embouchure dans la vessie. Le rein gauche parfaitement sain avait le double de son volume ordinaire, l'uretère était large et fort apparent; son ouverture dans la vessie très-facile à reconnaître. La vessie et son col ne présentèrent rien de remarquable. L'absence de l'uretère du côté droit ou du moins l'impossibilité de le trouver explique assez suivant nous tout ce que cette maladie avait présenté d'obscur. On pourrait, dans les cas où ces dépôts font saillie à l'extérieur, où ils offrent une fluctuation évidente, les vider soit avec l'instrument tranchant, soit avec les caustiques; mais qu'on prenne garde à bien établir leur diagnostic si l'on ne veut point commettre une erreur analogue à celle de ce chirurgien dont parle Morgagni, qui ouvrit une poche anévrismale croyant avoir affaire à un abcès du genre de ceux dont il est ici question. Le fluide secrété dans la néphrite qui se termine par suppuration peut former, comme nous l'avons déjà dit, des dépôts par congestion plus ou moins éloignés des reins; on en a vu s'ouvrir aux environs de l'anus, dans l'aine, etc. La théorie et la thérapeutique de ces abcès ne diffèrent en rien de celles des *dépôts par congestion* en général. *Voyez* cet article.

3° La gangrène suivant plusieurs pathologistes et entre autres, Boerhaave, Chopart, Pinel et Frank, peut être une terminaison de la néphrite. Fabrice de Hilden observa ce malheureux accident sur son propre fils. Il n'est aucun signe qui puisse le faire prévoir et aucun secours de l'art qui puisse y remédier quand il est confirmé. On le reconnaît alors à la rémission subite de la douleur sans causes connues, à la sueur froide, à la faiblesse, à l'intermittence du pouls, au hoquet, à la suppression de l'urine ou à l'excrétion d'une urine livide, noire, filamenteuse, fétide, et enfin à la perte subite et totale des forces.

4° Quand la néphrite affecte des individus d'une constitution originairement faible ou qui a été détériorée par des maladies, les symptômes sont moins intenses que ceux rapportés précédemment; mais par une compensation malheureuse, cette variété de la maladie qu'on pouvait appeler *atonique* a une grande tendance à se prolonger beaucoup, et alors elle reçoit l'épithète de *chronique*. Toutefois disons que la néphrite aiguë peut aussi prendre ce caractère sous l'influence d'un traitement mal dirigé ou de quelques autres circonstances. La phlegmasie chronique du rein est liée presque constamment à la gravelle (néphrite calculeuse des auteurs), et les exacerbations qu'elle présente sont dues le plus souvent à l'engagement d'un gravier dans le bassinet du rein ou dans l'uretère. C'est aussi à la néphrite chronique que plusieurs pathologistes rattachent différentes transformations morbides dont est susceptible le tissu du rein, telles que le cancer, les tubercules, etc. *Voyez* le mot REIN. Pathologie.

Le *traitement* de la néphrite est peu différent de celui qui convient aux autres phlegmasies parenchymateuses. Quand la maladie a déjà acquis ou menace d'acquérir un haut degré d'intensité, il faut recourir promptement à l'emploi de la saignée générale, à l'ouverture d'une veine du bras. Après ce premier moyen les sangsues en grand nombre, ou les ventouses scarifiées appliquées sur la région qui correspond à l'organe malade, seront souvent prescrites avec avantage. P. Frank recommande particulièrement la dernière de ces saignées locales. On reviendra, comme il est de règle générale, aux émissions sanguines autant de fois que le nécessitera le développement des phénomènes inflammatoires. Les applications émollientes internes et externes doivent être employées en même temps que les pertes de sang. Les bains entiers et les demi bains sont les plus avantageux de ces moyens. Les lavemens adoucissans font aussi partie de la même médication; ils amènent constamment la diminution des douleurs. Frank recommande expressément de les administrer à petites doses, dans l'idée que l'intestin distendu par l'eau peut comprimer le rein enflammé. C'est aussi un auxiliaire utile que l'application de fomentations émollientes sur la région lombaire; mais il faut prendre garde qu'elles ne se refroidissent, car elles deviendraient alors répercussives, et on sait qu'il n'est guère permis d'employer cette espèce d'agens dans les phlegmasies qui envahissent une grande étendue et surtout dans un organe profondément situé. Les embrocations huileuses et opiacées diminuent quelquefois aussi la douleur; si, dans le déclin de la maladie on remplace les narcotiques par quelques irritans de la peau, pour établir une dérivation, il faudra soigneusement éviter que ce soit les cantharides; leur action sur les voies urinaires pourrait reproduire la maladie dans toute son intensité. L'ammoniaque, le camphre, l'alcohol sont au contraire sans danger.

Jusqu'ici les secours thérapeutiques que nous avons indiqués conviennent dans toutes les variétés de la néphrite aiguë; les médicamens pris en boisson ont au contraire quelques spécialités; et d'abord, convient-il dans la néphrite de faire boire le malade abondamment, ou de suivre une pratique toute opposée, de le tenir à la *diète des liquides?* D'un côté, si on fait boire beaucoup, on augmente l'action des reins, de l'autre, si les boissons sont rares, ces organes exerceront leur action sur des matériaux urinaires plus irritans, plus concentrés. Nous pensons qu'il convient en cela de prendre un terme moyen. Les tisanes mucilagineuses, comme on le sait positivement, depuis les expériences de M. Magendie, font participer les urines à leurs propriétés, et c'est un avantage qu'on ne peut pas négliger dans la néphrite simple comme dans la néphrite calculeuse. Ces boissons sont les premières et peut être les seules à conseiller. On prévoit les conséquences fâcheuses qu'entraînerait l'erreur de vouloir combattre, par les diurétiques salins ou autres, la suppression d'urine qui s'observe fréquemment dans l'*accroît* de la maladie. Mais dans la néphrite avec complication de gravelle doit-on employer les boissons salines qui ont la propriété de diminuer la quantité d'acide urique contenu dans les urines et celle de le rendre plus soluble? Certainement les liquides alcalins peuvent être conseillés dans ce cas, mais il faut toujours attendre que la phlegmasie ait beaucoup perdu de son acuité. Il ne faut traiter la gravelle que dans la convalescence de la néphrite, et le traitement de la première affection est ici préservatif de la seconde.

Le régime, dans la néphrite aiguë, est celui de toutes les maladies inflammatoires. La diète sera sévèrement observée durant les jours d'intensité des symptômes, et les nourritures animales, les liqueurs alcoholiques resteront, après la convalescence, long-temps proscrites encore. Ce précepte est surtout de rigueur pour la néphrite calculeuse, à laquelle d'ailleurs le traitement de la gravelle est entièrement applicable. (*Voyez* GRAVELLE.) C'est aussi dans cette variété de la maladie qu'il faut surtout éviter l'usage du cheval, des voitures rudes, etc. Autant ces exercices trop violens sont nuisibles, autant peuvent être avantageuses la promenade à pied et la natation. Nous recommandons particulièrement ce dernier moyen.

Chez tous les individus affectés de néphrite aiguë ou chronique, simple ou calculeuse, les fonctions de la peau seront soigneusement entretenues; il deviendra quelquefois même très-utile de provoquer les sueurs : ce sera, comme on le sait bien, tirer parti de la solidarité qu'ont entre eux les deux plus actifs de tous les appareils excrétoires. (G. FERRUS.)

NÉPHROTOMIE, s. f., *nephrotomia;* de νεφρὸς, rein, et de τέμνω, je coupe; *nephrolithotomia* (*Schurrigius*), *sectio renis*, section du rein. Opération de chirurgie. Cette opération consiste à pratiquer sur la région lombaire une incision qui doit pénétrer jusque dans le tissu du rein, et à extraire ensuite un ou plusieurs calculs de l'intérieur de ce viscère. On verra plus bas que la définition que je viens de donner de la néphrotomie s'applique moins à l'espèce d'opération qui est aujourd'hui généralement adoptée qu'à celle qui avait été proposée d'abord par quelques écrivains.

On sait que les calculs qu'on trouve dans la vessie viennent presque tous des reins. Lorsque le volume et la figure que prennent ces corps étrangers ne leur permet pas de s'engager dans les urétères, ils continuent de se développer dans les reins;

ils y prennent quelquefois un volume très-considérable; si leur présence cause des accidens, on a proposé de les extraire après avoir fait au préalable la section de ce viscère.

Les opinions des praticiens ont été partagées pendant long-temps sur cette opération. Les uns ont avancé qu'on pouvait et qu'on devait pratiquer la néphrotomie lorsque les reins sont dans l'état d'intégrité; les autres, et c'est le plus grand nombre, veulent au contraire qu'on n'ait recours à l'opération que lorsque le calcul a déterminé la suppuration de ces organes, et qu'il se forme extérieurement aux environs des lombes une tumeur qui indique par la fluctuation le lieu précis où l'on doit faire pénétrer l'instrument. Je vais jeter un coup d'œil rapide sur la néphrotomie considérée dans ces deux circonstances.

Dans deux thèses soutenues à l'ancienne faculté de médecine de Paris, l'une en 1622 par Confinot, et l'autre en 1754 par Bordeu, on a conclu pour la possibilité d'ouvrir le rein calculeux pour en retirer un ou plusieurs calculs; tandis que dans une thèse soutenue au collége de chirurgie, en 1754, sous la présidence de Bordenave, on nie que cette opération soit praticable lorsque le rein est dans son état d'intégrité. *Ergo reni calculoso integro ferrum non est adhibendum.* Cette diversité d'opinion a déterminé Hevin à examiner le sentiment et les raisons des auteurs qui ont parlé de cette opération. On connaît le savant mémoire qu'il a publié sur ce sujet.

Les partisans de la première opinion ont invoqué en leur faveur l'expérience et l'analogie; ils ont prétendu que cette opération avait été pratiquée un certain nombre de fois avec succès, et que par conséquent on pouvait la faire avec sécurité. *Nephrotomiam secure administrari posse*, dit Riolan. On a cité d'abord l'exemple si connu du franc archer de Bagnolet ou de Meudon, et celui d'Hobson, consul d'Angleterre à Venise. Le premier de ces faits a été raconté si diversement par l'historien Mézerai et par Ambroise Paré, qu'il est difficile de se faire une idée exacte de la maladie de cet archer, et de l'espèce d'opération à laquelle il a été soumis. Le second exemple, rapporté par le médecin Bernard et consigné dans les *Transactions philosophiques*, semble plus authentique. En effet, on sait assez positivement que Marchettis, consulté par Hobson, avait pratiqué une incision longitudinale sur la région lombaire de ce malade; qu'il avait extrait un calcul par cette voie : la cicatrice qui se voyait sur les lombes en attestait la vérité; mais elle n'en indiquait pas les circonstances. Le silence qu'a gardé Marchettis sur cette opération peut faire penser que la présence d'un abcès situé profondément a déterminé ce chirurgien à opérer. Je ne discuterai pas les autres exemples de néphrotomie qui ont été publiés; ils sont rapportés avec des circonstances tellement équivoques qu'on ne doit leur accorder aucune confiance.

Quoique les reins soient placés hors du sac du péritoine, et quoique plusieurs plaies accidentelles de ces viscères n'aient pas été suivies d'épanchement d'urine dans la cavité du bas-ventre, on ne peut pas induire de cette disposition anatomique, et du résultat heureux de quelques cas de plaie de ces viscères, qu'on doive pratiquer la néphrotomie. En effet, une épée ou toute autre arme peut pénétrer à travers le tissu de parties délicates sans qu'elles soient blessées grièvement, tandis que le bistouri, porté profondément, doit couper nécessairement tout ce qui se présente à son tranchant.

Des objections très-fortes ont été faites contre l'opération de la néphrotomie pratiquée lorsqu'on suppose les reins dans l'état d'intégrité. Les écrivains qui proscrivent cette espèce d'opération pensent qu'elle n'a jamais été faite; que par conséquent elle n'a pas pu l'être avec succès; et qu'il doit être extrêmement difficile de parvenir jusqu'à cet organe. Cette difficulté est telle que Donglas, ayant essayé de la pratiquer sur le cadavre d'un calculeux, ne put pas en venir à bout, et fut obligé d'ouvrir le ventre pour aller chercher les reins, d'où il tira deux calculs. Si on a égard à la situation profonde des reins, à l'épaisseur et à la nature des parties qui les recouvrent, aux deux dernières fausses côtes qui les protègent et qui doivent se trouver nécessairement sur le trajet de l'incision, on conçoit que la néphrotomie présenterait les plus grandes difficultés dans son exécution; elle serait en outre extrêmement dangereuse; car on ne saurait faire aux reins une incision d'une certaine étendue sans s'exposer à des hémorrhagies graves par la lésion des artères et des veines considérables qui entrent et sortent de ces viscères. Quelquefois les calculs sont volumineux, coralliformes, profondément enclavés dans les reins, ou adhérens aux parois de la cavité qui les contient. Peut-on se promettre, lorsqu'on cherchera ces corps et qu'on les saisira avec un instrument, de ne pas engager entre eux et la tenette quelque portion de la substance du rein, et de ne pas donner lieu à des déchiremens, à des inflammations, etc., etc. Si le calcul était placé à la partie supérieure de l'uretère, la section du rein serait inutile. Une infiltration urineuse dans le tissu cellulaire qui environne les reins pourrait être la suite de cette opération. On peut dire enfin que si les coliques néphrétiques et la présence des graviers dans les urines n'indiquent pas avec certitude l'existence d'un calcul rénal; et que si l'on ne se permet jamais de pratiquer la lithotomie sans s'être assuré au préalable de la présence d'un calcul dans la vessie, on ne devrait pas, ce semble, se décider à une opération plus grave d'après de simples probabilités.

L'extraction du calcul contenu dans le rein n'est donc praticable que lorsque la présence de ce corps étranger a donné lieu à un abcès qui se manifeste à la région lombaire, ou lorsqu'à la suite d'un abcès de cette espèce il reste une fistule dans le trajet de laquelle on sent un calcul à l'aide d'un stylet. Le conseil de pratiquer la néphrotomie, dans le cas où le rein abcédé fait saillie à l'extérieur, a été donné d'abord par Hippocrate : *Cum autem intumuerit et elevatus fuerit, sub id tempus juxtà renem secato et extracto pure, arenam per urinam cientia sanato. Si enim sectus fuerit, fungæ spes est; sin minus, morbus homini comminatur.* (*De intert. affect.*) Ce même conseil a été donné plus tard par Meckren, Hildanus, Heister, et par tous les modernes.

Lorsque la néphrite calculeuse se termine par suppuration, les urines entraînent quelquefois le pus avec elles; d'autrefois il est retenu dans le rein ou dans son bassinet; il s'y accumule avec l'urine et forme une tumeur profonde qu'on ne peut pas reconnaître toujours par le toucher. Les symptômes inflammatoires qui ont précédé, le calme qui leur a succédé, et qui bientôt a fait place à de nouveaux accidens, le retour des douleurs, des frissons, des accès de fièvre irréguliers, souvent un œdème pâteux qu'on observe sur les tégumens qui couvrent l'abcès, peuvent faire conjecturer que la suppuration est faite. Le malade sent de la tension, de la pesanteur et des douleurs, tantôt peu vives, tantôt violentes et pulsatives, à la région lombaire, sous la dernière fausse côte, près de l'épine. En appuyant fortement sur cette partie, on augmente la douleur, qui s'étend le plus souvent jusqu'à l'aine et jusqu'au testicule du côté affecté. Rarement on est obligé d'ouvrir ces sortes d'abcès; dans presque tous les cas on se borne à des applications émollientes, qui, jouissant de la propriété de relâcher les parois abdominales, favorisent la tendance qu'a le pus à se porter à l'extérieur.

Il est très-rare que la collection purulente se borne aux cavités du calice et du bassinet et forme une tumeur qui s'élève suffisamment vers les parois de l'abdomen pour qu'on puisse en faire l'ouverture. Le plus souvent, le calcul qui est pointu, inégal, ébranlé par les secousses du corps, perce les parois du rein enflammé et déjà en suppuration; le tissu cellulaire extérieur participe alors à cette inflammation : bientôt il se forme un second abcès qui communique avec le premier par un trajet plus ou moins sinueux. Le calcul est à nu en totalité ou en partie dans ce double foyer purulent. La région lombaire se tuméfie; le pus qui s'est porté de l'intérieur vers l'extérieur, se place sous les aponévroses, même parfois sous les tégumens, et forme une tumeur inflammatoire, circonscrite, dans laquelle on ne tarde pas à sentir de la fluctuation, ce qui, joint aux symptômes inflammatoires qui ont précédé, ne laisse aucun doute sur la nature de la maladie. On trouve dans les mémoires de l'Académie de chirurgie quelques exemples d'abcès de cette sorte qui se sont ouverts spontanément, et ont eu une terminaison heureuse, le calcul qui les avoit déterminés étant sorti avec la matière purulente. Les praticiens recommandent d'ouvrir ces abcès aussitôt qu'on a des signes suffisans de leur existence. Lorsqu'ils sont superficiels, on plonge la pointe d'un bistouri dans la tumeur un peu au-dessus de sa partie moyenne; en retirant l'instrument on agrandit l'incision par en bas. Si la collection purulente est située profondément, et si les parties qui la couvrent ont beaucoup d'épaisseur il faut inciser d'abord la peau, puis les muscles et pénétrer par degrés jusqu'au foyer. Dès qu'on y est parvenu, le doigt indicateur doit l'explorer pour s'assurer si l'incision qu'on vient de pratiquer a assez d'étendue; s'il existe deux foyers, et si l'ouverture au moyen de laquelle ils communiquent ensemble est assez grande pour donner une issue libre au pus et au calcul, on l'agrandit lorsqu'elle est trop petite; on doit chercher ensuite avec les doigts ou avec une sonde le corps étranger dont on soupçonne l'existence. Lorsque le calcul est petit, mobile, facile à dégager, on en fait l'extraction; dans le cas contraire, il faut laisser à la nature le soin de s'en débarrasser, on recommande alors de placer dans le fond du foyer un linge fin et fenêtré, et dans ce linge des bourdonnets de charpie afin de tenir les lèvres de la plaie suffisamment écartées. (*Voyez* ABCÈS, CALCUL, FISTULE et NÉPHRITE.) Si après l'ouverture de ces abcès il se manifeste une hémorrhagie, on fait la ligature du vaisseau qui fournit du sang. Lorsque le vaisseau situé trop profondément ne peut pas être lié, on a recours à la compression.

Lorsque la plaie faite à la région lombaire est débarrassée de toute espèce de corps étranger et que l'urine s'écoule librement par l'uretère, la guérison ne se fait pas long-temps attendre; mais le plus souvent la présence de petits calculs empêche qu'elle se ferme; ou si elle se cicatrise momentanément, il ne tarde pas à se former un nouvel abcès. Si le calcul se présente après l'ouverture de ce second abcès et que rien ne s'oppose à son extraction, on doit y procéder de suite. Lorsqu'on ne peut pas déplacer ou extraire le calcul, la plaie reste fistuleuse : quelques malades vivent avec cette espèce d'infirmité pendant plusieurs années; d'autres succombent à une sorte de phthisie rénale.

(MURAT.)

NERF, s. m., *nervus*. On donne ce nom à des cordons blancs ou blanchâtres, formés de filamens médullaires, communiquant par une de leurs extrémités avec les parties centrales du système nerveux, et par l'autre avec les appareils des sens, les muscles, les vaisseaux et la peau.

La forme des nerfs est généralement arrondie, cylindrique. Ils augmentent successivement de volume dans leur trajet, de sorte que leurs subdivisions réunies forment dans leur ensemble un cordon plus gros que le tronc dont elles émanent. M. Cuvier fait remarquer à ce sujet qu'il suffit de comparer l'étendue de la surface de la peau à laquelle se rendent les nerfs, et dans laquelle ils se distribuent de telle sorte qu'elle est sensible partout, avec la surface résultant de toutes les racines nerveuses prises ensemble, pour voir combien les nerfs grossissent en approchant de leur extrémité périphérique. Les nerfs présentent à leur surface une infinité de petits plis ou rides transversales, analogues à celles dont nous avons parlé au sujet de la MOELLE ÉPINIÈRE, et qui sont surtout apparentes aux nerfs des membres. Ces plis résultent probablement de l'alongement que ces cordons éprouvent dans les différens mouvemens. Les branches, les rameaux, les filets et les filamens se détachent presque constamment à angle aigu; rarement leur écartement à l'endroit de la division, forme un angle droit ou obtus. Cette division consiste en une séparation des filets qui forment le nerf. Quand un nerf ne fournit pas de branches dans son trajet, il conserve ordinairement le même volume dans toute son étendue; tel est le nerf optique. Quelquefois les branches elles-mêmes deviennent plus grosses que le tronc qui leur donne naissance, comme on le voit pour la cinquième paire; quelques-unes même se renflent, pour ainsi dire, dans une partie de leur longueur, comme le filet tympanique, celles qui se rendent aux lèvres, etc.

Les nerfs, dans leur distribution variée, accompagnent le plus ordinairement les vaisseaux. Cette remarque est surtout applicable aux ramifications secondaires, parce que les centres nerveux et vasculaires sont trop éloignés les uns des autres, pour que les troncs puissent être voisins des gros vaisseaux, dès leur origine. Dans leur trajet, les nerfs communiquent entre eux de différentes manières. Tantôt ils se rendent dans des *ganglions*, tantôt ils s'entrelacent en plus ou moins grand nombre, et forment des *plexus*, ou bien deux filets se réunissent par *anastomose*. Les ganglions sont des renflemens plus ou moins arrondis, aplatis, situés sur le trajet des nerfs, et composés de deux substances. L'une est blanche, médullaire, formée de cordons qui sont, en général, évidemment la continuation des nerfs qui tiennent au ganglion, et que les acides et les alkalis font reconnaître pour des filets médullaires nerveux. Ces filets, assez tenaces, dépourvus de névrilèmes, sont entourés par une autre substance qui paraît être un tissu cellulaire particulier dont les interstices sont remplis d'une pulpe muqueuse ou gélatineuse, rougeâtre, cendrée, analogue à la substance grise des centres nerveux, et jaunâtre dans quelques ganglions. Ses connexions avec les filamens médullaires ne sont pas les mêmes dans tous les ganglions. Ces organes sont enveloppés d'une membrane celluleuse plus ou moins dense, et reçoivent beaucoup de vaisseaux sanguins. Il résulte des recherches comparatives de Wutzer, que les ganglions diffèrent des nerfs par une plus grande proportion de gélatine, et du cerveau par plus de gélatine, d'albumine, mais moins de graisse. Les filets médullaires qui traversent les ganglions ne sont pas interrompus, ils se continuent avec les cordons nerveux qui se rendent dans ces ganglions : ce mode de communication des nerfs entre eux est le plus composé. Quelquefois les ganglions sont simplement placés sur le trajet d'un nerf qui les traverse, sans être ainsi le point de réunion de plusieurs filets. Béclard les divise en deux classes; les uns appartenant aux nerfs encéphalo-rachidiens, les autres au grand SYMPATHIQUE : nous examinerons seulement ici ceux de la première classe, en parlant des nerfs rachidiens. La matière pulpeuse dont ils sont formés n'est point de nature adipeuse chez les individus très-gras, ainsi que Scarpa et Meckel le pensent.

Un autre mode de communication des nerfs entre eux, est celui qui a lieu par l'intermédiaire des *plexus*, qui sont le résultat d'une réunion des divers cordons d'un même nerf, ou de nerfs différens. Ces anastomoses multipliées sont de telle sorte, que les troncs nerveux qui en partent sont formés par la plupart ou le plus grand nombre des nerfs particuliers qui ont concouru à la formation du plexus. Les nerfs du plexus sacré, par exemple, suivant M. Amussat, en se réunissant pour former le nerf sciatique, s'entrecroisent deux à deux. C'est donc à tort que Bichat a dit qu'ils résultaient d'un mélange intime des nerfs, et que Monro les a considérés comme un amas de substance grise dans laquelle les nerfs puisaient une nouvelle origine.

Le mode de réunion le plus simple des nerfs entre eux est celui qu'on désigne sous le nom d'*anastomose*. Il ne consiste pas seulement dans une simple application des filets l'un contre l'autre, ainsi que le fait remarquer Béclard, mais dans une véritable communication de ces filets, un abouchement de leur canal, et conséquemment un mélange de leur substance médullaire. Cette disposition est surtout apparente dans les anses nerveuses, et spécialement dans celle qui résulte de la réunion du nerf pneumo-gastrique droit et du plexus soléaire de ce côté. L'anastomose a lieu ordinairement entre des branches de volume à peu près semblable : telles sont celles du cubital et du médian dans la main, des branches de la cinquième paire avec celles de la septième paire et des cervicales. Ces anastomoses existent tantôt entre les branches différentes d'un même nerf, comme on le voit pour la cinquième paire, le facial, etc.; tantôt entre deux branches de nerfs différens, du même côté du corps, comme les nerfs spinaux; ou bien entre les branches d'un nerf d'un côté et celui du côté opposé : ce genre d'anastomose est le plus rare.

Nous avons dit en commençant que les nerfs tenaient par une de leurs extrémités, qu'on pourrait nommer interne, avec les centres nerveux, et par l'autre avec les tégumens, les appareils des sens, les muscles et les vaisseaux. Cette véritable terminaison des nerfs, qui n'est pas partout la même, n'a lieu que lorsqu'ils ont traversé les ganglions, les plexus ou les anastomoses, ou directement, et sans avoir éprouvé d'ailleurs d'interruption dans leur continuité. Ici, comme dans l'oreille interne, cette terminaison a la forme d'une mince expansion médullaire; là, au contraire, elle consiste en filamens capilliformes et isolés, dont l'excessive ténuité toujours croissante empêche qu'on ne suive leurs extrémités : tels sont les nerfs des muscles. Quoi qu'il en soit de la forme que les nerfs affectent à leurs terminaisons, tous en général se dépouillent alors de leur névrilème, deviennent très-mous, et on cesse de les apercevoir lorsqu'ils semblent encore devoir se prolonger davantage. La substance médullaire paraît être ainsi plus abondante à l'extrémité périphérique des nerfs, de même qu'à leur extrémité centrale. Les moyens d'investigation connus jusqu'à présent n'ont pu faire parvenir à découvrir de quelle manière les nerfs se terminent en pénétrant dans le tissu des organes. Il n'est pas probable qu'ils s'identifient avec lui, car l'observation microscopique démontre le contraire; cependant on l'a supposé. D'autres ont admis que le nerf, ne pouvant se répandre dans tous les points d'un organe, était entouré à sa terminaison d'une atmosphère nerveuse. Ces deux hypothèses sont l'une et l'autre sans fondement.

L'extrémité centrale des nerfs a été nommée aussi *origine*, et cette expression est devenue la source de plusieurs erreurs. On a entendu par là que les nerfs naissaient de tel ou tel point, parce que leur tronc principal était en communication avec telle ou telle partie du centre nerveux. La difficulté résulte tout entière de l'abus des expressions figurées, et l'on ne doit pas entendre par le mot *origine* une extraction véritable, mais bien une liaison, une connexion matérielle entre les nerfs et le centre cérébro-spinal : ils n'en naissent pas, ils sont seulement réunis à lui. Tous les nerfs tiennent à la moelle épinière et à la moelle alongée : le cerveau et le cervelet n'ont point avec eux de connexions analogues. L'olfactif lui-même appartient seulement à un prolongement de la moelle alongée, quoiqu'il semble, d'après un examen superficiel, tenir aux lobes encéphaliques. Béclard a eu l'occasion de constater ce fait sur des fœtus dépourvus de cerveau proprement dit. Les parties avec lesquelles les nerfs communiquent sont souvent situées assez profondément, de sorte que le point d'où l'on voit les nerfs se détacher n'indique nullement leur connexion véritable. En général, ils sont tous en communication immédiate plus ou moins évidemment avec la substance grise, et non avec la substance blanche qui l'enveloppe et qu'ils ne font que traverser. Les nerfs auditifs seuls font exception, en ayant leur extrémité centrale à la surface de la moelle alongée, quoiqu'en rapport avec la substance grise. Quant à l'entrecroisement des extrémités centrales des nerfs chez l'homme, et qu'on a supposé pour se rendre raison de certains phénomènes pathologiques, il n'est pas généralement admis par les anatomistes; d'ailleurs, ces phénomènes s'expliquent aisément par le croisement des pyramides antérieures. (*Voyez* MOELLE ALONGÉE.) Les nerfs optiques seuls sont à excepter, et encore leur entrecroisement n'est que partiel. Cependant, il paraît résulter des recherches de M. Laurencet que, parmi les nerfs crâniens, il en est plusieurs qui sont croisés à leur origine, et que ce croisement a lieu, soit au-dessus, soit au-dessous de la décussation des pyramides, quand les nerfs reçoivent des filets de ces parties, comme l'optique, ou quand leur extrémité centrale s'implante au-dessus du cervelet et sur les faisceaux postérieurs de la moelle alongée, comme le pathétique. On s'est aussi demandé si ces mêmes extrémités centrales des nerfs se confondaient toutes sur la ligne médiane; cette connexion n'est bien marquée que dans les nerfs de la quatrième paire : les nerfs auditifs présentent quelquefois une disposition analogue.

On a dû voir d'après ce qui précède, que tous les nerfs sont implantés symétriquement (nous faisons abstraction ici du grand sympathique) sur chacune des moitiés de la moelle alongée et de la moelle épinière. Les liaisons matérielles et intimes de la moelle alongée avec le cerveau proprement dit firent considérer les nerfs qui lui étaient unis comme appartenant à l'encéphale; de là, la division des nerfs encéphaliques et rachidiens, qu'on distingua par paires, lesquelles furent désignées soit numériquement, soit par des noms indiquant les fonctions à l'exécution desquelles elles concouraient. Dans cette classification, qui est loin d'être exacte, les nerfs dits encéphaliques ont varié de nombre suivant que les auteurs ont considéré tel ou tel faisceau, comme un ou plusieurs nerfs distincts. Néanmoins, on a généralement admis les suivans : l'OLFACTIF, l'OPTIQUE, le MOTEUR COMMUN, le PATHÉTIQUE, le TRIJUMEAU, le MOTEUR EXTERNE, le FACIAL, l'AUDITIF, le PNEUMO-GASTRIQUE, le SPINAL OU ACCESSOIRE, le GLOSSO-PHARYNGIEN et l'HYPOGLOSSE. Ch. Bell, se fondant sur les différences anatomiques que présentent les connexions de ces nerfs avec l'axe cérébro-spinal, les divise en réguliers et irréguliers. Les premiers ont deux racines qui communiquent avec les parties antérieure et postérieure de l'axe nerveux : ce sont la cinquième paire, le sous-occipital et tous les nerfs rachidiens, ce qui forme trente-deux paires de nerfs réguliers à double racine; ils sont les agens de la sensibilité générale, du mouvement, des actes volontaires, et se rendent latéralement aux parties régulières du corps. Les autres nerfs, dits *irréguliers*, sont simples dans leur origine, irréguliers dans leur distribution, et non symétriques comme les précédens. Ce sont les moteurs communs des yeux, les pathétiques, les moteurs externes, la septième paire, la neuvième, le glosso-pharyngien, le pneumo-gastrique, le phrénique, le spinal ou accessoire et le thoracique externe. Cette classification est sans contredit beaucoup plus anatomique et physiologique que celle qu'on avait adoptée jusqu'à ce jour. Quoi qu'il en soit, nous allons exposer ici succinctement les caractères communs aux nerfs crâniens et aux nerfs rachidiens, afin de faire connaître d'une manière générale, la disposition des extrémités centrales de tous les nerfs liés à l'axe cérébro-spinal.

On a cité, comme différence essentielle entre les nerfs crâniens et rachidiens chez l'homme, le nombre des cordons nommés racines, et l'on a dit que dans les premiers on n'observait qu'une racine, ou mieux qu'une extrémité centrale, tandis qu'elle était double dans les seconds; mais la division des troncs nerveux, d'après Ch. Bell, prouve qu'il n'en est pas ainsi, et que la cinquième paire ou trijumeau présente une scission entre ses deux racines, qui est analogue à la division de celles des nerfs rachidiens. Néanmoins, on peut dire qu'en général les nerfs crâniens n'offrent pas de racines aussi distinctes que celles des nerfs rachidiens; que là où ils se réunissent au centre nerveux, ils ne sont plus enveloppés de névrilème, ou du moins cette membrane se ramollit, et se confond avec la pie-mère. Ils offrent, pour leur grosseur, des différences assez grandes; l'optique et le trijumeau sont les plus volumineux, et celui de la quatrième paire, le plus délié. A l'exception du nerf de la sixième paire, qui est un peu aplati, ils sont tous ronds : nous ne devons pas faire mention ici de ce qu'on regarde comme le tronc du nerf olfactif, et qui n'est qu'un prolongement de la moelle alongée qui supporte le lobule olfactif : on ne doit considérer comme nerfs olfactifs, que les filets qui se séparent de la face inférieure de ce lobule pour pénétrer dans les trous de la lame criblée de l'ethmoïde. La plupart des nerfs crâniens ont manifestement une structure fibreuse dès leur insertion, et l'apparence fasciculée est d'autant plus marquée que leur communication avec l'axe nerveux est plus rapprochée de la moelle épinière proprement dite : les fascicules sont aussi plus nombreux ; ils sont tous formés de substance blanche : les nerfs auditif et olfactif sont beaucoup moins consistans que les autres. Enfin, tous ont une connexion intime avec la moelle alongée seulement, et sous ce rapport ils présentent des différences de position qui sont décrites à chaque nerf en particulier, mais aucun ne pénètre jusqu'au cerveau et au cervelet. Quant à leur direction, elle est, en général, d'arrière en avant, eu égard à la position du centre avec lequel ils sont réunis.

Considérés dans leur ensemble, les nerfs rachidiens d'un côté ne présentent pas de différence constante avec ceux du côté opposé. Ils communiquent tous par deux faisceaux distincts, qu'on a nommés racines, avec les parties antérieure et postérieure de la moelle épinière, et que, par cette raison, on a distingué en faisceaux antérieurs et faisceaux postérieurs : les premiers président au mouvement et les seconds au sentiment. Chaque faisceau est formé lui-même de filamens isolés et distincts. Ceux des faisceaux antérieurs sont beaucoup plus déliés que ceux des faisceaux postérieurs. Cette différence est la même pour toutes les paires de nerfs, dans toute la longueur de la moelle; elle est surtout remarquable chez l'homme aux faisceaux du plexus brachial. Le nombre des filamens qui composent les faisceaux ou racines est moindre dans les antérieurs que dans les postérieurs. M. Rolando fait remarquer, en outre, que les racines ou faisceaux antérieurs sortent très-éparpillés des cordons antérieurs de la moelle, tandis que les postérieurs sont très-rapprochés les uns des autres à leur sortie. Chacun des filamens qui constituent chaque faisceau ou racine traverse la substance blanche de la moelle, et communique intérieurement avec les parties les plus excentriques des faisceaux de substance grise de la MOELLE. Cette connexion matérielle, reconnue par Vicq-d'Azyr, Gall, Meckel, Béclard, est surtout très-manifeste chez le cheval où je l'ai observée plusieurs fois, et particulièrement sur des tranches prises dans la portion cervicale de la moelle. Cependant M. Rolando dit que ces filets communiquent seulement avec la substance blanche, et qu'ils ne pénètrent pas jusqu'à la substance grise. Bellingeri pense que quelques-uns des filamens de chaque faisceau naissent de la substance blanche. Suivant cet auteur, les filamens des faisceaux antérieurs se réunissent à ces faisceaux par une simple juxtà-position, tandis que ceux des faisceaux postérieurs communiquent ensemble par des rameaux multipliés, d'où résulte une espèce de plexus. En outre, parmi les filamens des racines antérieures, les uns communiquent avec les cordons antérieurs de la moelle et ses scissures collatérales, et les autres avec les cordons collatéraux : il doute qu'ils pénètrent jusqu'à la substance grise. Quant aux filamens des racines postérieures, ils ont aussi trois origines distinctes : les uns communiquent avec les cornes postérieures de la substance grise de la MOELLE, les seconds sont seulement en rapport avec la substance blanche des cordons postérieurs de la moelle, et les autres s'implantent sur ses faisceaux latéraux. Enfin, d'après M. Desmoulins, les nerfs ne sont que juxtà-posés à la surface de la moelle, et n'ont aucune connexion avec la substance médullaire qui la forme. Indépendamment de quelques faits d'anatomie comparée, cet auteur s'appuie de ce que dans le fœtus humain les nerfs sont déjà réunis à la moelle lorsqu'il n'existe encore dans cette dernière aucune trace de substance grise. Mais cette dernière disposition n'est que temporaire, elle disparaît à mesure que l'organisation se perfectionne de plus en plus, et que la vie se complique davantage; alors, le système nerveux se centralise, et ses diverses parties cessent de conserver cette indépendance réciproque qui est d'autant plus prononcée qu'on se rapproche plus des premiers temps de la formation de l'embryon.

Tous les nerfs rachidiens ne sont pas exactement symétriques de l'un et de l'autre côté, et fréquemment ils présentent quelque différence soit dans la hauteur où ils se séparent de l'axe nerveux, soit dans les divisions de leurs branches. Les faisceaux ou extrémités centrales des nerfs des régions cervicale et lombaire sont bien plus rapprochés les uns des autres que dans la région dorsale où ils sont assez écartés. Ce rapprochement résulte évidemment de ce que les paires cervicales et lombaires s'insèrent sur une longueur de la moelle, qui est, proportionnellement à leur nombre, bien moins étendue que la région moyenne ou dorsale. Les racines ou faisceaux antérieurs et postérieurs de tous les nerfs rachidiens, séparés par le ligament denticulé (*voyez* MOELLE), se rapprochent et se joignent les uns aux autres en pénétrant dans les trous de conjugaison des vertèbres. En se séparant de la moelle, ils suivent un trajet d'autant plus long dans le canal rachidien avant d'en sortir, qu'on les examine plus inférieurement; les faisceaux postérieurs traversent un ganglion situé sur leur trajet et contenu dans les trous de conjugaison par lesquels ces nerfs sortent, tandis que les ganglions des nerfs sacrés sont situés dans la cavité du sacrum. Ceux des nerfs dorsaux sont généralement les plus gros; les plus petits appartiennent aux derniers nerfs sacrés. La jonction des racines antérieures et postérieures s'effectue au-dessous du ganglion : cette jonction du ganglion n'est qu'un simple accollement au milieu duquel, comme l'a reconnu M. Bouvier, il y a échange de quelques filets del'une et l'autre racine, de telle sorte que les deux branches dans lesquelles le nerf se divise contiennent des filets sensoriaux et moteurs, puisqu'ils communiquent avec les parties antérieure et postérieure de la moelle.

Les ganglions spinaux, au nombre de trente de chaque côté, sont très-adhérens à la substance du nerf; leur tissu en est un peu plus distinct et plus facile à séparer. Leur texture est simple comparativement à celle des autres ganglions nerveux. M. Amussat s'est assuré, par des recherches récentes, que les filets nerveux n'y sont pas interrompus, qu'ils sont parfaitement continus, seulement écartés les uns des autres, et qu'ils forment un faisceau plus gros en y entrant qu'en en sortant. Après leur sortie du rachis, les nerfs rachidiens se partagent en deux branches, l'une antérieure et l'autre postérieure. (*Voyez* CERVICAL, DORSAL, LOMBAIRE, SACRÉ.) Enfin, tous ces nerfs communiquent entre eux et avec le grand sympathique par de nombreux filets anastomotiques.

Les nerfs ne sont pas également nombreux dans les divers organes de l'économie animale; quelques parties en sont dépourvues, telles sont l'épiderme, les poils et les parties cornées; dans quelques autres, leur existence est douteuse, comme dans les os, les cartilages, les membranes synoviales, le cristallin, la cornée, etc., etc.; enfin, on les voit devenir progressivement plus nombreux dans les vaisseaux lymphatiques, les veines, les artères, les muscles intérieurs, les muscles extérieurs, les différentes parties de la vulve, le gland, les membranes muqueuse et tégumentaire, et les organes des sens, parmi lesquels on doit citer l'œil et l'oreille, qui renferment des épanouissemens nerveux membraniformes.

Les recherches de Prochaska et de Reil ont fait voir que les nerfs sont composés de cordons, lesquels résultent eux-mêmes de filamens excessivement déliés qui sont de la même nature que les fibres ou filets médullaires de l'axe cérébro-spinal, mais qui en diffèrent en ce qu'ils sont enveloppés chacun d'une membrane propre, ainsi que le nerf lui-même qu'ils forment par leur réunion. Cette enveloppe, qui est celluleuse, et qu'on nomme *névrilème*, présente, dans un nerf dont on a exprimé toute la substance médullaire, un assemblage de petits canaux qui s'unissent entre eux et s'abouchent de distance en distance, en sorte que les filamens des nerfs ne sont point, ainsi qu'on l'a dit, continus dans toute leur étendue; mais ils communiquent entre eux par abouchement, comme on le voit dans les plexus, où il y a communication intime entre tous les nerfs. A l'extrémité centrale des nerfs, le névrilème, qui enveloppe la totalité du tronc nerveux, se continue avec la pie-mère de l'axe nerveux, mais les canaux névrilématiques de chaque fascicule se ramollissent progressivement en approchant de cette extrémité, et finissent par disparaître. Les nerfs se dépouillent également de leur névrilème à leur extrémité périphérique. L'intérieur de ces canaux membraneux envoie un grand nombre de filets celluleux qui traversent la substance nerveuse et la soutiennent. Le névrilème est, d'ailleurs, entouré de tissu cellulaire, ainsi que chacun des canaux névrilématiques; il peut quelquefois s'y accumuler de la graisse. Bogros, anatomiste distingué de l'école de Paris, et dont une mort prématurée vient d'interrompre les travaux, a découvert et a démontré par un grand nombre d'expériences exactes, qu'il existe dans tous les nerfs, indépendamment du névrilème et de la pulpe, un canal central, de même qu'on l'observe si manifestement chez certains mollusques. Ce canal est visible sans aucune injection préalable, et est indiqué par un point obscur qu'on remarque au centre de la pulpe nerveuse, dans une coupe transversale du nerf. Ce canal est le même dans les filets du grand sympathique; quand l'injection pénètre dans les ganglions, on les voit se gonfler et présenter alors l'aspect d'une multitude de petits canaux s'abouchant entre eux, et qui sont repliés et contournés sur eux-mêmes. L'injection n'a pu pénétrer dans les racines rachidiennes, et conséquemment jusque dans la moelle. Bogros a prouvé ainsi que les anastomoses ont lieu par l'abouchement des canaux médullaires. J'ai plusieurs fois examiné avec lui ces anastomoses sur les nerfs sous-cutanés de l'avant-bras, où elles avaient complétement l'aspect d'anastomoses vasculaires. Enfin, quant à la composition anatomique des nerfs, Della Tore y a trouvé les fibres et les globules communs à tout le système nerveux.

Les vaisseaux des nerfs sont excessivement nombreux, se distribuent dans l'épaisseur du névrilème et des canaux névrilématiques, et pénètrent jusqu'au névrilème des filets nerveux. Leurs vaisseaux lymphatiques ne sont pas connus. Les nerfs ne jouissent de l'élasticité qu'à un très-faible degré, et ne présentent aucun mouvement sensible quand on les irrite sur un animal vivant; il en résulte seulement de vives douleurs et des contractions convulsives dans les muscles. Ils sont les conducteurs du mouvement et du sentiment; les expériences de MM. Ch. Bell, Magendie et Béclard ont prouvé que le faisceau postérieur des nerfs rachidiens est sensorial, et le faisceau antérieur, moteur. En outre, quelques nerfs, comme ceux des organes des sens, président à une faculté spéciale. Les nerfs étant les agens qui transmettent au cerveau les impressions extérieures et les volitions de ce centre nerveux aux muscles, il en résulte que leur section ou leur ligature paralyse le mouvement et le sentiment des parties situées au-dessous, tandis que l'irritation portée sur la portion communiquant encore avec le centre nerveux, c'est-à-dire la portion supérieure à la section ou à la ligature, détermine une douleur plus ou moins vive semblable à celle que l'irritation eût causée sur l'extrémité du nerf avant sa section. Si l'on irrite le nerf au-dessous de son interruption, on produit des contractions semblables à celles qui résulteraient de l'irritation de l'extrémité centrale du nerf. Bogros a reconnu dans ses expériences, en pratiquant l'injection des nerfs sur des grenouilles vivantes, que, lorsque le mercure commençait à pénétrer, il y avait des convulsions dans les muscles qui recevaient leurs filets des points qui contenaient le mercure; et quand l'injection était achevée, il existait une paralysie complète, à laquelle la section n'ajoutait rien. Enfin, les nerfs ne sont pas seulement des agens de transmission, ils ont encore une activité spéciale, qui, à la vérité, est plus grande quand ils communiquent avec les centres nerveux, et qui diminue d'autant plus qu'ils sont divisés plus près des organes auxquels ils se distribuent.

Les expériences de Béclard et de M. Descot ont prouvé que les nerfs sont susceptibles de se réunir après avoir été complétement divisés, et que leurs fonctions se rétablissent promptement; qu'il en est de même, du moins chez les animaux, quand la section a été incomplète ou qu'ils ont été piqués; que la réunion est d'autant plus prompte, dans le cas de division complète, que le nerf est dans une partie moins mobile, et que lorsqu'elle l'est beaucoup, la réunion se fait long-temps attendre, et ne peut avoir lieu qu'imparfaitement; de sorte que le rétablissement des fonctions est alors imparfait. Si la division est avec perte considérable de substance, les deux bouts du nerf restent fort écartés, et ses fonctions ne se rétablissent jamais. Les nerfs sont sujets à l'inflammation, comme les autres parties du système nerveux, et peuvent être détruits par ulcération; il se développe quelquefois dans l'épaisseur de leur tissu ou entre les filets qui les constituent, des tumeurs plus ou moins grosses, circonscrites, nommées *névrômes*. Tantôt, et ce sont les plus fréquentes, elles existent dans l'épaisseur des nerfs sous-cutanés, et forment de petits tubercules durs, douloureux par la pression, roulans et mobiles sous la peau : tantôt elles sont plus volumineuses et d'un tissu squirrheux. Ces tumeurs sont assez communes dans les nerfs des membres, mais elles sont très-rares dans ceux du tronc. Je n'en connais que deux exemples; l'un, que j'ai rapporté ailleurs, est fort remarquable; la tumeur, du volume d'un œuf de poule, était développée à l'extrémité de la branche antérieure de la première paire dorsale du côté gauche. L'autre fait m'a été raconté par M. Heneke, jeune médecin allemand : le sujet de cette observation présentait un névrôme assez considérable dans l'épaisseur de l'un des nerfs médians, et il en existait en même temps plusieurs sur le trajet des nerfs intercostaux. Ces tumeurs devenues volumineuses peuvent revêtir les véritables caractères des tumeurs cancéreuses. Enfin, certaines altérations des nerfs donnent lieu aux NÉVRALGIES et à des PARALYSIES locales. (C. P. OLLIVIER.)

NÉRION, s. m. On appelle souvent ainsi le laurier rose. *Voyez* ce mot. (A. R.)

NERPRUN, s. m., *rhamnus catharticus* L. Rich. bot. méd. 2, p. 607. Cet arbrisseau que l'on connaît aussi sous le nom de *noirprun* appartient à la famille des Rhamnées et à la diœcie-pentandrie. Il croît communément dans les bois où il s'élève à une hauteur de douze à quinze pieds; ses feuilles sont opposées, ovales, aiguës, un peu cordiformes, glabres, dentées, et d'un vert clair. Ses fleurs sont petites, dioïques, verdâtres, et groupées plusieurs ensemble. Les fruits sont globuleux, noirs, lorsqu'ils sont parfaitement murs, pisiformes, contenant ordinairement trois petits noyaux dans une pulpe verdâtre. Ces fruits sont la partie usitée en médecine. Leur pulpe a une saveur amère, nauséeuse et désagréable; c'est un purgatif très-actif, et dont il ne faut se servir que chez les individus vigoureux et peu susceptibles, ou lorsqu'on veut produire un effet dérivatif prononcé vers les organes digestifs, comme par exemple dans certaines espèces d'hydropisies. Ce médicament, en effet, provoque d'abondantes évacuations, précédées de coliques, et le plus souvent accompagnées de sécheresse de la bouche et du gosier : on peut l'employer de différentes manières. Ainsi, les habitans des campagnes, qui connaissent fort bien la propriété purgative du nerprun, avalent quinze à vingt de ces fruits, lorsqu'ils veulent se purger. On peut également extraire le suc qu'ils contiennent, et le donner à la dose de deux à quatre gros plus ou moins, suivant la force et la susceptibilité du sujet; mais la préparation dont les praticiens font le plus généralement usage, c'est le sirop fait avec la pulpe de nerprun. Rarement on l'emploie seul, mais assez souvent on le fait entrer à la dose d'une à deux onces dans les potions purgatives.

On prépare aussi un rob de baies de nerprun, que l'on administre parfois à la dose d'un à deux gros.

La même propriété purgative se trouve aussi dans l'écorce moyenne de cet arbrisseau; mais il est fort rare que les praticiens y aient recours. (A. RICHARD.)

NERVEUX, EUSE, adj., *nervosus;* qui a rapport, qui appartient aux nerfs.

NERVEUX (fluide). On a ainsi nommé un fluide qu'on supposait secrété par le cerveau, circulant dans les nerfs, et qui était l'agent de la sensibilité et du mouvement. La structure canaliculée des nerfs, démontrée récemment par les expériences de Bogros, ne viendrait-elle pas à l'appui de cette opinion, que la fonction de l'innervation est une véritable circulation?

NERVEUSE (membrane, tunique), nom sous lequel on désignait jadis la couche celluleuse de certains organes.

NERVEUX (système). On comprend sous ce nom l'ensemble de tous les nerfs du corps des animaux et les centres nerveux avec lesquels ils communiquent, dans les vertébrés. Le système nerveux embrasse donc dans son étude l'appareil encéphalo-rachidien, les nerfs qui s'y rattachent, et ceux des organes intérieurs désignés collectivement sous le nom de GRAND SYMPATHIQUE, parties qui communiquent toutes entre elles et ne forment qu'un tout continu. Nous nous bornerons dans cet article à l'examen du système nerveux considéré chez l'homme.

La description de l'ENCÉPHALE, de la MOELLE ALONGÉE, et de la MOELLE ÉPINIÈRE a déjà fait connaître avec détail les caractères anatomiques et la disposition de ces différentes parties qui constituent le centre nerveux cérébro-spinal. Nous allons exposer ici d'une manière générale la structure et l'ensemble de ces divers organes. Dans tous les animaux vertébrés, le système nerveux se compose de cette masse nerveuse centrale qui occupe les cavités du crâne et du rachis, et d'un grand nombre de cordons, minces, ramifiés, liés d'un côté à ce centre, et de l'autre se répandant dans toutes les parties du corps. (*Voyez* NERF). L'axe nerveux est composé d'un cordon longitudinal, rachidien, dont la portion supérieure ou crânienne est divisée de chaque côté en trois faisceaux qui forment successivement d'arrière en avant par leur développement et leur réunion, le cervelet, les tubercules quadrijumeaux, les lobes cérébraux, et les lobes olfactifs. La moelle spinale est d'autant plus volumineuse, relativement à l'encéphale, ou celui-ci est d'autant plus petit relativement à la moelle, qu'on s'éloigne davantage de l'homme, et qu'on se rapproche de la dernière classe des vertébrés, les poissons. Elle est à peu près cylindrique et renflée, ainsi que nous l'avons dit (*voyez* MOELLE), dans sa portion crânienne, en proportion des nerfs qui s'y rendent. Ses cordons postérieurs ou restiformes, élargis en membranes qui sont réfléchies et réunies au-dessus du quatrième ventricule, forment le cervelet qui a une structure lamellée chez tous les mammifères, et qui renferme dans son épaisseur un corps ciliaire ou rhomboïdal. Ces cordons postérieurs de la moelle alongée sont séparés des antérieurs par un autre cordon aplati, nommé faisceau latéral moyen par Rolando, et qui, se prolongeant plus en avant, s'élargit également et forme les tubercules quadrijumeaux, parties centrales avec lesquelles communiquent spécialement les nerfs optiques. Ces tubercules sont au nombre de quatre dans tous les mammifères chez lesquels elles présentent d'ailleurs des différences de grosseur très-remarquables. Suivant M. Laurencet, les faisceaux latéraux moyens forment la surface triangulaire intermédiaire aux deux pédoncules, et se continuent d'une part avec les tubercules mamillaires, et de l'autre, avec le pilier antérieur de la voûte, pour se répandre dans le cerveau. Les lobes encéphaliques, ou le cerveau proprement dit, sont évidemment la continuation des cordons antérieurs de la moelle, qui se portent en dehors au-dessous des couches optiques, s'épanouissent dans les corps striés, deviennent membraniformes, constituent par leur réflexion les ventricules latéraux, et forment par leur rapprochement le corps calleux dont l'étendue est relative à celle des hémisphères dans les mammifères; ces mêmes cordons antérieurs de la moelle sont également continus avec les fibres qui soutiennent les lobes olfactifs. Enfin, considéré dans son ensemble, relativement à celui des autres vertébrés, l'appareil nerveux central de l'homme est remarquable par le volume du cerveau et du cervelet relativement à celui de la moelle, des tubercules quadrijumeaux et des lobes olfactifs; par la grosseur des lobes latéraux du cervelet, relativement au lobe moyen; par l'étendue des lobes cérébraux et leur prolongement en arrière; par l'existence du lobe postérieur et de ses dépendances; par l'épaisseur et le volume de la membrane nerveuse des hémisphères, le nombre et l'étendue de ses plis, qui ajoutent beaucoup à l'étendue de sa surface, et par la grandeur du corps calleux.

La structure et la continuité ou l'enchaînement que nous venons d'indiquer dans les diverses parties qui forment le centre nerveux, n'ont pas été considérées de la même manière par tous les anatomistes. Ainsi, M. Gall voit dans la moelle épinière une suite de ganglions ou de renflemens correspondant à chacun des troncs nerveux qui s'y rendent; mais les recherches d'embryogénie ont démontré le peu de fondement de cette opinion ; les autres remarques de cet habile anatomiste sur l'organisation du cerveau, ont été rapportées à l'article ENCÉPHALE. Suivant M. Bellingeri, il existe trois cordons distincts dans la moelle, et qu'il nomme, d'après leur position, latéraux, antérieurs et postérieurs. Les premiers, qui sont les plus volumineux, se rendent dans les corps restiformes ; les seconds sont les moins volumineux, et se continuent dans le cerveau, tandisque les postérieurs ou cérébelleux correspondent au cervelet. M. Bailly, réunissant ces deux opinions qu'il a d'ailleurs modifiées sous plusieurs points, admet aussi dans la composition de la moelle une suite de renflemens de matière grise, mais qui y sont enveloppés par huit cordons longitudinaux de substance blanche ou médullaire : deux sont postérieurs ou supérieurs, deux inférieurs ou antérieurs, et deux latéraux de chaque côté. Cette division de la moelle en huit cordons avait été déjà indiquée par Hygmore et Monro. D'après M. Bailly, chaque cordon médian antérieur se termine dans le crâne par les hémisphères cérébraux ; le cordon latéral antérieur ou inférieur placé en dehors du précédent, se termine dans la couche profonde des tubercules quadrijumaux; le cordon latéral postérieur se rend dans le cervelet, et le cordon médian postérieur se termine par les côtés du quatrième ventricule et par les circonvolutions latérales de la moelle, ou ruban gris des mammifères. M. Bailly trouve dans cette structure la preuve de l'unité de composition du système nerveux, et admet, d'après cette opinion, que chaque anneau vertébral renferme de même que le crâne, huit cordons auxquels se rattachent des nerfs qui vont aux organes des sens, du mouvement et de la digestion, de plus, un système qui perçoit les impressions et qui est le siége des déterminations ; il en conclut que chaque tronçon de moelle possède les mêmes facultés que l'encéphale lui-même, mais à un degré plus obscur; de sorte qu'il peut devenir pour l'animal un organe ou un centre de perception et de volonté. Il arrive ainsi à un rapprochement entre les animaux rayonnés ou zoophytes et tous les autres. Sans entrer ici dans des considérations qui nous éloigneraient de notre sujet, nous dirons seulement que cette analogie d'organisation entre un point du cordon rachidien et l'encéphale ne nous paraît rien moins que démontrée.

Les connexions assez complexes des différentes parties de l'encéphale avec les faisceaux fibreux de la moëlle alongée ont été décrites récemment avec beaucoup de précision par M. Laurencet. Il résulte des recherches de cet anatomiste, que le faisceau pyramidal antérieur et le faisceau olivaire, après avoir traversé la protubérance, constituent la partie antérieure du pédoncule cérébral, la partie inférieure de la couche optique, et l'intérieur ou les cannelures du corps strié. Là, ces fibres s'étalent en membranes dont les diverses inflexions composent la totalité des lobes cérébraux; l'extrémité opposée de ces membranes se retrouve dans les lames de la voûte à trois piliers et du septum lucidum. Ces lames sont elles-mêmes composées de la manière suivante : le faisceau latéral moyen ou de l'infundibulum (*voyez* MOELLE ALONGÉE), qui occupe les parties latérales postérieures du bulbe rachidien, puis successivement le plancher du quatrième ventricule, et la partie interne du pédoncule cérébral sous le nom de surface triangulaire, constitue le tubercule mamillaire duquel s'élèvent trois fascicules médullaires qui traversent l'intérieur ou qui s'étalent à la surface de la couche optique, et se rendent au pilier antérieur de la voûte. D'un autre côté, les faisceaux postérieurs ou restiformes, après s'être élargis pour former le cervelet, se continuent par les *processus cerebelli ad testes*, qui sont eux-mêmes formés par des fibres blanches des corps genouillés et des tubercules quadrijumeaux; ceux-ci communiquent avec le pilier antérieur de la voûte par une lame médullaire blanche qui recouvre la couche optique, ainsi que par un filet blanc qui contourne le bord supérieur de cette éminence (pédoncule de la glande pinéale), et par un *tractus* médullaire situé au-dessous de la bandelette cornée. Ainsi composés, les piliers antérieurs de la voûte s'épanouissent dans le septum lucidum et dans la voûte elle-même pour former la membrane qui fait suite à celle des hémisphères, c'est-à-dire à la membrane résultant de l'élargissement des faisceaux antérieurs. Quant au corps calleux et à la protubérance, qu'on appelle commissures, ce sont, suivant M. Laurencet, des croisemens de fibres semblables à celui des pyramides antérieures, et qui coexistent toujours avec ce dernier dans les oiseaux et les mammifères.

Il résulte de cette disposition des fibres médullaires du centre encéphalo-rachidien, que la membrane nerveuse, formée par l'épanouissement des cordons antérieurs de la moelle, se recourbe en arrière en formant des plis nombreux, et se concentre de nouveau en faisceau dans les cordons moyen et postérieur de la moelle, représentant ainsi une anse nerveuse dont les fibres se croisent avec celles du côté opposé au corps calleux, à la protubérance cérébrale et au niveau des éminences pyramidales. Ce dernier entrecroisement a lieu, comme on sait, entre les faisceaux antérieurs de la moelle, et les deux autres, qui en sont une conséquence, ont lieu entre les renflemens des membranes nerveuses, c'est-à-dire le cerveau et le cervelet.

L'ensemble du système nerveux est symétrique; les deux moitiés qui le forment ne présentent pas cette disposition dans leurs détails d'une manière aussi remarquable que les parties impaires ou centrales, qui se trouvent sur la ligne médiane : telles sont les divisions de tel ou tel nerf d'un côté, et celles du nerf correspondant du côté opposé, le pneumo-gastrique, par exemple : telles sont encore les circonvolutions d'un lobe cérébral ou cérébelleux d'un côté avec celui du côté opposé, lesquelles offrent toujours des irrégularités. Mais à part ces dissemblances locales, les deux moitiés latérales se correspondent, en général, exactement dans presque toute l'étendue du système nerveux sous le rapport de la situation, de la forme et du volume : la symétrie est moins prononcée dans le nerf grand sympathique qui se distribue aussi à des organes dont la disposition n'est pas régulière, du moins pour la plupart. Quoi qu'il en soit, le système nerveux de l'homme, ainsi que Vicq-d'Azyr et Wenzel l'ont fait remarquer, est moins régulier que celui des autres animaux, plus sujet aux dispositions anormales, et cependant le système nerveux présente rarement d'anomalies dans sa structure profonde; ainsi on n'a jamais vu un nerf s'insérer dans un point différent de celui avec lequel il est ordinairement en communication, tandis qu'on rencontre tous les jours des variétés sans nombre sous ce rapport dans le système vasculaire.

Deux substances distinctes par leur couleur et leur position respectives composent le système nerveux : l'une nommée substance blanche, et l'autre substance grise. Comparées l'une à l'autre, la première est en bien plus grande quantité que la seconde, et quoique formées l'une et l'autre par des élémens organiques de même forme, cependant leur tissu ne se ressemble pas, comme nous le verrons bientôt. La matière blanche ou médullaire est aussi plus consistante que la grise, qui est, au contraire, molle et presque diffluente; cette dernière est beaucoup plus vasculaire que la précédente, et, suivant John, ne contient pas, comme elle, de phosphore parmi ses principes constituans. Enfin, la substance grise ne forme point un tout continu comme la substance blanche : c'est ce que prouvent les différens amas isolés de cette première substance, dans l'encéphale.

La substance blanche ou médullaire est le plus souvent enveloppée par la substance grise dans l'encéphale; elle la recouvre, au contraire, dans toute l'étendue de la moelle épinière : sa blancheur présente aussi des nuances diverses dans certaines parties; il en est de même de sa consistance, qui varie un peu. Elle est plus tenace, mais généralement moins élastique que la gélatine. Quand on la divise, elle présente une coupe en quelque sorte homogène, et d'une teinte uniforme parsemée de points rouges ou de stries sanguines, résultant de la section des vaisseaux qui s'y distribuent, et qui sont très-nombreux. Quand on endurcit la substance médullaire, soit en la trempant dans l'huile bouillante, ou en la laissant plonger quelque temps dans une dissolution de deuto-chlorure de mercure, ou bien dans l'alcohol ou dans quelque acide affaibli, et qu'on la déchire, on voit alors qu'elle est manifestement fibreuse : cette structure est aussi assez souvent apparente sans aucune préparation préalable. Elle résulte du rapprochement de fibrilles et de fibres très-tenues, étroitement liées entre elles, parallèles ou concentriques, affectant des directions diverses, et se réunissant en faisceaux très-manifestes, surtout dans les points où ces fibres se concentrent, comme on le voit dans les pédoncules cérébraux. Cette structure fibreuse de la substance médullaire existe dans tout le système nerveux, et n'est nulle part plus prononcée que dans les NERFS. La résistance qu'on éprouve à déchirer la substance blanche est plus grande dans le sens suivant lequel les fibres sont dirigées que dans celui où elles sont rapprochées les unes des autres. La dessication lui donne un aspect corné et une couleur jaunâtre : elle est demi-transparente quand on la coupe en tranches minces, mais elle reprend sa couleur et son opacité si on la plonge dans l'eau.

La substance grise ou cendrée, située à l'extérieur de la substance blanche dans le cerveau, et nommée pour cela *corticale*, est intérieure dans la moelle épinière : elle offre dans les diverses parties où on l'examine des variétés de couleur depuis la nuance du gris de plomb jusqu'à la teinte brun-noirâtre. Cette substance est toujours plus molle que la substance blanche, présente à sa surface, quand on la coupe, plus de points rouges, et dans quelques points au moins elle est beaucoup plus vasculaire que cette dernière. Ruisch la considérait comme essentiellement formée de vaisseaux; il est vrai que celle qui enveloppe l'encéphale paraît être entièrement vasculaire; mais Albinus a fait voir qu'il entrait aussi dans sa composition une partie que l'injection ne peut pas pénétrer. La substance grise n'offre point de structure fibreuse analogue à celle de la substance blanche, mais quand on divise par une coupe verticale celle du cerveau, on y distingue à l'œil nu deux couches superposées : l'une extérieure, d'un gris blanchâtre, distincte par une ligne sensible, d'une couche profonde un peu plus foncée en couleur : ces deux couches peuvent être assez aisément séparées l'une de l'autre. Rolando a signalé particulièrement cette disposition *stratiforme* dans le cervelet, et il a remarqué que la couche profonde, qui est plus molle et plus rouge que la couche extérieure, présente une épaisseur fort inégale dans les différens points de son étendue. L'écorce extérieure, au contraire, est d'une épaisseur égale partout, et a une couleur cendrée uniforme. Ces deux couches, qui sont, suivant lui, de nature différente, et qu'on peut isoler par la macération, se retrouvent dans la moelle épinière : d'après cet anatomiste, les cornes postérieures de la substance grise ont la même organisation que celle qui confirme la couche profonde dans le cervelet. La substance grise se décolore par l'immersion prolongée dans l'eau; elle devient plus molle, et se gonfle un peu. L'alcohol et les acides affaiblis la décolorent aussi en augmentant sa consistance : elle devient pulvérulente en se desséchant. La couleur de la substance grise paraît résulter de la matière colorante du sang. Malpighi pensait qu'elle était formée par l'agrégation d'une multitude de granulations glanduleuses.

Les deux substances que nous venons d'examiner présentent des différences dans leurs connexions et leur situation réciproques, comme nous l'avons déjà dit; ainsi la substance grise, qui est extérieure pour les lobes cérébraux et cérébelleux, est intérieure pour la moelle épinière. La substance grise forme des noyaux circonscrits ou des lames, des faisceaux entremêlés diversement, ou enveloppés de substance médullaire, dans les pédoncules cérébraux et cérébelleux, dans la moelle alongée : celle qui entoure les fibres médullaires blanches des ganglions est d'une nature particulière. On ne trouve dans les nerfs que ces dernières fibres. Il est à remarquer que la substance grise existe dans tous les points de l'axe nerveux avec lesquels les nerfs communiquent par leurs extrémités centrales, et, suivant M. Gall, elle forme à leurs extrémités périphériques une couche continue, notamment dans le corps muqueux de la peau. Enfin, on la retrouve également là où les faisceaux médullaires blancs prennent plus d'accroissement.

La composition moléculaire du tissu nerveux a été étudiée d'abord par Dellatorre. Suivant cet auteur, elle consiste en une multitude de globules demi-diaphanes, réunis par une substance transparente et visqueuse; les globules du cerveau sont plus gros que ceux des nerfs, et le liquide qui les contient est plus visqueux dans les nerfs que dans la moelle épinière et le cerveau. Prochaska y a également reconnu des particules rondes innombrables, qu'il suppose, d'après ses observations, réunies par un tissu cellulaire excessivement ténu, formé en partie par des prolongemens de l'enveloppe du système nerveux et par des capillaires sanguins. Les globules, dont il évalue le volume à un huitième de celui des globules du sang, est d'ailleurs d'une grosseur différente dans une même partie. Barba n'a pas reconnu de différence de volume parmi ces globules. Suivant les frères Wenzel, les globules sont des vésicules remplies de matière blanche ou grise, selon les parties, et qui adhèrent entre elles sans substance intermédiaire. D'après les observations microscopiques de MM. Home et Bauer, les globules de la substance nerveuse ont un diamètre à peu près semblable à celui des globules du pus : ils sont unis à une substance gélatineuse, transparente, et à un liquide semblable au sérum du sang. Ce sont les proportions différentes de ces trois élémens qui donnent lieu aux différences principales observées dans les diverses parties du système nerveux. Enfin, les recherches récentes de M. L. M. Edwards, et vérifiées par Béclard, ont fait voir que les globules microscopiques qui composent la substance nerveuse ont un trois-centième de millimètre, et qu'ils sont réunis en séries de manière à former des fibres primitives assez longues.

Les faisceaux et les fibres de la substance nerveuse sont jointes entre elles, de même que nous l'avons fait voir pour les nerfs, par un tissu celluleux mou, très-peu visible, et qui devient d'autant plus apparent et d'autant plus dense, qu'on l'observe plus extérieurement où il constitue la PIE-MÈRE. Dans la moelle, les fascicules nerveux sont soutenus par une infinité de fibrilles qui se détachent à angle droit de la face interne de cette membrane, et qui forment par leur implantation rapprochée une série de demi-cloisons longitudinales traversées par des fibrilles celluleuses plus ou moins obliques et transversales : j'ai observé souvent cette disposition. Le système nerveux reçoit une quantité considérable de sang; les vaisseaux qui l'y portent, et qui sont excessivement nombreux, se ramifient d'abord dans la pie-mère, et pénètrent ensuite dans l'épaisseur du tissu nerveux en accompagnant les prolongemens de cette enveloppe celluleuse. D'après des calculs exacts rapportés par Haller, on évalue la quantité de sang qui se rend au cerveau de l'homme, à un huitième de la masse totale de ce liquide; nous avons dit déjà quelle était la distribution des vaisseaux des NERFS. Les anastomoses des vaisseaux du système nerveux sont très-multipliées dans toute l'étendue de ce système, et s'opposent à ce que la circulation y éprouve quelque obstacle. Le nombre des vaisseaux est plus grand dans la substance grise que dans la blanche : ils sont aussi plus gros dans le crâne; les veines ne suivent pas le même trajet que les artères, car on les voit sortir par des points tout-à-fait différens. Les veines s'ouvrent dans les troncs en suivant une direction inverse de celle du cours du sang : elles n'ont pas de valvules. Vicq-d'Azyr a fait remarquer que dans la substance grise, les veines ne l'emportent pas autant sur les artères que dans les autres parties : Ruysch prétendait même qu'il n'y existait pas de veines. Jusqu'à présent on n'a pas démontré qu'il y eût des vaisseaux lymphatiques dans la substance nerveuse.

D'après l'analyse chimique faite par M. Vauquelin, ce tissu contient : eau 80,000; matière grasse blanche 4,53; matière grasse rougeâtre 0,70; albumine 7,00; osmazôme 1,12; phosphore 1,50; acides, sels et soufre 5,15. Suivant M. John, la substance grise ne renferme pas de soufre. La matière caractéristique de la substance nerveuse a été trouvée dans le sang par M. Chevreul, qui lui a donné le nom de cérébrine.

Le tissu nerveux jouit de certaines propriétés dont la manifestation quoique lente à s'effectuer n'en est pas moins réelle; c'est ainsi que l'hydropisie des ventricules cérébraux démontre l'extensibilité de ce tissu, et que le raccourcissement des extrémités d'un nerf qu'on coupe au travers dénote une faculté de contractilité, de resserrement, en même temps que l'allongement qu'on en détermine par des tractions mécaniques y indique aussi un certain degré d'élasticité : il est probable que ces propriétés de tissu dans les nerfs sont dues en partie au névrilème. Le système nerveux exerce sur les phénomènes de la vie une influence plus ou moins directe qui constitue l'INNERVATION. Indépendamment de cette action spéciale sur les organes des fonctions intérieures, et sans laquelle ceux-ci ne pourraient ni les accomplir ni même continuer de vivre, il préside encore aux fonctions dites *sensoriales* ou de relation, aux actes intellectuels et moraux (*Voy.* ENCÉPHALE); les nombreux phénomènes sympathiques ont également leur source dans l'action nerveuse. Quoique les différentes parties de ce système concourent à un but unique, elles ont chacune une fonction propre, et une action réciproque les unes sur les autres : ainsi le cerveau et le cervelet augmentent l'énergie de la moelle, et cette dernière celle des nerfs. Cette influence et cette dépendance des différentes parties du centre nerveux sont d'autant moins grandes que l'individu est plus jeune; chez l'homme adulte, la MOELLE ALONGÉE paraît être, par la réunion de toutes les parties vers ce point, le véritable centre d'action du système nerveux. On a aussi regardé le cerveau d'une part, et l'ensemble des ganglions splanchniques, de l'autre, comme deux centres. D'autres n'en ont admis qu'un qu'ils ont placé soit dans le cerveau, soit dans la moelle épinière : enfin, on a considéré autant de centres distincts qu'il existe de grandes fonctions : chacune de ces opinions, qui est plus ou moins fondée sous certains rapports seulement, ne peut être admise d'une manière absolue.

Les recherches de Ludwig, Gall, Carus et Tiedemann, portent à faire admettre que la substance grise est, par la grande quantité de sang qui y abonde, un centre d'activité qui fortifie l'action de la substance blanche; en outre, on attribue à chacune de ces substances des fonctions particulières que nous allons indiquer ici sommairement, en énumérant celles des différentes parties du système nerveux. L'encéphale est l'organe des facultés intellectuelles et morales, et suivant MM. Delaye et Foville, la substance grise corticale est la partie qui y préside spécialement. D'après M. Rolando, les sensations et les volitions ont leur siége dans les hémisphères cérébraux, tandis que le cervelet, qui leur est subordonné dans son action, est l'organe du principe moteur. M. Flourens, qui considère dans le cervelet une action analogue, en ce sens que cet organe coordonne les mouvemens volontaires, regarde la portion de la moelle alongée qui est surmontée par les tubercules quatrijumeaux, comme le point où se rendent les sensations et celui d'où émane l'influence nerveuse qui détermine les mouvemens musculaires. Suivant M. Magendie, la sensibilité est inhérente à la moelle épinière, opinion déjà émise par Lorry et Legallois, mais en même temps, cette tige nerveuse transmet le sentiment par sa partie postérieure et le mouvement par sa partie antérieure; la volonté réside dans la moelle alongée, et les lobes optiques qui en font partie sont nécessaires aux mouvemens latéraux; les lobes cérébraux président au mouvement en avant, et le cervelet aux mouvemens en arrière, au maintien de la station et a l'uniformité de mouvement des deux yeux. L'ablation du cervelet anéantit l'action de cet organe, détermine irrésistiblement celle des lobes cérébraux, *et vice versâ* : et l'ablation d'une couche optique produit un mouvement de tournoiement. D'un autre côté, l'expérimentation réunie à l'observation clinique ont fourni à MM. Foville et Pinel Grandchamp des résultats d'après lesquels ils ont conclu, que le cervelet est le siége de la sensibilité, et la substance médullaire des lobes cérébraux, celui des mouvemens volontaires; que la partie antérieure des hémisphères cérébraux et les corps striés président au mouvement des membres inférieurs, tandis que ceux des membres supérieurs sont régis par la partie postérieure de ces lobes et les couches optiques. M. Dugès regarde également le cervelet comme le siége de la sensibilité, et les hémisphères comme celui des mouvemens volontaires, mais il pense que la sensation est transmise directement au côté du cervelet correspondant à l'impression, et qu'ainsi il n'y a pas d'effet croisé comme pour le cerveau. Enfin, M. Bouillaud vient d'établir, d'après des observations nombreuses, que les lobules antérieurs des hémisphères cérébraux président aux mouvemens des organes de la parole, tandisque M. Foville, qui s'appuie d'argumens analogues, place le siége de ces mouvemens dans la corne d'Ammon. Dans l'état actuel de la science, il est nécessaire que de nouveaux faits soient recueillis pour qu'on puisse se rendre raison de cette divergence d'opinions, et apprécier la valeur de chacune d'elles. Quant à la moelle épinière proprement dite, elle n'est pas simplement un agent de transmission des volitions ou des impressions perçues par le cerveau, elle est encore l'origine du principe de l'irritabilité, et exerce aussi une influence très-prononcée sur la circulation, la respiration, et les fonctions digestives, tandis que les sécrétions, l'absorption, la calorification, la nutrition sont subordonnées à l'action de toutes les parties du système nerveux. On ignore par quel mécanisme se produit l'action nerveuse, qui est d'ailleurs excitée par les stimulans internes ou externes, et que l'on suppose modifiée par les ganglions ; l'explication de ce phénomène a donné lieu à diverses hypothèses qui ont été examinées ailleurs. (*Voyez* INNERVATION.) J'ai également exposé dans un autre article, quelles sont les fonctions des NERFS.

L'ensemble du système nerveux présente des différences notables suivant les âges : ainsi, dans les enfans, il est généralement plus développé, relativement aux autres parties du corps : les nerfs surtout sont remarquables sous ce rapport. Chez le vieillard on observe une disposition inverse ; M. Desmoulins a constaté que, dans cette période avancée de la vie, le cerveau offrait dans sa masse et dans son volume, comparativement à celui de l'adulte, une diminution qui donne en poids spécifique une différence d'un vingtième à un quinzième ; il a reconnu qu'en même temps que la substance nerveuse diminuait de volume et de densité, ses fibres acquéraient plus de dureté et de cohésion. J'ai fait des observations analogues pour la moelle épinière, d'où il résulte que le centre cérébro-spinal, tout entier, subit une véritable atrophie sénile chez les vieillards, dépendant des progrès de l'âge, phénomène qui peut contribuer à rendre raison des différences qu'on observe alors dans l'intensité de l'action nerveuse en général. Suivant Meckel, le volume du cerveau est plus considérable, en proportion des nerfs et du reste du corps, dans la femme que dans l'homme, tandis que chez le nègre, on observe le rapport inverse.

Quand on étudie le développement du système nerveux sur l'embryon, on voit combien il est difficile de saisir l'époque précise où il devient manifeste. Suivant Tiedemann, il n'existe à la place du cerveau et de la moelle épinière, dans les premiers temps de la vie utérine, qu'un fluide limpide qui devient blanchâtre vers la fin de la troisième, ou le commencement de la quatrième semaine. Les résultats de son observation n'ont fait que confirmer ceux que Harvey, Malpighi, Haller, Wolf, etc., avaient indiqués.

Quoique les différentes parties du système nerveux se forment chacune à leur place, on a recherché si l'une d'elles ne précédait pas les autres dans son apparition. Meckel s'appuyant de l'observation des animaux inférieurs et de quelques analogies, regarde comme à peu près démontré que la moelle épinière est la partie qui paraît la première. Suivant Béclard, les nerfs et les ganglions rachidiens se forment avant la moelle, qui précède aussi le cervelet, les tubercules quadrijumeaux et les lobes cérébraux. M. Rolando pense que le point primitivement formé est la moelle alongée de laquelle on voit s'irradier, en quelque sorte, l'encéphale et la moelle épinière, et il admet, ainsi que MM. Geoffroy Saint-Hilaire et Serres, que les différentes parties de ces deux centres nerveux, suivent dans leur formation la progression de celle des ramifications vasculaires qui leur correspondent; mais, s'il est vrai que chez l'adulte la moelle allongée soit en quelque sorte le point central où aboutissent et d'où émanent les sensations et les volitions, il n'en résulte pas que ce soit la partie primitivement développée; ainsi, par exemple, si la moelle épinière devenait apparente postérieurement à la moelle alongée, et qu'elle en dériva, pour ainsi dire, en ce sens, que sa formation s'opérerait de haut en bas, comment aurait-il pu se faire qu'on ait trouvé si souvent une portion de moelle bien développée dans le rachis des acéphales dont le tronc ne se composait que d'une portion du thorax et de l'abdomen ? Quoi qu'il en soit de ces diverses opinions relativement au centre cérébro-spinal, il est certain que les nerfs se développent dans les diverses parties qu'ils doivent animer plus tard, et sous ce rapport, ils suivent nécessairement dans leur développement les mêmes phases que ces parties elles-mêmes; et, si leurs extrémités internes, isolées dans le principe des centres nerveux, s'en rapprochent plus tard et s'y réunisent, il n'est pas plus juste de conclure de cette observation que les nerfs suivent dans leur développement une marche concentrique, que de dire qu'ils naissent des centres nerveux, parce qu'ils s'en séparent comme d'un point d'origine. (*Voyez* NERF.)

LA MOELLE épinière, ainsi que nous l'avons dit dans un autre article, est d'abord ouverte en arrière, et forme une gouttière par le rapprochement de ses deux cordons latéraux, qui ne sont composés primitivement que de substance blanche; plus tard, ces deux lames médullaires se rapprochent par leur bord postérieur, et convertissent la gouttière en un canal dans lequel la substance grise se dépose successivement. Suivant Tiedemann, ce rapprochement n'a lieu qu'à trois mois, et d'après M. Serres, il existe à sept semaines : cet accolement s'opère de bas en haut. Enfin, M. Desmoulins regarde le canal central de la moelle, comme le résultat d'un repli de la pie-mère qui s'enfonce dans l'intérieur de la moelle, et qui y sécrète par couche la substance grise. Dans les premiers mois de la vie fœtale, les lobes cérébelleux, quadrijumeaux et cérébraux ne sont que des parties plus élargies des deux côtés de la gouttière que forme la moelle; ces parties prennent progressivement plus d'accroissement, se recourbent, s'infléchissent dans différens sens, et se réunissent sur la ligne médiane en représentant l'ébauche plus ou moins parfaite de la conformation extérieure qui les caractérise après la naissance. Il est à remarquer qu'avant d'arriver à ce point de son développement, l'encéphale de l'homme offre dans ses diverses périodes d'accroissement une analogie complète avec les formes permanentes que le même organe présente dans les animaux des autres classes de vertébrés : en outre, à mesure que les formes de l'encéphale et de la moelle se développent, l'augmentation d'épaisseur de ces parties a lieu en même temps à l'intérieur et à l'extérieur, fait qui explique très-bien, ainsi que l'a fait remarquer M. Desmoulins, l'existence de la cavité qu'on observe chez le fœtus dans l'épaisseur des lobes cérébraux. Enfin, la substance grise apparaît toujours après la substance blanche.

Le système nerveux peut-il manquer complétement? Cette question est difficile à résoudre d'après le seul exemple qui en ait été publié jusqu'à présent (Clarke). Si cette observation est exacte, il en résulte toujours que l'absence complète du tissu nerveux coïncide avec un développement très-imparfait de l'organisme entier, imperfection de développement qui, suivant Meckel, est sans doute elle-même le résultat de l'absence du système nerveux. Il n'est pas rare, au contraire, de voir l'encéphale manquer en totalité ou en partie, et présenter des vices de conformation très-variés, de même que la moelle épinière; mais jamais on n'a vu le cerveau exister sans qu'il y eût de moelle épinière, tandis qu'il n'est pas rare de voir celle-ci très-bien développée sans aucune apparence d'encéphale. (*Voyez* ACÉPHALE, ANENCÉPHALE, MOELLE ÉPINIÈRE (pathologie), MONSTRUOSITÉ. Quant à la duplicité du système nerveux, on ne l'observe qu'autant qu'elle existe aussi pour les autres parties du corps; le système nerveux peut encore offrir des défauts de symétrie, soit dans sa masse, soit dans la disposition de ses parties. Les plaies ou les déchirures du tissu nerveux sont susceptibles de guérison; il se forme, dans ces cas, une véritable cicatrice (APOPLEXIE). Nous avons vu qu'il en était de même pour les NERFS.

D'après des recherches faites dans ces derniers temps à la Salpétrière, on a reconnu que la substance grise ou corticale de l'encéphale, qui est formée naturellement de deux couches, en présente quelquefois trois et même quatre, fort distinctes. Cette dernière disposition résulte-t-elle d'un état pathologique particulier? Quels sont les phénomènes qui s'y rattachent? Cette même partie présente aussi souvent des altérations de couleur sur lesquelles l'attention n'a pas encore été assez fixée. La consistance du tissu nerveux est très-variable : il est quelquefois diffluent (ENCÉPHALITE). Suivant Weinhold, on a observé la même altération dans les nerfs, chez les malades atteints de typhus. Ce tissu offre quelquefois, au contraire, une densité considérable; M. Esquirol a décrit une induration du cerveau dans laquelle la substance médullaire est comme criblée de trous et de cavités, qui lui donnent une espèce de ressemblance avec le fromage de Gruyères. Les ventricules cérébraux peuvent offrir aussi une ampliation remarquable, comme on le voit dans l'HYDROCÉPHALE. On a trouvé dans le tissu nerveux les productions accidentelles de toute espèce, soit anormales, soit analogues aux autres tissus de l'économie. Enfin, on sait quel rôle important joue le système nerveux dans la production et la manifestation des phénomènes pathologiques, et qu'il est, suivant quelques médecins, le siége des maladies dites générales ou essentielles. (C. P. OLLIVIER.)

NERVEUSE (fièvre). Beaucoup d'auteurs ont décrit sous le nom de fièvre nerveuse, la maladie, que dans ces derniers temps M. Pinel a appelée fièvre ataxique. Huxham a décrit sous le nom de fièvre lente nerveuse, une affection que les pyrétologistes modernes ont aussi rapportée au genre des fièvres ataxiques, et qui se distingue des autres espèces par une apparence de lenteur dans sa marche, de bénignité dans ses symptômes, quoiqu'elle ne soit pas accompagnée de moins de danger. *Voyez* les mots ATAXIQUE, FIÈVRE.

NERVEUSES (maladies). *Voyez* NÉVROSE.

NERVEUX (tempérament). *Voyez* ce dernier mot.

NERVIN, adj. Nom qu'on a donné aux médicamens auxquels on attribuait la propriété de fortifier les nerfs. Les médicamens simples ou composés qu'on désignait ainsi, sont des substances ou des composés simplement stimulans, et qui n'ont pas d'autre propriété spéciale.

NÉVRALGIE, s. f., *nevralgia.* Nom donné par M. Chaussier à une douleur, ordinairement très-vive, fixée sur le trajet du tronc ou des branches d'un nerf, et qui se manifeste par accès irréguliers ou périodiques.

Cette douleur, qui persiste pendant un temps plus ou moins long, est dans le principe, légère, obtuse; elle ne tarde pas à augmenter d'intensité, et devient déchirante, accompagnée de tiraillemens ou d'élancemens excessivement aigus dont Cotugno a peint le développement rapide d'une manière aussi vraie qu'énergique, en les nommant des éclairs de douleur (*fulgura doloris*). Tantôt la douleur reste bornée au tronc nerveux lui-même, ou bien elle s'étend à ses ramifications jusqu'à leurs extrémités : il peut arriver, au contraire, qu'elle se propage des rameaux vers le tronc du nerf; tantôt elle n'affecte que quelques-uns des rameaux, ou quelques filets isolés. Le plus souvent elle se manifeste subitement; parfois aussi, elle est précédée de prurit ou de chaleur vive dans la partie, ou d'engourdissement, de fourmillemens, de douleurs obscures, passagères, qui se renouvellent ainsi pendant un certain temps; d'autres fois, c'est un malaise général, des nausées, une anxiété précordiale, de la dyspnée, des frissons suivis de chaleur. Dans le commencement, la douleur est accompagnée de torpeur et de formication : le plus habituellement elle est lancinante, quelquefois pulsative; dans certains cas, c'est un sentiment de cuisson, de brûlure, comme dans l'érysipèle. La sensation douloureuse, de quelque nature qu'elle soit, est instantanée, comme le choc électrique. Il peut exister en même temps quelques-uns des phénomènes suivans : frémissement, ou agitation convulsive des muscles, mouvemens involontaires, crampes, roideur tétanique, affaiblissement plus ou moins marqué du mouvement et de la sensibilité, qui parfois, au contraire, est exaltée. Ordinairement, on n'observe à l'extérieur de la partie affectée ni rougeur, ni chaleur, ni tuméfaction ; cependant il y a quelquefois injection des vaisseaux capillaires voisins, pulsations plus fortes dans les artères rapprochées du siége de la douleur, gonflement des veines ; on a remarqué aussi de la tuméfaction avec un peu de rougeur, et dans quelques cas où le nerf était placé superficiellement, son volume a paru sensiblement augmenté ; en général, la température de la partie n'offre pas de variation notable. Les symptômes que nous venons d'indiquer présentent, d'ailleurs, des différences, et sont accompagnés de phénomènes locaux dépendant de l'organisation et des fonctions des parties dans lesquelles se distribuent les nerfs affectés, phénomènes que nous ferons connaître en examinant chaque espèce de névralgie en particulier.

La durée et le retour des accès sont variables ; quelquefois ils sont rémittens, intermittens ; le plus fréquemment ils ne se développent qu'à des intervalles irréguliers, et pendant lesquels le malade jouit ordinairement d'une santé parfaite, mais il peut arriver aussi qu'il ressente des douleurs profondes, obtuses, avec engourdissement dans la partie affectée. Ce sont ces phénomènes qui ont fait considérer les paroxysmes névralgiques comme des accès de *fièvres locales*, que certains auteurs ont décrits sous le nom de *fièvres larvées* (*Voyez* INTERMITTENT.). Les accès, en devenant plus fréquens, acquièrent en même temps plus d'intensité ; ils deviennent plus longs : cette dernière circonstance peut dépendre également de la nature de la cause qui excite la névralgie. Habituellement, la douleur dont l'intensité est excessive dès le début de l'accès, persiste au même degré tout le temps qu'il dure, et disparaît de même brusquement sans diminuer auparavant progressivement ; le paroxysme cesse avec elle. Sa terminaison, le plus souvent subite, est quelquefois précédée par une hémorrhagie, une éruption cutanée d'une nature quelconque, des sueurs partielles, un écoulement de larmes, de salive, ou de mucus, une excrétion abondante d'urine, une attaque de goutte ou de rhumatisme, l'écoulement des lochies, un abcès, etc.; quelques malades, ainsi que Pujol en a rapporté un exemple, sont prévenus de la fin prochaine de l'accès névralgique par une sensation particulière, telle qu'un fourmillement dans le membre, un bourdonnement d'oreille. En général, les paroxysmes se manifestent sans cause bien appréciable, mais ils peuvent être déterminés ou entretenus par l'excès des alimens et des boissons vineuses et alcooliques, par l'application de topiques trop irritans, ou par des mouvemens long-temps répétés; la saison et le climat exercent aussi sur leur durée et leur développement une influence marquée. Dans certains cas, on a fait succéder un sentiment de torpeur à l'acuité de la douleur, en exerçant une forte compression sur le nerf qui était affecté...

La névralgie a son siége dans les nerfs du tronc, des membres, et particulièrement dans ceux qui sont enveloppés d'un tissu cellulaire lâche ou qui se rendent à des muscles superficiels; néanmoins, elle affecte également ceux qui sont situés profondément. Elle réside probablement aussi dans les nerfs viscéraux, mais les phénomènes qui peuvent en résulter n'ont pas été jusqu'à présent déterminés d'une manière assez positive, pour qu'on puisse indiquer les symptômes qui la caractérisent. Ainsi on a attribué l'ANGINE DE POITRINE à une névralgie des plexus pulmonaires et cardiaques et des nerfs pneumo-gastriques; on a également rapporté à une affection douloureuse des nerfs L'ASTHME nerveux, L'OTALGIE, le CARDIALGIE, certaines COLIQUES, L'ILÉUS. Suivant M. Chaussier, « diverses espèces de DYSPHAGIE dépendent d'une cause analogue, de même que les GASTRODYNIES chroniques, périodiques, ou atypiques; ces affections si nombreuses, si opiniâtres et si variées des viscères abdominaux, désignées sous les noms d'HYSTÉRIE, d'HYPOCONDRIE, qui, au moins dans certains cas, paraissent dépendre d'une irritation fixée sur les plexus de l'utérus, du mésentère, de l'estomac, des intestins, etc.; enfin, certaines affections cérébrales crâniennes ou autres analogues, qui ne se guérissent que par le régime, des éruptions cutanées, la goutte, ou autre genre de révulsion. »

De toutes les névralgies du tronc, celles de la tête sont les plus fréquentes; elles ont été décrites depuis long-temps sous les noms d'hémicranie, de tic douloureux, de prosopalgie, d'odontalgie, etc., et occupent spécialement la face. Les nerfs qui se distribuent à cette région de la tête sont, comme on le sait, le facial, et les branches de terminaison du trifacial ou trijumeau, désignées sous les noms de frontale, de sous-orbitaire et de maxillaire inférieure. Il n'existe point encore d'exemple bien constaté de névralgie du nerf facial, quoiqu'il soit aussi remarquable par son volume que par l'étendue et le nombre de ses ramifications. Doit-on rapporter à ce nerf la névralgie dont Swan a décrit les symptômes? Un homme reçut à l'œil un coup qui produisit une ecchymose entre la sclérotique et la conjonctive. A la suite de douleurs violentes dans l'œil, qui furent combattues par la saignée et les dérivatifs, il survint des douleurs pongitives et lancinantes qui se portaient de la tempe vers la partie inférieure de la face, quelquefois vers l'oreille, et se manifestaient par accès. Elles durèrent six semaines, et cessèrent tout à coup après le développement d'une urticaire sur tout le corps.

H. Jeffreys a cité comme exemple de névralgie de ce tronc nerveux, des douleurs qui étaient causées par la présence d'un fragment de porcelaine fixé dans l'épaisseur du milieu de la joue, au-devant du bord antérieur de la branche ascendante de la mâchoire inférieure. Les accidens disparurent après l'extraction de ce corps étranger. Au milieu des douleurs atroces qui se renouvelaient par accès, et que le plus léger contact sur la joue faisait reparaître, les muscles du côté affecté restaient immobiles; ils étaient frappés de paralysie, la joue était aplatie et flasque, la bouche déviée, la mastication impossible de ce côté, ainsi que les mouvemens qui constituent l'expression du rire. L'aile du nez, plus abaissée que l'autre, ne s'élevait pas comme elle pendant l'inspiration; l'ouverture de la narine était plus étroite, les paupières ne s'abaissaient pas au-devant de l'œil du côté malade, etc., etc. On voit ici tous les symptômes d'une paralysie partielle de la face, et c'est, en effet, le résultat ordinaire des altérations du nerf facial, qui paraît être évidemment, d'après les expériences de MM. Bell et Schaw, le principal nerf musculaire de la face, celui qui préside à toutes les actions qui ont un rapport éloigné avec l'acte respiratoire. Les lésions de ce nerf n'ont pas, en général, d'influence sur la sensibilité, aussi nous paraît-il probable que dans les observations citées comme exemple de névralgie du nerf facial, et dans cette dernière surtout, quelques-uns des nombreux filets cutanés des nerfs sous-orbitaire ou mentonnier, étaient irrités par le corps étranger, et causaient les douleurs aiguës qu'endurait le malade, tandis que l'altération du nerf facial avait produit la paralysie des muscles auxquels ce nerf se distribue.

Les névralgies de la *face* ont habituellement leur siége dans les branches du nerf trijumeau, et peuvent occuper une seule ou plusieurs de ses divisions à la fois. Elles se manifestent ordinairement tout à coup, comme par un choc électrique; quelquefois, néanmoins, il existe des symptômes précurseurs, tels qu'un prurit dans le point où naît la douleur, un tremblement spasmodique ou un sentiment de formication dans les paupières, une sorte de tension dans les cavités buccales ou nasales, une contraction douloureuse de quelques-uns des muscles du bras, un gonflement fluxionnaire de la joue accompagné d'une douleur beaucoup plus vive que dans une fluxion ordinaire. Les souffrances inouies qu'endure le malade, s'étendent quelquefois à tout le côté correspondant de la face et même de la tête : il existe, en même temps, dans les muscles, des mouvemens convulsifs qui déterminent des contorsions singulières de la face. Il peut y avoir aussi impossibilité de supporter la lumière ou le bruit, et ces phénomènes locaux qu'on observe pendant le paroxysme sont quelquefois accompagnés de dyspnée et de menace de suffocation. Ces névralgies ont été distinguées par M. Chaussier, en *frontale*, *sous-orbitaire* et *maxillaire*.

La névralgie *frontale* a son siége dans la branche frontale du nerf ophthalmique. Souvent la douleur commence au niveau du trou sus-orbitaire, et s'étend ensuite à toutes les ramifications qui se distribuent au front, à la paupière supérieure, au sourcil, à la caroncule lacrymale, et à l'angle interne de l'œil; elle peut envahir aussi tout le côté correspondant de la face par les anastomoses multipliées des filets des branches du nerf trifacial. Pendant l'accès, le plus fréquemment, la paupière est abaissée, l'œil très-douloureux, il s'écoule des larmes brûlantes, le malade ressent des pulsations fortes dans les artères voisines, des stries rouges se dessinent sur la peau du front, du nez; les veines sont gonflées; quelquefois, la douleur se concentre dans l'œil, qui devient très-rouge; c'est ce qu'on a nommé *ophthalmodynie* : elle peut même se propager à l'intérieur du crâne. Souvent il existe une douleur sourde dans les sinus frontaux, une sécheresse des cavités nasales, quelques-uns des phénomènes propres aux affections catarrhales. Habituellement les accès sont périodiques, complétement intermittens, se développent plus souvent le soir, et durent quelques heures; d'autres fois, ils sont rémittens, irréguliers, reparaissent à des intervalles plus éloignés, ont peu de durée. Enfin, la névralgie, de périodique qu'elle était, peut devenir tout-à-fait irrégulière pour l'intensité et la durée de la douleur, de même que pour son développement.

La névralgie *sous-orbitaire,* fixée dans le nerf maxillaire supérieur, se propage ordinairement depuis la sortie du nerf à travers le trou sous-orbitaire jusqu'à la terminaison des ramifications qu'il distribue à la joue, à la lèvre supérieure, à l'aile du nez, à la paupière inférieure, à l'angle interne de l'œil; ou bien, la douleur affecte la portion profonde du nerf, suit le trajet des filets qui se rendent aux dents, au sinus maxillaire, au palais, a la luette, à la base de la langue, et peut s'étendre par les anastomoses à toute la partie latérale de la face. Pendant l'accès, les mouvemens des lèvres dans la prononciation et la mastication augmentent les douleurs, et mettent le malade dans l'impossibilité d'articuler un son; il y a quelquefois une salivation abondante, une sécrétion augmentée du mucus nasal, des convulsions dans les muscles des lèvres, perversion de l'ouie. Ces douleurs, ainsi que l'a fait remarquer Pujol, ne peuvent être confondues avec celles causées par une maladie des dents, parce qu'elles sont instantanées, excessivement aiguës, et qu'elles se manifestent tout à coup dans certains points déterminés de la face, en s'irradiant en différens sens. Cette névralgie est le plus souvent irrégulière dans sa marche, cependant elle peut être aussi périodique : elle affecte plus rarement le type rémittent.

La névralgie *maxillaire* occupe la totalité ou une partie du trajet du nerf maxillaire inférieur; il est moins fréquent de la voir bornée à la portion de ce nerf qui sort par le trou mentonnier et qui se distribue au menton et aux lèvres, que d'observer en même temps ses effets dans la portion située dans le canal dentaire et dans les filets qu'il fournit aux dents, aux alvéoles, à la région temporale, sous le menton, et au côté de la langue. La douleur se propage souvent sur toute la joue, en s'étendant jusqu'à la partie externe et antérieure de l'oreille. Les contractions spasmodiques qui agitent les lèvres déterminent par fois un rire convulsif qui dénote assez l'état d'angoisse dans lequel se trouve le malade. Suivant M. Chaussier, cette espèce est plus rare que les précédentes, et presque toujours irrégulière dans sa marche.

Dans ces différentes névralgies de la face, la douleur est tantôt bornée à un point très-circonscrit, tantôt à un seul des filets de ces trois branches nerveuses. En général, c'est leur portion extérieure ou faciale qui est affectée : le côté droit de la face en est plus souvent le siége que le côté gauche; rarement ils le sont tous les deux à la fois. Dans quelques circonstances, la douleur est en quelque sorte erratique, de sorte qu'on voit la névralgie abandonner un côté et se porter à l'autre. Quelle que soit la région où elle a son siége, cette douleur ne peut être comparée à aucune de celles qui accompagnent les maladies des dents ou de l'oreille. Le malade supporte moins facilement une légère pression exercée sur les parties douloureuses, qu'une pression considérable; il existe quelquefois des convulsions générales pendant l'accès. La face peut être rouge et tuméfiée, ou bien elle pâlit, devient livide : il n'y a pas de fièvre, le pouls est régulier ou même plus lent qu'en état de santé.

L'accès est généralement d'autant plus court, que la douleur est plus vive; tantôt elle se dissipe graduellement, accompagnée ou non d'éructations; tantôt sa cessation est subite. Nous avons déjà dit que ces paroxysmes étaient périodiques ou irréguliers dans leur développement; les intervalles qui les séparent varient depuis quelques heures jusqu'à des années. Les névralgies de la face affectent plus souvent les femmes que les hommes.

M. Itard a décrit sous le nom d'*otalgie* une douleur de l'oreille, dont le caractère est celui des névralgies, et qui n'augmente pas progressivement comme la douleur qui résulte de l'otite : quand l'accès est intense, les yeux sont rouges, et il existe des irradiations douloureuses sur la tempe et la joue, ce qui peut faire présumer que cette névralgie affecte la corde du tympan et le nerf acoustique : on l'observe quelquefois avec la névralgie faciale. Elle est ordinairement accompagnée de tintemens d'oreille et de surdité passagère. M. Itard n'a jamais vu qu'elle déterminât le délire ni les convulsions; cette douleur ne doit pas être confondue avec l'odontalgie, l'inflammation des tonsilles, etc., etc.

Les auteurs n'ont point encore signalé et décrit de névralgie des nerfs cervicaux ; il paraîtrait, d'après deux cas observés par Bosquillon, que la piqûre de l'une des branches antérieures des paires cervicales, dans la saignée de la jugulaire, aurait donné lieu à des phénomènes analogues à ceux de la névralgie. Si ces accidens ont, en effet, existé, ils sont au moins généralement fort rares après cette opération. Quelques observations me portent à penser que la carie des deux premières vertèbres ou bien celle de l'articulation de l'atlas avec l'occipital donnent lieu, dans le principe, à des douleurs qui ont quelques-uns des caractères de la névralgie, car elles suivent le trajet des nerfs sous-occipitaux, et ceux des deuxième et troisième paires cervicales : ces douleurs sont souvent prises pour des douleurs rhumatismales, avant que la déformation du cou ne vienne éclairer sur la véritable nature de la maladie.

Siébold est le premier auteur qui ait rapporté l'histoire d'une névralgie *thoracique* ou *intercostale* : une jeune fille éprouva, après la suppression des menstrues, une douleur vive entre la huitième et la neuvième côte; cette douleur qui revenait par accès irréguliers persista toute la vie. A l'ouverture du cadavre, on trouva le nerf intercostal rougeâtre et amaigri (Chaussier). Dans ces dernières années, M. le professeur Fouquier a fixé d'une manière spéciale l'attention des praticiens sur cette espèce de névralgie, que M. Nicod a rencontré aussi un très-grand nombre de fois. Suivant ce dernier médecin, les névralgies thoraciques, beaucoup plus fréquentes chez les femmes que chez les hommes, sont assez communes; elles affectent plus particulièrement le côté gauche de la poitrine, et sont presque toujours fixées vers l'union des septième, huitième et neuvième côtes avec leurs cartilages : de ce point, la douleur s'étend quelquefois dans la direction des nerfs intercostaux jusqu'au rachis; d'autres fois, la douleur se complique avec de pareilles douleurs dans la mamelle du côté malade. Cette névralgie se manifeste par une douleur vive qui se prolonge avec la vitesse d'un éclair dans toute l'étendue et la direction des filets nerveux thoraciques. Elle a peu d'influence sur l'exécution des fonctions en général, si ce ne sont celles de la respiration dont elle rend les mouvemens pénibles. On la distingue des douleurs rhumatismales, en ce que, ces dernières ayant leur siége dans les muscles, ceux-ci sont douloureux au toucher, ainsi que dans les mouvemens qui leur sont propres, et il n'y a pas, comme dans la névralgie, un grand accroissement de sensibilité dans la peau et les autres parties où se rendent les ramifications du nerf affecté. M. Nicod a observé que la névralgie thoracique se manifeste quelquefois simultanément sur les deux côtés de la poitrine, plus rarement d'un côté et de l'autre successivement; le plus souvent elle est périodique. J'ai rapporté ailleurs l'exemple d'une tumeur considérable développée au milieu des rameaux de terminaison de la branche antérieure du premier nerf dorsal du côté gauche, chez une femme qui ressentait presque continuellement des douleurs profondes et très-intenses dans la partie correspondante de la poitrine. Ces douleurs, très-probablement causées par la tumeur du nerf, devinrent tellement aiguës, qu'elles amenèrent le dégoût de la vie, et déterminèrent cette femme à se détruire.

Les nerfs lombaires peuvent être aussi le siége de névralgies qui ont des caractères particuliers. M. Coussays a décrit sous ce nom une douleur située dans le flanc, qui occupait, suivant lui, la branche postérieure du premier nerf lombaire. Cette douleur revenait par accès violens, toujours accompagnés de vomissemens, quelquefois suivis de diarrhée, avec céphalalgie et fièvre : cette affection était vraisemblablement une néphrite ou une inflammation de l'uretère, et non pas une névralgie. Mais il en est une autre dont la nature a été plus positivement reconnue, que M. Chaussier a nommée névralgie *ilio-scrotale*, et que MM. Richerand et Delpech ont également observée. La douleur réside dans la branche antérieure du premier nerf lombaire, et se prolonge dans l'étendue de ses ramifications, le long du flanc, de la crête de l'ilium, et s'étend de la région inguinale aux lèvres de la vulve chez la femme, et au scrotum chez l'homme, en suivant le trajet du cordon testiculaire. Dans le cas observé par M. Chaussier, la douleur était très-vive, revenait régulièrement tous les jours, était accompagnée du resserrement du scrotum, de la rétraction du testicule, mais la sécrétion de l'urine n'était point altérée, comme cela a lieu dans la néphrite. M. Barras a décrit une névralgie analogue, qui paraît n'être qu'une variété de cette dernière, et qu'il a nommée névralgie *spermatique;* elle était caractérisée par des douleurs intermittentes à la partie inférieure du cordon spermatique et à l'épidydime, et qui s'étendaient à la fesse, à la cuisse, à la jambe, à la vessie et à l'urètre, occasionnant de fréquens besoins d'uriner, des cuissons en urinant, l'insomnie et l'amaigrissement; ces douleurs furent suivies de l'inflammation du testicule.

Les névralgies des membres diffèrent beaucoup les unes des autres sous le rapport de la fréquence : elles sont assez rares aux membres supérieurs, tandis que les membres inférieurs en sont fort souvent le siége. Parmi celles des membres supérieurs, la névralgie nommée *cubito-digitale* par M. Chaussier est celle qu'on observe le plus souvent; elle est fixée sur le nerf cubital, et commence ordinairement à l'endroit où ce nerf passe entre la tubérosité interne de l'humérus et l'olécrâne; quelquefois elle se développe sous l'aisselle, suit le bord interne de l'avant-bras, et s'étend particulièrement aux rameaux cutanés de ce nerf, qui se distribuent à une partie du dos de la main, à son bord cubital, au petit doigt et à l'annulaire. Lorsque la maladie est récente, la température du membre augmente évidemment; les paroxysmes ont lieu ordinairement la nuit; souvent, pendant l'accès, le malade tient le bras élevé, serre fortement avec l'autre main celle qui est engourdie, et témoigne une anxiété très-grande.

M. Martinet a décrit encore deux autres névralgies des membres supérieurs; l'une, *sus-scapulaire* et *musculo-cutanée externe,* commençait à l'angle inférieur de l'omoplate du côté droit, s'étendait le long de la face postérieure de cet os, en remontant vers la crête sus-épineuse, et après avoir contourné le côté externe du bras, se prolongeait sur sa face antérieure, au-devant du milieu de l'articulation du bras et de l'avant-bras, suivait le bord radial de ce dernier jusqu'à deux travers de doigt au-dessus de la tubérosité interne du radius. Parvenue dans ce point, la douleur se contournait de nouveau sur la face dorsale du poignet, et se terminait au pouce et à l'indicateur. La douleur, que le malade comparait à celle du panaris, se propageait instantanément jusqu'au pli du bras ou jusqu'aux doigts, lorsqu'on touchait légèrement l'angle inférieur de l'omoplate ou la peau du pli du bras. Dans l'autre cas rapporté par le même médecin, la névralgie s'étendait de la partie antérieure de l'épaule gauche au côté externe et supérieur de l'humérus; de là, elle se portait sur la face antérieure du bras, vers son tiers inférieur, suivait la face antérieure de l'avant-bras, et se terminait à l'extrémité inférieure du cubitus. Ces diverses espèces de névralgies présentent, d'ailleurs, les mêmes phénomènes nerveux et les mêmes variétés que les précédentes, dans le retour et la durée des accès.

La névralgie *sciatique*, ou *fémoro-poplitée*, a son siége dans le nerf sciatique; elle est très-fréquente. La douleur commence entre le grand trochanter et l'ischion, dans le haut de l'échancrure ischiatique. Quelquefois elle naît de la région lombaire ou du sacrum, et s'étend inférieurement à la partie postérieure de la cuisse jusqu'au creux du jarret; ou bien elle se prolonge jusqu'au pied en suivant le bord péronier de la jambe, ou les différentes ramifications du sciatique, le nerf poplité interne et le nerf poplité externe. D'autres fois, la douleur se propage des orteils à la région supérieure de la cuisse; elle peut aussi être bornée au nerf tibial, à une partie ou à la totalité de la jambe. Quand l'affection est récente, la douleur est habituellement continue, n'offre que de légères rémissions; mais elle devient intermittente et irrégulière quand elle est chronique. Les paroxysmes ont lieu surtout le soir et la nuit, et sont fréquemment exaspérés par la chaleur du lit, par les mouvemens, et souvent par la pression. L'invasion peut être subite ou précédée des symptômes précurseurs déjà indiqués; il peut y avoir plusieurs accès pendant le jour avec des rémissions plus ou moins complètes. Lors du paroxysme, le membre est affecté de crampes ou de tremblemens; il devient livide, et toutes les veines se gonflent singulièrement lorsque le malade l'appuie sur le sol.

Quelques malades éprouvent pendant l'accès des douleurs excessivement aiguës à la partie postérieure de la cuisse et en dehors du genou; chez d'autres, la douleur est bornée à l'échancrure sciatique, ou bien elle s'étend en même temps à toute la partie antérieure du membre, commençant tantôt au niveau des malléoles, et remontant jusqu'à l'aine et à la partie postérieure de la hanche, tantôt partant de ce point pour se propager inférieurement. La névralgie sciatique s'observe moins souvent chez l'homme que chez la femme; elle est très-rare chez les enfans. Elle n'est pas plus fréquente à un membre qu'à un autre, et atteint rarement les deux à la fois : M. Pinel a rapporté un exemple fort remarquable de cette dernière variété. On confondra difficilement la névralgie sciatique avec les maladies assez nombreuses de la hanche, si l'on réfléchit aux phénomènes qui lui sont propres, et que nous venons de décrire.

La névralgie *fémorale* ou *crurale* occupe le nerf de ce nom, se manifeste par une douleur qui prend naissance dans l'aine, et se propage plus ou moins rapidement le long de la partie antérieure et interne de la cuisse et de la jambe jusqu'à la face dorsale du pied. Cette névralgie, moins fréquente que la précédente, et qui l'accompagne quelquefois, a souvent aussi moins d'intensité dans ses paroxysmes. Ordinairement, la douleur s'exaspère le soir; elle est aussi augmentée par la marche, par une station prolongée, etc., etc.; elle remonte quelquefois jusqu'au plexus lombaire, dont le malade indique parfaitement les filets en désignant le trajet de la douleur. Il existe alors un malaise général, de l'abattement, de la morosité, surtout si la maladie se prolonge. Suivant M. Chaussier, cette névralgie est d'une guérison plus facile que les autres espèces.

La portion du nerf poplité interne qui se distribue à la plante du pied peut être seule affectée, et constitue la névralgie que M. Chaussier a nommée *plantaire*. Dans le cas observé par ce savant professeur, la douleur, qui était vive et irrégulière, se renouvelait par accès plus forts, plus longs, le soir et la nuit. Après avoir duré plusieurs mois, elle cessa tout-à coup sans cause apparente, et fut remplacée par une névralgie sous-orbitaire, laquelle étant disparue à son tour, fut remplacée par la névralgie plantaire. Enfin, quelques-uns des filets des différens nerfs qui se distribuent aux membres supérieurs et inférieurs, peuvent être affectés isolément de névralgie, soit spontanément, soit à la suite de quelque lésion ou de quelque altération accidentelle. C'est ce qu'on observe surtout dans ceux qui sont situés superficiellement, et qui se trouvent par cela même plus exposés à l'impression des agens extérieurs; bien rarement, la fièvre accompagne la maladie dans son début. Enfin, la périodicité, l'intermittence, ou l'irrégularité des accès, varient dans ces névralgies comme dans toutes celles que nous venons d'examiner.

La guérison des névralgies est généralement fort difficile à obtenir, et souvent on les méconnaît quand elles sont aiguës et passagères. Cependant, quelquefois elles diminuent peu à peu d'intensité, ou disparaissent même complétement, soit par l'effet du temps, ou de quelque révulsion naturelle ou accidentelle.

Leur durée varie depuis quelques jours, quelques mois, jusqu'à plusieurs années. Quand la maladie se reproduit au bout de quelques jours, on ne peut pas la considérer comme une rechute; ce n'est qu'une attaque de la même maladie. Le plus habituellement les névralgies deviennent chroniques, et les chances de guérison sont toujours en raison directe de la durée de cette affection : ainsi, les névralgies anciennes sont très-opiniâtres, et ordinairement rebelles à tous les moyens curatifs, tandis que celles qui sont aiguës disparaissent souvent sous l'influence des moyens mis en usage; néanmoins, les premières guérissent quelquefois tout à coup et spontanément. Celles dont les attaques sont fréquentes et très-violentes, résistent davantage. Quand elles ont donné lieu pendant long-temps à des contractions convulsives et répétées de certains muscles, il peut en résulter, comme l'a fait remarquer M. Chaussier, des gestes automatiques qui dégénèrent en tics ou habitudes vicieuses; la névralgie des membres inférieurs peut entraîner à sa suite la claudication. Dans certains cas, la continuité de cette affection semble porter atteinte à l'action nerveuse qui préside à la nutrition; les muscles de la partie affectée deviennent flasques, maigrissent, le membre s'atrophie, et présente tous les phénomènes propres à la paralysie. les névralgies des membres donnent moins souvent lieu à des symptômes généraux pendant l'accès, tels que des douleurs épigastriques violentes, de l'anorexie, des nausées, et d'autres accidens analogues. Les névralgies ne sont point des maladies mortelles par elles-mêmes, mais elles peuvent entraîner à leur suite cette terminaison funeste, en se compliquant avec diverses phlegmasies ou quelque autre affection grave; les inflammations auxquelles les névralgies peuvent donner lieu consécutivement, paraissent et disparaissent avec l'accès, sont dans le principe intermittentes, et deviennent quelquefois continues. On peut observer aussi des lésions sympathiques assez graves, un trouble momentané dans les fonctions du cœur, du cerveau, des organes digestifs; ces maladies apportent, en général, une modification notable dans la sécrétion de l'urine, qui laisse déposer un sédiment briqueté; enfin, la continuité des souffrances cause l'insomnie, l'abattement, le dégoût de la vie, et une altération de toutes les fonctions, qui peut amener consécutivement la mort, ou porter le malade à se détruire. Nous devons ajouter qu'heureusement la maladie ne présente ce degré de gravité que fort rarement, et que, lorsqu'elle ne disparaît pas spontanément, les douleurs deviennent supportables, et les paroxysmes s'éloignent sans que la vie du malade soit compromise.

L'étiologie des névralgies est souvent fort obscure. On indique, comme causes générales, les saisons froides, humides, orageuses; mais on est loin d'en expliquer l'influence. Parmi les prédispositions individuelles, on signale particulièrement la prédominance du système nerveux sur les autres systèmes, et l'on fait remarquer que les sujets éminemment nerveux, mélancoliques, hypocondriaques, en sont assez souvent atteints; cependant il est des exceptions nombreuses à cet égard. On a observé fréquemment ce genre de maladie chez les personnes sujettes à la goutte et aux affections rhumatismales. La fréquence des névralgies varie suivant les âges; elles affectent spécialement les adultes et les vieillards, et sont rares dans le jeune âge. D'après ce que nous venons de dire à l'occasion du tempérament nerveux, il est naturel de conclure que les femmes sont plus fréquemment atteintes de névralgies que les hommes; c'est, en effet, l'opinion de Fothergill : cependant Thouret a observé le contraire. Quoi qu'il en soit, c'est surtout, chez elles, à l'époque de la cessation des règles, que cette maladie se manifeste. Elle est plus commune dans la classe aisée de la société que dans la classe pauvre et laborieuse. Les causes occasionnelles des névralgies sont assez multipliées. On attribue le plus ordinairement le développement de la maladie à l'impression du froid, au refroidissement subit qui peut en être la suite, en un mot, aux alternatives brusques de température, à l'humidité froide, telle que l'immersion prolongée et habituelle d'une partie du corps dans l'eau. On a vu des attaques de névralgie faciale survenir après la guérison d'un coryza chronique, d'une fistule dentaire, après la suppression d'un flux hémorrhoïdal périodique, etc. La cicatrisation d'un cautère à la jambe a été suivie d'une névralgie sciatique. Suivant certains auteurs, la disparition brusque d'un exanthème, de dartres, etc., peut causer cette maladie. On a dit aussi que les affections morales tristes exerçaient une influence marquée sur la production des névralgies; toujours est-il que les émotions vives causent, en général, fréquemment l'apparition des paroxysmes, ou les exaspèrent, s'ils existent : il en est de même des excès dans les alimens ou les boissons spiritueuses. Quelques auteurs pensent que ces maladies peuvent être le résultat d'une affection des viscères abdominaux, et spécialement de l'utérus. Elles sont quelquefois symptomatiques d'une altération organique d'un nerf, résultant de la contusion, de la déchirure ou d'une irritation mécanique de son tissu : on a vu une névralgie crurale produite par la piqûre du nerf saphène dans la saignée du pied; des observations nombreuses prouvent que cette affection peut être due à la présence d'une tumeur fibro-cartilagineuse (névrôme), développée dans le tissu d'un nerf. Nous avons déjà fait remarquer que la situation superficielle de certains nerfs les expose davantage à être le siége de névralgies, probablement parce qu'ils sont plus accessibles aux impressions extérieures et aux lésions accidentelles.

Les recherches anatomiques n'ont point encore fourni de données bien positives sur la nature des névralgies. Cette lésion nerveuse résulte-t-elle constamment d'une altération du névrilème seulement, ou de la pulpe nerveuse exclusivement, ou bien de l'un et de l'autre en même temps, et quelle est la nature de cette altération ? Il est difficile de répondre d'une manière concluante à ces diverses questions, les observations d'anatomie pathologique recueillies jusqu'à présent n'étant pas assez multipliées pour qu'on puisse en tirer des conséquences rigoureuses et générales. Cotugno voyait dans cette maladie le résultat d'une inflammation de l'enveloppe du nerf ou du nerf lui-même, qui donnait lieu consécutivement à l'infiltration de son tissu, et qui amenait à la fin la désorganisation de la pulpe nerveuse. Siébold, comme nous l'avons déjà dit, a trouvé, dans un cas, le nerf intercostal rougeâtre et amaigri. Cirillo a rencontré chez un individu atteint de névralgie le nerf épaissi et endurci. Bichat a vu sur le nerf sciatique d'un sujet qui éprouvait une douleur très-vive une foule de petites dilatations variqueuses des veines qui pénétraient la partie supérieure du nerf. M. Van-de-Keer a observé sur le nerf fémoro-poplité une injection vasculaire très-prononcée, bornée au névrilème, disposée par plaques rondes, ovales, assez régulières : la matière médullaire était d'un gris sale et sans élasticité. Dans d'autres circonstances, il a également remarqué chez des sujets qui avaient été affectés de névralgies chroniques la substance nerveuse endurcie, noueuse, offrant sous le doigt une série de granulations dures, rénittentes, fibrocelluleuses, séparées par une pulpe mollasse, déliquescente, d'un gris rougeâtre ; le névrilème, blanchâtre et opaque extérieurement, était épaissi et rouge à l'intérieur. D'autres fois, les nerfs étaient gonflés, rouges, ramollis, offrant des parties plus renflées, molles et pultacées, leur névrilème injecté, contenant des concrétions osseuses, etc., etc. Dans la même maladie, M. Martinet a trouvé les nerfs rouges, leur névrilème injecté, infiltré de sérosité limpide ou purulente, sanguinolente dans quelques cas, avec augmentation de volume du nerf induré ou ramolli. Ces diverses altérations sont bien évidemment le résultat d'une phlegmasie, et portent à penser que, dans les cas où elles ont été observées, les névralgies étaient dues à l'inflammation du nerf ; on sait, d'ailleurs, quel nombre infini de vaisseaux se ramifie dans le tissu des nerfs, et que parfois il existe pendant l'accès une augmentation réelle de température dans la partie affectée, une accélération de la circulation dans les vaisseaux voisins, un accroissement de la douleur par le contact, etc., etc. : mais peut-on conclure de ces faits que l'inflammation soit toujours la cause de cette lésion nerveuse? Desault, Cooper et d'autres observateurs non moins recommandables ont rapporté des exemples de névralgies chroniques qui n'ont laissé après la mort aucune altération perceptible dans le nerf affecté. M. le docteur Rousset trouva le nerf sciatique dans l'état normal, chez une vieille femme qui avait été tourmentée pendant quarante ans par une névralgie sciatique excessivement douloureuse. Dans le cas cité par Bichat, la dilatation variqueuse des veines n'était-elle pas plutôt l'effet que la cause de la névralgie? Cette maladie peut aussi dépendre de la présence de tumeurs accidentelles, de grosseur variable, développées sur le trajet ou dans l'épaisseur du nerf, qui n'offre, d'ailleurs, aucune autre lésion organique appréciable. Quelle peut être la nature de ces névralgies passagères, qui paraissent et disparaissent avec tant de rapidité? En outre, l'explosion subite de la douleur dans le plus grand nombre des cas, et qui rappelle par son développement l'apparition brusque des accès épileptiques ; sa disparition complète dans l'intervalle des paroxysmes ; l'absence de toute espèce de symptômes pendant des semaines, des mois, des années même ; l'apparition nouvelle et instantanée de la névralgie, sans cause appréciable ; enfin, la pâleur et le refroidissement qu'on remarque quelquefois dans les parties affectées pendant l'accès, sont-ce là les phénomènes d'une maladie purement inflammatoire? Cependant, je ferai remarquer que l'irrégularité des accès névralgiques, leur intermittence plus ou moins prolongée, la manifestation subite de la douleur, etc., etc., ont été observées dans des cas où la névralgie était causée par la présence d'un tubercule squirrheux développé dans le tissu du nerf, et où, par conséquent, la cause de la maladie était permanente, comme elle l'est lorsque la douleur dépend d'une phlegmasie du nerf, qui détermine les altérations morbides qui viennent d'être signalées; en effet, l'inflammation doit alors persister constamment, et même augmenter progressivement d'intensité, pour amener la désorganisation du névrilème et de la pulpe nerveuse. D'ailleurs, ne sait-on pas que les phlegmasies de l'appareil cérébro-spinal et de ses enveloppes sont celles dont le type intermittent est constaté par les observations cliniques les plus nombreuses et les plus concluantes. Quoi qu'il en soit, il est fort difficile d'apprécier dans quelques circonstances quelle est la cause de certaines névralgies, sur la nature desquelles l'insuffisance de toutes les méthodes curatives vient encore jeter plus d'obscurité.

Les moyens thérapeutiques employés contre cette maladie sont aussi nombreux que variés, et prouvent que le traitement a été plus souvent empirique que rationnel. Des observations nombreuses recueillies dans ces dernières années ont fait voir que des applications réitérées de sangsues, de ventouses scarifiées, sur le siége de la douleur et pendant l'accès, l'ont souvent fait disparaître; mais il est nécessaire d'en renouveler pendant long-temps l'application, et ne pas trop se hâter de les remplacer par des révulsifs. L'expérience a également démontré que si la saignée générale est habituellement peu efficace dans les névralgies, à l'exception des cas où l'individu est pléthorique, et où il existe des symptômes d'une excitation générale, elle a été particulièrement suivie de succès dans la névralgie sciatique, dans un assez grand nombre de circonstances. L'application de cataplasmes émolliens et narcotiques, les fumigations aqueuses ont quelques fois secondé les effets des saignées locales. J'ai vu plusieurs fois des accès de névralgie faciale suspendus ou diminuer d'intensité par l'application d'un morceau de flanelle recouvert de taffetas ciré, sur le côté de la face qui était le siége de la douleur; quelquefois le soulagement a paru plus prompt, en appliquant le taffetas ciré immédiatement sur la peau, et en le recouvrant de laine chaude. Dès le début, on a fait également usage, avec avantage, de frictions, soit avec un liniment opiacé et camphré, soit avec le baume tranquille, le baume nerval. Le docteur Todd dit avoir obtenu constamment de bons effets de la solution aqueuse d'extrait de belladone en frictions, faites pendant quelques minutes sur les parties douloureuses; les résultats pratiques qu'il a rapportés ont été confirmés depuis par d'autres médecins. Dans quelques circonstances, des fomentations d'eau froide ou des applications de glace, dès le commencement, ont suffi pour calmer tous les accidens, et en suspendre le retour. Les révulsifs ont eu le même succès dans beaucoup de cas; l'huile essentielle de térébenthine, entre autres, est de tous les topiques de cette classe, celui dont on a fait le plus anciennement usage, soit sous forme d'emplâtre, soit simplement en frictions; on voit assez souvent les douleurs calmées momentanément à la suite de l'emploi de cette huile, mais elle ne procure pas une cure radicale de la névralgie, aussi fréquemment qu'on l'a dit : nous parlerons dans un instant de son administration à l'intérieur. Plusieurs fois, des frictions sèches avec la flanelle ou une brosse ont produit un soulagement, et même la guérison. On a retiré aussi quelque avantage de l'application de linges imbibés d'une teinture alcoolique de galbanum, dont on secondait l'action par l'administration des diaphorétiques à l'intérieur. La rubéfaction des parties douloureuses déterminée par leur approche d'un brasier ardent, a quelquefois allégé les douleurs d'une manière remarquable : M. le professeur Richerand a réussi par ce moyen très-simple à calmer les accès d'une névralgie plantaire. On a cité des cures obtenues par l'usage de douches d'eaux thermales sulfureuses ou salines; Pouteau a proposé une douche sèche, consistant à faire tomber sur la partie affectée du sable préalablement chauffé, et dont on recouvre ensuite le membre. Les fumigations aromatiques, les vapeurs de sulfure de mercure rouge, de sous-hydro-sulfate d'antimoine ont également été conseillées, mais elles ne paraissent pas avoir réussi. Quelques médecins ont attribué des propriétés énergiques aux plaques d'acier aimanté appliquées sur le siége du mal, aux linimens volatils, aux frictions avec la teinture de cantharides et l'onguent mercuriel, à l'électricité; moyens tout à fait empiriques, et dont l'effet est, au moins, très-incertain. Suivant quelques personnes, le magnétisme animal exerce l'influence la plus avantageuse sur les névralgies en général. Dans l'otalgie, M. Itard conseille d'éponger la tête avec de l'eau chaude pendant plus d'un quart d'heure, et de la recouvrir immédiatement après avec une flanelle, qu'on renouvelle jusqu'à ce que la dessiccation soit complète. La tête est ensuite recouverte d'une flanelle sèche et chaude, ou mieux d'une coiffe de taffetas gommé. Ce moyen n'est praticable qu'autant que les cheveux sont courts : dans le cas contraire, on applique sur la région temporale et sur l'oreille un cataplasme entre deux linges, composé de tiges de verveine écrasées, cuites dans un mélange à parties égales d'eau, de vinaigre et de farine de graines de lin. Le même médecin a toujours vu les malades éprouver beaucoup de soulagement à l'aide de la fumigation suivante, qui a suffi souvent pour faire cesser l'otalgie. On met dans une fiole à médecine trois gros de liqueur minérale anodine d'Hoffmann et une demi-once d'eau, on plonge aussitôt la fiole dans un vase rempli d'eau chaude, en en dirigeant le goulot dans le conduit auditif. Il a vu une fois une otalgie des plus violentes, compliquée d'odontalgie, calmée subitement par l'application d'un petit emplâtre de savon noir sur la tempe du malade. Il recommande la plus grande circonspection dans l'emploi des opiacés et leur introduction dans le conduit de l'oreille; des décoctions émollientes tièdes, mêlées de baume tranquille, sont les seules injections qu'on doive employer. D'après ses observations, les bains entiers n'ont jamais alors produit de soulagement sensible.

Dans l'emploi des révulsifs, on ne s'est pas borné aux rubéfians; les vésicatoires, que Cotugno a préconisés d'une manière si spéciale, ont été fréquemment mis en usage, dès le début de la maladie. C'est particulièrement dans les névralgies sciatiques qu'il en a conseillé l'application, et il indique comme lieu d'élection la partie supérieure et externe de la jambe. L'expérience a prouvé, en effet, que l'action du vésicatoire est plus efficace lorsqu'il est appliqué sur cette région, qui correspond à l'extrémité supérieure du péroné, au dessous de laquelle le nerf sciatique poplité externe se contourne, et où ce nerf se trouve immédiatement placé sous la peau. Quand la névralgie n'a pas disparu dès les premiers jours, on doit entretenir la suppuration, mais sans irriter trop violemment la surface ulcérée; car une application trop irritante réveille la douleur, et en accroît l'intensité; on doit surtout prendre ces précautions quand la névralgie est chronique : c'est alors qu'on peut obtenir aussi beaucoup d'avantages des bains de sable chaux. Il est très-important, pendant le traitement, d'entretenir la liberté du ventre à l'aide de lavemens et de légers purgatifs salins, car on a remarqué que la constipation entravait la marche de la guérison, et la retardait. En général, il faut exciter pendant long-temps la suppuration des vésicatoires : cependant, l'application de vésicatoires volans sur tout le trajet du nerf affecté a quelquefois aussi été suivie de succès. Ce moyen est également employé avec avantage dans les névralgies du tronc. Plusieurs observations ont démontré l'utilité de la pommade stibiée en frictions, des exutoires, des sétons et des moxas, dans quelques névralgies très-anciennes, mais ils ont été souvent aussi sans efficacité. Les observations nombreuses recueillies dans ces derniers temps par M. Jules Cloquet ont prouvé que l'acupuncture était un des agens thérapeutiques les plus énergiques pour combattre cette maladie; souvent une acupuncture de quelques minutes a suffi pour faire disparaître sans retour une névralgie chronique et excessivement douloureuse. Ce moyen échoue à peine une fois sur six, et les faits observés portent à penser qu'en associant à l'acupuncture les autres moyens conseillés en pareil cas, et modifiés suivant les circonstances, on pourrait rendre ses effets encore plus constans. Il faut quelquefois laisser l'aiguille séjourner dans les parties pour prévenir le retour du paroxysme : ces modifications dans l'application de l'acupuncture sont d'ailleurs indiquées par la nature des accidens. Il paraît que l'électro-puncture a produit également des effets fort avantageux dans plusieurs cas de névralgies. Quand la maladie est déterminée par la présence d'un corps étranger ou d'une tumeur qui irrite un cordon nerveux, l'ablation du corps étranger ou de la tumeur fait généralement cesser la douleur. La section incomplète d'un nerf a produit quelquefois des accès névralgiques, et la section complète du cordon nerveux a suffi pour les faire disparaître. Ce dernier moyen a été conseillé, de même que la cautérisation du nerf, quand tous les autres moyens avaient échoué; mais je ferai remarquer à ce sujet, qu'on doit hésiter long-temps avant d'employer l'un ou l'autre de ces deux procédés, quoiqu'ils paraissent avoir été suivis de succès assez fréquemment, parce qu'il peut arriver, ainsi que le fait observer M. Ch. Bell, qu'on fasse succéder à la douleur une paralysie partielle. Il est donc important de s'assurer des rapports anatomiques et des fonctions du nerf qui est le siége du mal, avant de pratiquer cette opération, qui ne peut être ainsi applicable qu'à un petit nombre de cas.

Les antispasmodiques sous toutes les formes composent en grande partie la liste des médicamens qu'on a administrés à l'intérieur. Tels sont les extraits, les infusions ou les poudres de valériane, d'aconit, de belladone, de jusquiame, de stramoine, de ciguë, de feuilles d'oranger, d'angusture, de laitue vireuse, l'éther, le castoréum, l'assa-fœtida, l'oxyde de zinc, l'opium, le musc, l'eau et l'huile de laurier-cerise, l'acide hydrocyanique, etc., etc.; les pilules de Méglin, composées d'un grain d'extrait de jusquiame noire, un de poudre de racine de valériane sauvage et un d'oxyde de zinc, ont été assez souvent administrées avec succès. On a préconisé l'huile essentielle de térébenthine, dont Cheyne se servit le premier avec avantage, en l'administrant à l'intérieur. Hume, Durand, M. Recamier, ont traité par ce moyen avec succès plusieurs malades atteints de névralgies des membres, et M. Martinet a rapporté également des observations de guérison obtenue par l'administration intérieure de cette huile végétale. Néanmoins, l'expérience a démontré qu'on avait exagéré les avantages de ce médicament qui ne guérit radicalement la maladie dont nous nous occupons, que dans le plus petit nombre des cas, et dont l'action se borne le plus souvent à une légère amélioration du mal. On a attribué à une action spécifique de cette huile les effets avantageux qu'on a observés à la suite de son administration, mais ils peuvent aussi être dus en partie à la dérivation énergique qu'elle produit, en déterminant une vive irritation de la membrane muqueuse gastro-intestinale; quelques-uns des phénomènes qui accompagnent cette médication, viennent, en effet, à l'appui de cette opinion : on sait qu'on a conseillé dans le même but, les vomitifs et les purgatifs drastiques les plus énergiques. D'ailleurs, si cette huile jouissait d'une action spécifique dans les névralgies, pourquoi cette action serait-elle bornée aux seules névralgies des membres ? On a préconisé récemment le sous-carbonate de fer administré à la dose de vingt-quatre grains, trois fois par jour, en augmentant graduellement chaque prise jusqu'à un gros. MM. Hutchinson, Steward

Crawford et Todd Thomson, ont obtenu la guérison radicale d'un assez grand nombre de névralgies faciales par ce traitement continué plus ou moins long-temps, suivant les circonstances; le succès ne s'est pas démenti, et des observations ultérieures sont venues confirmer les résultats qu'ils avaient annoncés. Enfin, quand la névralgie est régulièrement intermittente, on administre avec un succès presque constant le quinquina, le sulfate de Quinine, tantôt seul, tantôt associé aux narcotiques ou aux antispasmodiques. M. le professeur Chaussier, qui a remarqué que le quinquina était plus efficace lorsqu'on l'unissait à la rhubarbe, emploie préférablement les bols suivans : quinquina, quatre gros; rhubarbe et sel d'ammoniaque, de chaque un demi-gros; sirop de fleurs de pêcher, quantité suffisante. On divise la masse en quatre bols que le malade doit prendre en vingt-quatre heures, de trois heures en trois heures. Il faut en continuer l'usage pendant long-temps. On a proposé et administré avec avantage, dans les mêmes circonstances, l'acide arsénieux. En général, quand on fait usage des excitans dans les névralgies, il est toujours important de persévérer dans leur emploi, tout en prévenant les accidens qu'ils pourraient déterminer. (C. P. OLLIVIER.)

NÉVRILÈME, s. m., *nevrilemma*. Nom donné à l'enveloppe membraneuse des nerfs. La disposition générale de cette membrane a été décrite dans un autre article. *Voyez* NERF.

NÉVROLOGIE, s. f., *nevrologia ;* expression par laquelle on désigne la partie de l'anatomie qui traite des nerfs. (MARJOLIN.)

NÉVROSE, *nevrosis*, de νεῦρον, nerf, synonyme de *maladie nerveuse ;* expression généralement employée par les pathologistes pour désigner une classe de maladies.

Deux opinions partagent les médecins de nos jours sur la nature et l'existence des névroses ou maladies nerveuses; les uns, avec M. Pinel, admettent l'existence de ces affections, et les font dépendre d'un état inconnu du système nerveux, sans altération de structure et sans fièvre; les autres, avec M. Broussais, rattachent les névroses à l'*irritation*, et les rapportent presque toutes aux phlegmasies.

La classe des névroses comprend, dans la *nosographie philosophique*, les affections suivantes : 1° *Névroses des sens ;* dysécée, paracousie, tintouin, surdité, berlue, diplopie, héméralopie, nyctalopie, amaurose; 2° *Névroses cérébrales*, divisées en *coma-*

teuses, qui sont l'apoplexie, la catalepsie, l'épilepsie; et *vésanies*, qui se composent de l'hypocondrie, de la mélancolie, de la manie, de la démence, de l'idiotisme, du somnambulisme et de l'hydrophobie; 3° *Névroses de la locomotion ;* névralgies, tétanos, convulsions, danse de Saint-Guy, paralysie; 4° *Névroses de la voix;* voix convulsive, aphonie; 5° *Névroses de la digestion ;* spasme de l'œsophage, cardialgie, pyrosis, vomissement, dyspepsie, boulimie, pica, colique, colique de plomb, iléus; 6° *Névroses de la respiration ;* asthme, coqueluche, asphyxie; 7° *Névroses de la circulation ;* palpitations, syncope; 8° *Névroses de la génération ;* anaphrodisie, satiriase, priapisme, nymphomanie; hysterie. M. Pinel disserte peu sur la nature de ces affections; ils se contente le plus souvent d'en donner une description.

La doctrine de M. Broussais sur les névroses n'est pas toujours très-clairement exprimée dans son *Examen des doctrines médicales*. Les propositions qu'il émet à ce sujet ont besoin d'être développées par l'exposition des faits pour devenir intelligibles à tous les lecteurs. Nous en ferons connaître ce que nous avons pu comprendre.

L'inflammation excite souvent des sympathies de relation qui sont devenues pour les auteurs les phénomènes prédominans, et ont fait donner à la maladie le nom de *névrose*. (Proposition 107.) Les sympathies morbides de relation, effets de l'irritation transmise par les nerfs (prop. 85), se manifestent par des douleurs, par les convulsions des muscles soumis à la volonté, et par des aberrations mentales. (Prop. 86.) La *manie* suppose toujours une irritation du cerveau, qui peut y être entretenue par *une autre* inflammation, et disparaître avec elle; mais si elle se prolonge, elle finit toujours par se convertir en *une véritable encéphalite.* (Prop. 123.) L'*hypocondrie* est l'effet d'une gastro-entérite chronique qui agit avec énergie sur un cerveau prédisposé à l'irritation. *La plupart* des *dyspepsies*, *gastrodynies*, *gastralgies*, *pyrosis*, *cardialgies*, et toutes les *boulimies*, sont l'effet d'une gastro-entérite chronique. *La gastro-entérite peut exister dans une nuance qui permette l'assimilation d'une quantité d'alimens bien supérieure aux besoins de l'économie, d'où résultent pléthore, polysarcie, etc. Dans certaines gastrites boulimiques, l'embonpoint et les forces augmentent malgré l'irritation.* (Prop. 144, 145, 152, 443.) L'hystérie paraît être rattachée à la même cause que l'hypocondrie. (Prop. 372, et page 236.)

Les névroses sont *actives* ou *passives*. Les premières consistent dans l'exaltation de la sensibilité des nerfs de relation, et dans celle de la contractilité musculaire et vasculaire sous l'influence de ces nerfs; elles sont possibles dans les muscles locomoteurs, dans les viscéraux et dans tous les capillaires où prédominent les nerfs de relation : exemple, les névralgies. Les névroses passives consistent dans la diminution ou l'abolition de la sensibilité et de la contractilité musculaire; elles ne peuvent être complètes que dans les appareils locomoteur et sensitif. Les unes et les autres ont *le plus souvent* pour cause une phlegmasie située dans l'appareil cérébral ou dans les autres viscères; les passives dépendent quelquefois d'une influence sédative sur les nerfs où elles agissent. Dans les névroses actives fixes de l'appareil de relation, la circulation capillaire est excitée, il y a congestion, l'inflammation et la subinflammation existent ou menacent de se former dans les tissus où se manifeste la névrose, aussi bien que dans le point de l'appareil cérébral où correspondent les nerfs de ces mêmes tissus; tandis que les cordons nerveux intermédiaires se bornent à transmettre les influences sympathiques d'un point à l'autre. Lorsque dans les névroses des viscères de la poitrine et du bas-ventre il existe des douleurs ou des convulsions ambulantes dans les muscles locomoteurs, il y a deux points d'irritation qui sont enflammés ou tendent à la phlegmasie, l'un dans ces viscères et l'autre dans l'appareil encéphalique. (Prop. 201 à 206.) Le traitement indiqué pour les névroses est en général celui des phlegmasies. (343, 359, 371.) Les stimulans dits antispasmodiques ne guérissent les affections convulsives que lorsque l'estomac les supporte sans être surexcité, et lorsque le point d'irritation, qui est la cause de ces affections, *ne s'élève pas au degré de l'inflammation*. Si le tissu est enflammé, les médicamens peuvent suspendre les phénomènes nerveux, mais la maladie s'exaspère, et la guérison ne s'obtient que par les antiphlogistiques et par la révulsion. L'exercice des muscles locomoteurs est le meilleur moyen de détruire la mobilité convulsive : il agit en déplaçant les irritations viscérales, en consumant une activité superflue, et en appelant les forces vers la nutrition et vers les tissus exhalans et sécréteurs. (Prop. 372 et 373.)

On peut reprocher à M. Pinel d'avoir trop peu insisté sur les caractères qui distinguent les névroses des autres maladies ; d'avoir admis les faits sans un esprit sévère de critique, ce qui l'a conduit à ranger dans cette classe des affections rapportées depuis long-temps à des altérations bien connues des organes. N'est-on pas étonné, par exemple, de retrouver parmi les névroses l'*apoplexie*, dont les caractères anatomiques avaient été si bien observés et décrits par Morgagni ? Nous le répétons, nous n'avons pas bien compris M. Broussais. Les névroses qu'il désigne nominativement sont rattachées aux inflammations. Quant aux autres, il n'en parle que dans des propositions générales, sans citer de faits à l'appui de ses assertions, ce qui ne laisse pas de rendre ses idées fort obscures. Aussi ne savons-nous pas ce que signifie la division des névroses en *actives* et *passives*, malgré la définition que l'auteur donne de chacun de ces genres. Les unes et les autres ont *le plus souvent* pour cause, suivant M. Broussais, une phlegmasie du cerveau ou des autres viscères ; les passives dépendent *quelquefois* d'une influence sédative sur les nerfs où elles agissent. Le traitement des névroses est le même que celui des phlegmasies. Attendons des exemples pour fixer notre opinion sur ces assertions.

Un disciple judicieux de la nouvelle école, M. Roche, tout en rattachant les névroses à l'irritation, les a cependant distinguées des autres maladies, en les désignant sous le nom d'*irritations nerveuses*, et en cherchant à établir leurs caractères spécifiques ; il admet que les névroses peuvent exister dans le système nerveux sans changement appréciable d'organisation ; que les altérations trouvées après la mort sont celles d'un autre mode d'irritation, celles de la phlegmasie, par exemple, sans aucune particularité qui puisse expliquer l'existence des symptômes propres à la névrose. M. Roche va plus loin, il cherche à expliquer la nature des névroses ; il pense que ces maladies consistent dans l'accumulation du fluide nerveux dans un tissu, accumulation déterminée, dit-il, par un agent irritant ; accumulation aussi matérielle que celle du sang dans un tissu enflammé, mais non pas visible comme elle, parce que le fluide nerveux se dérobe à la vue. Suivant M. Roche, cette théorie explique très-bien la plupart des phénomènes les plus obscurs des névroses, comme leur guérison subite par une vive impression morale, lorsqu'elles avaient été rebelles pendant plusieurs années à toutes les armes de la thérapeutique. Ce médecin ne dit rien de la division des névroses en *actives* et *passives;* il admet l'existence d'une gastralgie nerveuse, indépendante de la gastrite. (*Élémens de patholog. médic.-chirurg.*, par MM. Roche et Sanson.) Nous avons déjà entendu un professeur de physique, M. Babinet, comparer les secousses convulsives de l'hystérie et de l'épilepsie à certains phénomènes électriques.

Les *névroses des sens*, admises par M. Pinel, sont loin de former un groupe identique : les unes ne dépendent que d'un vice dans la disposition des différentes parties constitutives de l'organe, et non dans une lésion maladive; telles sont la myopie et la presbytie, et peut-être d'autres encore. L'amaurose peut dépendre d'une foule de causes organiques. Dans l'article de cet ouvrage qui concerne cette maladie, l'auteur, loin de la considérer comme une névrose, lui assigne des causes organiques diverses, la plupart très-évidentes, telles que congestions cérébrales, plaies ou contusions du cerveau, compression, suppuration, atrophie des nerfs optiques, etc. L'affaiblissement de l'ouïe et la surdité sont souvent aussi le résultat d'une altération manifeste des parties qui servent à l'audition, soit dans l'oreille, soit dans le crâne. Les autres névroses des sens ne nous paraissent pas mieux mériter ce nom. L'*apoplexie* est un groupe de symptômes qui dépend tantôt d'une congestion générale du cerveau, tantôt d'un épanchement de sang, et tantôt de diverses désorganisations de l'encéphale. L'apoplexie nerveuse n'est plus admise que par quelques médecins. L'*idiotisme* de naissance dépend ordinairement d'un vice d'organisation congénial du cerveau; les *convulsions*, la *paralysie*, l'*aphonie*, la *voix convulsive*, ne sont que des symptômes qui peuvent provenir de diverses causes, de lésions du cerveau, de la moelle épinière, des nerfs, des muscles, etc. Dans l'*hydrophobie* on trouve des phlegmasies profondes de différens viscères; le *tétanos* est attribué par quelques auteurs à une inflammation encéphalo-rachidienne. M. Martinet a voulu rattacher les *névralgies* à l'état inflammatoire des nerfs. (*Revue Médicale*, janvier 1825.) On n'est pas d'accord sur le siége et la nature de la *colique de plomb*. Qu'est-ce que l'*iléus?* L'*asphyxie* et la *syncope* sont des suspensions accidentelles de l'action de certains organes plutôt que des maladies. La *coqueluche* n'est qu'une bronchite, suivant M. Guersent. L'*asthme* dépend d'une lésion organique du cœur, d'après M. Rostan, ou d'un emphysème du poumon, selon M. Laënnec. Pujol a rapporté l'*hypocondrie* à l'hépatite, et l'*hystérie* à la métrite chronique. Les différens genres de *folie* ont de même été rattachés par différens auteurs à une phlegmasie encéphalique. Suivant MM. Casauvieilh et Bouchet, l'*épilepsie* est le résultat d'une inflammation chronique de la substance blanche des lobes cérébraux. (*Archives générales de médecine*, tomes IX et X.) L'*anaphrodisie* peut provenir de différentes causes; le *priapisme*, le *satyriase* et la *nymphomanie* ne sont ordinairement que des symptômes. M. Broussais n'admet ni *gastralgie* ni *vomissement nerveux*.

D'après ces différentes manières de voir, il n'existerait pas de névroses. Cependant nous avons admis dans nos articles *épilepsie*, *folie*, *gastralgie*, *hypocondrie* et *hystérie*, des maladies distinctes des phlegmasies et des désorganisations, ayant des caractères propres, et auxquelles on peut conserver le nom de névroses ou de maladies nerveuses, expressions dont on se sert généralement pour désigner ces affections.

Les maladies auxquelles nous conservons le nom de névroses ont pour caractères les plus ordinaires d'être de longue durée, peu dangereuses, intermittentes, apyrétiques, difficilement curables, d'offrir un appareil de symptômes ordinairement effrayans en apparence, de causer des souffrances très-violentes et qui feraient croire à l'existence d'une affection très-grave, de laisser après la mort peu ou point d'altérations sensibles dans les organes qui en ont été le siége. Ce sont : la céphalalgie périodique, la folie, l'hypocondrie, la catalepsie, la chorée, l'hystérie, l'asthme convulsif, les palpitations dites nerveuses, la gastralgie avec ou sans vomissement, les névralgies. Le somnambulisme morbide est ordinairement un symptôme de la catalepsie ou de l'hystérie.

Nous ne croyons pas que la coqueluche soit une simple bronchite, malgré l'autorité imposante de M. Guersent; le catarrhe pulmonaire n'offre pas ces quintes de toux convulsive, ces inspirations bruyantes, avec menace de suffocation, revenant par accès dans l'intervalle desquels, suivant M. Guersent lui-même, « lorsque la maladie est simple et légère, elle est ordinairement sans fièvre, et les malades conservent presque autant d'appétit que dans l'état de santé, *même dans son plus haut degré d'intensité.* » Ce dernier phénomène ne se présente certainement point dans la bronchite intense. Peut-être est-ce dans le cerveau et la moelle épinière qu'il faut chercher la cause principale de la coqueluche, qui offre quelques-uns des caractères propres aux névroses convulsives.

M. Rayer a émis, sur la nature et le siége des fièvres intermittentes, une opinion qui nous paraît mériter de fixer l'attention des pathologistes. Nous croyons avec ce médecin que ces maladies ne sont essentiellement ni une gastrite ni une inflammation; qu'elles dépendent vraisemblablement d'un état morbide du système nerveux, et que cet état a beaucoup d'analogie avec certaines névroses. (*Voyez* INTERMITTENT.) M. Brachet de Lyon vient aussi de publier un travail sur ce sujet, dans lequel il cherche à démontrer que les faits relatifs aux fièvres intermittentes ne s'accordent point avec les principes que professe M. Broussais, sur la nature et le siége de ces maladies. (*Archives gén. de méd.*, tome IX.) L'opinion de M. Brachet diffère de celle de M. Rayer, en ce que l'un rapporte la maladie au système nerveux ganglionnaire, et l'autre au système cérébro-spinal.

Les névroses peuvent durer des mois et des années, souvent même sans amener des changemens notables dans les fonctions nutritives, pourvu que l'estomac puisse digérer les alimens. Beaucoup d'individus affectés de folie, d'épilepsie, d'hypocondrie, vivent pendant vingt et trente ans, fréquemment avec toutes les apparences extérieures d'une bonne santé. La guérison des névroses a rarement lieu avant plusieurs mois. La plupart des malades succombent à des affections accidentelles, souvent étrangères à l'affection primitive, quelquefois cependant consécutives à celle-ci. Le peu de danger des névroses est d'autant plus remarquable, que les symptômes de ces maladies sont ordinairement très-graves en apparence; exemples : les convulsions et la perte de connaissance dans l'attaque d'épilepsie, l'extrême agitation et l'insomnie complète dans la manie aiguë, les plaintes et les souffrances réelles des malades dans l'hypocondrie, la suffocation imminente dans l'asthme convulsif, les douleurs atroces et les mouvemens désordonnés dans l'attaque d'hystérie, la syncope, la raideur générale et quelquefois un état de mort apparente dans la catalepsie.

Presque tous les malades sont sans fièvre, ou n'en sont affectés que d'une manière passagère; leur appétit est bon et la digestion se fait bien, excepté dans les cas où l'estomac est spécialement affecté; et encore observe-t-on que la plupart des individus affectés de gastralgie ont de l'appétit, et que chez eux la digestion, quoique souvent lente et douloureuse, se termine cependant bien. Les épileptiques, les aliénés, les asthmatiques, la plupart des hypocondriaques, ont en général toutes les apparences extérieures d'une bonne santé.

Presque toutes les névroses sont des maladies intermittentes : telles sont l'épilepsie, la catalepsie, l'hystérie, la céphalalgie, les névralgies. La folie, la gastralgie, les palpitations et l'hypocondrie, qui présentent souvent aussi ce caractère, ont cependant plus fréquemment le type continu, avec des rémissions et des exacerbations. Beaucoup de névroses proviennent, en partie du moins, d'une cause héréditaire. Ces affections sont généralement difficiles à guérir; beaucoup de malades sont sujets aux rechutes, et un grand nombre conservent, après la guérison, de la susceptibilité ou de l'irritabilité dans la partie qui était le siége du mal.

Les ouvertures de corps n'ont point encore fourni assez de résultats propres à éclairer la nature des névroses. Les individus, après avoir vécu un grand nombre d'années et éprouvé souvent diverses affections successives, meurent ordinairement à la suite de lésions plus ou moins étrangères à la maladie primitive. Comment distinguer alors la cause de celle-ci des causes qui ont produit les premières? On trouvera, sur le cadavre d'un asthmatique, des dilatations des bronches, un emphysème du poumon, des lésions du cœur : les accès de suffocation répétés ne suffisent-ils pas pour déterminer à la longue de pareilles altérations? Tant que la folie ne s'accompagne pas de paralysie, les altérations du cerveau sont peu remarquables, ne consistent guère que dans des changemens légers de coloration et de consistance, quoique la maladie ait pu durer plusieurs années. On possède à peine quelques ouvertures de corps d'hypocondriaques et d'hystériques, quoique l'hypocondrie et l'hystérie soient des maladies très-fréquentes; mais ces affections ne sont point mortelles.

Un parallèle établi entre une maladie nerveuse, la folie, par exemple, et l'inflammation du cerveau, fera mieux ressortir le diagnostic différentiel de ces maladies. Sur plusieurs milliers d'aliénés que j'ai pu observer, je n'en ai pas vu un seul dont la maladie eût été produite par un coup ou une chute sur la tête, par une plaie au cerveau. Ce sont peut-être les causes les plus fréquentes de l'encéphalite. Presque toutes les aliénations mentales proviennent de causes intellectuelles et morales, de dispositions natives du caractère : les affections morales sont aussi les causes les plus fréquentes de la plupart des névroses. L'hérédité a une influence telle sur l'origine de la folie, que cette cause s'observe dans plus de la moitié des cas, et que le médecin doit prévenir du danger des alliances avec des familles qui ont beaucoup de fous, s'il est consulté à ce sujet; cette opinion est même devenue populaire. Cette influence n'a point été remarquée pour l'inflammation du cerveau. Cette dernière maladie, lorsqu'elle est aiguë, s'accompagne de troubles très-graves dans les fonctions encéphaliques, et ordinairement dans les fonctions des autres organes; la nutrition est suspendue; l'issue est le plus souvent funeste, et a lieu au bout de peu de jours ou de peu de semaines : c'est tout le contraire dans la manie, même aiguë. Dans ce dernier cas, malgré la violence de l'agitation, le malade conserve l'usage de ses sens, de ses membres, de la voix, et même en partie l'usage de son intelligence; ses facultés mentales sont exaltées, troublées par des hallucinations et des idées fausses, mais elles s'exercent encore tellement bien, que le malade ne perd rien de ce qu'il perçoit, de ce qu'il sent et pense, au point qu'après la guérison il rend un compte exact des diverses impressions qu'il a reçues. Dans le délire aigu intense, il n'y a plus de connaissance, plus rien qui annonce la moindre liberté d'exercice dans l'intelligence. Le maniaque boit et mange, vit très-bien avec le désordre de sa pensée; nul danger à craindre, probabilité d'une longue existence; pas de troubles notables dans les fonctions nutritives, ni même dans les fonctions cérébrales relatives aux mouvemens volontaires et à l'action des sens extérieurs; les troubles des facultés mentales ne sont que partiels; la pensée est faussée, et non-seulement l'exercice n'en est pas suspendu, mais dans les cas même de manie la plus intense, cet exercice peut encore offrir quelque régularité sous certains rapports. Une fois que l'encéphalite est bien guérie, le malade est comme avant d'en avoir été atteint, et on ne songe point à la possibilité d'une rechute, si la même cause ou une cause nouvelle n'est mise en jeu. La folie, comme les autres névroses, présente de fréquentes récidives, souvent sans cause, ou par des causes légères. Qui voudrait épouser une personne qui aurait eu un accès de folie? Et en pareil cas ferait-on attention à l'existence antérieure d'une encéphalite? Il y a donc quelque circonstance fondamentale qui sépare les deux maladies.

Tout ce que nous venons de dire s'applique à l'épilepsie. Ce serait une singulière encéphalite que celle dont la durée ne serait que de quelques minutes, et qui reviendrait périodiquement seulement une fois chaque jour, chaque semaine ou chaque année. Il suffit d'ailleurs de cette question pour montrer que ces deux maladies sont très-différentes l'une de l'autre, et que cette différence est sentie par tout le monde : qui voudrait s'unir à une personne qui aurait été épileptique pendant quelque temps, quand bien même elle n'aurait pas eu d'attaques depuis plusieurs années? MM. Cazauvieilh et Bouchet disent qu'il y a autant de différence entre la gastrite aiguë et la gastrite chronique, qu'entre l'encéphalite aiguë et l'épilepsie, qui n'est suivant eux qu'une encéphalite chronique. Mais il nous semble qu'ils ont commis une erreur qui rend leur comparaison fautive; ils ont donné les caractères de la gastralgie pour ceux de la gastrite chronique, et alors nous ne nous étonnons pas qu'ils trouvent la même différence entre la gastrite aiguë et une névrose de l'estomac, qu'entre l'encéphalite aiguë et une névrose de l'encéphale. Nous ne pouvons donc adopter l'opinion de MM. Cazauvieilh et Bouchet, qui, dans un mémoire intéressant, ont soutenu que l'épilepsie n'était qu'une phlegmasie chronique du cerveau, caractérisée, sur la plupart des cadavres qu'ils ont ouverts, par une augmentation de consistance de la substance blanche des hémisphères cérébraux. (*Ouvrage cité.*)

En traitant de la gastralgie et de l'hypocondrie, nous avons exposé les caractères qui nous paraissent distinguer ces maladies de la gastro-entérite avec laquelle M. Broussais les a confondues. M. Barras a depuis publié un mémoire où il cite des faits nombreux qui viennent à l'appui de cette distinction. (*Revue médicale*, tome IV, 1825, et tome I, 1826.)

Les névroses sont donc distinctes des phlegmasies. Nous devons pourtant ajouter qu'il peut exister entre ces deux classes de maladies un certain degré d'affinité, comme il en existe entre l'inflammation et différentes désorganisations; en sorte qu'il y a quelquefois une concomitance ou une succession de phénomènes qui appartiennent aux névroses et aux phlegmasies. Ainsi dans quelques cas de manie aiguë, si le malade est emporté par une affection accidentelle, on observe l'injection sanguine du cerveau, jointe à une augmentation de consistance, qui sont les caractères anatomiques du premier période de l'encéphalite aiguë; lorsque les aliénés vivent long-temps et tombent dans la paralysie générale, on trouve ordinairement un épaississement et une infiltration séreuse de la pie-mère, le ramollissement et l'adhérence de la surface des circonvolutions cérébrales à cette membrane, caractères anatomiques d'une inflammation chronique de ces parties. Il semblerait, dans ce dernier cas, que l'état du cerveau qui constituait primitivement l'aliénation mentale a passé à l'état inflammatoire en s'aggravant.

Les névroses ont généralement été rapportées à une lésion vitale, existant sans changement dans l'état des organes. Cette explication est peu satisfaisante; les bons esprits de nos jours pensent qu'il n'y a point de maladies sans lésion matérielle des organes, et ils se contentent de dire que dans les cas où ils ne peuvent apercevoir cette lésion, elle existe, mais d'une manière jusqu'ici imperceptible aux sens. Ce qui empêchera long-temps l'anatomie pathologique des névroses de faire les mêmes progrès que celle des autres classes de maladies, c'est leur longue durée, le peu de danger qui les accompagne, et l'existence des affections accidentelles auxquelles succombent ordinairement les malades. Plusieurs circonstances prouvent que la lésion des organes qui constitue les névroses doit être assez légère, sans changemens bien notables dans la structure des organes; telles sont : 1° l'intermittence de la maladie, la fonction de l'organe pouvant s'exercer souvent assez librement dans l'intervalle des accès; 2° le peu d'influence sympathique exercée par la partie malade sur le reste de l'économie; ainsi point de fièvre, fonctions nutritives en bon état; 3° les guérisons subites et inattendues assez fréquentes dans les névroses; 4° enfin les résultats jusqu'ici assez peu satisfaisans des ouvertures de corps.

La plupart des névroses ont leur siége dans le cerveau ou dans les cordons nerveux. Quant à celles qui se manifestent dans les autres organes, telle que la gastralgie, par exemple, il s'agirait de savoir si elles consistent dans un lésion de tous les tissus de l'organe, ou seulement dans la lésion des nerfs qui entrent dans sa composition. Cette dernière opinion est généralement admise; toutefois elle ne peut être prouvée. Le seul fait qui semble l'appuyer, c'est que, dans les névralgies, la douleur ne siége pas seulement le long du nerf, mais elle se propage dans toute la partie où il se distribue. Il pourrait donc arriver de même, que dans des névralgies des nerfs de la huitième paire ou des plexus du grand sympathique, les accidens eussent lieu jusque dans les différens viscères du thorax et de l'abdomen où ces nerfs se rendent.

Les névroses étant peu connues dans leur nature, étant longues et difficiles à guérir, souvent rebelles à toute espèce de remèdes, il n'est pas de moyen qui n'ait été conseillé dans le traitement de ces maladies, depuis les substances les plus insignifiantes jusqu'aux poisons les plus actifs, depuis les topiques les plus doux jusqu'aux applications les plus douloureuses. Les auteurs qui confondent les névroses avec les phlegmasies recommandent le traitement indiqué dans ces dernières maladies. Mais comme ils ne tiennent point assez compte de la longue durée naturelle à la plupart des cas de névroses, trop souvent ils font un abus de l'emploi des évacuations sanguines. Les médecins qui soutiennent l'opinion opposée commettent ordinairement des abus d'un autre genre, en prodiguant aux malades une foule de remèdes prétendus antispasmodiques et calmans, de préparations alcooliques, éthérées, de dissolutions de sels de cuivre ou d'argent, etc.; remèdes qui font en général plus de mal que de bien. Aux articles consacrés à l'histoire des différentes névroses, nous avons établi les règles à suivre dans le traitement de ces maladies. (GEORGET.)

NÉVROTOME, s. m. *nevrotomus*. Scalpel long, étroit, et à deux tranchans, qu'on emploie principalement pour la dissection des nerfs.

NÉVROTOMIE, s. f., *nevrotomia*. Ce mot, dont on se sert pour indiquer la dissection des nerfs, est aussi usité par les chirurgiens pour désigner l'opération dans laquelle on pratique la section d'un cordon nerveux. Cette opération, qui a été conseillée comme moyen curatif dans quelques névralgies, peut donner lieu à certains phénomènes qui doivent rendre très-circonspect dans l'application de ce procédé. *Voyez* NÉVRALGIE.

(MARJOLIN.)

NEZ, s. m., *nasus*. Le nez est cette portion saillante de la FACE, particulière à l'homme, qui limite antérieurement les fosses nasales, et qui est située au-dessous du front, au-dessus de la lèvre supérieure, entre les orbites et les joues. Sa forme, son volume et sa direction varient suivant les âges, les races, et suivant les individus. Quelles que soient ces variétés, le nez conserve toujours la forme d'une pyramide triangulaire, qui présente : deux faces latérales et antérieures, sur le tiers inférieur desquelles on observe un sillon courbe, concave en bas ; une face postérieure, concave, correspondant aux fosses NASALES, et partagée par leur cloison en deux portions latérales ; un bord antérieur appelé *le dos* du nez, terminé inférieurement par une saillie arrondie qu'on nomme *le lobe ;* deux bords postérieurs qui semblent se continuer avec les joues dont ils sont séparés par un sillon oblique en haut et en dedans ; un sommet ou *racine* situé immédiatement au-dessous du front entre les sourcils ; enfin, une base percée de deux ouvertures ovalaires d'avant en arrière, qui constituent les *narines antérieures*. Ces ouvertures sont séparées l'une de l'autre par le bord inférieur de la cloison, et limitées en dehors par les portions inférieures latérales du nez, auxquelles on a donné le nom d'*ailes* du nez.

Considérée dans son ensemble, cette forme du nez offre des différences qui se rattachent à trois variétés principales ; le nez aquilin, le nez camard ou épaté, et le nez retroussé. Quant à son volume, qui est extrêmement variable, il n'est aucunement en rapport avec celui du pénis chez l'homme, comme on le dit vulgairement. Sa direction est habituellement la même que celle de la ligne médiane du corps, mais elle est sensiblement déviée à droite chez un grand nombre d'individus, ce qui résulte, ainsi que Béclard l'a démontré, de l'habitude qu'on a de se moucher de la main droite.

La structure du nez est assez complexe ; les parties qui concourent à le former sont : 1° la peau qui adhère très-intimement à son lobe, ainsi qu'à ses ailes, et dans l'épaisseur de laquelle on trouve un assez grand nombre de follicules sébacés ; 2° les muscles PYRAMIDAUX, les TRANSVERSES, les ÉLÉVATEURS communs de l'aile du nez et de la lèvre supérieure, les INCISIFS supérieurs; 3° les apophyses montantes des os maxillaires et les os propres du nez; 4° plusieurs cartilages minces réunis entre eux et avec les parties osseuses du nez. Le plus considérable de tous, *le cartilage de la cloison*, est situé perpendiculairement à la partie moyenne du nez : sa forme est quadrilatère. Il complète en avant la cloison osseuse des fosses nasales, et son bord postérieur se trouve compris entre la lame perpendiculaire de l'ethmoïde, le vomer et la suture médiane des deux os propres du nez; son bord antérieur correspond au dos du nez; il est épais, saillant et sous-cutané en haut, mince inférieurement où du tissu cellulaire l'unit aux cartilages des narines. Ces derniers, qui déterminent la forme et les dimensions de l'ouverture des narines, sont irrégulièrement elliptiques, et recourbés sur eux-mêmes. Leur partie interne, en rapport avec celle du cartilage du côté opposé, en est séparée par une rainure, et complète en bas et en avant la cloison des fosses nasales; leur partie externe se termine en haut et en arrière par une extrémité, de forme variable, confondue dans le tissu ligamenteux qui la sépare du cartilage latéral correspondant. Ces cartilages latéraux ont une forme quadrilatère, et sont fixés au bord inférieur des os propres du nez, à la partie inférieure de l'apophyse montante de l'os maxillaire supérieur et au bord supérieur des cartilages des narines, au-dessus desquels ils sont placés, et avec lesquels ils sont quelquefois intimement unis et comme confondus. En avant, ils se continuent avec le bord du cartilage de la cloison; ils sont recouverts par les muscles triangulaires, pyramidaux et par la peau. Les cartilages des ailes du nez ou des narines adhèrent postérieurement aux muscles élévateurs de l'aile du nez et de la lèvre supérieure, aux triangulaires et à la peau. On trouve encore, entre le bord osseux des os maxillaires qui forme l'ouverture, antérieure des fosses nasales, et les bords externes des cartilages latéraux et ceux des ailes du nez, d'autres petits cartilages de grandeur et de forme variables, qui sont réunis par le tissu ligamenteux qui joint cette portion cartilagineuse du nez aux os maxillaires. Enfin, les cartilages latéraux et ceux des ailes du nez sont assez souvent interrompus dans leur continuité par des scissures plus ou moins larges et profondes, dont les intervalles sont également remplis par de petits cartilages isolés, offrant ainsi une disposition analogue à ceux des os sésamoïdes. La face interne de ces divers cartilages est tapissée par une portion de la membrane pituitaire dans laquelle sont implantés quelques poils, et qui présente la plus grande analogie de structure avec la peau, dans les parties voisines des narines.

Les artères du nez viennent de la coronaire labiale supérieure, branche de l'artère faciale, de l'artère sous-orbitaire, et du rameau nasal de l'artère ophthalmique. Les veines suivent le même trajet, et s'ouvrent dans les veines ophthalmique et faciale. Les nerfs sont des filets provenant du nerf facial, du nerf sous-orbitaire, et de la branche nasale du nerf ophthalmique.

Les mouvemens du nez consistent spécialement dans l'élévation et l'abaissement alternatifs de ses parties latérales ou ailes, et dans la dilatation des narines, mouvement auquel le nerf facial préside directement. Le nez, placé au-devant des fosses nasales, les préserve du contact continuel de l'air, et prévient ainsi le dessèchement de la membrane muqueuse des fosses nasales; il fait partie de l'appareil de l'olfaction.

Le nez peut manquer en totalité; ce vice de conformation qui est assez rare, coexiste habituellement avec la *monopsie*, et il peut arriver alors que la réunion des deux moitiés du nez forme un prolongement analogue à une trompe. Sa cloison peut être percée d'ouvertures plus ou moins larges; on a dit ailleurs (*voyez fosses* NASALES), que cette cloison pouvait être déviée au point de toucher à la paroi externe vers laquelle elle s'incline. Les narines sont quelquefois fort rétrécies, ou complétement imperforées. Le *lobe* ou le bout du nez présente, mais rarement, une scissure profonde qui le divise en deux lobes latéraux, de même qu'on l'observe dans les chiens à deux nez : Doeveren, Sandifort, Béclard et Bidaut de Villiers ont rapporté des exemples de cette défectuosité, qui, dans quelques cas, s'étend à toute la longueur du nez. (MARJOLIN.)

NICKEL, s. m. Métal de la cinquième classe de M. Thénard (*Voyez* MÉTAL), qui se trouve dans la nature allié avec d'autres métaux et avec un peu de soufre. Il est d'un blanc argentin, très-malléable et très-ductile; sa tenacité est assez grande; sa pesanteur spécifique est de 8,666 quand il a été forgé : il est moins magnétique que le fer et plus que le cobalt. On ne le fond que très-difficilement; cependant il est sensiblement volatil. Chauffé avec le contact de l'air ou du gaz oxygène, il se transforme en protoxyde gris de cendre. Le phosphore, le soufre, le chlore et plusieurs métaux peuvent se combiner avec lui. Les acides sulfurique, hydrochlorique et nitrique faibles, le transforment en protoxyde et le dissolvent, les deux premiers avec dégagement de gaz hydrogène, et le dernier avec dégagement de gaz nitreux. Il n'a point d'usages. Pour l'obtenir on décompose le protoxyde de nickel à une température élevée par le moyen de la cire.

NICKEL (oxydes de). Il existe deux oxydes de nickel. Le *protoxyde* anhydre est d'un gris de cendre; il est vert à l'état d'hydrate; le chlore liquide le transforme en deutoxyde noir; les acides minéraux affaiblis le dissolvent. Le *deutoxyde* est d'un violet puce presque noir et ne se dissout dans les acides sulfurique, nitrique ou hydrochlorique, qu'autant qu'il a perdu de son oxygène et qu'il a été ramené à l'état de protoxyde. Aucun de ces oxydes n'est employé.

NICKEL (sels de). Les sels de protoxyde de nickel sont verts s'ils contiennent de l'eau et jaunes ou fauves s'ils sont anhydres : il en est d'insolubles et de solubles dans l'eau. Ces derniers doués d'une saveur d'abord sucrée et astringente, puis âcre et métallique, précipitent en vert par la potasse et la soude. L'ammoniaque en sépare également le protoxyde et le redissout si elle est employée en excès. L'hydrocyanate ferruré de potasse y fait naître un précipité d'un blanc jaunâtre, tirant un peu sur le vert. Les hydrosulfates les précipitent en noir. L'infusion alcoolique de noix de galle en sépare des flocons blanchâtres. Aucun des sels de nickel n'est employé. (ORFILA.)

NICOTIANE, s. f. *Voyez* TABAC.

NICTATION, s. f., *nictatio*, synonyme de *clignotement*. *Voyez* ce mot.

NIDOREUX, adj., *nidorosus*, qui a l'odeur d'une substance animale qui brûle, qui se putréfie, d'œuf pourri : *Rapports nidoreux*.

NIGELLE, s. f., *nigella sativa*, L., Rich., *Bot. méd.*, tome 2, page 627. Plante annuelle, de la famille des Renonculacées et de la polyandrie pentagynie, qui croît dans les champs des provinces méridionales de la France. Sa tige rameuse porte des feuilles alternes pubescentes divisées en un grand nombre de segmens linéaires étroits et trifides. Ses fleurs sont grandes, d'un bleu cendré, solitaires au sommet des ramifications de la tige. Les fruits sont des capsules à cinq côtes, terminées chacune par une corne latérale, et à cinq loges, s'ouvrant par une suture longitudinale et supérieure. Les graines qu'elles renferment sont anguleuses, comprimées, noirâtres ; leur saveur est âcre, piquante et fort analogue à celle du poivre. Aussi ces graines réduites en poudre sont-elles employées comme condiment sous le nom vulgaire de *toute épice*. Quelques auteurs ont recommandé l'usage de ces graines comme stimulantes et emménagogues; mais elles sont tout-à-fait abandonnées aujourd'hui, quoiqu'elles doivent être d'une très-grande énergie. (A. RICHARD.)

NITRATE, s. m., *nitras*. Nom donné aux sels composés d'acide nitrique et d'une base. Tous les nitrates sont décomposés par la chaleur avec des phénomènes différens; les produits de la décomposition varient: ainsi tantôt on obtient l'acide et la base, tantôt l'acide lui-même est décomposé ; dans certains cas la décomposition atteint l'acide et la base, etc. Il n'est aucun nitrate qui ne se dissolve dans l'eau, tandis qu'il n'en est pas de même des *sous-nitrates*. La plupart des corps simples et plusieurs corps composés, décomposent les nitrates à une température élevée, s'emparent de l'oxygène de l'acide, et il se dégage du calorique et de la lumière; c'est ainsi que lorsqu'on met un nitrate sur des charbons ardens, la combustion est très-activée et on dit que le nitrate *fuse*. L'acide sulfurique concentré versé à froid sur un nitrate pulvérisé, le décompose, s'empare de la base et en dégage des vapeurs blanches d'acide nitrique; si le nitrate a été préalablement mêlé au cuivre métallique, on obtient des vapeurs d'acide nitreux jaune orangé. *Voyez* la description des nitrates employés en médecine aux mots ARGENT, CUIVRE, POTASSE, etc.

NITRATE (sous). Nom donné aux nitrates avec excès de base : tels sont le sous-nitrate de bismuth (blanc de fard), le sous-nitrate de mercure (turbith nitreux), etc.

NITRE, s. m., *nitrum*, synonyme de nitrate de potasse.

NITREUX (acide), s. m. Acide composé d'oxygène et d'azote, obtenu pour la première fois à l'état anhydre par M. Berzelius et bien connu surtout depuis les travaux de M. Dulong; il est constamment le produit de l'art. Lorsqu'il est privé d'eau, il est liquide d'une couleur différente suivant la température : ainsi il est rouge au-dessus de 28° au-dessus de zéro, incolore à 20° au-dessous de zéro, et jaune orangé entre les limites de 15 à 28 ; sa saveur est des plus caustiques, son odeur très-désagréable; sa pesanteur spécifique de 1,451 ; il tache la peau en jaune. Il bout à 28°, la pression de l'atmosphère étant égale à 28 pouces de mercure, et fournit des vapeurs d'un rouge très foncé; il se congèle à 10° au-dessous de zéro. Le cuivre et le fer le décomposent à une chaleur rouge, s'emparent de son oxygène et l'azote est mis à nu. Si on verse successivement et par petite parties de l'eau sur de l'acide nitreux sec *jaune orangé*, il passe à l'état d'acide nitrique, et devient d'abord d'un vert foncé, puis vert clair, bleu, bleu verdâtre et blanc; il se dégage d'autant plus de gaz nitreux que l'on a ajouté moins d'eau. Il forme avec l'acide sulfurique concentré des cristaux prismatiques quadrilatères dont on peut dégager du gaz acide nitreux au moyen de l'eau. On obtient cet acide en décomposant dans des vaisseaux clos du nitrate de plomb parfaitement desséché; il se produit outre l'acide nitreux anhydre qui vient se condenser dans une éprouvette vide, entourée de glace et de sel, du gaz oxygène qui se dégage, et du protoxyde de plomb qui reste dans la cornue. L'acide nitreux sec n'a point d'usages; il est très-vénéneux.

NITREUX (gaz), *deutoxyde d'azote, oxyde d'azote*. Gaz composé d'un volume d'azote et d'un volume d'oxygène. Il n'existe pas dans la nature. Il est incolore et sans action sur le tournesol; on ne sait pas s'il est odorant; sa pesanteur spécifique est de 1,001; il éteint tous les corps enflammés excepté le phosphore. Il est insoluble dans l'eau. L'air atmosphérique et le gaz oxygène le font passer sur-le-champ à l'état de vapeur nitreuse, acide, rutilante, d'un rouge orangé, soluble dans l'eau et susceptible de rougir le tournesol. On obtient le gaz nitreux en décomposant, dans des vaisseaux fermés, l'acide nitrique étendu d'eau par du cuivre; il se produit outre ce gaz, du nitrate de cuivre. Il est employé pour faire l'analyse de l'air. Il est très-délétère. *Voyez* POISON.

NITRIQUE (acide), *acidum nitricum*, (eau forte). Acide composé d'un volume d'azote et de deux volumes et demi d'oxygène, que l'on rencontre dans la nature combiné avec des bases et notamment avec la chaux, la potasse, la soude et la magnésie. Il est liquide, incolore, transparent, d'une saveur très-acide et d'une odeur désagréable; il rougit fortement le tournesol et tache la peau en jaune. Sa pesanteur spécifique est de 1,554. Il bout à 150, th. centigr., et peut être décomposé en gaz oxygène et en gaz nitreux à une température rouge. La lumière solaire le ramène à l'état d'acide nitreux et en dégage du gaz oxygène. Le charbon, le phosphore, le soufre, la plupart des métaux et les matières végétales et animales le décomposent à froid ou à chaud, lui enlèvent une quantité plus ou moins grande d'oxygène et le transforment en acide nitreux, en gaz nitreux (deutoxyde d'azote), en gaz protoxyde d'azote ou en gaz azote, suivant qu'ils ont plus ou moins d'affinité pour l'oxygène et que la température est plus élevée : lorsqu'on se sert de cuivre on obtient à froid, du nitrate de cuivre bleu et du gaz nitreux (deutoxyde d'azote) qui passe à l'état de vapeur nitreuse orangée, aussitôt qu'il a le contact de l'air : ce caractère sert à distinguer l'acide nitrique des autres acides incolores. Si l'on fait arriver bulle à bulle dans de l'acide nitrique pur, très-concentré et à la température ordinaire, du gaz nitreux, (deutoxyde d'azote) la liqueur devient d'abord bleue, puis verte et enfin jaune orangée; ces divers liquides sont de l'acide nitreux combiné avec de l'eau. A la température de cent et quelques degrés, l'acide sulfurique concentré décompose l'acide nitrique également concentré, il lui enlève son eau, et, l'acide nitrique ne pouvant pas rester seul, se transforme en gaz oxygène et en vapeur acide nitreuse orangée. On obtient l'acide nitrique en distillant à feu doux dans un appareil composé d'une cornue, d'une alonge et d'un récipient, seize parties de nitrate de potasse et quinze parties d'un mélange fait avec dix parties d'acide sulfurique du commerce et cinq parties d'eau; on obtient dans le ballon, de l'acide nitrique jaunâtre, contenant de l'acide nitreux dont on le débarrasse par une douce chaleur, du chlore et un peu d'acide sulfurique : on le prive de ces deux corps en le distillant d'abord sur du nitrate d'argent, puis sur du nitrate de baryte. L'acide nitrique a des usages nombreux dans les arts et en médecine. Il sert à dissoudre les métaux, à laver les boiseries etc. Il entre dans la composition de la pommade oxygénée, de l'onguent citrin, de l'esprit de nitre dulcifié, (alcohol nitrique). Étendu de beaucoup d'eau, il constitue une limonade nitrique assez agréable. On l'a considéré pendant quelque temps comme un puissant anti-vénérien; mais on n'a pas tardé à s'apercevoir qu'il était loin de pouvoir remplacer sous ce rapport les préparations mercurielles. On l'emploie quelquefois pour cautériser les verrues. Il est excessivement corrosif. *V.* POISON. (ORFILA.)

NITRITE, s. m., *nitris*. Nom donné à un genre de sels que l'on a crus formés jusque dans ces derniers temps d'acide nitreux et d'une base, tandis que c'est l'acide hyponitreux qui entre dans leur composition. *Voyez* HYPONITREUX et HYPONITRITE.

NITROHYDROCHLORIQUE (acide). *Voyez* EAU RÉGALE.

NITROMURIATIQUE (acide). *Voyez* EAU RÉGALE. (ORFILA.)

NODOSITÉ. *Voyez* NODUS.

NODUS, s. m. Ce nom entièrement latin a été donné à de petites tumeurs qui se développent dans l'épaisseur des tissus fibreux ou aponévrotiques. Ce produit morbide est assez commun et se lie fréquemment à des phénomènes plus graves appartenant à la goutte. Cependant on le rencontre quelquefois aussi sur des sujets qui n'ont jamais eu la moindre atteinte de cette maladie; dans ces cas les nodus sont le plus souvent dus aux progrès de l'âge.

Bien que ce développement maladif puisse se voir sur les tissus fibreux membraniformes et sur les tendons ou ligamens, il est néanmoins infiniment plus commun sur ces derniers. Cette assertion ne peut être douteuse que pour ceux qui confondent avec les nodus, les ganglions et les concrétions tophacées. La nature et les caractères de celles-ci sont assez connus pour que nous nous dispensions de les rappeler. Les ganglions ont bien plus d'analogie avec les nodus ou nodosités; cependant on les distinguera toujours, si l'on sait qu'ils se développent constamment dans le voisinage des articulations, et seulement près des tendons ou organes tendineux pourvus d'une capsule synoviale, et en effet les ganglions dépendent de l'accumulation de la synovie dans les gaines membraneuses qui enveloppent les tendons et facilitent leur glissemens; comme l'a dit M. J. Cloquet dans un autre lieu de cet ouvrage, ce sont de véritables hydropisies des membranes synoviales non-articulaires.

Les NODOSITÉS ou NODUS ne paraissent que de simples renflemens d'une petite portion des tendons ou des bandes fibreuses; il n'y a point ici, dans les cas les plus communs, production d'un corps nouveau, mais seulement une sorte d'hypertrophie, d'engorgement d'un corps organique normal. Les nodus tendineux et aponévrotiques ont ordinairement le volume, le diamètre et la longueur d'un haricot de moyenne espèce; ils ont, en général, la même consistance que le tissu dont ils font partie; cependant il n'est pas rare, non plus, qu'ils aient un peu plus de densité. Incisés perpendiculairement aux fibres du tendon ou de l'aponévrose qui les contient, ils offrent quelquefois à leur intérieur les traces de ces fibres ; la continuité de celles-ci n'est point interrompue, elle sont seulement un peu courbées à l'endroit du nodus. D'autrefois le centre de ces petites tumeurs a un aspect tout-à-fait cartilagineux, et ne présente aucune texture, aucune direction de fibres qu'on puisse saisir. Il semble alors que ce nodus soit là un corps nouveau interposé dans la continuité du tendon. C'est ainsi que sont ceux que l'on rencontre assez souvent dans l'extrémité tendineuse des péroniens latéraux ; notamment dans la portion de ces cordes fibreuses qui frotte sur la tubérosité du péroné.

Nous avons dit que les nodus se remarquaient assez fréquemment dans les affections goutteuses anciennes ; ils peuvent aussi être le résultat d'un coup sur les tendons superficiels glissant dans des coulisses osseuses ; d'un coup ou d'une compression prolongée sur une portion d'os revêtue de lames fibreuses. Mais quelle que soit leur cause, une fois arrivés à leur entier développement, ils sont pour l'ordinaire tout-à-fait insensibles; si ces renflemens fibreux donnent encore lieu alors à quelques douleurs, c'est durant la saison humide et froide, et particulièrement dans les premiers jours de son retour annuel. Il est rarement facile de faire disparaître les nodus, qu'ils soient liés à une maladie profonde, ou qu'ils soient le résultat d'une cause locale, et cette opiniâtreté s'explique par le peu de vie, le peu de sensibilité dont jouissent les organes qu'ils affectent. Aussi le but du médecin dans ce cas de thérapeutique est toujours de stimuler l'action vitale; ainsi on conseille les frictions ammoniacales, les lotions et applications toniques, etc. D'autrefois la compression, l'action de la chaleur, solaire ou artificielle. Enfin, quelques médecins conseillent d'appliquer tout près de la tumeur un exutoire tel qu'un séton, un cautère, etc. ; mais dans le cas où ils sont dus à une cause locale, mais quand ils ne sont l'indice d'aucun vice profond, ne vaut-il pas mieux supporter une si légère difformité que les remèdes peu sûrs et souvent douloureux, que l'on conseille pour la combattre. (G. F.)

NOEUD, s. m., *nodus*. On emploie ce mot en pathologie et dans la thérapeutique chirurgicale. Les pathologistes désignent sous ce nom, les renflemens qu'on a occasion d'observer quelquefois sur le trajet des vaisseaux sanguins et lymphatiques; et les concrétions qui se forment autour des articulations des doigts chez les personnes affectées de la goutte. *Voyez* NODUS.

Les chirurgiens se servent du mot *nœud* pour exprimer la manière de croiser les fils et de les fixer autour d'une artère ou d'une veine dont on veut rapprocher les parois et effacer entièrement le calibre. *Voyez* LIGATURE.

On donne le nom de *nœud d'emballeur* à un bandage particulier, qu'on emploie pour arrêter l'hémorrhagie de l'artère temporale ou de ses branches. On applique de l'agaric sur l'ouverture du vaisseau lésé et des compresses graduées que l'on maintient à l'aide du nœud d'emballeur. Pour faire ce bandage, on prend une bande longue de cinq aunes et large de deux travers de doigts, qu'on roule à deux globes : on applique le plein de la bande sur les compresses graduées; on les dirige obliquement en avant et en arrière; parvenu à la tempe opposée, on entrecroise les bandes pour les ramener sur l'endroit où l'on a commencé l'application du bandage; on change alors les globes de main pour faire un demi-tour, qui par ce moyen fait un nœud ou une anse comme les emballeurs; en changeant la direction des globes, on en conduit un sur le sommet de la tête et l'autre sous le menton; on revient sur l'endroit où l'on a commencé l'application du bandage; on change de nouveau les globes de main et on fait un nœud en dirigeant cette fois les bandes antérieurement et postérieurement pour les entrecroiser sur la tempe opposée; on les ramène sur le second nœud; on change encore une fois les globes de main pour pratiquer un troisième nœud; on les dirige ensuite sur la tête et sous le menton; on fixe enfin les nœuds par deux ou trois circulaires. Ce bandage est d'une application assez difficile; mais il est d'une grande utilité à raison de la compression qu'il exerce. (MURAT.)

NOISETIER ou COUDRIER, s. m., *corylus avellana*, L. Arbrisseau très-commun dans nos bois, appartenant à la famille des Cupulifères et à la monœcie polyandrie. Le noisetier est un des arbres dont la floraison est la plus précoce; en effet on le voit très-souvent étaler, dès le mois de février, lorsque la terre est encore couverte de frimas, ses longs chatons de fleurs mâles d'où s'échappe un pollen abondant. Les noisettes ou fruits du noisetier sont osseuses et recouvertes par une sorte de cupule foliacée, qui les enveloppe très-souvent en totalité. Elles contiennent une amande recouverte d'une pellicule lisse et violacée, quelquefois brunâtre. Cette amande, qui est formée en totalité par un gros embryon, a une saveur douce et agréable. Elle contient environ la moitié de son poids d'une huile grasse très douce, sans odeur et ayant beaucoup d'analogie avec celle que l'on retire des amandes douces, qu'elle peut fort bien remplacer pour l'usage de la pharmacie. Les parfumeurs l'emploient aussi, parce qu'elle est inodore et qu'elle se charge très-facilement des diverses espèces de parfums. Tout le monde sait que l'on mange les noisettes, qui, surtout lorsqu'elles sont récentes, ont une saveur agréable. On peut préparer avec leur amande dépouillée de sa pellicule, des émulsions tout à-fait semblables à celles que l'on fait communément avec les amandes douces. L'écorce des jeunes rameaux du noisetier est astringente et un peu amère. Quelques praticiens disent qu'elle est tonique et fébrifuge; mais elle est tout-à-fait inusitée. (A. RICHARD.)

NOIX, s. f., fruit du noyer. *Voyez* ce mot. (A. R.)

NOIX DE GALLES, s. f. *Voyez* GALLE. (A. R.)

NOIX VOMIQUE, s. f., *nux vomica*. On donne ce nom aux graines du *strychnos nux vomica*, L. Rich. bot. méd I. p. 323. C'est un arbre de moyenne grandeur, originaire des Philippines, de la côte de Coromandel, de la Cochinchine et de plusieurs autres parties de l'Inde, et que les botanistes modernes ont placé dans la nouvelle famille des Strychnées et dans la Pentandrie monogynie. Les fruits de cet arbre, connu encore sous le nom de vomiquier, sont de la grosseur d'une orange, et contiennent dans une pulpe charnue des graines nombreuses, orbiculaires, déprimées, un peu convexes d'un côté, légèrement concaves de l'autre côté, attachées par le milieu de leur face concave. Ces graines, qui ont de six à huit lignes de largeur, et environ deux à trois lignes d'épaisseur, sont recouvertes d'une pellicule grisâtre, lisse et comme soyeuse. Sous cette pellicule on trouve une amande dure et comme cornée, d'un blanc sâle, quelquefois presque noire, et composée d'un endosperme contenant un petit embryon dicotylédoné. Ce sont ces graines dont on fait usage.

Selon plusieurs auteurs ce sont les médecins arabes qui nous ont fait connaître les propriétés délétères de la noix vomique. On a long-temps prétendu qu'elles n'étaient un poison que pour les animaux et non pour l'homme. Mais l'expérience a bientôt détruit cette erreur. Le célèbre botaniste suisse Jean Bauhin fut le premier qui par des expériences directes chercha à connaître la nature de ce poison; il vit que les animaux soumis à son influence ne tardaient pas à périr dans des convulsions tétaniques extrêmement fortes. Ces expériences furent ensuite répétées par Gærtner et quelques autres médecins allemands, qui confirmèrent le mode d'action de cette substance sur l'économie animale. Mais on n'avait pas encore tenté sérieusement d'appliquer la noix vomique au traitement des maladies de l'homme, lorsque MM. Magendie et Delile, dans un mémoire sur les effets de l'upas tieuté, poison extrêmement violent qui est produit par une espèce de strychnos, rappelèrent de nouveau l'attention des praticiens sur la noix vomique en démontrant par un grand nombre d'expériences, que ces deux substances agissaient de la même manière, en excitant de violentes secousses dans les muscles du mouvement volontaire. M. le professeur Fouquier est le premier praticien qui, guidé par les expériences de MM. Magendie et Delile, ait employé la noix vomique au traitement des paralysies, et surtout de celles qui affectent les membres inférieurs. Il l'a d'abord employée en poudre, mais par la suite il lui a préféré l'extrait alcoolique. Cette préparation s'administre à la dose de deux grains chaque jour, dose que l'on augmente graduellement, et que l'on peut porter jusqu'à dix ou douze grains. Mais on doit procéder avec beaucoup de circonspection et surveiller attentivement les effets de ce remède qui est d'une très-grande énergie.

Les personnes qui en font usage éprouvent dans les parties qui sont affectées de paralysie, d'abord une sorte de fourmillement, puis des secousses nerveuses analogues à celles que détermine le galvanisme. Ces secousses se font ensuite sentir dans presque toutes les parties du corps, à mesure que l'on augmente la dose du médicament. M. Fouquier a retiré des avantages de l'emploi de la noix vomique, dans le traitement des paralysies qui ne paraissent pas liées à une affection locale du cerveau ou de la moelle épinière. Pour en aider l'action, ce praticien recommande de diviser la dose en plusieurs parties, de manière à ce que son action se répète et se renouvelle plusieurs fois dans la journée. Le malade doit faire usage de quelques boissons laxatives, pour s'opposer à la constipation qui accompagne si souvent l'administration de la noix vomique, et afin d'entretenir vers les gros intestins une sorte de dérivation qui concourt de son côté au traitement de la maladie. L'état du cerveau doit être soigneusement observé, afin de suspendre l'emploi du médicament, aussitôt qu'on s'aperçoit de l'action trop énergique de la noix vomique sur cet organe.

On doit à MM. Pelletier et Caventou la connaissance des principes qui entrent dans la composition de la noix vomique. Ces habiles chimistes y ont déterminé la présence d'un principe immédiat nouveau, blanc, susceptible de cristalliser, et qu'ils ont nommé *strychnine;* cette substance qui est alcaline se trouve combinée dans la noix vomique avec *un acide* particulier, que les mêmes chimistes avaient découvert précédemment dans la fève de Saint-Ignace, et auquel ils avaient donné le nom d'*acide Igasurique*. Les autres substances qui y existent encore sont une matière colorante jaune, une huile concrète, de la gomme, de la bassorine, de l'amidon et une petite quantité de cire. D'après les expériences de M. Magendie et de plusieurs autres physiologistes, il a été reconnu que la strychnine était le principe vénéneux et actif de la noix vomique. Aussi plusieurs praticiens, et entre autres MM. Fouquier, Lherminier et Andral fils l'ont-ils employé dans les mêmes circonstances où l'emploi de la noix vomique était indiqué. *Voyez* STRYCHNINE.

La noix vomique, lorsqu'on l'administre à une dose un peu élevée, est une substance fort dangereuse et même un poison extrêmement violent, que M. le professeur Orfila range parmi les narcotico-âcres. *Voyez* POISONS. (A. RICHARD.)

NOLI ME TANGERE (*ne me touche pas*), mots latins par lesquels on a désigné des ulcères cancéreux, particulièrement ceux qui ont leur siége à la face; dénomination assez singulière qui provient de ce que les topiques dont on se servait pour essayer de les guérir, ne faisaient communément que les exaspérer. *Voyez* l'article CANCER, § *ulcères cancéreux de la peau*.

NOMBRIL, s. m. *Voyez* OMBILIC.

NOSOCOMIAL, adj., de *nosocomium*, hôpital, qui a rapport aux hôpitaux. On a donné le nom de *typhus nosocomial*, *fièvre nosocomiale*, à l'affection spéciale qui se manifeste dans certaines circonstances surtout parmi les malades qui séjournent dans les hôpitaux. *Voyez* TYPHUS.

NOSOGRAPHIE, s. m., dérivé de νόσος (maladie) et de γραφῶ (je décris); description des maladies. M. Pinel, qui regardait la description des maladies comme la partie la plus importante et l'objet principal de la pathologie, a substitué le terme de nosographie à celui de *nosologie* qui était généralement en usage avant lui. *Voyez* NOSOLOGIE.

NOSOLOGIE, s. m., dérivé de νόσος (maladie) et de λόγος (discours), signifie à proprement parler *discours ou traité sur les maladies;* mais l'usage a voulu qu'on y joignît l'idée d'une classification méthodique imitée de celles des botanistes, sans laquelle ce traité ne porterait pas le nom de nosologie, mais celui de pathologie spéciale ou tout autre.

Sydenham avait exprimé le désir de voir composer une méthode nosologique exempte de toute hypothèse et de toute théorie, uniquement fondée sur l'observation la plus exacte et la plus minutieuse des symptômes, et dans laquelle on aurait rencontré le caractère distinctif de chaque genre et de chaque espèce de maladie exposé d'une manière claire et précise. On espérait par là débrouiller le chaos de la médecine et porter dans cette science difficile le même degré de clarté qui se fait remarquer dans les différentes branches de l'histoire naturelle. Cette idée germa, ou naquit peut-être également, dans la tête de Boissier de Sauvages pendant un voyage qu'il fit à Paris à l'age de 24 ans; elle fut presque aussitôt mise en œuvre, et le public reçut de lui en 1731 le traité des *Classes des maladies* en un volume in-12. Ce n'était que le prélude du grand ouvrage nosologique qu'il publia long-temps après, en 1763, et qui l'a rendu si célèbre en Europe. Si l'on veut se former une idée de la nature de cet ouvrage qui a donné naissance à tant d'autres écrits du même genre, il faut se reporter au temps où il a été conçu et exécuté. Ce fut à l'époque où l'histoire naturelle avait pris un essor considérable et s'était fait surtout remarquer par une précision jusqu'alors inconnue : elle devait cet important avantage au perfectionnement de ses méthodes et aux classifications systématiques dans lesquelles les naturalistes surent renfermer les êtres qui font l'objet de leurs études en les divisant régulièrement en classes, en ordres, en genres et en espèces qui eurent tous leurs caractères tranchés et invariables.

Il arriva alors ce qu'on a vu si souvent en médecine : cette science dont la direction a été si long-temps faussée par l'imitation de ce qui devait lui rester étranger, subit l'influence dominante à l'époque dont je parle, et les médecins applaudirent généralement à une innovation qui assimilait les maladies (qui dans la réalité ne sont qu'une succession de phénomènes organiques essentiellement variables) à des êtres matériels qui auraient dans la nature une existence individuelle et constamment la même. Cette erreur se conçoit mieux encore si l'on considère le genre d'étude de ceux qui furent les premiers séduits par l'espérance d'arriver par cette voie nouvelle à une plus grande perfection dans la connaissance des maladies et dans l'exercice de la médecine. Le célèbre naturaliste Linné passait alors sa vie à classer tous les êtres de la nature; plus tard il n'eut garde d'oublier de composer un *genera morborum*. Sauvages qui, comme nous venons de le dire, avait déjà conçu une semblable idée, était aussi très-occupé de botanique et a long-temps professé cette science à Montpellier. Enfin l'illustre Boërhaave qu'il avait dès le principe consulté sur son projet et qui l'approuva sans lui dissimuler les difficultés de l'exécution, était aussi, personne ne l'ignore, très-grand botaniste et très-savant dans toutes les branches des connaissances physiques. L'esprit du siècle qui a inspiré les efforts de Sauvages doit aussi servir à expliquer ses succès.

Il faut voir dans la préface de son grand ouvrage comment il concevait le caractère de son entreprise et le genre d'utilité qu'il lui supposait. Sa nosologie renferme dix grandes classes de maladies et deux cent quatre-vingt-quinze genres sous lesquels viennent se ranger environ deux mille quatre cents espèces, que ce médecin regarde comme autant d'ennemis déchaînés contre le genre humain. Il pense même que beaucoup d'autres ont échappé jusqu'à ce moment à la sagacité des observateurs ainsi qu'à la sienne, et saisi d'effroi à la vue d'un aussi grand nombre de maux dont la pauvre humanité est sans cesse menacée, sa frayeur s'accroît encore de toutes les difficultés que l'on rencontre à les connaître et à les distinguer à travers les nuances presque imperceptibles qui trop souvent permettent de les confondre; et pourtant, dit-il, ce n'est qu'en saisissant ces nuances fugitives et incertaines qui apprennent à fixer les limites qui séparent une maladie de toutes les autres, ce n'est que dans la détermination exacte des espèces qu'on trouvera le moyen de s'élever jusqu'à la connaissance des causes, qui seule peut conduire aux indications curatives capables de fonder un bon système de traitement.

Il est important de remarquer que les nosologies furent d'abord fondées sur l'histoire purement symptomatique des maladies et sur la préférence à accorder à tel ou tel symptôme pour en faire le caractère essentiel de la classe, du genre ou de l'espèce. Ce problème à résoudre dans toutes les nosologies décrédita bientôt celle de l'inventeur; on reconnut que ses genres et surtout ses espèces n'étaient pas séparées les unes des autres par des nuances assez tranchées et que leur nombre était beaucoup trop multiplié, car il en avait fait presque autant qu'il y a de symptômes marquans ou de causes manifestes d'une même maladie. Dès-lors ce vaste répertoire de médecine perdit beaucoup de son prix aux yeux des partisans des méthodes sévères empruntées à l'histoire naturelle. Plusieurs médecins de distinction s'attachèrent à déprécier les divisions symptomatiques de Sauvages pour leur en substituer d'autres qui n'avaient au-dessus de la sienne d'autre avantage que celui d'être moins nombreuses, et de diminuer la confusion qui existait entre les affections symptomatiques et les affections primitives. Ce fut alors qu'on vit paraître à peu de distance les essais nosologiques de Cullen, Sagar, Vogel, Linné, Nietzki, Selle, Van-den-Heuvell, etc. Bientôt il n'y eut pas de si mince professeur qui n'eût aussi sa classification à laquelle il attachait, comme de raison, une grande importance. N'avons-nous pas vu même de jeunes médecins qui, à peine sortis des bancs, s'essayaient dans ce genre de travail aussi facile que frivole, et en publiant quelques pages de noms de maladies arrangés symétriquement, croyaient de bonne foi marcher à la gloire et bien mériter de l'humanité.

M. le professeur Pinel, qui parut avec éclat dans le monde médical au milieu de ce mouvement des esprits, contribua encore à l'augmenter. Imbu des principes de Condillac sur l'importance et l'utilité des méthodes en général, ce célèbre professeur exerça autour de lui une puissante influence. Il ne s'agit point ici de fixer l'attention sur l'heureuse impulsion qu'il sut donner à la médecine; son système nosologique doit seul en ce moment nous arrêter. M. Pinel avait senti le vice des classifications fondées sur des caractères symptomatiques ; il a signalé les inconvéniens qui résultent de la multiplication excessive des espèces et l'avantage qu'il y aurait à substituer aux anciennes nosologies une distribution simple, régulière, invariablement établie sur des analogies de fonction et de tissu. Cette vue de M. Pinel appliquée avec bonheur à certaines parties de son cadre nosologique fut un pas réel vers le perfectionnement de la science. Lorsqu'un homme de génie, son élève, eut posé les bases d'un nouveau système de médecine sur l'anatomie générale et la physiologie, il fut facile de s'apercevoir que c'était dans la classification des phlegmasies de M. Pinel que Bichat en avait puisé le germe.

Ce qui a fait tant de bruit il y a quelques années n'inspire plus aujourd'hui le moindre intérêt, et l'on s'étonnerait au souvenir de cet engoûment général pour les systèmes nosologiques, si l'on ne connaissait l'empire de la mode et des idées du moment sur les esprits les mieux faits. Nous ne voulons pas néanmoins refuser toute utilité à ce genre de travail. Il faut sans doute adopter une méthode quand on a à traiter des maladies ou de toute autre chose : il faut une division quelconque entre des objets divers et une distribution des matières quand on fait un livre ou un cours, car on ne saurait parler de tout à la fois. N'auraient-ils donc pas suivi ce précepte nécessaire les auteurs qui ont écrit sur les maladies avant les nosologistes modernes? N'ont-ils pas adopté une méthode souvent judicieuse et des divisions aussi exactes que le comportait l'état des connaissances médicales au temps où ils ont vécu? Qu'on lise les bons auteurs du dix-septième siècle ou du commencement du dix-huitième, Frédéric Hoffmann, par exemple; on trouvera dans sa *médecine rationnelle* une distribution systématique des maladies qui en vaut bien une autre et à laquelle il ne manque pour mériter le titre de nosologie que les formes et les mots usités dans les classifications botaniques. Les anciens médecins eux-mêmes n'ont pas été plus étrangers que les modernes à cet artifice de l'esprit d'analyse à l'aide duquel nous divisons avec plus ou moins de convenance et d'utilité les faits dont se compose l'histoire des maladies.

Qu'ont donc produit de bon les nosologies et les efforts obstinés de tant d'hommes de mérite pour les perfectionner? Elles ont fixé notre attention sur les nombreuses variétés des formes symptomatiques des maladies jusqu'à ce qu'on ait été bien convaincu qu'il faut remonter aux phénomènes organiques primitifs qui les déterminent et les modifient : elles en ont long-temps imposé sur une fausse analogie entre le caractère spécifique qui est l'apanage des êtres matériels, et ce qu'il y a de plus ou moins remarquable dans une série de phénomènes essentiellement variables qui appartiennent au jeu de l'organisme : elles nous ont enfin persuadé pendant quelque temps que nous connaissions mieux les maladies parce que nous leur avions donné des noms nouveaux et que nous mettions plus de soin et d'importance à les diviser et sous-diviser en compartimens. Tous les praticiens qui ont essayé de faire au lit du malade l'application d'une méthode nosologique, fût-elle même moins imparfaite que toutes celles que nous connaissons, savent que loin d'atteindre le but pour lequel on les inventa, loin de servir comme un nouveau fil d'Ariadne (suivant l'expression de Gouvion traducteur de Sauvages) pour nous diriger dans le labyrinthe de la médecine, ces méthodes artificielles sont un embarras de plus pour les hommes d'un esprit droit qui cherchent à se faire une idée exacte des phénomènes morbides et des indications thérapeutiques. (COUTANCEAU.)

NOSTALGIE, *nostalgia*, mot dérivé de νόστος, retour, et ἄλγος, douleur, souffrance; souffrance morale, chagrin, ennui, tristesse, désespoir même, causés par l'absence du pays natal et le vif désir d'y retourner. La nostalgie n'est point une maladie qu'on puisse décrire, mais seulement *une cause* d'affections diverses dont le traitement peut même être indépendant de la circonstance qui leur a donné naissance. La nostalgie est primitivement un état moral pénible, dont les effets fâcheux peuvent disparaître par le retour au pays ou par l'espoir seul de le revoir, par la distraction, l'occupation, etc.; la même chose a lieu pour toutes les affections morales tristes; le chagrin cesse avec la cause qui le fait naître. Mais si l'état nostalgique, comme toutes les autres causes morales, donne lieu à des phlegmasies, à des névroses, etc., on doit appliquer à ces maladies le traitement qui leur convient, en ayant soin de tâcher d'agir autant que possible sur le moral des malades. (GEORGET.)

NOUEURE, s. f., nom vulgaire du RACHITIS.

NOURRICIER ou NUTRICIER, adj., *nutricius* de *nutrire*, nourrir; qui alimente, qui nourrit.

NUTRICIÈRES (artères). On donne ce nom aux branches artérielles qui pénètrent dans l'intérieur des os, et portent les materiaux de leur nutrition.

NOURRICIER (conduit). C'est le canal dans lequel pénètre l'artère pour se distribuer à l'intérieur des os.

NOURRICIER (trou). Orifice du conduit de ce nom.

(MARJOLIN.)

NOURRICE, s. f. *nutrix*. On appelle ainsi la femme qui allaite soit son propre enfant, soit un enfant étranger. On a voulu étendre la signification de ce mot à toute femme qui nourrit un enfant de quelque manière que ce soit; mais cette extension abusive ne peut être admise en médecine, car la femme qui nourrit un enfant avec le lait des animaux ou avec toute autre substance autre que son propre lait n'est pas dans une condition particulière qui offre au médecin des remarques de quelque intérêt. Il n'en est pas de même de la femme qui allaite un enfant. Le médecin doit s'en occuper, soit par rapport à la sécrétion qui s'opère en elle et à l'influence que cette sécrétion exerce sur sa santé, soit par rapport à l'enfant qu'elle allaite et aux effets que produit sur lui ce mode d'alimentation suivant les qualités du lait. La plupart des questions qui se rapportent à ces deux points principaux ont été traitées aux articles *allaitement*, *enfant*, *lactation*. Il me reste à parler ici des nourrices étrangères, de leur choix, et du régime qui leur convient; encore pourrai-je peut-être à la rigueur m'en référer aux articles que je viens de citer, car ce que j'ai à dire ici ressort évidemment des considérations qui y ont été exposées, et n'en est que l'application.

Lorsqu'une femme ne peut pas ou ne veut pas nourrir son enfant, le choix de la nourrice à qui cet enfant doit être confié mérite une sérieuse attention. Il est rare que les parens prennent une décision à cet égard sans consulter le médecin sur les qualités de la nourrice. Ces qualités s'apprécient d'après des considérations générales ou particulières. Les premières se rapportent aux qualités que doit présenter toute bonne nourrice : ainsi on demande qu'elle soit dans la force de l'âge, d'une bonne constitution, exempte de tout virus et de toute espèce de maladie. Par rapport à l'âge, les uns exigent qu'elle ait de vingt-quatre à trente ans; mais c'est trop se restreindre. Je pense, avec d'autres médecins, qu'une femme de vingt à trente-cinq ou trente-six ans peut faire une très-bonne nourrice.

Pour juger de la constitution, on a égard 1° à la couleur des cheveux; celles qui sont brunes sont préférées à celles dont les cheveux sont d'un noir trop décidé, ou sont blonds ou roux, quoique ces dernières aient ordinairement beaucoup de lait, mais ce lait est séreux : 2° à l'embonpoint; on veut qu'il soit médiocre, et accompagné de la fraîcheur du coloris : 3° au bon état de la denture et des gencives; celles-ci doivent être fermes et vermeilles, les dents doivent être saines, d'un blanc qui ne tire pas sur le bleu ou le nacré; il est cependant à remarquer que dans certaines contrées les dents se détériorent de bonne heure, sans que leur altération soit l'indice d'une mauvaise santé : 4° à l'absence de la menstruation ou de toute espèce d'écoulement leucorrhoïque. On doit visiter avec soin, autant que la décence le permet, l'extérieur du corps, pour s'assurer qu'il n'existe aucune cicatrice ou empreinte qui indique l'existence actuelle ou antérieure d'une affection rachitique, scrofuleuse, herpétique, psorique ou syphilitique. Il faut aussi examiner avec soin l'enfant que cette femme allaite, surtout vers l'anus, les organes génitaux et l'intérieur de la bouche, car il est difficile qu'une femme infectée de syphilis ne la communique pas à l'enfant qu'elle a porté et qu'elle allaite. Les mamelles doivent être d'une grosseur moyenne, parsemées de veines bleuâtres. Dans celles qui sont très-volumineuses et très-chargées de graisse, et dans celles qui sont très-petites, la glande mammaire est trop peu développée pour sécréter une suffisante quantité de lait. Il arrive cependant assez souvent que des femmes dont les mamelles sont flasques et petites fournissent une grande quantité de bon lait. Les inégalités de l'aréole doivent être assez prononcées, le mamelon d'une longueur convenable pour être facilement saisi par l'enfant, pas trop volumineux, érectile et bien perméable au lait, ce dont on s'assure en demandant à la femme d'en tirer dans une cuiller. Le lait doit être d'un beau blanc tirant un peu sur le bleu, d'une saveur douce et sucrée, sans odeur, d'une consistance telle qu'en en mettant une goutte sur une surface polie, comme celle de l'ongle, d'une cuiller de métal ou d'un vase de porcelaine, elle coule en formant une queue un peu allongée et laissant une légère trace blanchâtre. On recommande aussi de faire bouillir le lait dans une cuiller pour s'assurer qu'il ne tourne pas. Je crois cette précaution bien futile. Si on en obtenait une suffisante quantité, on pourrait tenter l'épreuve indiquée par Boyssou, le faire évaporer pour s'assurer qu'il contient une suffisante quantité de principes nutritifs (*Voyez* LACTATION). L'habitude d'examiner des nourrices et leur lait apprendra facilement à en juger en employant les épreuves qui ont d'abord été indiquées, sans avoir recours aux dernières. Pour bien apprécier les qualités du lait, il faut attendre que l'enfant de la nourrice ait déjà teté quelque temps. Les qualités morales de la nourrice demandent aussi la plus grande attention. La plus belle nourrice, si elle était colère, disposée au libertinage, à l'ivrognerie, triste, sale ou inattentive aux besoins de son enfant, devrait être rejetée.

Diverses considérations particulières doivent aussi, suivant quelques médecins, avoir une grande influence sur le choix d'une nourrice. Ainsi, ils demandent que pour son âge et sa constitution, elle se rapproche le plus possible de la mère de l'enfant qui doit lui être confié. Je crois que cela ne serait avantageux que dans le cas où la mère présenterait toutes les qualités propres à en faire une bonne nourrice; mais que dans le cas contraire, il faut bien se garder de suivre ce précepte. En effet, si on peut espérer de corriger la faiblesse native que l'enfant aura reçue de sa mère, n'est-ce pas en lui faisant puiser un lait nourrissant et fortifiant dans les mamelles d'une femme robuste? Et si la mère est affectée de quelque maladie constitutionnelle qu'elle puisse transmettre à son enfant, cherchera-t-on une nourrice qui ait la même maladie, n'en cherchera t-on pas plutôt, et avec raison, une d'une constitution tout opposée à celle de la mère? On demande aussi que l'enfant, en venant au monde, trouve un lait en rapport avec son âge, que, par conséquent, la nourrice soit accouchée depuis peu de temps : ceci est plus conforme à la raison. Un jeune lait paraît plus approprié à la faiblesse des organes de l'enfant, il augmente de qualité à mesure que l'enfant grandissant a besoin d'une nourriture plus forte, et il ne se tarira pas avant que l'enfant soit en âge d'être sevré. Cependant l'expérience montre tous les jours qu'à un petit nombre d'exceptions près, un lait déjà âgé réussit très-bien aux enfans, et que chez la plupart des nourrices, la sécrétion laiteuse se prolonge assez pour ne pas laisser craindre d'être obligé de sevrer l'enfant prématurément. Je pense que, quoiqu'un jeune lait soit préférable en général, il ne faut pourtant pas attacher à cette condition autant d'importance qu'on l'a fait. Ce serait peut-être ici le lieu d'examiner une opinion généralement répandue dans le vulgaire, et que les savans regardent comme un préjugé, savoir : si un nouveau-né renouvelle le lait d'une nourrice. Il est vrai que le jeune nourrisson prenant moins de lait que l'enfant que la nourrice quitte, le lait s'amasse dans les canaux lactifères, les mamelles se gonflent comme chez la nouvelle accouchée qui n'allaite pas, que ce gonflement, après avoir duré quelques jours, se dissipe, que la sécrétion du lait est alors moins abondante et se trouve en rapport avec les besoins du nouveau-né. Il est probable qu'une excitation moins énergique de la glande mammaire, résultant d'une succion moins forte exercée par l'enfant, est la cause de la diminution de la sécrétion. Mais la même cause influe-t-elle sur la qualité du produit de la sécrétion? Il ne répugne pas à la raison de le croire, ce me semble; mais c'est à l'observation et à l'expérimentation à résoudre une question qu'on a, selon moi, tranchée trop légèrement.

Les nourrices étrangères sont dans deux conditions différentes qui réclament l'attention du médecin sous le point de vue hygiénique : ou elles restent chez elles, ou elles vont demeurer chez les parens de leur nourrisson en qualité de *nourrice sur lieux.* Il est presque impossible de décider laquelle de ces deux conditions est préférable; chacune d'elles présente des avantages et des inconvéniens qui se balancent à peu près. Dans l'application aux cas particuliers, on trouve souvent des motifs fondés de préférence, et la décision devient moins difficile. La nourrice qui reste chez elle conserve ses habitudes et son régime de vie ordinaire, sa santé ne court pas risque d'être dérangée, son lait d'être altéré, et le nourrisson s'en trouve bien. Il a en outre l'avantage de respirer l'air de la campagne. Il suffit d'inviter la nourrice à corriger ce qu'il y a de vicieux dans son régime, de s'abstenir des alimens qui pourraient communiquer au lait des qualités nuisibles, tels que ceux qui sont acides ou venteux; je dis inviter, car il est rare qu'on obtienne d'elle quelques attentions à cet égard. Je suppose que l'habitation de la nourrice est saine, et qu'il n'y a rien à y changer. Pour la nourrice qui vient sur lieux, c'est tout différent; il faut qu'elle abandonne son ménage, sa famille, ses champs, ses habitudes. On doit tâcher de lui rendre ce changement le moins sensible possible, de lui adoucir les regrets et l'ennui qu'elle doit éprouver. Il faut lui permettre ou lui prescrire de fréquentes promenades, car les gens de la campagne supportent difficilement d'être enfermés dans les appartemens des grandes villes, et lui ménager quelque occupation analogue à ses goûts. On se rappellera que chez elle elle mangeait peu de viande de boucherie, mais beaucoup de substances végétales; qu'il n'y était pas question de jus ni d'épices; que sa boisson était un vin très-léger, de la petite bierre, du cidre ou même de la piquette, car ce n'est pas la femme d'un cultivateur aisé qui se mettra nourrice sur lieux On aura soin de lui composer un régime peu excitant, dont les végétaux forment la plus grande partie; on lui donnera peu de vin, et ce vin devra être peu généreux: ce dernier point est très-important. J'ai souvent remarqué que les nourrices, habituées à boire largement leur petit vin, croient pouvoir suivre impunément cet usage, sans s'apercevoir que le vin qu'on leur fournit est plus généreux; la saveur agréable de ce vin les y engage encore, et sans qu'elles s'enivrent, il en résulte cependant pour elles un état d'échauffement qui influe désavantageusement sur leur lait. Si elles sont habituées à faire usage de la bierre ou du cidre, elles pourront le continuer, non-seulement sans inconvéniens, mais encore avec avantage. Un autre point d'hygiène à régler, est celui qui a rapport aux approches conjugales. Malgré tout ce qu'on a dit à cet égard, je crois qu'elles ne sont nuisibles qu'en ce qu'elles peuvent amener une grossesse et tous les inconvéniens qui en résultent pour l'allaitement; mais cela est bien assez pour qu'on doive les interdire autant qu'il est possible. Tout ce que je pourrais ajouter sur le régime qui convient aux nourrices rentrerait dans les préceptes généraux de l'hygiène, et serait ici superflu.

Parmi les maladies dont les nourrices peuvent être affectées, les seules qui leur soient particulières sont les maladies de la mamelle et du mamelon, et l'excès ou la diminution de la sécrétion du lait. Il en a été traité aux mots *lactation* (*lésions de la*), *mastite*, *mastodynie* : les autres, telles que l'engorgement des membres (*Voyez* OEDÈME)), l'hystérie sur laquelle Ramazzini disserte si longuement dans son chapitre *de nutricum morbis*, les affections prurigineuses dont parle le même auteur, les affections syphilitiques que le nourrisson peut leur communiquer, ne présentent rien de spécial, et ne doivent pas nous occuper ici. (DESORMEAUX.)

NOURRITURE, s. f. *Voyez* ALIMENT.

NOUVEAU-NÉ. Expression composée que l'on emploie comme substantif et comme adjectif : *neonatus, recens natus.* La signification de cette expression n'est pas bien précisément limitée. Les uns la bornent à l'enfant considéré à l'instant même de sa naissance; les autres l'étendent à l'enfant pendant tout le cours de l'allaitement. La première acception est bien plus conforme à l'usage, et elle circonscrit mieux le sujet dont je dois m'occuper; c'est celle que j'adopte. Je ne traiterai ici que de ce qui a rapport à cette courte période de la vie, que l'on appelle *naissance;* l'expression de *nouveau-né* sera pour moi synonyme d'*enfant naissant.* La physiologie du nouveau-né a déjà été exposée sommairement à l'article *âge;* mais je crois devoir revenir sur quelques points et les examiner plus en détail, pour l'éclaircissement de ce que j'ai à dire sur l'hygiène et la pathologie de cette époque de la vie.

Dans le développement des corps organisés, il n'y a rien d'instantané, tout est progressif. La naissance, qui est pour le médecin, non pas seulement la sortie hors du sein de la mère, la venue à la lumière, mais bien le passage d'un mode de vie qu'on peut dire *végétatif* à la vie véritablement et complétement *animale;* la naissance n'est pas l'affaire d'un moment. Les organes par leur développement successif ont été préparés au nouveau mode d'existence, sont devenus aptes à le recevoir et à l'entretenir; mais plusieurs d'entre eux reçoivent pendant et après l'accouchement des modifications nécessaires et très-dignes de remarque. La naissance se prépare dès les premiers phénomènes préparateurs de l'accouchement, et ne s'achève que plusieurs jours après. Le fœtus, qui n'a pas encore acquis sa maturité, est expulsé de l'utérus, mais il ne naît pas; il peut continuer pendant quelques heures, quelques jours même, son existence végétative, offrir un simulacre de vie; mais il ne peut supporter la vie, elle s'éteint bientôt en lui; il n'était pas *viable,* comme disent les légistes. Le développement du fœtus et celui de la matrice marchent simultanément, suivent une progression régulière et proportionnelle. Le fœtus arrive au point où les principes qui lui sont fournis par sa mère ne peuvent plus suffire à alimenter son existence, où les organes qui reçoivent immédiatement ces principes sont devenus moins propres à les recevoir et à les transmettre; l'utérus arrive à celui où ses fibres ne peuvent plus être étendues ultérieurement sans que cette extension ne devienne pour elles un stimulus qui les excite à se contracter, où le col utérin complétement effacé n'oppose plus une résistance suffisante à l'action tonique des fibres utérines; le travail de l'accouchement commence. J'ai décrit ce travail, j'ai examiné ses effets par rapport à la mère (*voyez* ACCOUCHEMENT, COUCHES); je vais les examiner par rapport au fœtus.

Le premier effet des contractions utérines est de gêner la circulation du sang dans les vaisseaux utérins et dans ceux du placenta; ce fluide aborde plus difficilement dans les artères, il est exprimé des veines. Cela est surtout sensible pour le placenta qui se trouve comprimé entre la paroi de l'utérus et la surface de la coque membraneuse remplie de l'eau de l'amnios, ou la surface du corps du fœtus, quand la coque membraneuse est rompue. La marche de la colonne de sang est arrêtée dans les artères ombilicales, et de proche en proche dans l'aorte. Le sang qui est chassé par le ventricule droit éprouve de la difficulté à suivre le canal artériel; il reflue dans les artères pulmonaires. Celui que le ventricule gauche pousse dans l'aorte ne peut suivre le canal de cette artère et se porte en plus grande abondance dans les trois troncs qui naissent de la crosse. Cependant une certaine quantité de sang afflue encore par la veine ombilicale; et ce sang n'est peut être pas uniquement celui qui était contenu dans les rameaux placentaires. La faculté absorbante des radicules veineuses continue peut-être à agir; cela est à peine marqué pendant les premières douleurs. On reconnaît encore ici les graduations insensibles que la nature suit dans ses opérations. Ces effets des contractions deviennent de plus en plus prononcés à mesure que les contractions deviennent et plus fortes et plus longues. Ils sont portés à l'excès et produisent, comme nous le verrons plus tard, des congestions très-graves, quand par suite de quelque obstacle le travail est très-énergique et se prolonge outre mesure. Il suit de là que peu à peu pendant le travail de l'enfantement les vaisseaux pulmonaires reçoivent une plus grande quantité de sang, commencent à se dilater, et sont disposés à se laisser dilater davantage et à admettre encore plus de sang. Il suit encore que le poumon éprouve une sorte de congestion sanguine, une gêne d'où naît le besoin de dilater le thorax, d'étendre le tissu pulmonaire, de respirer enfin; et qu'à l'instant où après une forte et longue contraction, le fœtus est expulsé, cette gêne, ce besoin, sont portés au plus haut degré; en même temps l'air extérieur, agissant sur la surface de la peau qui n'est pas encore accoutumée à cette impression, détermine le besoin de crier et la contraction des muscles dilatateurs du thorax. La première inspiration a lieu; la respiration est commencée; mais elle ne s'exécute complétement qu'après un certain temps. Une fois cette fonction établie, elle se continue jusqu'à la mort. Deux causes concourent donc, selon moi, à produire la première inspiration; mais si les choses se passent ainsi dans l'état normal, chacune de ces causes peut, dans certains cas, produire le même effet. Ainsi, dans les accouchemens longs et pénibles, on voit souvent la respiration s'établir dès que la tête a franchi la vulve, le thorax étant encore renfermé dans le vagin. On la voit même quelquefois commencer quand la tête elle-même est encore dans le vagin, pourvu que la face soit au voisinage de la vulve, et que l'air ait accès jusqu'à l'ouverture des narines et de la bouche; elle peut même être assez étendue pour que l'enfant pousse des vagissemens distincts. Ici la première cause admise agit évidemment seule; dans d'autres cas, c'est la seconde dont l'action se montre isolée, quand, par exemple, l'enfant est expulsé dès la première douleur, quand il est enlevé de l'utérus par l'opération césarienne pratiquée avant le commencement du travail, et même quand il vient au monde dans un état d'anémie. L'expérimentation vient au secours de l'observation et du raisonnement pour confirmer cette théorie. Vésale, sur des truies et des chiennes, arrivées au terme de la gestation, a ouvert l'abdomen, puis la corne de l'utérus, et en a retiré un fœtus encore enfermé dans ses membranes conservées intactes; il le vit bientôt ouvrir la gueule, contracter les muscles du thorax et exécuter manifestement les mouvemens de la respiration. Il laissa d'autres fœtus en place, après avoir ouvert avec précaution la corne utérine, mais en conservant leurs rapports avec l'utérus. Tant que les membranes restèrent intactes, les artères ombilicales continuèrent de battre, et la respiration ne s'établit pas; mais dès qu'elles furent ouvertes, la respiration s'établit et la circulation cessa dans les vaisseaux ombilicaux. Au commencement de ce siècle, des physiologistes danois, et en dernier lieu Béclard, ont fait des expériences analogues et ont obtenu les mêmes résultats; ils ont vu de plus qu'on peut à volonté faire naître ou cesser les mouvemens respiratoires en suspendant et rétablissant alternativement la circulation entre le fœtus et le placenta. Je me suis étendu sur ce point, parce qu'il est fondamental; en effet, tant que le fœtus ne respire pas, il est dans un état de mort apparente qui sera bientôt suivi de la mort réelle, si on ne parvient à obtenir que la respiration s'établisse. Les autres fonctions ne font que subir des modifications à l'instant de la naissance, ou ne sont pas aussi immédiatement nécessaires à l'entretien de la vie.

La respiration établie, il se fait des changemens importans dans la circulation. Les poumons reçoivent une quantité de sang de plus en plus considérable, et bientôt tout celui que pousse le ventricule droit. Le canal artériel moins rempli se resserre, s'oblitère, se convertit en un cordon celluleux. Le sang cesse de se porter dans les artères ombilicales, qui dans leur partie fœtale subissent des changemens analogues à ceux du canal artériel, conservant seulement quelquefois un calibre capillaire; mais il commence à se porter en plus grande abondance dans l'artère iliaque externe et dans les branches qui partent de l'iliaque interne. La partie placentaire des artères ombilicales meurt, et se sépare bientôt. Il en est de même de la portion placentaire de la veine ombilicale et de l'enveloppe celluleuse et membraneuse du cordon. La ligne de séparation est marquée à deux ou trois lignes de la surface de l'abdomen; là finit la peau et commence la membrane amnios, aussi distinctement au moins qu'aux lèvres, on aperçoit la limite de la peau et de la membrane muqueuse. La partie placentaire morte peut être comparée à une escharre; elle se dessèche ou se putréfie selon l'abondance de la liqueur visqueuse (lymphe de Warthon), qui infiltre le tissu du cordon. La partie contiguë de la peau et du tissu sous-jacent s'enflamme, suppure, se sépare de la partie morte, et se cicatrise successivement de la circonférence au centre. Les vaisseaux résistent plus que le reste, et lorsque la chute complète du cordon a lieu du quatrième au huitième ou neuvième jour, la cicatrisation est presque entièrement terminée. La portion fœtale de la veine subit des changemens semblables à ceux des artères; elle s'oblitère, rarement reste-t-il un canal presque capillaire. Le canal veineux s'oblitère également et se convertit en un cordon celluleux.

Les sources qui fournissaient à la nutrition du fœtus sont

taries. La digestion seule doit désormais en préparer les élémens; mais la nature semble aussi y préluder avant l'expulsion du fœtus. Je n'examine pas ici la question de savoir si le fœtus avale l'eau de l'amnios pendant le cours de la grossesse et quel est l'usage de ce fluide par rapport à la nutrition (*Voyez* OEUF); il me suffit de remarquer que dans l'estomac et la partie supérieure des intestins des fœtus morts en naissant on trouve toujours un liquide semblable à l'eau de l'amnios, pour en conclure que dans les derniers temps de la grossesse au moins, et, si l'on veut, seulement pendant le travail de l'accouchement, une certaine quantité d'eau pénètre dans le canal alimentaire et le dispose à recevoir une nourriture plus substantielle.

La surface du corps de l'enfant nous exprime exactement l'état de la respiration. A l'instant où le fœtus vient de franchir la vulve, elle est pâle et d'un blanc mat. Si la respiration ne s'établit pas, elle prend une couleur bleuâtre ou noirâtre, qui est surtout marquée au pourtour de la bouche. A mesure que la respiration devient plus parfaite, la couleur de la peau prend une teinte rosée. Le chorion et l'épiderme, baignés jusque-là dans un liquide chaud et entretenus dans un état de mollesse par l'effet de ce contact, se raffermissent et se dessèchent; les rides, qui existaient surtout à la paume des mains et à la plante des pieds, s'effacent. Ces changemens déterminent la séparation de l'épiderme qui tombe par écailles au bout de quelques jours. L'enfant fait peau neuve, comme disent les nourrices. La matière cérumineuse qui recouvre la peau est enlevée par l'abstersion, ou s'attache aux linges dont on enveloppe l'enfant, ou se dessèche, se colle à l'épiderme, et tombe avec lui. Du deuxième au quatrième jour la peau commence à se colorer en jaune. Cette teinte ictérique, qui est marquée même sur les conjonctives, augmente d'intensité pendant un ou deux jours, puis se dissipe peu à peu dans l'espace de trois à quatre jours, et la teinte de la peau est ensuite plus claire et plus animée qu'elle n'était auparavant. Cette coloration de la peau a généralement été confondue avec les diverses espèces d'ictères dont les nouveau-nés peuvent être affectés (Voyez *ictère des nouveau-nés*); mais elle doit en être soigneusement distinguée, car on ne peut la regarder que comme un phénomène physiologique. C'est ce dont on est assez d'accord actuellement; mais il s'en faut beaucoup qu'on le soit sur l'interprétation de ce phénomène. Levret dit qu'il ne faut pas confondre l'ecchymose universelle des nouveau-nés avec la jaunisse. Suivant lui, l'ecchymose vient du poids de l'air sur la surface du corps des nouveau-nés, et l'ictère de l'engorgement du foie; dans le premier cas, le blanc de l'œil ne change pas de couleur; dans le second cas, il jaunit : celui-ci est souvent dangereux, et l'autre ne l'est jamais. Dans ces derniers temps on a reproduit cette idée d'ecchymose; mais cette coloration de la peau, si commune chez les nouveau-nés, n'a pas la teinte des ecchymoses, ne suit pas dans sa disparition la dégradation de couleur des suffusions sanguines, elle a toute la même apparence que l'ictère, et, quoi qu'en ait dit Levret, la conjonctive participe le plus souvent à la couleur jaune. D'autres me semblent approcher davantage de la vérité quand ils disent qu'en raison des changemens survenus dans la circulation du sang dans le foie par suite de l'oblitération de la veine ombilicale, cet organe est plus disposé à recevoir l'action des causes irritantes et à devenir le siége d'une affection dont l'ictère est le symptôme; mais je ne puis me persuader qu'un phénomène qui se présente si communément et pendant la durée duquel les fonctions ne sont aucunement dérangées, soit une maladie. Je pense donc que ce phénomène ne sort pas de l'ordre physiologique, et j'adopte l'opinion de ceux qui l'attribuent aux changemens que la circulation hépatique éprouve après la naissance. Je remarque en outre qu'il se manifeste à l'époque où la digestion stomacale et intestinale commence à s'exercer, ou seulement prend plus de développement et s'exerce sur de nouveaux matériaux plus abondans et plus riches en principes alibiles, et où la veine-porte ramène au foie plus de sang, et un sang différent de celui qui y affluait précédemment. Je ne sais s'il faut attribuer une grande importance aux changemens qu'on dit survenir dans les fonctions du foie, qui d'organe d'hématose devient un organe sécréteur d'un fluide destiné à la digestion; car avant la naissance il sécrétait de la bile, et assez abondamment, et après la naissance il paraît bien évidemment encore concourir à l'hématose. Quoi qu'il en soit, cette teinte ictérique ne se développe pas chez tous les enfans; et lorsqu'elle se développe, ce n'est pas avec la même intensité. On a avancé que les enfans allaités par leur mère en étaient moins souvent affectés que ceux qui sont allaités par une nourrice étrangère, surtout lorsque le lait de cette nourrice est déjà vieux : l'observation n'a pas complétement confirmé cette assertion. Levret assure que, lorsqu'on a soin de bien exprimer le sang contenu dans la veine ombilicale avant de lier la portion de cordon restée adhérente à l'enfant, on prévient le développement de l'ictère. Il est probable qu'il entend parler de l'ictère morbide; cependant cette pratique, que je mets habituellement en usage, m'a semblé le plus souvent empêcher la coloration habituelle de la peau en jaune.

Soins qu'il convient de donner à l'enfant nouveau-né.—Lorsque l'enfant est sorti du sein de sa mère, si l'on continue d'observer ce qui se passe en abandonnant la délivrance à la nature, on voit que la circulation continue entre l'enfant et le placenta; mais bientôt le placenta est détaché et expulsé, il perd sa vitalité, ainsi que le cordon, la circulation s'affaiblit peu à peu, et les pulsations des artères cessent graduellement à partir du placenta. Il serait peut-être préférable d'attendre cette époque pour séparer le placenta, la nature semble l'indiquer, et quelques accoucheurs l'ont conseillé. Pour l'ordinaire, on n'agit pas ainsi, on cède à l'impatience et à l'inquiétude des mères, on intercepte brusquement la circulation; et, il faut en convenir, on ne voit résulter aucun inconvénient de cette interception. Baudelocque et d'autres accoucheurs font même un précepte de cette précipitation. Selon eux, on ne saurait trop tôt soustraire l'enfant au danger qu'il courrait sous les couvertures de la mère en y respirant un air humide, toujours trop raréfié, et le plus souvent infecté des matières animales qui proviennent des excrémens et des urines que la femme a rendus involontairement. Ces craintes me semblent chimériques, et je crois qu'ici, comme en tout, il faut éviter l'exagération. Dès que l'enfant est hors des parties de la mère, si le cordon est entortillé autour du cou ou de quelque autre partie, on le dégage, puis on place l'enfant sur le côté, et le visage tourné du côté opposé à la vulve, pour que, d'une part les mucosités et l'eau contenues dans la bouche et l'arrière-bouche puissent s'écouler, et que de l'autre le sang qui sort des organes génitaux de la mère ne vienne pas obstruer la bouche et les narines. On coupe ensuite le cordon ombilical à quatre ou cinq travers de doigts de la surface de l'abdomen. Il en jaillit alors une ou deux cuillerées de sang, rarement plus, si la respiration s'est bien établie. Si ce jet était trop considérable, ou si la respiration tardait trop à s'établir, ou si l'enfant était trop faible, on modérerait la sortie du sang en serrant le cordon entre les doigts. On se ménage ainsi la faculté de laisser l'enfant perdre du sang, si on le juge convenable, sans avoir à craindre qu'il en perde trop. Pendant que l'on tient ainsi le cordon entre deux doigts, on enlève l'enfant, on le porte dans un autre lieu, ordinairement sur les genoux de la personne qui doit lui donner les autres soins, et on fait la ligature du cordon. On se sert pour cela d'un ruban ou cordonnet, de huit à dix pouces de long, fait avec cinq ou six brins de gros fil, unis ensemble par de la cire. Tout autre ruban étroit et fort, tout autre cordonnet servirait également. Avant de placer la ligature, on a soin d'examiner s'il n'existe pas de hernie ombilicale qui se prolonge dans l'épaisseur du cordon, ce qui est surtout à craindre quand il est fort gros. Faute de cette précaution, il est arrivé plusieurs fois que l'on a lié une anse d'intestin et causé la mort des enfans, comme madame Boivin en rapporte des exemples dans son *Mémorial*. S'il existait une semblable hernie, on la réduirait, et on la maintiendrait réduite en appliquant le doigt sur l'ouverture ombilicale pendant que l'on ferait la ligature. C'est d'un à deux travers de doigt de la surface de l'abdomen que l'on doit lier le cordon. Cette distance est uniquement indiquée par la convenance de ne pas laisser une trop grande étendue du cordon qui, par son volume, gênerait la surface de l'abdomen sur laquelle on l'applique, et en se putréfiant donnerait lieu à une odeur fétide qui pourrait devenir nuisible. Il n'y aurait d'inconvénient à lier le cordon plus près de l'abdomen que dans le cas où la ligature porterait sur la peau même, comme je l'ai vu. Il en résulte alors de la douleur, de l'inflammation, et une ulcération dont la guérison peut offrir de la difficulté. D'après ce qui a été dit précédemment, il est facile de voir que le lieu où cette ligature est faite n'influe en rien sur celui où le cordon se sépare. Il est superflu de réfuter l'opinion populaire qui attribue à la longueur du bout de cordon, laissé au-dessous de la ligature, l'origine de la hernie ombilicale ou une certaine influence sur la conformation de l'ombilic et sur le développement des organes génitaux. L'utilité de cette ligature a été un objet de controverses. Il est certain que, lorsque la respiration est bien établie, qu'elle continue sans éprouver de difficulté, et que la circulation se fait librement et n'est pas accélérée, le sang ne se porte plus dans les artères ombilicales, que leurs parois se resserrent surtout à l'endroit de leur section, et que la ligature est superflue; au moins elle est sans inconvéniens. Mais, si une constriction trop forte exercée par le maillot sur le thorax ou l'abdomen gêne la respiration, si des cris violens apportent obstacle au cours du sang à travers les poumons, si une chaleur trop forte produit l'accélération de la circulation, le sang se porte avec force dans les artères ombilicales, et les bouches béantes de ces vaisseaux laissent échapper le sang. On a vu des hémorrhagies funestes avoir lieu de cette manière plusieurs heures après la naissance. Sans avoir été témoin de semblables malheurs, j'ai vu plusieurs de ces cas d'hémorrhagie, quoique le cordon ait été lié avec soin. (*Voyez* OMPHALORRHAGIE.) Il est donc prudent de lier le cordon dans tous les cas. Pour éviter cette opération bien simple, on a recommandé de couper le cordon avec des ciseaux dont le tranchant grossier serait fait à la lime, dans la vue d'imiter le procédé des animaux qui coupent avec leurs dents le cordon de leurs petits. On croyait que cette circonstance était la cause de l'absence de l'hémorrhagie : c'était une méprise, et le précepte qu'on en déduisait est bien futile en théorie et peu sûr dans la pratique. Il faut donner à la ligature un degré de constriction suffisant pour oblitérer d'une manière complète et permanente les artères, sans couper le tissu de leur paroi. Ce degré de constriction doit varier selon que le cordon est plus ou moins volumineux, plus ou moins infiltré de sérosité. Pour plus de sûreté, il est convenable de placer deux ligatures à une certaine distance, ou de lier deux fois avec la même ligature le cordon en lui faisant former une anse. La ligature qui sera placée le plus près de la section sera serrée plus fortement, car là il y aurait moins de dangers à craindre si les artères étaient coupées. Si le cordon est très-épais, très-infiltré, la ligature étreindrait mal les vaisseaux; et, quand le cordon se serait affaissé par l'écoulement ou l'évaporation des parties les plus fluides, les vaisseaux n'étant plus comprimés laisseraient facilement couler le sang. En outre, cette lymphe, en se putréfiant bientôt, répandrait une odeur très-fétide, et formerait une sanie âcre qui pourrait irriter la peau avec laquelle elle se trouvera en contact. C'est avec raison qu'on a recommandé d'exprimer cette lymphe visqueuse en pressant et faisant glisser le cordon entre les doigts. Il pourrait même être utile de pratiquer des mouchetures sur la membrane du cordon, comme on l'a conseillé; mais il faudrait bien éviter de blesser les vaisseaux. Un préjugé, qui remonte aux Arabes, place dans cette lymphe le germe de la variole, et a fait croire que l'on préviendrait infailliblement cette maladie, si on l'exprimait avec soin. Cette idée a été renouvelée dans le dernier siècle par M. Salchon, et a trouvé un assez grand nombre de sectateurs. J'ai assez constamment mis en usage cette précaution, mais je n'ai pas vu que les enfans pour qui je l'avais employée fussent moins que les autres affectés de la petite-vérole.

Il faut ensuite nétoyer la surface du corps de l'enfant de la matière cérumineuse qui la recouvre en plus ou moins grande quantité, du sang et des impuretés qui s'y sont attachés à l'instant de l'accouchement. La matière cérumineuse peut s'enlever en l'essuyant avec des linges; mais elle s'enlève mal de cette manière, et des frottemens trop rudes auraient une action nuisible sur la peau tendre et délicate de l'enfant. Il faut délayer cette matière; les corps gras peuvent seuls produire cet effet. Les véhicules aqueux ou alcoholiques sont sans action sur elle, ceux qui sont savonneux ou alcalins ne pourraient en avoir qu'à un degré de concentration qui les rendrait très-dangereux. L'idée de saupoudrer la peau avec du sel marin est absurde, car ce corps n'est pas un dissolvant de cette substance, et il serait un irritant fort redoutable. On délaie cette substance avec de l'huile, ou, ce qui vaut mieux, avec du beurre bien frais, et on l'essuie doucement. Du jaune d'œuf aurait le même avantage, et de plus, celui de la rendre miscible à l'eau. Il faut craindre plutôt d'irriter la peau par une abstersion trop exacte que de laisser cette substance qui s'attachera aux linges dont on enveloppe l'enfant et sera enlevée avec eux, ou se séchera et tombera avec l'épiderme. La crainte qu'elle ne nuise en bouchant les pores de la peau est purement chimérique. Pour enlever le sang et les autres impuretés, on emploie ordinairement de l'eau mêlée de vin. L'action stimulante du vin ou d'une certaine quantité d'alcohol, mêlée à l'eau, peut être utile pour ranimer un enfant faible; mais dans tous les autres cas, l'eau suffit. Cette eau doit-elle être froide ou avoir un degré de chaleur égal à la température du corps? Des philosophes et même des médecins ont recommandé de plonger l'enfant naissant dans l'eau froide, comme pour le *tremper*. Ils ont cité les usages des anciens Germains, ceux de quelques peuplades à demi sauvages. Ce n'est pas ici le lieu d'examiner quel but avait cet usage, et s'il était bien d'accord avec ce but; mais, si l'on fait attention aux gradations par lesquelles la nature amène le passage d'un état à un autre, si on remarque le soin que tous les animaux ont d'apprêter pour leurs petits des nids bien chauds et de les garantir contre l'impression du froid; si on réfléchit que, tant que l'enfant a froid pendant qu'on lui administre des soins, il crie et s'agite, mais qu'il se tait et se tient tranquille dès qu'il est enveloppé chaudement, on sera convaincu qu'il n'entre pas dans les vues de la nature que l'enfant passe brusquement d'une température de trente degrés, comme est celle de l'eau de l'amnios, à une température peu différente du terme de la glace, et qu'il est préférable que l'eau des lavages de l'enfant soit à peu près à la température du corps. Quand l'enfant a été lavé, et qu'on a bien épongé plutôt qu'essuyé l'eau de ce lavage, on doit l'habiller, et ici encore il faut se reporter aux observations que je viens de faire. Le vêtement de l'enfant doit être chaud; mais en outre, il doit être souple et médiocrement serré pour ne gêner ni la respiration ni la circulation, et permettre quelques mouvemens des membres; il doit aussi être facilement perméable à l'urine. Pourvu qu'il remplisse ces conditions, peu m'importe qu'à la manière des Français, ce soit un maillot composé d'une chemise, d'une brassière, de couches et de langes, ou, qu'à la mode des Anglais, l'enfant soit enveloppé dans une longue robe ou une espèce de sac de flanelle. Ces détails sont plus du ressort des gardes et des nourrices que du médecin, qui doit seulement veiller à ce que les indications posées soient remplies. Avant d'achever de vêtir l'enfant, mais après avoir couvert la tête et le thorax pour les garantir de l'action du froid, il faut envelopper le cordon ombilical dans une compresse mince, la placer vers la partie supérieure et latérale gauche de l'abdomen, appliquer sur l'ombilic une autre compresse un peu plus épaisse, et maintenir le tout au moyen d'un petit bandage de corps médiocrement serré. Ces précautions ont pour but de mettre le cordon à l'abri des tractions qui pourraient le détacher avant le temps où il sera complétement séparé, d'empêcher la pression qu'il pourrait exercer sur le foie quand il sera durci par la dessiccation, et garantir la peau du contact de la matière putride qui s'en écoule quand il est très-infiltré. Quand le cordon est tombé on continue l'usage de la compresse et du bandage de corps pendant quelques jours. Si l'anneau ombilical était encore très-dilaté, et à plus forte raison si l'ombilic était saillant, s'il existait une hernie ombilicale, cette précaution serait indispensable, et il ne faudrait l'abandonner que quand l'anneau serait bien revenu sur lui-même, et qu'il n'y aurait plus à craindre l'issue des parties. Je veux que la compresse que l'on met sur l'ombilic soit sèche, car je redoute l'action de l'humidité ou des corps gras sur la peau de l'enfant nouveau-né. Quand il y a encore un léger suintement, je préviens l'adhésion de la compresse en faisant saupoudrer l'ombilic avec de la poudre de lycopode ou de l'amidon; par là j'évite ces suppurations de l'ombilic qui durent quelquefois long-temps.

L'éjection de l'urine et du méconium se fait quelquefois attendre long-temps. Je l'ai vu tarder trois ou quatre jours. Il faut s'assurer si quelque vice de conformation non apparent ne s'oppose pas à ce que ces excrétions se fassent : il faudrait alors le corriger par l'opération convenable. Dans le cas contraire, un bain tiède est ordinairement le meilleur moyen de favoriser ces excrétions. L'éjection du méconium indique aussi l'emploi d'un doux laxatif, tel que le petit-lait, le sirop de violettes, l'huile d'amandes douces, la manne. On emploie généralement le sirop de chicorée composé ou sirop de rhubarbe composé, soit seul, soit mêlé avec l'huile d'amandes douces. C'est même une pratique vulgaire d'en donner à tous les enfans, surtout à ceux qui doivent téter une nourrice étrangère. Cependant, pour ceux qui sont allaités par leur mère, on veut bien accorder que le colostrum tiendra lieu de ce purgatif. Je crois qu'il est également superflu de l'administrer à la plupart des autres : le méconium est bien suffisamment évacué par l'action des intestins. De l'eau sucrée tiède suffit pour faciliter l'éjection du méconium et celle des fluides visqueux qui obstruent quelquefois l'arrière-bouche et l'estomac. Pour ne pas trop heurter le préjugé, je fais donner seulement une cuillerée à café de ce sirop de chicorée mêlé avec autant d'eau, dose tout-à-fait insignifiante.

Je borne à ces remarques ce que j'ai à dire sur l'hygiène des nouveau-nés, les autres points ayant été exposés en traitant de l'éducation physique et morale des enfans. (*Voyez* ENFANS hygiène.) J'ajouterai seulement qu'avant de laisser emmaillotter l'enfant, on doit le visiter avec soin pour s'assurer s'il n'existe pas quelque vice de conformation qui puisse nuire à l'exécution des fonctions, et qu'on doive corriger sur-le-champ, ou quelque fracture, luxation ou tumeur auxquelles il faille porter remède. Pour la tumeur sanguine qui a souvent lieu chez les nouveau-nés, *voyez* TROMBUS.

Maladies des nouveau-nés.—On ne peut regarder comme maladies spéciales des nouveau-nés que les vices de conformation et les maladies qu'ils apportent en naissant, et les maladies qui dépendent de la condition physiologique spéciale dans laquelle ils se trouvent. Les autres maladies, dont ils peuvent être affectés pendant la courte période dont nous nous occupons, peuvent aussi les attaquer à un âge plus avancé. L'induration ou endurcissement du tissu cellulaire et l'ictère semblent faire exception. Ces maladies sont l'objet d'articles spéciaux; il en est de même des vices de conformation et des maladies dont le développement a précédé la naissance. (*Voyez* ANCYLOGLOSSE, CYANOSE, HERNIE, ICTÈRE, IMPERFORATION, INDURATION, MONSTRUOSITÉS, OEUF (pathologie), etc.

Il me reste à parler ici des cas dans lesquels la respiration ne s'établit pas; l'enfant se trouve alors dans un état de *mort apparente* que quelques auteurs ont désignée en latin sous le nom hybride de *pseudo-mors.* Toutes les fonctions partagent l'inertie de la respiration; elles sont suspendues; la circulation seule continue, quelquefois dans toute sa force, quelquefois très-faible et obscure. Cet état présente deux formes essentiellement différentes dans leur nature et même dans leur apparence, que l'on a distinguées sous les noms d'*apoplexie* et d'*asphyxie.*

Apoplexie.—On l'a aussi, et plus exactement, appelée état *apoplectique.* Cet état reconnaît ordinairement pour cause un accouchement long et pénible, peut-être aussi la pléthore sanguine, car ce sont le plus souvent les enfans volumineux et pleins de sucs qui naissent ainsi. La surface du corps paraît gonflée; elle est d'un violet ou plutôt d'un bleu noirâtre; cela est plus sensible aux parties supérieures du corps, et particulièrement à la face. Cette turgescence de la face est encore plus marquée chez les enfans dont le cordon était contourné autour du cou. Chez eux, en effet, outre l'interception de la circulation dans le cordon, résultant de la compression qu'il éprouve dans ce cas, le retour du sang dans les veines jugulaires est empêché par la constriction que cette sorte de lien exerce circulairement sur le cou. Les muscles sont sans mouvement, les membres conservent leur flexibilité, le corps sa chaleur; les pulsations du cordon, du pouls, celles même du cœur sont souvent obscures et quelquefois insensibles. A l'ouverture des cadavres on trouve les vaisseaux de l'encéphale gorgés de sang, quelquefois ce fluide est épanché à la surface des membranes ou dans la substance même du cerveau; les poumons sont aussi gorgés de sang. D'après ce qui a été dit plus haut, il est facile de se rendre raison de la production de cet état. Pour qu'il cessât, il faudrait que la circulation se rétablît librement avec le placenta, ce qui est désormais impossible, ou que, la respiration s'établissant, le sang pût traverser facilement les poumons; mais la compression du cerveau paralyse l'action des muscles, et les muscles inspirateurs participent à cette paralysie. Tant qu'il n'y a qu'une simple congestion dans les vaisseaux, cet état est peu grave; il est mortel quand il y a épanchement de sang, et surtout quand l'épanchement est dans la substance du cerveau. Aucun symptôme ne signalant ces différences et ne pouvant servir de base au prognostic, il faut soigner tous ces enfans comme s'ils donnaient quelque espoir de guérison. L'indication première qui se présente est de faire cesser la compression du cerveau et l'engorgement des poumons : c'est ce qu'on obtient en coupant promptement le cordon ombilical, et en laissant écouler une certaine quantité de sang. Le plus souvent, dès qu'il s'est écoulé quelques cuillerées de sang, la respiration s'établit, s'il n'y a pas d'obstacles à l'introduction de l'air dans les poumons, tels que des mucosités qui obstrueraient l'arrière-bouche, mucosités qu'il faut ôter avec soin; l'on voit la teinte bleue disparaître successivement, mais rapidement, et faire place à une teinte rosée, d'abord sur les lèvres, puis sur les joues et sur le reste du corps. La circulation est quelquefois tellement affaiblie, et comme engourdie, que les artères ombilicales ne versent pas de sang; alors on peut provoquer son effusion en plongeant l'enfant dans un bain tiède, en exprimant à plusieurs reprises le cordon de son insertion vers le lieu de sa section. On a même proposé de comprimer légèrement l'abdomen. Je crois que cette compression, toujours inutile, peut n'être pas sans inconvéniens. Quand par ces moyens on ne parvient pas à obtenir du sang, ce qui arrive quelquefois, quoique rarement, il faut appliquer une sangsue au bas de chaque oreille : j'ai vu cette saignée locale réussir très-bien. L'état apoplectique se renouvelle quelquefois, ou même se développe pour la première fois après que la respiration s'est établie. Je l'ai vu survenir sans cause appréciable le lendemain de la naissance; quelquefois alors il reconnaît pour cause quelque obstacle apporté au cours de sang à travers le poumon; et, en effet, toutes les fois que l'enfant pousse des cris violens et prolongés, la face se tuméfie et prend une couleur violacée ou bleuâtre prononcée surtout autour des lèvres, les pieds et les mains prennent aussi la même couleur. Les mêmes symptômes ont lieu dans cet état apoplectique, que j'appellerais presque secondaire; mais en outre, la respiration devient et plus rare et plus faible, la voix s'affaiblit et s'éteint. On a conseillé de lâcher ou de couper la ligature; mais rarement le sang vient-il par le cordon, même quand on le coupe lui-même au-dessous des ligatures. C'est dans ces cas surtout que l'on a retiré de grands avantages de l'application des sangsues; il sera très-rarement nécessaire d'en appliquer plus de deux. La saignée, de quelque manière qu'elle soit pratiquée, suffit le plus ordinairement pour déterminer l'établissement de la respiration et ramener l'enfant à la vie; mais quelquefois aussi il faut avoir encore recours à d'autres moyens. Comme ce sont ceux qui conviennent spécialement dans le cas suivant, j'y renvoie pour leur exposition.

Asphyxie.— On l'observe le plus souvent chez des enfans faibles naturellement, ou affaiblis par l'hémorrhagie résultant de la rupture du cordon ou de la déchirure du tissu du placenta, à la suite d'accouchemens très-prompts, de la version du fœtus, surtout quand elle a été nécessitée par une hémorrhagie utérine. Je croirais volontiers qu'elle peut bien aussi être produite par un certain degré de compression du cordon, capable d'oblitérer la veine, sans effacer complétement le calibre des artères ombilicales, de manière à permettre le cours du sang artériel vers le placenta, tandis que son retour au fœtus ne peut avoir lieu. Outre l'absence de la respiration et des mouvemens musculaires, cet état est encore caractérisé par la pâleur extrême de la peau, la flaccidité et la mollesse des chairs. La chaleur du corps s'affaiblit facilement; et cependant la circulation conserve long-temps son énergie. On a trouvé que le nom d'*asphyxie* ne convient pas à cet état, parce que l'asphyxie est la mort apparente causée par la suspension de la respiration; mais dans le cas qui nous occupe, c'est bien aussi parce que la respiration n'a pas lieu, que la vie paraît éteinte; et peu importe, ce me semble, que la respiration soit suspendue après avoir eu lieu, ou qu'elle ne soit pas encore établie, puisque les effets sont les mêmes. On a proposé de désigner cet état sous le nom de *syncope*, *d'anémie*; mais on entend généralement par syncope la mort apparente résultant de la suspension de l'action du cœur, et ici la circulation est intacte. Le mot d'anémie n'est pas mieux approprié; car bien que la privation d'une suffisante quantité de sang soit une des causes de cet état, cependant il cesse dès que la respiration est établie, quoique la quantité de sang ne soit pas augmentée. Je ne trouve au mot *asphyxie* d'autre inconvénient, que de convenir également à l'état apoplectique. L'asphyxie me paraît dépendre de ce que d'une part le poumon n'est pas préparé à la respiration par l'afflux du sang dans les artères pulmonaires, et de ce que d'autre part les muscles inspirateurs sont sans action, soit parce qu'ils participent à la faiblesse générale, soit parce que le cerveau n'étant pas suffisamment excité par l'abord du sang, l'innervation est trop faible : cet état est plus dangereux que l'apoplexie, lorsque celle-ci n'est pas accompagnée de la désorganisation du cerveau. Ce qui vient d'être dit de l'étiologie de l'asphyxie doit servir de base aux indications et diriger dans l'emploi des moyens curatifs. Comme l'anémie en est la cause la plus ordinaire, on a recommandé de ne pas couper le cordon ombilical tant que la circulation continue de se faire avec le placenta, de laisser le placenta adhérent à la matrice le plus possible, et enfin si le placenta est expulsé de bonne heure, de le plonger dans un liquide excitant, tel que du vin chaud, pour entretenir sa vitalité. On espérait que de cette manière l'enfant recevrait de sa mère ou du placenta une plus grande quantité de sang; mais peut-on croire qu'après le trouble causé par le travail de l'accouchement, l'enfant recevra de sa mère ce qu'il n'en a pas reçu pendant le cours tranquille de la grossesse. On cite des exemples où cette pratique a été suivie de succès; mais on en pourrait citer bien d'autres d'enfans qui avaient été abandonnés comme morts, dont le cordon n'avait pas même été lié, et qui sont revenus à la vie sans secours. Je pense, avec d'habiles accoucheurs, qu'on peut bien conserver le cordon intact pendant quelque temps, mais qu'il ne faut pas trop compter sur le bien que l'enfant peut en retirer, et perdre ainsi un temps que l'on pourrait employer à mettre en usage des moyens plus utiles. Cependant, comme il est important de ne pas laisser l'enfant perdre du sang, on lie le cordon de son côté avant d'en faire la section. Il est important aussi de conserver la chaleur de son corps. Ce soin seul a souvent sauvé la vie à des enfans que tous les moyens n'avaient pu ranimer. On enveloppe l'enfant dans des linges bien chauds, on le tient devant un feu clair, ou bien on le plonge dans un bain chaud, ce qui vaut mieux. En mêlant à l'eau du bain une certaine quantité de vin, d'eau-de-vie ou d'autres liqueurs alcoholiques, on remplit la double indication d'entretenir la chaleur et de stimuler la peau pour ranimer la circulation, réveiller l'action musculaire, et exciter la contraction des muscles du thorax. On emploie encore pour stimuler la peau des frictions sèches avec la main, une brosse ou une flanelle imprégnée de vapeurs aromatiques, des frictions avec des liqueurs irritantes, comme le vinaigre, l'eau-de-vie, de légères percussions faites avec la face palmaire des doigts sur les épaules et les fesses. Il a été quelquefois aussi utile de porter l'irritation sur d'autres surfaces. On porte dans la bouche un peu d'eau-de-vie, de vinaigre ou d'eau mêlée de quelques gouttes d'alcali volatil. On a proposé d'insuffler dans l'anus de la fumée de carte ou de papier brûlé. Ces moyens sont souvent d'une grande utilité, cependant ils n'agissent que d'une manière indirecte pour remplir l'indication principale qui est de produire l'inspiration. Tous les médecins sont d'accord sur l'importance de ce point, mais ils ne le sont pas autant sur les moyens d'y arriver. Le plus grand nombre n'a eu égard qu'aux phénomènes physiques et chimiques de la respiration, et a cru que l'objet essentiel était d'obtenir l'introduction de l'air dans le poumon. On a recommandé d'enlever avec soin, soit avec le doigt, soit avec les barbes d'une plume, les mucosités qui, obstruant l'arière-bouche, s'opposent au passage de l'air. Ceci est d'une nécessité absolue. Puis on veut que l'on souffle de l'air dans la trachée-artère, soit en appliquant sa bouche sur celle de l'enfant et ayant soin de fermer les narines de l'enfant, soit en portant une sonde de femme ou un tube droit, comme celui d'Herholdt, dans la bouche dont on appuie les lèvres contre les parois du tube, soit en introduisant dans le larynx l'extrémité d'un tube recourbé, tel que le tube laryngien, que, d'après M. Chaussier, on emploie à la *Maison d'accouchement* de Paris. Ce dernier moyen seroit préférable, parce que l'air passe directement dans la trachée artère, et que l'on évite ainsi de le pousser dans l'estomac par l'œsophage qui lui offre une voie plus facile. Or, cette erreur de lieu n'a pas seulement l'inconvénient de faire manquer le but qu'on se propose, elle a encore celui de distendre l'estomac, ce qui peut nuire à l'abaissement du diaphragme et au développement des poumons. Comme dernier moyen, Herholdt veut que l'on pratique la laryngotomie. Lorsque l'on a insufflé le poumon, soulevé le thorax et déprimé le diaphragme, on recommande d'exercer une douce pression sur l'abdomen et le thorax pour expulser l'air qui a été introduit, de faire une nouvelle insufflation et une nouvelle pression, et de continuer ces mouvemens alternatifs, cette respiration artificielle, jusqu'à ce que la respiration se fasse naturellement, et que l'enfant jette des cris. On a poussé les précautions jusqu'à vouloir que, pour cette insufflation, on se serve d'un soufflet, pour transmettre au poumon un air pur, et non celui qui auroit déjà été altéré et souillé dans le poumon. Mais Herholdt a démontré par une analyse exacte que l'air inspiré et bientôt après rejeté, comme on le fait en insufflant de l'air dans les poumons d'un enfant, ne contient qu'un centième d'oxygène de moins que l'air atmosphérique, quantité beaucoup trop petite pour influer sur ses propriétés. Cet air, déjà un peu échauffé et chargé d'un peu d'humidité, conviendrait peut être même mieux pour la première respiration qu'un air plus pur, mais plus froid et plus sec. J'ai employé souvent l'insufflation de l'air, et je n'en ai pas retiré tout l'avantage qu'on en promet. Ce résultat de la pratique ne m'a pas étonné; il m'a même semblé d'accord avec la théorie. En effet, ce moyen ne répond à aucune des deux conditions vitales qui déterminent le commencement de la respiration; ce sont cependant ces conditions qu'il faut faire naître. On ne peut produire cet afflux du sang vers les vaisseaux pulmonaires, cette sorte de congestion, d'où naît le besoin de respirer et l'effort inspiratoire; mais on peut exciter les muscles inspirateurs à se contracter et à dilater le thorax. Plusieurs des moyens déjà indiqués conduisent indirectement à ce but. On a conseillé d'exercer une forte succion sur les mamelles, dans le dessein de dilater mécaniquement le thorax. Cette succion, sans effet pour le but qu'on se propose, me semble propre à stimuler les muscles qui meuvent les côtes; mais un moyen plus puissant, qui m'a le plus souvent réussi et que je crois préférable à tous les autres, est une sorte de douche portée directement sur les parois du thorax : douche, qui se fait en prenant dans sa bouche une gorgée d'eau de vie et la soufflant avec force contre la paroi antérieure de la poitrine. Il est rarement nécessaire de réitérer plusieurs fois ce moyen; on voit bientôt son emploi produire immédiatement une contraction convulsive des muscles inspirateurs; le sang et l'air pénètrent le poumon; la respiration s'établit d'une manière irrégulière d'abord : elle est faible et comme convulsive; mais bientôt elle devient plus forte et plus régulière. L'irritation de la membrane pituitaire par des poudres, des liqueurs ou des vapeurs âcres détermine souvent avec le besoin d'éternuer le mouvement convulsif qui caractérise cette action, et cette secousse devient l'agent et le signal de la respiration commençante. On peut tenter dans cette intention divers moyens irritans plus ou moins énergiques; mais il serait fort dangereux de porter dans les narines un papier tortillé et imbibé d'ammoniaque, comme on en a donné le conseil; on cautériserait la membrane pituitaire. Enfin on a conseillé de diriger à travers la poitrine un courant électrique ou galvanique pour exciter les organes de la circulation et de la respiration. Je pense encore que ce seroit surtout sur les muscles du thorax qu'il faudrait porter l'action de ces fluides.

Quelques moyens que l'on emploie, et même en les employant tous successivement, on n'obtient pas toujours un prompt succès. Il ne faut pas se rebuter : ce n'est quelquefois qu'après plusieurs heures de soins assidus qu'on est parvenu à rappeler les enfans à la vie, et lorsque on avait perdu tout espoir. Aussi recommande-t-on de continuer l'emploi de ces moyens au moins pendant deux heures; mais il ne faut pas regarder ce terme comme absolu. On ne saurait trop répéter que des enfans abandonnés après de longues tentatives sont quelquefois revenus spontanément à la vie. Aussi, même quand on a perdu tout espoir, faut-il encore tenir chaudement ces enfans qu'on regarde comme des cadavres. (DESORMEAUX.)

NOYÉ. *Voyez* SUBMERSION.

NOYER, s. m., *juglans regia*. L. Rich. *Bot., méd.*, tome 1, page 125. Le noyer fait partie de la nouvelle famille des juglandées. C'est un grand et bel arbre originaire de la Perse, transporté en Europe par les Grecs et les Romains et qui depuis un temps immémorial y est naturalisé, et où il acquiert quelquefois les dimensions les plus considérables. Il porte des feuilles alternes, articulées, pinnées, composées de sept à neuf folioles. Ses fleurs sont monoïques ; les mâles disposées en longs chatons écailleux; les fleurs femelles sont réunies au nombre de trois à quatre tout-à-fait au sommet des jeunes branches. Les fruits, que tout le monde connaît sous le nom de *noix*, sont des drupes arrondies vertes, lisses, glabres, composées d'une partie charnue et un peu coriace, recouvrant un endocarpe ou noyau, qui s'ouvre en deux valves.

Le noyer est un arbre fort intéressant par ses usages dans l'économie domestique et les arts. Toutes ses parties vertes comme ses feuilles et la partie charnue de son fruit répandent une odeur aromatique très-forte et entêtante. Aussi pense-t-on généralement qu'il est dangereux de se reposer pendant long-temps et surtout de s'endormir sous un noyer frappé par les rayons du soleil. Néanmoins quelques auteurs ont beaucoup trop exagéré le danger que l'on court alors. Un mal de tête plus ou moins violent est généralement le seul résultat de cette imprudence. Les feuilles et le brou du noyer contiennent, outre leur principe aromatique, une assez grande quantité de tannin et d'acide gallique, pour que dans quelques pays on les ait employés au tannage des cuirs. Leur décoction est tonique et stimulante. Quelques auteurs ont recommandé celle du brou de noix comme anthelmintique ; d'autres comme sudorifique ou diurétique. Mais néanmoins aujourd'hui on ne fait guère usage de ce médicament quoique son action soit assez énergique. On prépare avec le brou de noix, macéré dans l'alcohol, et convenablement édulcoré, un ratafiat ou liqueur de table, qui passe pour propre à activer les forces digestives de l'estomac.

L'amande contenue dans les noix, lorsqu'elle est mûre et récente, a une saveur douce et agréable ; elle contient environ moitié de son poids d'huile grasse. On peut en préparer des émulsions entièrement analogues à celles d'amandes douces. Cueillies avant leur maturité, on les sert sur nos tables, et on les mange sous le nom de cerneaux. L'huile de noix est très-douce et retient l'odeur et la saveur particulières aux noix, saveur peu agréable pour les personnes qui n'y sont pas accoutumées. On s'en sert en place d'huile d'olive dans plusieurs départemens de la France. Elle est limpide, ne se fige pas par le froid; mais comme elle se rancit facilement, on ne peut la conserver pendant long-temps, et elle doit être préparée en petite quantité à la fois. Elle jouit de la propriété de se sécher très-vite, ce qui fait que les peintres la recherchent pour la composition des couleurs. Elle peut, lorsqu'elle est récente, remplacer l'huile d'amandes douces dans les linimens et autres préparations pharmaceutiques où l'on fait généralement entrer les huiles grasses.

Le bois du noyer est, comme on sait, un de nos plus beaux bois indigènes, pour la fabrication des meubles. Son écorce et même ses feuilles sont employées dans la teinture en noir. (A. RICHARD.)

NUAGE, s. m. Amas de vapeurs qui se tiennent, suivant leur pesanteur, plus ou moins élevés dans l'atmosphère. Par analogie, on a donné ce nom à la matière floconneuse, légère, qui dans certains cas reste suspendue dans l'urine. On a distingué le nuage de l'énéorème en ce que le premier s'élève jusqu'à la surface du liquide, tandis que le second se tient près du fond du vase. *Voyez* URINE (Seméiot.). On a encore donné le nom de nuage à une espèce de tache de la cornée. *Voyez* NÉPHÉLION qui en est synonyme.

NUQUE, s. f., partie postérieure du cou.

NUTRITIF, adj., qui a rapport à la nutrition : absorption, vie, fonctions *nutritives*.

NUTRITION, s. f., *nutritio, nutricatio, alitura*, action de se nourrir, fonction commune à tous les corps vivans, par laquelle ils appliquent immédiatement à leurs diverses parties les matériaux du fluide nourricier assimilables ou qui sont destinés à les accroître et à réparer leurs pertes journalières. But et complément nécessaire de l'ensemble des fonctions organiques, la nutrition proprement dite renouvelle sans cesse les organes, qu'elle compose et qu'elle décompose tour-à-tour. Cette fonction leur applique, en effet, les matériaux nouveaux introduits dans le torrent de la circulation et successivement élaborés par la digestion, la respiration et les absorbtions extérieures, tandis qu'elle leur enlève par l'absorbtion *interstitielle*, et qu'elle rejette au dehors, à l'aide des secrétions et des exhalations excrémentitielles, les principes de la composition organique, usés par le jeu de la vie.

Ce renouvellement de la composition matérielle des diverses parties de l'organisme, conçu *à priori* par le raisonnement, est prouvé d'ailleurs, ainsi que nous l'avons dit à l'article *assimilation*, par la fameuse expérience des os teints par l'usage intérieur de la garance, et qui montre, comme on sait, ces parties alternativement rouges et blanches, suivant que les animaux ont fait un usage un peu constant de cette substance ou qu'ils ont cessé de s'en nourrir depuis un certain temps.

Ce fait de renouvellement, ainsi constaté pour les parties les plus dures de l'économie, et dans lesquelles le mouvement s'exécute avec le plus de difficulté, se conçoit plus aisément encore à l'égard des autres tissus, remarquables par leur moindre consistance ou leur mollesse : aussi est-il universellement admis. Mais d'accord sur ce point, les physiologistes diffèrent toutefois sur le temps que le corps de l'homme emploie pour son entière rénovation, et, tandis que les anciens ont avancé que cette révolution se faisait en sept années, quelques modernes en trois années seulement, la plupart des auteurs croient, avec raison, ne pouvoir lui assigner de limites précises, et se persuadent que subordonnée à l'âge, au tempérament, au climat, à l'état des forces et au genre de vie de chaque individu, elle varie singulièrement suivant cette diversité de circonstances.

Il règne encore beaucoup d'incertitude sur ce que l'on doit penser des *agens* de la nutrition, des *matériaux* sur lesquels elle s'exerce, de son *mode* ou mécanisme, et des *forces* qui la peuvent régir.

§ I. La nutrition manquant d'un *organe* distinct, analogue à celui de la plupart des autres fonctions, les auteurs ont attribué l'action qui la constitue à une réunion de parties qu'ils ont nommée *système nutritif;* c'est ainsi que Grimaud (*Essai sur la nutrition*) a regardé le tissu cellulaire, les glandes conglobées, parmi lesquelles il rangeait le cerveau, et les vaisseaux lymphatiques comme les agens propres, soit à élaborer la matière nutritive, soit à en effectuer le transport vers toutes les parties. Par une autre hypothèse tout aussi peu satisfaisante, Cullen a revêtu la substance corticale du cerveau du pouvoir de sécréter le *gluten* nutritif, et il n'a pas craint d'avancer que les nerfs le transportaient à la manière de vaisseaux perméables dans la trame fibreuse de tous les organes avec laquelle eux-mêmes se continuaient. A ces rêveries, Bichat a substitué l'ingénieuse idée du canevas commun de tous les organes, formé par le concours des tissus celluleux, artériel, veineux, absorbant, exhalant et nerveux, constituant ce qu'il a nommé le *parenchyme de nutrition* des organes, lequel, diversifié dans chaque partie par l'arrangement et par les proportions de ses élémens, s'appliquerait par suite une matière différente, tantôt saline, tantôt fibreuse, albumineuse, gélatineuse, etc., regardée comme *propre*, et qui le constituerait effectivement ce qu'il est; mais déjà nous avons fait connaître au mot *accroissement*, auquel nous renvoyons, les objections qui s'élèvent contre l'admission de ce nouvel agent de nutrition. Nous remarquerons seulement ici que ce qu'il y a de moins contestable, à ce sujet, est d'envisager chaque tissu et chaque organe distinct, comme l'instrument *immédiat* de sa nutrition propre, et de classer dans les *agens médiats* de cette fonction tous ceux qui sont chargés, soit du transport du fluide nourricier aux organes, soit des élaborations successives qu'il subit jusqu'à sa perfection, c'est-à-dire l'hématose ou la sanguification. Quelques-uns ont encore avancé, à la vérité comme une simple probabilité, que les membranes séreuses et synoviales, théâtre continuel d'exhalations et de résorbtions, concouraient ainsi à la préparation du fluide nutritif, et ce que l'on connaît d'ailleurs de l'importance du périoste et de l'organe médullaire, à l'égard de l'intégrité de structure des os, a enfin permis de ranger ces membranes parmi les agens *médiats spéciaux* de la nutrition de ces mêmes parties.

§ II. Ce que nous avons dit aux articles *animalisation*, et *assimilation*, et ce qui a été exposé aux mots *aliment* et *alimentation*, nous laisse peu de choses à ajouter ici touchant les *matériaux* ou les *fluides* de la nutrition. C'est le sang renouvelé par le chyle, enrichi de toutes les substances résorbées, perfectionné par la respiration, et porté à toutes les parties par les artères, qui répand indistinctement partout les élémens de la réparation et de l'accroissement. Mais tantôt ce fluide lui-même pénètre, en entier, les tissus comme les muscles, les membranes muqueuses, la plupart des organes parenchymateux, tels que le poumon, la rate, le foie, etc. Tantôt ce n'est qu'un liquide blanc, transparent, albumineux, simplement émané de lui, qui parvient immédiatement à certaines parties, notamment aux membranes diaphanes, aux tissus fibreux, comme les *ligamens*, les *tendons*, les *aponévroses;* aux cartilages et enfin aux fibro-cartilages.

Long-temps on a cru, avec les anciens, à l'*unité* de la matière nutritive, à l'*alimentum unum* du père de la médecine, *matière glutineuse* des uns, *mucoso-sucrée* des autres, *base de l'acide oxalique*, d'Hallé, etc. etc. Mais rien ne prouve soit la vérité, soit même la simple vraisemblance d'une pareille idée. Si l'on réfléchit en effet à la grande diversité de composition qui existe entre les différens organes, comme les os, les muscles, les cartilages, le foie et le cerveau, par exemple, l'on aura beaucoup de peine à concevoir qu'un seul et même élément puisse servir en commun à l'entretien de composés si divers. Qu'ont de commun, en effet, la gélatine du tendon, l'albumine du cerveau, la fibrine du muscle, le phosphate calcaire de l'os, la graisse du tissu cellulaire, etc., avec cette prétendue matière nutritive unique supposée dans les alimens et gratuitement admise comme renfermée dans le sang. Il nous paraît bien plus exact de reconnaître, ainsi que les travaux de Le Gallois l'ont mis hors de doute, que le sang artériel, partout homogène dans sa composition, ne présente à chaque tissu qu'une même réunion de principes, dans laquelle celui-ci est appelé à puiser, pour former la matière de sa réparation, de la même manière qu'on observe chaque agent de secrétion, par exemple, former avec un sang identique des produits aussi manifestement différens que le sont entre eux le lait, la bile et l'urine.

§ III Arrivés à l'exposition des *phénomènes* de la nutrition, ou du mode suivant lequel elle s'effectue, nous l'examinerons successivement dans le mouvement afférent ou de composition, dans celui qui lui est opposé et qui sert à la décomposition, enfin dans les rapports mutuels de l'un de ces mouvemens avec l'autre.

A. *Composition nutritive.* — Le sang artériel porté dans l'intimité de tous les tissus, soit par les capillaires sanguins, soit par les vaisseaux blancs continus à ces derniers, les pénètre, s'y arrête, s'y solidifie, y change de nature et s'y combine dans ceux de ses principes assimilables, ou conversibles en la substance même des organes. C'est en effet ainsi qu'il est permis de concevoir l'entretien et l'accroissement des corps vivans auxquels les corps ambians non moins que le jeu de la vie enlèvent à chaque instant une quantité plus ou moins considérable de leur composition matérielle : d'où il suit que sans leur continuelle réparation ils seraient bientôt en effet successivement consommés et anéantis. Une foule d'hypothèses physiques, mécaniques et chimiques, ont été imaginées pour expliquer le mode ou le mécanisme de la composition nutritive, toutes ont été abandonnées comme fausses ou insuffisantes. Leur défaut commun est de supposer que le sang renferme ou contient; toutes formées, des particules identiques à celles de chaque organe, et de ne voir, dès lors, dans l'application de ces particules qu'un simple fait physique d'agrégation, ou mécanique d'élimination par des porosités artérielles, ou des vaisseaux décroissans d'un calibre donné. Mais la comparaison établie entre les matériaux et les principes constituans du sang, et la composition des différens tissus qu'il nourrit, prouve évidemment qu'il est loin de contenir tous les principes que l'on retrouve dans ces derniers; et que, lorsqu'il les renferme, ceux-ci ne s'y trouvent que dans des proportions tout-à-fait insuffisantes pour les réparations auxquelles il est appelé. Toutes ces théories inadmissibles de ce côté ne sauraient, d'ailleurs, encore s'accorder avec toutes les variétés observées dans le mouvement de composition de telle ou telle partie, sous la seule influence des stimulations locales directes ou sympathiques dont elle devient le siége. Que certaines irritations morbides, les phases marquées pour le développement, un simple exercice plus soutenu ou plus habituel, se manifestent vers tel ou tel organe, rien ne changeant autour de lui dans la circulation générale, le calibre des artères et la composition du sang qu'elles charrient, l'on ne voit cependant pas moins survenir l'activité la plus marquée dans l'incorporation des particules nutritives à la substance des organes; c'est en effet ainsi que se forment, par exemple, l'hypertrophie de certaines parties, le développement soudain des organes sexuels à la puberté, les bras énormes des boulangers, les jambes vigoureuses des danseurs. etc., etc.

Ceci conduit à penser que chaque partie distincte de l'organisme se montre vraiment active dans l'acte de sa composition nutritive, et qu'elle doit d'ailleurs être considérée comme une sorte d'organe sécrétoire, qui comme celui-ci forme de toutes pièces, aux dépens du sang, un produit nouveau semblable à lui-même, mais qu'il retient en lui, dans les propres mailles de son tissu intime, au lieu de l'expulser au dehors, comme cela a lieu dans l'agent sécréteur ordinaire.

Non-seulement la composition nutritive transforme par une élaboration spéciale le sang en la substance des organes, et cela toujours de la même manière, quels que soient les principes réparateurs fournis à ce même sang, par la diversité des alimens dont les animaux font usage, mais encore ces produits solidifiés se pénètrent des qualités et des forces qui animent les tissus dans la composition desquels ils entrent. C'est ainsi que ces composés, sensibles dans les nerfs et le cerveau, irritables et contractiles dans les muscles, et élastiques dans les cartilages, montrent plus évidemment encore, par ces nouveaux caractères, qu'ils ne peuvent avoir rien de commun avec des produits chimiques ordinaires.

B. *Décomposition nutritive* ou *désassimilation.*—C'est une nécessité que, dans le renouvellement de la matière composante des corps, la décomposition moléculaire de chaque partie se soit effectuée avant que le mouvement opposé puisse en opérer le remplacement. Cette décomposition, prouvée par le raisonnement, l'est d'ailleurs encore par les faits : c'est ainsi que, comme nous l'avons déjà dit, les os rougis par l'usage de la garance reprennent leur couleur ordinaire après un certain temps; que l'on voit disparaître, dans une foule de cas, des taches ou certaines colorations de la peau, produites par des causes qui ont cessé d'agir sur l'économie; que les progrès de l'ossification montrent successivement les cavités des os se creuser au milieu de parties pleines, comme on le voit pour les cellules ethmoïdales, les cavités médullaires des os longs, les cellules de la plupart des os courts et spongieux, et qu'enfin, entre autres exemples, il en est encore ainsi des phénomènes de résolution observés dans les tumeurs d'une foule de parties.

Or, ce qui se passe ici étant absolument l'inverse de ce qui a lieu dans la composition nutritive, nous nous contenterons de répéter que les molécules des tissus vivans les plus anciennement formées, et en quelque sorte usées par le jeu de la vie, sont dans cet acte successivement ramollies, liquefiées et décomposées. Cette action réellement altérante ne livre pas, en effet, aux vaisseaux absorbans chargés d'en enlever les produits, les molécules calcaires de l'os, albumineuses du cerveau, gélatineuses du cartilage, fibrineuses du muscle, etc.; mais bien un liquide de décomposition, blanc, incolore, partout le même, quelle que soit son origine, et qui se montre dans les radicules absorbans avec les qualités ordinaires de la lymphe. Ainsi de même que l'élaboration vitale dans laquelle consiste la composition nutritive fabrique les produits les plus différens avec un sang identique, de même aussi la décomposition ramène à une seule et même humeur, la lymphe, le détritus des organes les plus différens. Les matériaux de désassimilation organique, enlevés à la vitalité des solides, et par conséquent dépouillés sous leur forme nouvelle des forces actives naguère leur partage, sont pris dans tous les tissus par les vaisseaux inhalans, et peut-être encore par les radicules des veines, qui les versent dans le torrent de la circulation générale; mais devenus désormais étrangers à l'économie, ils sont bientôt après médiatement rejetés au dehors par les sécrétions excrémentitielles, telles que l'urine, la sueur, la perspiration pulmonaire, la transpiration insensible, émonctoires auxquels ils faut encore ajouter la formation continuelle de l'épiderme, des ongles, des poils et des cheveux. Mais cette partie de la nutrition rentrant absolument dans ce qui a été dit au mot *absorption*, touchant celle nommée par Hunter *absorption interstitielle* ou de décomposition, nous nous contenterons de renvoyer à l'histoire de cette dernière. *Voyez* ABSORPTION.

C. Les deux phénomènes d'assimilation et de désassimilation que nous venons d'examiner isolément se nécessitent l'un l'autre, et se trouvent entre eux dans des rapports obligés et constans, dans une sorte d'équilibre habituel qui produit l'état stationnaire du corps; mais mille causes variées physiologiques et hygiéniques entraînant, comme on sait, la prédominance naturelle temporaire ou prolongée de l'un de ces mouvemens sur l'autre, on voit augmenter plus ou moins rapidement le volume et la masse du corps, ou bien au contraire, survenir son état de médiocre embonpoint et même de maigreur; les faits de ce genre ayant été déjà signalés dans une foule d'endroits de cet ouvrage, et notamment aux mots *accroissement*, *âge*, *alimentation*, *exercice*, et *digestion*, nous nous contenterons de les indiquer ici, et de renvoyer d'ailleurs aux mots *atrophie*, *marasme*, et à l'article qui suit, tous les désordres de la nutrition qui dérivent des rapports vicieux établis entre les deux mouvemens qui nous occupent.

§ IV. Les physiologistes les plus recommandables, fondés sur l'observation des phénomènes de la nutrition et de l'accroissement, ont rejeté d'un commun accord les explications physiques, chimiques et mécaniques, à l'aide desquelles quelques-uns se sont efforcés de rendre raison de cette importante fonction. Tous ont senti, avec raison, que c'est dans les seules forces de l'organisme vivant qu'il faut rechercher la cause immédiate ou le vrai principe de la nutrition, mais tandis que les uns admettent, à ce sujet, une force propre *assimilatrice*, comme Grimaud et Dumas, Bichat et ceux qui l'ont suivi se contentent d'invoquer la force tonique et la sensibilité organique, départies aux vaisseaux exhalans et absorbans chargés du double mouvement nutritif. Mais si nous examinons cette dernière opinion, qui est à peu près la seule qui subsiste aujourd'hui, nous douterons peut-être qu'elle puisse donner une raison satisfaisante de la mutation du sang en la nature des organes et de la transformation de ces mêmes organes en lymphe résorbée. Remarquons d'abord, sous le rapport de la contractilité attribuée aux vaisseaux nutritifs tant afférens qu'efférens, qu'il est bien difficile d'admettre que, dans une foule de tissus tout-à-fait durs comme les os et les cartilages, ou plus ou moins consistans comme les fibro-cartilages, les tendons, et la plupart des productions fibreuses, cette force soit capable d'y opérer le transport dans leur sein de la matière nutritive assimilée, et celui de leurs débris ou détritus dans la circulation lymphatique; faisons observer, en second lieu, que, s'il est constant que le sang soit loin de contenir tout formés les élémens si divers et si variés de la composition de chaque sorte de tissus et d'organes, comme l'albumine du cerveau, la fibrine du muscle, le phosphate calcaire de l'os, la gélatine du tendon, etc., etc., il est impossible de concevoir comment la simple excitabilité des vaisseaux exhalans suffirait à leur fabrication. Le tact intime de cet ordre de vaisseaux pourrait tout au plus leur servir à prendre et à charrier des principes déjà contenus et mêlés dans le sang, mais jamais à élaborer ou produire des élémens organiques d'assimilation qui n'y existent pas. Une seule force altérante, celle d'*affinité vitale*, que nous avons admise, permet de concevoir et l'acte propre de l'assimilation nutritive et la série de changemens préparatoires d'état, de composition ou de nature, que subissent les corps du dehors introduits dans l'économie avant de se transformer en la propre substance si merveilleusement diversifiée de ses organes. La dissolution vitale de ces derniers et leur réduction en une lymphe homogène inhalée, et livrée à la circulation générale, serait encore tout-à-fait inexplicable sans le fait d'une élaboration préalable qu'on ne peut séparer de l'idée de notre force altérante. *Voyez* AFFINITÉ VITALE, ÉLABORATION, DIGESTION et FORCE.

L'*utilité* de la nutrition ressort trop naturellement des avantages sensibles attachés au développement, à l'accroissement et à l'entretien de toutes les parties de l'organisme, pour qu'il soit besoin de la faire remarquer ici. Cette fonction intime ou moléculaire n'est pas d'ailleurs probablement étrangère à la calorification; mais la part importante que la théorie toute physique de Josse lui donnait sur cette fonction est, comme on sait, loin de mériter l'assentiment des physiologistes. Si la condensation des fluides en la substance solide des organes devenait, en effet, une cause de dégagement de calorique, la dissolution concommitante des élémens solides, enlevés à la composition des mêmes organes par la résorption détruirait entièrement cet effet, car le calorique, dégagé par le premier de ces phénomènes, serait détruit ou mis à l'état latent par le second. *Voyez* du reste CALORIFICATION. (RULLIER.)

NUTRITION (vices de la). Les anomalies de la nutrition peuvent se rapporter, comme celles des autres fonctions, à trois ordres; elle est augmentée, diminuée ou pervertie. C'est à sa perversion qu'il faut rattacher les transformations dont sont susceptibles presque tous les tissus; et en effet, peut-on donner une autre théorie de l'ossification insolite des membranes, des tendons, des artères, des cartilages, etc.; de la transformation des tissus de l'utérus, du rein en masses fibreuses. Le développement accidentel, au milieu du parenchyme des organes, de corps sans analogues dans l'économie, doit aussi être considéré comme le résultat d'une perversion des mouvemens assimilateurs. *Voyez* les articles TRANSFORMATIONS ORGANIQUES, SQUIRRHE, MÉLANOSE, etc.

La nutrition peut être diminuée dans tous les systèmes organiques, dans chacun d'entre eux en particulier, ou même dans un seul organe (*voyez* les mots MARASME, ARIDURE, ATRO-

PHIE). La nutrition devenue trop active dans tout l'organisme, et particulièrement dans le tissu adipeux, constitue cet état appelé *obésité*. Ici les organes trouvent dans le sang, pour leur nutrition, des matériaux riches et abondans, et ils se les assimilent avec facilité en même temps que le mouvement de décomposition est assez peu rapide. D'autrefois la nutrition, au lieu d'être généralement active, l'est seulement dans quelque système; ainsi, chez les individus qui agissent beaucoup, l'appareil musculaire prend un grand volume; cet excès de nutrition est remarquable dans ce qu'on appelle la constitution athlétique (*voyez* CONSTITUTION, TEMPÉRAMENT). Enfin, un organe seul, dont les fonctions ont été activées par des causes que nous indiquerons bientôt, peut présenter cet excès de nutrition, et alors on affecte un mot particulier à ce phénomène, c'est celui d'*hypertrophie*. Les développemens que comporte ce sujet ayant été renvoyés ici, nous devons lui consacrer cet article.

On dit d'un organe qu'il est hypertrophié (ὑπὲρ, au-delà, et τροφὴ, nourriture), quand son volume et sa masse sont notablement augmentés sans que sa structure soit autre que dans l'état sain; sans que ses fonctions soient du tout entravées; disons plus, ce mot, au contraire, rappelle l'idée d'une action plus intense. Si l'hypertrophie d'un organe est son développement au-delà du type ordinaire, il devient évident que ce phénomène est le résultat d'un plus grand afflux de sucs nutritifs sur cet organe, ou encore de la plus grande aptitude qu'a le parenchyme de celui-ci à se les assimiler. Voilà donc deux ordres de causes; mais l'un et l'autre doivent se lier à l'influence nerveuse, à l'innervation. C'est cette condition première de la vie, qui peut augmenter l'afflux du sang; c'est elle qui donne aux tissus organiques la plus ou moins grande faculté de s'approprier ce fluide vivifiant. Que l'innervation commande aux mouvemens volontaires, ou qu'elle commande aux mouvemens intestins ou organiques, comme disait Bichat, toujours est il que lorsqu'elle est accrue, la nutrition s'accroît avec elle. Si le centre d'innervation, le cerveau, porte son influence sur un appareil organique pour susciter son action, il la porte aussi, mais en quelque sorte tacitement, sur chacune des fibres de cet appareil pour activer leur nutrition; or, si dans un autre lieu (*atrophie*) nous avons considéré le défaut d'action d'un organe comme une cause des plus certaines de l'affaiblissement de sa vie propre, de même ici nous devons poser en principe que la cause la plus évidente de l'hypertrophie, de l'excès de vie d'un organe, c'est son excès d'action, soit en fréquence, soit en intensité. Pendant qu'un organe est en action, en général, il est pénétré d'une plus grande masse de sang que dans l'état de repos. Si cet afflux de sang se renouvelle fréquemment, il entraine à sa suite deux effets qui se lient dans le phénomène auquel on a donné le nom d'*hypertrophie*. Le premier est l'assimilation plus active, plus considérable; le second n'est qu'une simple ampliation de volume : c'est la dilatation des nombreuses ramifications vasculaires qui font partie du parenchyme organique. Ruisch disait que tout est vaisseaux dans le corps humain, pour dire combien est grande la portion que compose le système vasculaire dans la trame des organes; or, on nous accordera sans doute que ces milliers de vaisseaux à parois ténues sont susceptibles de ce dilater après des afflux successifs plus ou moins considérables, puisque tous les jours on voit des conduits artériels et veineux bien plus résistans, céder néanmoins, quand le fluide qui les traverse s'y accumule par une cause quelconque. Nous croyons donc que cette dilatation des capillaires sanguins est pour beaucoup dans l'hypertrophie des organes qui, par suite d'une activité fonctionnelle plus grande, reçoivent habituellement une plus grande masse de sang.

On trouvera peut être, comme nous, quelques motifs de considérer, ainsi qu'il vient d'être dit, le développement hypertrophique des organes, si l'on fait attention que ceux de ces derniers où les vaisseaux sanguins sont le plus abondans sont aussi ceux qui éprouvent le plus fréquemment ce vice de la nutrition. En tête des organes dont le tissu est le plus vasculaire, il faut placer les muscles, et ce sont eux qu'il faudrait aussi placer les premiers dans une classification où l'on aurait égard à la plus ou moins grande fréquence de l'hypertrophie; en effet, dans aucun organe, ce phénomène n'est aussi commun que dans ceux qui appartiennent au système musculaire; c'est aussi là où il est le plus facilement appréciable, et où, par conséquent, il est le mieux connu. Tout le monde sait que chez les individus dont la profession exige de grands efforts des bras, les muscles de ces membres prennent un volume considérable; il en est ainsi chez les boulangers, les forgerons, etc. Les membres abdominaux des danseurs et de ceux qui font habituellement de longues courses à pied, présentent toujours un grand développement. Dans ces cas, l'hypertrophie des organes locomoteurs n'est point une maladie; mais il est un muscle dont les fonctions sont si importantes qu'il ne peut éprouver la moindre modification de tissu sans un préjudice très-grave pour toute l'économie. Ce muscle, c'est le cœur; et on le sait, son développement hypertrophique est très-commun. Quoique ce mot *hypertrophie*, appliqué aux maladies du cœur, ne se trouve que dans les livres qui ont vu le jour depuis une dixaine d'années, il ne faut pas croire qu'il désigne une maladie nouvelle; c'est qu'avant ce temps on confondait avec l'anévrysme du cœur l'épaississement des parois de cet organe. Ces deux affections, dilatation et épaississement, réunies sous la dénomination d'*anévrysme actif*, tiennent une place importante dans les travaux de Lancisi, de Sénac, de Corvisart, etc. Morgagni a aussi relaté plusieurs exemples d'épaississement des parois du cœur. M. Bertin, dans un mémoire qu'il présenta à l'Institut, en 1811, le premier sépara l'hypertrophie de l'anévrysme du cœur, et fit remarquer que l'hypertrophie se présentait le plus souvent avec le rétrécissement de ces mêmes cavités, remarque justifiée par les recherches de M. Laennec; enfin, dans ces derniers temps, M. Bertin, dans le livre que, conjointement avec M. Bouillaud, il a publié sur les maladies du cœur, a complété et réuni ce qu'il avait déjà fait connaître sur ce point de la science. Suivant ces médecins, l'hypertrophie du cœur est dite *simple*, quand les parois d'une ou de plusieurs cavités de cet organe ont acquis une plus grande épaisseur, sans que leur capacité soit accrue ou diminuée. Si la cavité est agrandie, c'est l'hypertrophie *excentrique*, ou anévrysmatique; enfin elle est dite *concentrique*, quand elle coïncide avec le rétrécissement de la cavité.

La fréquence de l'hypertrophie dans les organes glandulaires et parenchymateux est encore en raison de leur contexture plus ou moins vasculaire; le foie et la rate sont, en effet, très-souvent hypertrophiés; *voyez* FOIE, RATE (pathologie). Le corps thyroïde ne l'est pas moins fréquemment. Cette affection, comme on le sait, a reçu le nom de *goître*, et est fort anciennement connue; ce n'est cependant que dans ces derniers temps que le diagnostic qui sépare l'hypertrophie du corps thyroïde des autres affections de cet organe a été bien établi. On pourrait, par induction, penser que l'hypertrophie des reins est toujours concomitante du diabètes : on serait dans l'erreur. Les observations qu'on a recueillies de cette dernière maladie indiquent rarement que l'organe sécréteur de l'urine, malgré l'activité de ses fonctions, ait changé remarquablement de volume. *Voyez* DIABÈTES, REIN (pathologie).

Les organes de l'innervation sont-ils susceptibles de s'hypertrophier? Nous ne pouvons résoudre cette question ; mais nous rappellerons que dans quelques cadavres le volume du cerveau est tel qu'il remplit exactement la cavité du crâne, tandis que chez d'autres il semble que sa masse soit notablement diminuée.

Des organes dans lesquels l'hypertrophie est très-remarquable, et qui y sont fort exposés, sont ceux à tissus érectiles. C'est surtout ici, sans doute, que l'accroissement de masse et de volume est dû à la dilatation et à la plénitude des vaisseaux sanguins qui composent presque exclusivement ces organes. On sait combien le pénis est susceptible d'augmenter de volume par une répétition fréquente de l'acte vénérien. Nous omettons de parler de l'hypertrophie encore très-peu connue de plusieurs autres tissus organiques pour arriver à celle dont est susceptible celui de tous ces tissus où une ampliation de volume accidentelle paraît le moins probable. L'hypertrophie des os n'est certainement pas facile à constater ; toutefois nous devons dire qu'à la Salpétrière nous avons amplement justifié cette remarque de M. Gall, que les os du crâne se trouvent ordinairement épaissis chez les individus qui ont succombé dans un état d'aliénation mentale d'une longue durée.

Quels moyens peut-on opposer à l'hypertrophie en général? Il est évident que tous ces moyens doivent tendre à un même but ; celui de diminuer l'action de l'organe. Ainsi en prenant pour exemple l'hypertrophie du cœur ; rien n'est plus certainement utile pour arrêter ses progrès que le repos absolu du corps et de l'esprit, la déplétion de l'appareil circulatoire, etc. Enfin, c'est toujours la méthode dite de Valsalva, qu'on a opposée avec le plus de succès à l'affection organique désignée jusque dans ces derniers temps sous le nom d'anévrysme actif. Voyez pour quelques particularités du traitement des diverses sortes d'hypertrophie, l'article pathologie des mots COEUR, FOIE, etc. (G. FERRUS.)

NYCTALOPIE, s. f., *nyctalopia*; de νὺξ, la nuit, et de ὄπτομαι, voir; vue nocturne. Les auteurs ont décrit cette anomalie de la vision sous les noms de *cæcitas diurna, amblyopia meridiana, vespertina acies, dysopia luminis*. La nyctalopie est une affection opposée à celle que l'on nomme héméralopie; mais quelques écrivains, se basant sur une étymologie différente de celle indiquée ci-dessus, ont appelé nyctalopie ce qui est pour nous l'héméralopie, *et vice versâ*. Voyez HÉMÉRALOPIE.

La nyctalopie ou la vue nocturne consiste, comme ce nom l'indique, dans l'impossibilité de supporter la lumière du jour, tandis que la vision peut s'opérer lorsque le soleil a disparu de l'horizon. Pendant le jour, le malade est obligé de tenir les paupières abaissées, de les couvrir même d'un voile épais. Quand il les entr'ouvre, il éprouve un éblouissement qui l'empêche de distinguer les objets, et une douleur qui le fait résister à tout examen des yeux. L'impression de la lumière détermine une injection très-prononcée de la conjonctive et un larmoiement abondant. Souvent il existe de la céphalalgie et une anxiété extrême produite soit par la douleur qu'occasione l'impression de la lumière, soit par la crainte de cette impression. A mesure que le soleil s'abaisse, les symptômes diminuent et disparaissent tout-à-fait lorsque cet astre n'éclaire plus l'hémisphère. Le malade peut alors ouvrir les paupières et distinguer les objets qui l'environnent, quelquefois même au milieu des ténèbres les plus épaisses. Quelques-uns ont besoin de la lumière artificielle, qu'ils supportent sans douleur. Mais plus fréquemment la vue ne s'exerce que pendant le crépuscule, et la lumière artificielle détermine, comme celle du soleil, une impression douloureuse.

La nyctalopie a lieu pendant le cours de plusieurs maladies des yeux, et est alors regardée comme symptomatique. Ainsi dans le commencement de la cataracte, quand l'opacité n'existe encore qu'au centre du cristallin, les malades ne peuvent distinguer les objets que lorsqu'une lumière peu intense permet à la pupille de se dilater beaucoup et de laisser à découvert les parties de la lentille qui sont encore transparentes. Quelquefois, dans le cas de cataracte également, la rétine a une telle sensibilité, que l'impression de toute lumière un peu vive est extrêmement douloureuse, mais les malades ne voient pas dans l'obscurité. Il en est de même pendant le cours d'ophthalmies intenses. Une excitation du cerveau déterminée par des veilles, des travaux excessifs de l'esprit, par des excès de liqueurs alcoholiques; cette même excitation existant pendant le cours de maladies qui ont leur siége à l'encéphale ou qui influent sympathiquement sur cet organe, comme l'hystérie, l'hypochondrie, la méningite, la cérébrite, la pléthore, les fièvres dites adynamiques et ataxiques, peuvent donner lieu au symptôme de la nyctalopie. Cette aberration de la vision s'observe surtout lorsque les yeux ont été pendant long-temps soustraits à la clarté du jour. La rétine acquiert une telle sensibilité que les objets environnans sont distingués au milieu des ténèbres, et que, lorsqu'après ce temps, la personne qui a été plongée dans un lieu obscur est rendue à la liberté, les yeux ne peuvent supporter la lumière la plus faible et ne s'accoutument que graduellement à l'impression des rayons lumineux.

Les Albinos, chez lesquels la membrane choroïde n'est que peu ou point du tout colorée en noir, sont nyctalopes. Leurs yeux sont blessés par l'éclat du jour; et ils ne peuvent bien distinguer les objets que pendant le temps du crépuscule ou lorsque la terre est éclairée par la lune : on dit aussi que leur vue est alors plus perçante que celle des autres hommes. Mais du reste, ils ne voient pas dans l'obscurité.

Dans tous ces cas, il existe une sensibilité de la rétine, qui rend douloureuse l'impression de toute lumière un peu vive, soit naturelle, soit artificielle. Mais si l'on prétend ne donner, à l'exemple de quelques auteurs, le nom de nyctalopes qu'aux individus qui ne peuvent supporter la lumière solaire, quelqu'affaiblie qu'elle soit par les nuages ou par des verres de couleur dont on couvre les yeux, tandis que la vue semble se recouvrer dans toutes ses facultés après le coucher du soleil, et que les yeux ne sont plus alors blessés par aucune espèce de lumière artificielle, il faudra convenir que la nyctalopie est une affection des plus rares. On en cite un exemple puisé dans les *Éphémérides des curieux de la nature*. Une jeune fille, agée de quatre ans, éprouvait pendant l'automne, depuis deux ans, une fluxion sur les yeux. Elle ne pouvait pendant tout le jour supporter la lumière, laquelle provoquait l'écoulement des larmes et forçait la jeune malade à s'enfoncer sous les couvertures de son lit. Le soir, tous les symptômes disparaissaient, la vision s'exerçait librement, le larmoiement cessait; la malade pouvait regarder la lumière et même le feu. Cette affection céda aux vomitifs, aux vésicatoires et aux sudorifiques (Boyer, *Traité des malad. chirurg.*).

La nyctalopie, étant presque toujours symptomatique, n'exige pas un traitement particulier. Celui que nous avons tracé pour la berlue, lui convient parfaitement, lorsqu'elle dépend d'une excitation cérébrale. Les indications générales qui peuvent s'offrir sont à peu près les mêmes. (RAIGE DELORME.)

NYMPHES, s f. pl. Nom donné par les anatomistes à deux replis membraneux qu'on désigne aussi sous celui de petites lèvres, et qui sont situés sur les parties latérales de l'ouverture de la VULVE. (MARJOLIN.)

NYMPHÆA, s. m. C'est le nom latin du nénuphar, nom que l'on emploie quelquefois en français. *Voy.* NÉNUPHAR. (A. R.)

NYMPHÉACÉES *nympheaceæ*, s. f. pl. Cette famille naturelle de plantes a pour type le genre *nymphæa*, d'abord placé par Jussieu dans la famille des hydrocharidées. La famille des nymphéacées offre les caractères suivans : le calice est coloré pétaloïde, formé généralement d'un grand nombre de sépales disposés sur plusieurs rangs et insérés ainsi que les étamines sur la partie inférieure et externe des parois de l'ovaire; les étamines sont fort nombreuses et l'on voit par des dégradations successives que les plus extérieures se changent en sépales. L'ovaire est globuleux, recouvert en grande partie par les étamines et les sépales; il se termine par un stigmate sessile, plane, discoïde et rayonné, et présente plusieurs loges polyspermes. Le fruit est globuleux, charnu et renferme un grand nombre de graines éparses dans une pulpe charnue. Ces graines contiennent un embryon monocotylédon.

Les nymphéacées se ressemblent toutes par leur port. Ce sont de grandes et belles plantes vivaces, croissant au milieu des eaux douces, qu'elles embellissent de leurs larges feuilles étalées à leur surface et de leurs énormes fleurs offrant quelquefois six à huit pouces de diamètre, et une couleur jaune, blanche ou du plus beau bleu d'azur. Leur racine est une souche souterraine horizontale et charnue, d'où naissent des feuilles cordiformes ou arrondies, entières ou dentées, portées sur des pétioles dont la longueur varie suivant la profondeur de l'eau et l'élévation de son niveau. Les fleurs également portées sur de longs pédoncules uniflores viennent s'épanouir à la surface des eaux.

Les nymphéacées sont peu remarquables sous le point de vue médical. Leur souche se compose en grande partie de fécule amilacée à laquelle se joint un principe âcre et légèrement narcotique. Débarrassée de ce dernier principe, cette racine peut être employée comme aliment, ainsi que le font encore les peuples qui habitent les rives du Nil. Les fleurs renferment un principe légèrement aromatique et calmant. *Voyez* NÉNUPHAR où nous avons indiqué ces propriétés avec plus de détails. (A. RICHARD.)

NYMPHOMANIE, *fureur utérine*, *nymphomania*, de νύμφη, *nymphe*, et μανία, manie. On donne ce nom, chez la femme, à une variété de l'aliénation mentale qui a pour caractère dominant un penchant violent à l'union sexuelle, exprimé par des propos obscènes, des regards passionnés, des gestes provocateurs, etc., qui contrastent souvent beaucoup avec la manière d'être antérieure des malades; ordinairement il s'y joint un dérangement plus ou moins considérable des facultés intellectuelles. C'est donc à tort, suivant nous, que les auteurs ont fait de la nymphomanie une maladie particulière. (*Voyez* FOLIE.) Le penchant qui porte un sexe vers l'autre peut bien être très-impérieux sans constituer pour cela une maladie proprement dite; il rentre alors dans le domaine des passions, et c'est à l'hygiène et à la morale que l'on doit emprunter les moyens d'en diriger l'action convenablement. *Voyez* PASSIONS. (GEORGET.)

NYMPHOTOMIE, s. f., *nymphotomia* de νύμφη, nymphe, et de τέμνω, je coupe; *nympharum sectio*. On donne ce nom à une opération qui consiste à exciser, tantôt une seule nymphe, tantôt les deux, quelquefois une partie, d'autrefois la totalité de ces replis membraneux. On a recours à cette opération lorsque les nymphes sont malades, ou lorsque, offrant des proportions insolites, c'est-à-dire, trop de longueur ou une largeur et grosseur excessives, elles gênent quand l'individu veut s'asseoir, marcher, satisfaire au devoir conjugal, etc., etc. La nymphotomie, pratiquée assez rarement en Europe, doit être considérée au contraire comme une opération très-familière dans les régions orientales et méridionales du globe. En effet, elle devient souvent nécessaire dans les pays chauds; les nymphes s'alongent tellement et sont sujettes à prendre un tel accroissement sur quelques points de l'Asie et de l'Afrique, que la nécessité de les couper a passé en usage, et cette coutume, par succession de temps, a pris force de loi. Cette opération est fort ancienne parmi les Orientaux. Strabon en fait mention. Galien, Aëtius, Paul d'Égine, Moschion, Albucasis, Avicenne, etc. en ont parlé après lui; elle est mise en pratique chez plusieurs peuples, tels que les Coptes, les Égyptiens, les Arabes, les Maures, les Éthiopiens, chez les peuples qui habitent les côtes du Malabar; c'est une pratique générale au Benin, dans l'empire des Abyssins. Dans quelques points de l'Arabie et de la Perse la nymphotomie est ordonnée aux filles comme la circoncision l'est aux garçons. On la pratique ordinairement lorsque les filles ont passé l'âge de la puberté, quelquefois vers l'âge de dix ans; chez quelques peuples, comme ceux de la rivière de Benin, on est dans l'usage de faire cette opération dix ou quinze jours après la naissance. Dans certaines contrées de l'Afrique où l'accroissement des nymphes est très-commun, il y a des hommes, au rapport de Léon l'africain, qui n'ont d'autre métier que de savoir retrancher aux femmes ce que la nature à trop alongé dans les grandes et les petites lèvres; ils crient à haute voix dans les rues : *Qui est celle qui veut être coupée.*

Si on cherche les causes qui ont pu conduire les différens peuples dont je viens de parler à la nécessité de pratiquer cette opération, on voit que quelques écrivains l'attribuent à la grandeur démesurée des nymphes et aux incommodités qu'entraîne cette imperfection; d'autres croient que la nymphotomie a été établie pour entretenir la propreté des parties sexuelles; en effet, il s'amasse vers le clitoris et entre les nymphes de la femme une sorte de segma blanc, âcre et stimulant analogue à celui qui se sécrète sous le prépuce de l'homme. Quelques voyageurs prétendent qu'on pratique cette opération dans l'Orient pour enlever aux femmes un des moyens propres à se procurer des jouissances solitaires. Les Turcs ont encore d'autres motifs pour employer cette résection : suivant la remarque de Sonnini, ils veulent trouver dans les plaisirs de l'amour une surface lisse, polie et dépourvue entièrement d'inégalité et de saillie.

Le trop grand développement des nymphes doit être considéré comme une disposition assez rare dans nos climats tempérés; cependant on a occasion d'observer quelquefois que ces replis membraneux sont susceptibles de s'alonger et de dépasser le niveau des grandes lèvres de plusieurs lignes et même de quelques pouces. Dans cette augmentation de volume, qui peut tenir à leur gonflement inflammatoire, à un relâchement dans les tissus, à un accroissement de nutrition, etc., la portion excédante de ces replis est irritée et douloureusement affectée par les frottemens qu'elle éprouve de la part des vêtemens et même par le simple mouvement des cuisses; bientôt le bord libre des nymphes s'ulcère, et la femme est forcée de rester dans l'inaction. Le repos, la situation horizontale, les fomentations émollientes suffisent pour dissiper l'alongement des nymphes qui est occasioné par l'inflammation; tandis que la nymphotomie peut devenir nécessaire dans le second cas. Mauriceau rapporte qu'il fut obligé de pratiquer cette opération à une femme qui montait souvent à cheval, et qui éprouvait alors des cuissons insupportables produites par le froissement des petites lèvres qu'elle avait fort longues. Cette raison et le déplaisir que cette exubérance causaient à son mari la déterminèrent à solliciter l'opération.

J'ai déjà dit que la longueur excessive des nymphes n'était pas la seule circonstance qui rendait leur excision nécessaire; que certaines maladies de ces parties pouvaient aussi l'exiger: en effet, on doit y avoir recours lorsque ces replis membraneux sont fongueux, squirrheux, carcinomateux, affectés de gangrène, etc., etc. Une contusion des organes extérieurs de la génération, leur lésion à la suite d'un accouchement laborieux, peuvent donner lieu à la formation des tumeurs fongueuses et squirrheuses des nymphes; la maladie vénérienne les fait naître souvent; d'autrefois elles se développent sans cause connue. Les caroncules myrtiformes peuvent être atteintes des mêmes maladies que les nymphes. Des tumeurs fongueuses se développent parfois sur ces tubercules; quelquefois ils prennent un accroissement qui les rend très-incommodes. (Mauriceau.)

Plusieurs faits prouvent qu'on peut pratiquer cette opération avec le plus grand espoir de succès, et sans qu'il en résulte aucune espèce d'inconvénient. Comme les vaisseaux sanguins sont naturellement petits, par rapport à la grandeur des nymphes, l'hémorrhagie n'est pas beaucoup à craindre. Il est cependant utile de savoir qu'on ne doit pas toujours être dans une parfaite sécurité: en effet, l'observation que nous a laissée Mauriceau prouve que l'hémorrhagie à la suite de cette opération est possible.

Lorsqu'on veut pratiquer la nymphotomie, il faut placer la femme à peu près de la même manière que si l'on se disposait à pratiquer l'opération de la lithotomie. Les cuisses isolées l'une de l'autre, soutenues et fixées par deux aides intelligens, le chirurgien écarte avec soin les grandes lèvres, saisit avec les trois premiers doigts de la main gauche la nymphe gauche; la main droite, munie d'une paire de bons ciseaux droits ou mieux courbés sur leur plat et bien tranchans, en fait la résection. Cette première section faite, la main droite saisit la nymphe droite, et la gauche tenant à son tour les ciseaux fait l'ablation du second appendice. Lorsque les petites lèvres sont affectées de gangrène, de squirrhe ou d'un état fongueux, il faut mesurer l'étendue de l'excision sur l'étendue de la maladie elle-même, en ayant l'essentielle précaution de porter l'intrument jusque sur le tissu sain. Lorsqu'on n'a recours à cette opération que parce que les nymphes ont acquis de trop grandes dimensions, il ne faut enlever que la portion excédante. En général, il est très-important de ne pas couper ces replis membraneux trop près du lieu où ils prennent naissance. En effet, si la résection était faite trop près, les cicatrices qui en seraient le résultat n'étant que peu ou point susceptibles de prêter, l'orifice du vagin acquerrait peut-être bien difficilement l'ampliation nécessaire au moment de l'accouchement, si toutefois la femme était encore dans le cas de faire des enfans (*Dionis*, *Levret*, etc.). L'opération faite, on passe une petite sonde de gomme élastique dans le canal de l'urètre, qu'on fixe et qu'on laisse à demeure. On fait le pansement des deux plaies avec de la charpie sèche soutenue par de petites compresses longuettes et étroites, et par un bandage, une espèce de double T, percé dans l'endroit qui répond au pavillon de la sonde.

Si les plaies qui résultent de la section des petites lèvres se compliquent d'hémorrhagie, on se rend maître du sang en employant des lotions avec de l'eau froide, de l'eau alumineuse. Si ce premier moyen ne suffit pas, l'on applique de l'agaric, des boulettes de charpie saupoudrées de colophane soutenues par un appareil compressif. Si une artère un peu considérable a été intéressée, on cherche à en faire la ligature. Lorsque le sang coule en nappe et que la compression est insuffisante pour l'arrêter, on peut avoir recours au cautère actuel.

(MURAT.)

O.

OBÉSITÉ, s. f., *obesitas*, de *obesus*, gras. Embonpoint excessif, occasioné par l'accumulation de la graisse dans le tissu cellulaire. *Voyez* POLYSARCIE.

OBLIQUE, adj., *obliquus*, épithète donnée par les anatomistes à certaines parties dont la direction est oblique, relativement au plan médian et vertical par lequel on suppose que le corps est divisé en deux moitiés symétriques et latérales.

Obliques (les muscles) de l'abdomen, désignés sous les noms de muscles grand et petit oblique, sont aussi nommés oblique externe, et oblique interne.

Le muscle *grand oblique*, ou *oblique externe*, l'un des plus larges du corps de l'homme, est mince, irrégulièrement quadrilatère, et situé sur les parties latérales et antérieures de l'abdomen. Les limites de ce muscle sont, en avant, la ligne blanche; en arrière, une ligne prolongée obliquement du cartilage de la dernière côte au point de réunion des deux tiers postérieurs de la crête iliaque avec son tiers antérieur; supérieurement, une ligne courbe dirigée en bas et en arrière du cartilage de la cinquième ou de la sixième côte, vers le tiers antérieur de la portion osseuse de la neuvième, et se portant ensuite en bas et en avant vers l'extrémité libre du cartilage de la douzième; inférieurement, la partie antérieure de la crête de l'os coxal, plus en dedans, le pli de l'aine.

Les fibres charnues de ce muscle, s'attachant en haut à la face externe et au bord inférieur des sept ou huit dernières côtes par des digitations qui s'entrecroisent avec celles du grand dentelé, se portent obliquement en bas et en devant, et se fixent d'une part au tiers antérieur de la lèvre externe de la crête iliaque par de courtes fibres aponévrotiques qui se continuent avec celles de l'aponévrose *fascia lata*; d'une autre part, elles s'insèrent à une large aponévrose qui occupe toute la partie antérieure de l'abdomen et qui recouvre le muscle droit. Cette aponévrose, formée de fibres ligamenteuses entrecroisées en divers sens, est continue en haut avec l'insertion inférieure du grand pectoral; en dedans, elle se réunit intimement avec celle du côté opposé pour former la ligne blanche; en arrière, elle se joint au muscle petit oblique, et se termine inférieurement par un repli épais nommé ligament de Fallope ou de Poupart, qui s'étend de l'épine iliaque antérieure et supérieure au pubis. L'écartement des fibres aponévrotiques du muscle grand oblique forme au-dessus du pubis l'anneau INGUINAL. Les fibres charnues sont d'autant plus obliques et d'autant plus courtes qu'elles sont plus supérieures; celles qui s'étendent des dernières côtes à la crête iliaque sont presque verticales.

Ce muscle sous-cutané est immédiatement en rapport avec le tissu cellulaire qui double la peau de l'abdomen; quelquefois il est un peu recouvert en arrière par le muscle grand dorsal qui est séparé dans le reste de son bord postérieur par un espace triangulaire dans lequel on voit les fibres du petit oblique. Il est appliqué en haut sur le muscle droit, en arrière sur les cartilages et la portion osseuse des sept ou huit dernières côtes, et sur les muscles intercostaux externes correspondans. Le muscle grand oblique, qui concourt à former la paroi abdominale, a pour usage de resserrer la cavité du ventre quand la poitrine et le bassin sont immobiles. Si le muscle prend son point fixe sur le bassin, la poitrine est inclinée du côté du muscle qui se contracte, et elle exécute un mouvement de rotation duquel il résulte que le sternum est porté du côté opposé; les côtes sont en même temps abaissées. Quand les deux muscles agissent ensemble dans cette même circonstance, la poitrine est fléchie directement. Si le bassin devient le point mobile, et la poitrine, au contraire, le point fixe, comme lorsqu'on se tient suspendu à une branche d'arbre, le bassin est alors fléchi sur la poitrine.

Le muscle *petit oblique* ou *oblique interne*, situé au-dessous ou derrière le précédent, est limité en avant par la ligne blanche; en arrière, par les apophyses épineuses des deux dernières vertèbres lombaires, la partie supérieure de la crête médiane du sacrum; en haut, par une ligne prolongée de l'apophyse épineuse de la quatrième vertèbre lombaire, vers le cartilage de la dernière côte, se dirigeant ensuite en haut et en dedans, le long des cartilages des six côtes suivantes jusqu'à l'appendice xyphoïde; en bas, par la crête de l'os coxal et le pli de l'aine. Ce muscle, irrégulièrement quadrilatère comme le précédent, et plus large en avant qu'en arrière, est formé par un plan charnu et deux aponévroses très-étendues situées l'une en avant et l'autre en arrière. L'aponévrose postérieure, dont les fibres sont obliques de dedans en dehors et de bas en haut, s'insère aux dernières apophyses épineuses lombaires, au sacrum et à la partie postérieure de la crête iliaque. Cette aponévrose donne attache à une petite portion des fibres charnues, lesquelles montent presque verticalement, et se fixent par de courtes aponévroses au bord inférieur du cartilage de la dernière côte. Une autre portion des fibres charnues s'attache aux trois quarts antérieurs de l'interstice de la crête iliaque; celles-là sont plus obliques en avant et en haut, et deviennent d'autant plus longues qu'on les examine plus antérieurement; leur direction change elle-même successivement de telle sorte que les plus inférieures sont horizontales, et celles qui naissent de la partie postérieure de l'arcade fémorale deviennent insensiblement obliques en bas et en avant. Ce sont ces dernières qui, chez l'homme, sont entraînées par l'anneau inguinal, lors de la descente du testicule, et qui forment les deux faisceaux du muscle crémaster. Les fibres charnues les plus postérieures se terminent par de courtes fibres aponévrotiques au bord inférieur des onzième, dixième et neuvième côtes, et se confondent dans l'intervalle de ces os avec les muscles intercostaux; les autres se rendent à une aponévrose antérieure, mince, sous-jacente à celle du grand oblique à laquelle elle adhère intimement, et qui, au niveau du bord externe du muscle droit, se divise en deux lames dans les trois quarts supérieurs de sa hauteur. La lame antérieure ou externe, intimement unie à l'aponévrose du grand oblique, recouvre toute l'étendue du muscle droit. La lame postérieure ou interne correspond aux trois quarts supérieurs du même muscle, et se glisse entre sa face postérieure et l'aponévrose du muscle transverse qui lui adhère. Ces deux lames se réunissent vis-à-vis le bord interne du muscle droit auquel elles forment ainsi une gaîne aponévrotique, et se joignent à celles du côté opposé pour constituer la ligne blanche.

Ce muscle recouvre les muscles sacro-spinal et transverse-abdominal, et se trouve recouvert par le grand oblique et le grand dorsal : il a les mêmes usages que le précédent.

OBLIQUES (Muscles) de l'œil : on les divise de même en grand et petit obliques.

Le muscle *grand oblique* ou *oblique supérieur de l'œil*, situé à la partie interne et antérieure de l'orbite, est mince, alongé, arrondi ; il se fixe postérieurement à la partie interne et supérieure du trou optique, se porte de là horizontalement jusqu'à l'apophyse orbitaire interne; dans ce point de leur longueur, les fibres charnues se réunissent à un tendon grêle qui s'engage dans le canal formé par une petite lame fibro-cartilagineuse recourbée, mobile, et adhérente par des fibres ligamenteuses à la partie correspondante de l'os frontal. Le tendon est enveloppé dans ce canal par une membrane synoviale; à sa sortie, il se réfléchit à angle aigu, se dirige en bas et en dehors, passe entre le muscle élévateur et le globe de l'œil, et s'épanouit bientôt en une aponévrose qui se confond avec la sclérotique à la partie externe et postérieure du globe oculaire. La portion charnue de ce muscle correspond en dedans à la face interne de l'orbite, en dehors au nerf optique, en haut à l'élévateur, en bas à l'adducteur. Ce muscle imprime au globe de l'œil un mouvement de rotation qui dirige la pupille en bas et en dedans.

Le muscle *petit oblique* ou *oblique inférieur* est situé à la partie antérieure de la paroi inférieure de l'orbite ; il est grêle et plus court que le grand oblique. Ce muscle, fixé par de courtes aponévroses au bas et en dehors de la gouttière lacrymale, se porte obliquement en dehors et en arrière, entre le globe de l'œil et le plancher de l'orbite, remonte un peu en arrière, couvert par le muscle abducteur, et se termine par une aponévrose qui se confond avec la sclérotique, un peu au-dessous de l'insertion du grand oblique, et très-près de l'insertion du nerf optique. Ce muscle porte le globe de l'œil en dedans et en avant, et dirige la pupille en haut et en dehors.

Obliques (les muscles) de la tête sont également au nombre de deux.

Le premier, nommé *oblique inférieur* ou *grand oblique de la tête*, est alongé, arrondi, situé obliquement entre la première et la seconde vertèbres cervicales. Il se fixe par une extrémité au tubercule de l'apophyse épineuse de la seconde vertèbre par de courtes fibres aponévrotiques, se porte obliquement en haut, en dehors et un peu en avant, et s'attache par l'autre extrémité au sommet de l'apophyse transverse de la première vertèbre. Ce muscle couvre antérieurement cette vertèbre et l'artère vertébrale; postérieurement il correspond aux muscles petit et grand complexus. Il étend la tête en s'inclinant de son côté.

Le second, nommé *petit oblique* ou *oblique supérieur de la tête*, est situé à la partie postérieure du cou et de la tête. Il est alongé, aplati, s'attache par des fibres tendineuses au sommet de l'apophyse transverse de la première vertèbre cervicale, se porte presque verticalement jusqu'au dessous de la partie externe de la ligne courbe occipitale supérieure, au-dessus et en dehors du grand droit, et s'y insère par des fibres aponévrotiques très-prononcées. Ce muscle, recouvert par le grand complexus et le splenius, correspond en avant à l'occipital, au muscle grand droit et à l'artère vertébrale. Il imprime à la tête un mouvement par lequel la face se trouve inclinée de son côté. (MARJOLIN.)

OBLIQUITÉ DE MATRICE. *Obliquitas uteri.* La matrice augmentant de volume pendant la grossesse ne peut plus être contenue dans la cavité du petit bassin. Elle s'élève au-dessus du détroit supérieur, et son fond s'étend peu à peu jusque dans la région épigastrique. Dans cette ascension de la totalité de l'organe, dans cette augmentation progressive de son diamètre longitudinal, ce diamètre longitudinal correspond à peu près à l'axe du détroit supérieur du bassin. (*Voyez* GROSSESSE.) Lorsque la matrice s'écarte notablement de cette direction, on dit qu'elle est *oblique*, et en effet son axe ou diamètre longitudinal est oblique par rapport à l'axe du bassin, forme avec lui un angle plus ou moins ouvert. On voit dès l'abord que cette disposition doit avoir une influence défavorable sur la grossesse et l'accouchement; car pendant la grossesse, l'utérus pressera sur des parties qui ne devraient pas supporter cette pression, et pendant l'accouchement le fœtus qui est poussé dans la direction de l'axe de l'utérus ne se trouvera plus dans la direction de l'axe du détroit supérieur. Cependant, pour qu'il résulte de cette obliquité des effets fâcheux, et qu'ainsi elle mérite de nous occuper, il faut qu'elle soit portée à un degré considérable. On a généralement admis que l'obliquité de l'utérus peut avoir lieu en quatre sens, en avant, en arrière, à droite et à gauche. Deventer, qui le premier a appelé l'attention des accoucheurs sur ces obliquités, connues avant lui, mais mal appréciées, admet que la matrice peut être oblique dans tous les sens, mais qu'il convient de ramener toutes ces obliquités aux quatre principales que je viens de citer. C'est ordinairement le point vers lequel s'incline le fond de l'utérus qui détermine l'espèce d'obliquité : ainsi on dit qu'il y a *obliquité antérieure*, *postérieure*, *latérale droite* ou *gauche*, suivant que le fond de l'utérus est incliné vers la partie antérieure, postérieure, droite ou gauche de l'abdomen. L'auteur d'une bonne dissertation soutenue à Gœttingen, Henneman désigne les diverses espèces d'obliquités d'après le lieu où se trouve porté l'orifice de l'utérus; il appelle obliquité postérieure, celle dans laquelle l'orifice de l'utérus est porté en arrière et le fond en avant, celle que nous appelons obliquité antérieure ; mais on n'a pas adopté cette manière d'indiquer la direction de la matrice. La plupart des accoucheurs ne reconnaissent pas les quatre espèces d'obliquité admises par Deventer; ils pensent que la colonne vertébrale, quelque déformée qu'on la suppose, quelque enfoncement qu'elle présente en avant par suite de cette déformation, ne peut jamais former une concavité capable de recevoir l'utérus et lui permettre d'être dans une véritable obliquité postérieure. Il est vrai que l'on ne possède aucun exemple d'un semblable vice de conformation; on en conçoit même difficilement la possibilité. On ne connaît aucun cas d'obliquité postérieure, si on attache à ce mot l'idée que le fond de l'utérus est porté en arrière de l'axe du corps, et surtout, si pour reconnaître cette obliquité on veut qu'elle soit aussi considérable que l'est ordinairement l'obliquité antérieure; mais, si on juge de l'obliquité de l'utérus d'après la définition que j'ai donnée de ce mot, si on se rappelle que le plan du détroit supérieur est quelquefois tellement incliné en avant, que l'axe de l'utérus forme en arrière un angle marqué avec l'axe de ce détroit, et que dans le travail de l'accouchement le corps du fœtus, qui est poussé dans la direction de l'axe de l'utérus, est dirigé non vers le centre du détroit, mais vers sa partie antérieure, et vient appuyer sur le corps des os pubis, on conviendra que dans ce cas il y a réellement obliquité postérieure, et que cette obliquité influe défavorablement sur la terminaison de l'accouchement. On pourra objecter que l'obliquité n'est que relative à la direction vicieuse de l'axe du bassin, que les cas que l'on cite sont ceux d'une *matrice située verticalement au plan incliné de l'ouverture d'un bassin bien fait*, et que la difficulté de l'accouchement dépend, non de la situation de l'utérus, mais de la direction trop déclive du détroit supérieur. Ce n'est plus qu'une dispute de mots, et je m'y arrêterai d'autant moins que l'influence de cette disposition du bassin a déjà été examinée sommairement aux mots *bassin* et *dystocie*. Je ne traiterai ici que des trois espèces d'obliquités généralement admises. Je n'ai parlé jusqu'à présent que de l'obliquité de matrice qui a lieu pendant la grossesse, qui manifeste ses effets vers la fin de cet état et pendant l'accouchement; c'est la seule, en effet, dont je doive m'occuper dans cet article. La matrice cependant peut, hors l'état de grossesse et dans les premiers temps qui suivent la conception, être considérablement déviée de sa direction naturelle, et cette déviation peut avoir les suites les plus fâcheuses; mais ces cas doivent être, et sont généralement distingués de ceux dont il est ici question, il en sera traité au mot *rétroversion*. L'obliquité de matrice, en quelque temps qu'elle ait lieu, a été désignée par Sauvages et d'autres nosographes sous le nom d'*hystéroloxie*.

OBLIQUITÉ ANTÉRIEURE : *obliquitas ad anteriora*.—Dans cette espèce d'obliquité, le fond de la matrice est porté en avant et s'abaisse quelquefois au point de se trouver au niveau et même au-dessous du bord supérieur des pubis. Le ventre est proportionnellement saillant en devant, dans quelques cas extrêmes il descend au devant des cuisses, et vient appuyer sur elles dès que la femme commence à s'asseoir. Baudelocque et d'autres observateurs ont vu le fond de la matrice et le ventre, tombant en forme de besace, descendre jusqu'au niveau des genoux. L'orifice de l'utérus est fortement porté en arrière vers le sacrum, quelquefois même il est élevé au-dessus de l'angle sacro-vertébral. Cette espèce d'obliquité est celle que l'on rencontre le plus communément; il est même rare que chez les femmes, qui ont eu plusieurs enfans, l'utérus ne soit pas déjeté en avant. Deventer attribuait les obliquités de l'utérus à la disposition des ligamens ronds et à leur briéveté. Levret a relevé les erreurs de Deventer, et il a placé la cause générale des obliquités dans le lieu d'insertion du placenta. Mais il est bien démontré actuellement que les obliquités de l'utérus peuvent avoir lieu, quel que soit le point de cet organe vers lequel le placenta est attaché, et que cette circonstance n'a pas sur la direction de l'utérus l'influence qu'on lui accordait. On ne peut reconnaître une cause générale et unique des déviations de l'utérus. Il faut rechercher quelles sont les causes qui produisent chacune d'elles en particulier. Pour celle qui nous occupe, il faut remarquer qu'elle est surtout commune chez les femmes qui ont les parois abdominales flasques et lâches, soit naturellement, soit par suite des grossesses antérieures, et qu'elle est portée d'autant plus loin, que les femmes ont eu un plus grand nombre d'enfans. Deux autres causes qui, avec la laxité des parois abdominales, concourent puissamment à produire l'obliquité antérieure, sont l'inclinaison du bassin en avant et la convexité plus grande qu'à l'ordinaire de la portion lombaire du rachis. Ces causes sont certainement les plus puissantes et presque les seules; cependant dans quelques cas rares cette obliquité pourra être produite par la conformation vicieuse de l'utérus, la présence d'une tumeur qui gênerait le développement des parois de l'organe ou le pousserait en avant, et peut-être par la situation vicieuse de l'enfant.

Les signes de cette obliquité sont la protubérance excessive de l'abdomen, l'inclinaison en avant du fond de l'utérus que l'on distingue à travers les parois abdominales, la situation de l'orifice de l'utérus qui, toujours placé au point diamétralement opposé au fond, est fortement porté vers la face antérieure du sacrum, et quelquefois tellement élevé qu'il est au-dessus de l'angle sacro-vertébral, et qu'on ne peut l'atteindre avec le doigt indicateur, et même dans quelques cas, avec la main portée dans le vagin. Cette déviation de l'orifice, qu'Hennemann regarde comme le signe le plus propre à caractériser l'obliquité de l'utérus, n'inspire pas autant de confiance à la plupart des accoucheurs, parce que, suivant eux, le museau de tanche peut être retenu vers le centre du bassin par quelque bride ou adhérence, le col de l'utérus étant recourbé comme celui d'une cornue. Cette remarque est très-juste par rapport à la rétroversion de matrice qui a lieu seulement dans les premiers mois de la grossesse, à une époque où le col utérin conserve presque toute sa longueur; elle est conforme à l'observation; mais j'ai de la peine à concevoir qu'à la fin de la grossesse le col de l'utérus soit susceptible de se courber ainsi, lorsqu'il est dilaté et confondu avec l'ovoïde que forme l'utérus distendu, et qu'il est occupé par la tête du fœtus. Cependant, Baudelocque dit qu'il a trouvé plusieurs fois cet orifice exactement appliqué contre les os pubis chez les femmes dont la matrice était tellement inclinée en devant, que le ventre, en forme de besace, avoit besoin d'être soutenu par une espèce de suspensoir; que d'autres fois ce même orifice regardoit le côté droit du bassin, quoique l'obliquité latérale droite fût très-grande; de sorte qu'en bien des cas, le col de la matrice se trouve réellement recourbé à la manière de celui d'une cornue, comme Levret et d'autres l'ont annoncé.

Les effets de cette obliquité sont plus ou moins sensibles, suivant le degré auquel elle est portée. Pendant la grossesse, la protubérance du ventre est excessivement incommode et fatigante pour les femmes; mais outre cela, la pression de la matrice sur la vessie, qui est entraînée avec elle au-dessus des os pubis, détermine ou un besoin continuel de rendre l'urine, ou une rétention complète de ce liquide. Le cathétérisme, nécessité par cette rétention, offre de grandes difficultés à cause de la courbure extraordinaire et de la pression qu'éprouve le méat urinaire. C'est surtout pendant l'accouchement que les effets de cette obliquité sont fâcheux; mais il s'en faut de beaucoup qu'elle le soit autant que Deventer l'a prétendu. Levret avait déjà combattu l'opinion exagérée de cet auteur, et Baudelocque remarque avec raison que, quand l'obliquité n'est que légère, et même un peu plus, loin de nuire à l'accouchement, elle semble le favoriser; que ce n'est qu'autant qu'elle est très-grande, qu'elle peut lui devenir contraire. La difficulté de l'accouchement dans ces cas résulte de la lenteur avec laquelle l'orifice de l'utérus se dilate, et de la direction vicieuse imprimée au corps de l'enfant. Il serait superflu de revenir sur ce qui a été dit à cet égard aux articles *accouchement* et *dystocie*. Quand l'obliquité est portée à un degré extrême, et que l'orifice de l'utérus se trouve placé au-dessus de l'angle sacro-vertébral, la paroi antérieure du col utérin répond au vide du détroit supérieur, et s'y déprime. Pendant le travail de l'accouchement, l'impulsion communiquée à l'eau de l'amnios et ensuite à la tête de l'enfant par les contractions de l'utérus, mais surtout par celles des muscles des parois abdominales, presse cette paroi vers l'excavation, la distend, la déprime de plus en plus, et la tumeur que cette paroi forme, en poussant au-devant d'elle la paroi correspondante du vagin, peut descendre au point de venir former une saillie entre les lèvres de la vulve. Ces cas, qui ont été observés par un assez grand nombre d'accoucheurs, les ont quelquefois trompés, leur ont fait croire que l'orifice utérin n'existait pas ou s'étoit oblitéré après la conception, et ils se sont crus dans la nécessité de pratiquer une incision sur cette tumeur pour extraire le fœtus. Il est difficile de s'expliquer une semblable erreur, car il est évident que la conception n'aurait pu avoir lieu si l'orifice de l'utérus n'eût été ouvert, et d'un autre côté pour qu'il s'oblitère et s'efface pendant la grossesse, il faudrait qu'il se fût développé une inflammation assez vive, ce qui ne peut arriver que très-rarement; or, dans la plupart des cas, on ne parle pas d'inflammation, ou, si dans un de ces cas on suppose qu'elle a pu être produite par des manœuvres employées dans le dessein de déterminer l'avortement, rien ne confirme cette supposition. Lorsque les femmes ont été abandonnées aux seuls soins de la nature, ou la gangrène s'est emparée de la tumeur formée par la paroi de l'utérus, et la mort en a été la suite, ou la tumeur s'est déchirée, et l'accouchement s'est opéré à travers cette ouverture accidentelle. Pour prévenir une terminaison aussi fâcheuse, on a cru devoir inciser la paroi saillante du col utérin dans des cas même où on avait parfaitement reconnu l'obliquité. De quelque manière que l'accouchement ait lieu, lorsque la matrice est revenue sur elle-même, elle reprend sa situation naturelle, et l'orifice reparaît vers le centre du bassin. Cette circonstance, que l'on retrouve dans toutes les observations, doit lever toute espèce de doutes sur la nature de l'obstacle qui s'opposait à la terminaison de l'accouchement. Baudelocque a traité ce point de doctrine avec sa sagacité ordinaire dans un rapport qui est inséré au tome 52 du *Journal général de Médecine*. Si dans quelques cas rares l'obliquité antérieure de l'utérus peut avoir des résultats aussi fâcheux, ses effets se réduisent le plus ordinairement à inprimer aux douleurs de l'enfantement ce caractère qui leur a fait donner le nom de *douleurs des reins* et les rend si insupportables aux femmes, à rendre la dilatation de l'orifice plus longue et plus difficile, à donner au corps du fœtus une direction moins en rapport avec celle de l'axe du bassin, et par cela moins favorable à son passage à travers ce canal; elle peut cependant aussi, dans certains cas, déterminer la déviation de la tête ou des épaules de l'enfant au point de rendre l'accouchement plus difficile, parfois même impossible par les seules forces de la nature. Tout en reconnaissant que ces suites de l'obliquité antérieure sont et moins fâcheuses et moins fréquentes que Deventer le supposait, on convient en même temps qu'elle mérite la plus grande attention et qu'il faut y apporter remède le plus promptement possible.

La première chose à faire est de donner à la femme une situation convenable. Dès les premières douleurs, on doit la faire coucher sur un plan horizontal, et, s'il est possible, de manière que la partie supérieure de l'abdomen soit moins élevée que le bassin. Dans cette position, le poids des intestins les entraînera vers le diaphragme qui est dans une situation déclive, ils quitteront la place qu'ils occupaient pendant la grossesse derrière l'utérus, et cet organe lui-même, entraîné par son propre poids, s'éloignera du détroit supérieur, deviendra plus mobile et prendra une direction plus favorable à l'accouchement, son fond n'éprouvant plus d'obstacle à se porter vers la colonne vertébrale. Cette simple précaution suffit souvent pour corriger l'obliquité. Dans le cas contraire, on essayera de repousser en arrière et en haut le fond de l'utérus avec les mains appliquées à plat sur la surface antérieure de l'abdomen ou avec une serviette pliée en plusieurs doubles, dont le milieu sera placé sur la partie inférieure de l'abdomen, et dont les deux bouts seront tirés en haut par des aides. Est-il nécessaire d'ajouter que cette pression, cette sorte de réduction doit être continuée jusqu'à ce que la tête ait franchi le détroit supérieur, qu'elle doit être faite avec beaucoup de ménagemens pour ne pas risquer de contondre l'utérus, et être combinée avec la situation qui vient d'être indiquée. Quand cela ne réussit pas, ce qui a surtout lieu dans les obliquités extrêmes, on doit, comme le conseille Baudelocque, introduire dans le vagin deux doigts et même la main entière, repousser au-dessus du détroit supérieur la tête du fœtus et la portion d'utérus qui la contient, et avec l'extrémité des doigts accrocher, si je puis parler ainsi, le bord antérieur de l'orifice et le ramener en avant. C'est dans l'intervalle des douleurs que l'on doit tenter cette manœuvre, et on aura d'autant plus de chances de réussir, qu'on agira dès le commencement du travail. Deventer, qui avait déjà conseillé une manœuvre analogue, voulait qu'on portât les doigts, non dans l'orifice de l'utérus, mais derrière son bord postérieur. On doit en même temps recommander expressément à la femme de s'abstenir de tout effort qu'elle ferait en contractant les muscles abdominaux. Quand, en agissant ainsi avec adresse, douceur et persévérance, on sera parvenu à ramener l'orifice de l'utérus vers le centre du bassin, on devra l'y maintenir jusqu'à ce qu'il soit complétement dilaté, que l'eau de l'amnios soit écoulée et que la tête soit déjà engagée dans l'excavation. En combinant ces trois moyens, on peut se flatter de réussir dans presque tous les cas; une observation de Baudelocque montre ce qu'on peut en obtenir dans ceux même qui paraissent les plus désespérés. Cependant, si l'on n'est appelé qu'à une époque fort avancée du travail, il peut arriver que la tête du fœtus soit déjà tellement descendue dans l'excavation, qu'on ne puisse la repousser au-dessus du détroit, qu'il soit par conséquent impossible de changer la situation de l'utérus, et qu'on doive s'attendre à voir le segment du col de cet organe, qui est poussé au devant de la tête, ou tomber en gangrène ou se déchirer. Il faudrait dans ces cas, à l'exemple de Lauverjat, de Soëk, de Martin, de Gautier et d'autres, faire sur la tumeur une incision oblique d'avant en arrrière, assez étendue pour que la tête puisse la traverser sans en déchirer les bords, et confier ensuite l'expulsion du fœtus aux efforts de la nature ou en faire l'extraction avec le forceps, selon l'état de la mère. Deventer et Levret ont craint que la situation qu'il vient d'être recommandé de donner à la femme pour obtenir la réduction de la matrice, ne soit pas la plus convenable. Suivant eux, la masse des intestins placée entre le rachis et l'utérus, empêchera celui-ci de se porter en arrière. Ils veulent que la femme s'appuie sur les genoux et les coudes, la tête basse, dans l'espérance que le paquet intestinal, entraîné par sa pesanteur vers la voûte du diaphragme, permettra à la matrice de reprendre sa place, et que la matrice elle-même soit entraînée par son poids dans la même direction, et se retire de la cavité du bassin; mais cette situation est si incommode, qu'il serait impossible à une femme souffrante de la garder pendant quelque temps, et l'expérience a démontré qu'on peut fort bien réussir sans y avoir recours.

OBLIQUITÉ LATÉRALE, *obliquitas ad latera*.—Il a été dit, en parlant de la grossesse, que l'utérus, en s'élevant au-dessus du détroit supérieur, s'incline toujours vers un des côtés du bas-ventre, et presque toujours du côté droit. Les causes de cette inclinaison ont été alors exposées; ce sont elles qui expliquent aussi pourquoi l'obliquité latérale droite est beaucoup plus fréquente que la gauche. Pour que l'inclinaison latérale de l'utérus mérite le nom d'obliquité, il faut qu'elle soit portée beaucoup plus loin que dans l'état naturel. Cependant cette obliquité ne devient jamais aussi considérable que l'obliquité antérieure. L'os des îles, la partie inférieure du thorax et le peu d'étendue de la portion molle du flanc y apportent un obstacle insurmontable. La disposition qui détermine l'inclinaison naturelle de l'utérus est la cause prédisposante la plus puissante de l'obliquité latérale; mais il faut, pour la produire, le concours de quelque autre cause. Je ne reviendrai pas sur ce que j'ai dit de l'attache du placenta qui est généralement reconnue insuffisante pour produire cet effet. On a beaucoup attribué à l'habitude que les femmes ont de se coucher sur l'un ou l'autre côté. D'autres ont nié l'influence de cette habitude. Pour moi, je crois qu'elle entre pour beaucoup dans la production de l'obliquité. Il est, cependant encore, d'autres causes moins fréquentes, il est vrai, mais plus puissantes : j'en citerai une à laquelle on n'a pas fait attention, c'est la mauvaise conformation du bassin. Lorsqu'un des os des îles rentre vers le centre du bassin, tandis que l'autre est déjeté en dehors, il me semble impossible que l'utérus ne devienne pas oblique du côté de l'os des îles dont la crête ne peut le soutenir. Il est quelques causes individuelles qui doivent inévitablement déterminer l'obliquité latérale de la matrice; telle est la brièveté d'un des ligamens larges ou ronds. Je sais qu'on regarde communément cette brièveté comme l'effet de l'obliquité; et en effet, de quelque cause que dépende l'obliquité, les ligamens placés du côté où l'utérus est incliné ne s'étendent pas, tandis que ceux du côté opposé, étant continuellement tiraillés, acquièrent beaucoup de longueur. Cette inégalité peut, au premier coup d'œil, être prise pour la cause de l'obliquité; mais s'il en est ainsi dans le plus grand nombre des cas, quelquefois aussi les ligamens d'un côté sont naturellement beaucoup plus courts que ceux du côté opposé, c'est ce que Stoll a remarqué sur une fille de 26 ans, morte de la fièvre bilieuse. On conçoit facilement que la situation oblique de l'utérus, qu'entraîne une semblable disposition, non-seulement se conserverait pendant la grossesse, mais encore deviendrait plus prononcée. Une adhérence de l'utérus avec les parties voisines, la présence d'une tumeur dans l'abdomen, peuvent aussi produire l'obliquité latérale.

Les signes de ces obliquités se tirent de la présence du fond de l'utérus, vers un des côtés de l'abdomen et de celle de l'orifice vers le bord du détroit supérieur du côté opposé, en faisant attention aux circonstances indiquées plus haut, qui peuvent influer sur la situation du museau de tanche. Les effets de ces obliquités sont les mêmes que ceux de l'obliquité antérieure par rapport à la lenteur et à la difficulté de la dilatation de l'orifice utérin, à la direction vicieuse imprimée au corps du fœtus, et à la déviation de la tête qui peut en résulter; mais ces effets sont en général moins marqués que dans le premier cas.

Pour ramener l'utérus à sa direction naturelle, il suffit le plus ordinairement d'obliger, dès le commencement du travail, la femme à se tenir couchée du côté opposé à celui vers lequel le fond de l'organe est porté. Son poids l'entraîne, et déplace les intestins qui pourraient le soutenir. De douces pressions exercées méthodiquement sur l'utérus peuvent aussi contribuer à favoriser son mouvement. Enfin, de même que pour l'obliquité antérieure, on peut être obligé d'agir sur l'orifice de l'utérus, pour le ramener avec les doigts vers le centre du bassin. Quant à la conduite à tenir relativement aux déviations ou changemens de position de la tête du fœtus, résultant de ces obliquités, *voy.* les articles DYSTOCIE, FORCEPS, LEVIER. (DESORMEAUX.)

OBLITÉRATION, s. f., *obliteratio*, action d'effacer. On dit qu'une ouverture, qu'un conduit, qu'un vaisseau est oblitéré, qu'il y a oblitération de ce conduit, de ce vaisseau, de cette ouverture, lorsque sa cavité a disparu complétement ou incomplétement par l'adhésion progressive de ses parois; adhésion qui a lieu, soit par l'inflammation qui se forme, soit par la compression, soit par l'absence seule des liquides qui parcourent ordinairement les conduits. Cette oblitération peut être naturelle ou physiologique : telle est l'oblitération du canal artériel, du canal veineux, du trou de Botal, des artères et de la veine ombilicales; elle peut être accidentelle ou morbide, et tantôt produire un dérangement dans les fonctions, tantôt ne donner lieu à aucun phénomène remarquable; telle est l'oblitération des points et conduits lacrymaux, du canal nasal, du conduit auditif, de la trompe d'Eustache, des conduits salivaires, des canaux cholédoque, cystique et pancréatique, des uretères, de l'urètre, des artères, des veines, des vaisseaux lymphatiques, etc. Les causes et le traitement de l'oblitération dans les conduits où elle donne lieu à des symptômes morbides seront décrits aux maladies qui en sont l'effet. *Voyez* FISTULE LACRYMALE, SURDITÉ, FISTULES SALIVAIRES, RÉTENTION D'URINE, etc.

OBSCURCISSEMENT, s. m. On donne le nom d'obscurcissement de la vue (*visus hebetudo*) à l'affaiblissement de la vision produit soit par une altération dans la transparence des parties de l'œil que doivent traverser les rayons lumineux, soit par la diminution de sensibilité de la rétine. *Voyez* CATARACTE, AMAUROSE, etc.

OBSERVATION, s. f., *observatio*. Deux acceptions différentes, mais rapprochées, sont données à ce mot : dans la première, l'observation, prise dans un sens général, est cette opération de l'esprit par laquelle on applique l'action soutenue des sens à l'examen d'un objet qu'on veut connaître; dans la seconde des acceptions, on se sert du mot observation pour désigner le résultat de cette opération même, l'énoncé de ce qui a été observé, et en pathologie, la relation des phénomènes d'une maladie, des moyens employés pour la guérir ou la pallier, et des altérations trouvées sur le cadavre, quand elle s'est terminée par la mort.

La nécessité de l'observation en médecine est tellement évidente qu'il serait inutile de chercher à la démontrer. On est unanimement d'accord que la science ne peut faire des progrès que par la connaissance complète des phénomènes physiologiques ou morbides que présente l'économie animale, de ceux que suscitent les diverses conditions naturelles ou accidentelles dans lesquelles elle se trouve. Seulement la diversité, la complication de ces phénomènes, l'ignorance dans laquelle on est sur un plus ou moins grand nombre d'entr'eux, et surtout la manière plus ou moins étendue dont le même objet est considéré, font que les inductions générales, qui forment la théorie en pathologie et en thérapeutique, diffèrent si souvent avec les observateurs. Mais, quelque fausses que soient les inductions qu'on ait tirées des observations, si celles-ci sont exactes, elles restent pour la science; ce que le raisonnement a produit est seul annulé.

Quand on pense que l'observation n'est que l'appréciation des phénomènes susceptibles de frapper les sens, il semble que rien n'est plus facile que l'art d'observer, et que l'exactitude en fait d'observations doit être fort commune. Qu'il en est autrement, particulièrement en médecine où les phénomènes physiologiques et morbides sont si nombreux, si variés, se compliquent si souvent! Il ne suffit pas pour bien observer d'avoir, comme on le dit, des sens fidèles, que l'on peut faire devenir tels en les exerçant convenablement : ce qui est surtout nécessaire, c'est une force d'attention, une sagacité que donne la nature seule, et qui fait qu'on dirige l'action des sens vers tout ce qu'ils doivent saisir, qui font qu'ils ne laissent échapper aucune des nuances inappréciables souvent à des yeux vulgaires, et qui forment quelquefois des différences importantes. Il faut aussi que l'observateur ne soit imbu d'aucune idée préconçue, qui éloigne de ce qui est pour montrer les choses telles qu'on veut les voir. L'esprit de système est ce qu'il y a de plus contraire à l'esprit d'observation : les opinions systématiques dénaturent presque toujours les faits, lorsqu'elles n'empêchent pas de les voir. L'histoire tout entière de la médecine pourrait prouver au besoin la vérité de cette assertion. Elle montrerait l'influence fâcheuse des idées hypothétiques sur les meilleurs observateurs. Enfin, comme le dit Sprengel, pour observer avantageusement un objet, on doit d'abord se le rendre familier, et ensuite savoir ce qui a déjà été remarqué en lui, afin de pouvoir étendre davantage les observations antérieurement faites. Lorsque l'observateur, quel que soit d'ailleurs son génie, n'a pourtant pas assez d'érudition pour connaître les observations de ses prédécesseurs, il court toujours le risque de répéter ce qui a été dit cent fois, et de le publier comme sa propre découverte; de là les avantages de la véritable érudition.

Le talent de l'observation serait de peu d'utilité pour la science sans la sagacité à comparer ses résultats, à en déduire des règles générales. Ces deux qualités précieuses, portées à un degré remarquable, constituent le génie; et elles ont brillé du plus vif éclat dans Hippocrate. Mais on peut les concevoir indépendamment l'une de l'autre. Il n'est pas rare de voir des hommes doués d'un esprit distingué d'observation sans avoir celui d'induction, qui généralise les faits observés ; ils semblent destinés à rassembler des matériaux propres à être exploités par d'autres. Souvent aussi des esprits portés à tout réduire en principes généraux sont dépourvus du talent de l'observation, et sont par là conduits dans des erreurs funestes à l'avancement de la science, parce que les règles qu'ils admettent sont basées sur des faits mal observés ou sur un trop petit nombre de faits. C'est là l'origine des systèmes et des hypothèses.

Soit que les phénomènes se présentent d'eux-mêmes, soit qu'on provoque, par un moyen quelconque, le développement de ces phénomènes, l'opération de l'esprit qui veut les étudier porte également le nom d'observation; mais on a donné un nom différent au résultat énoncé de l'observation dans ces deux cas. Dans le premier, c'est une observation proprement dite; dans le second, c'est une expérience.

Les observations ou histoires particulières des maladies de l'homme sont de la plus grande utilité en médecine. C'est sur ces faits individuels, rassemblés en grand nombre, qu'est fondée ou que doit être fondée toute théorie médicale. C'est la connaissance de ceux qu'ont observés nos prédécesseurs et de ceux que nous avons observés nous-mêmes qui peut seule nous guider dans le traitement des maladies, véritable but de la médecine. Nous avons donc à examiner les conditions que doivent présenter les observations pour être utiles à nous-mêmes ou aux autres, si nous les publions. Un autre but qu'on se propose dans la rédaction de l'histoire d'une maladie, c'est de fournir à un médecin consulté, relativement à un malade éloigné ou qui ne pourrait pas exposer convenablement son état antérieur, les moyens de donner son avis sur la nature de l'affection et le traitement à y opposer. Ce genre particulier d'observation porte le nom de *consultation* (*voyez* ce mot), et ne suit pas d'autres règles que les autres.

Tous les détails qui peuvent servir à signaler l'étiologie, le diagnostic, la marche, les indications thérapeutiques d'une maladie, le genre et le degré d'altérations organiques qu'elle laisse après elle, doivent être contenus dans l'observation qu'on veut tracer de cette maladie. Il faut donc signaler toutes les conditions dans lesquelles elle s'est développée : tels sont l'âge, le sexe, la constitution, la profession, l'habitation du malade, les affections dont il a été déjà atteint, celles que ses parens ont eues et qui peuvent être héréditaires. On indique les circonstances qui paraissent avoir déterminé la maladie actuelle, les symptômes qui ont précédé et marqué son invasion; enfin, tout ce qui s'est passé, surtout les moyens employés et les effets obtenus de ces moyens, jusqu'au moment où l'observateur a été appelé à examiner le malade. Quelquefois la connaissance de ces détails échappe à cause de différentes circonstances : on doit le noter dans l'observation pour qu'on ne l'impute pas à la négligence de l'observateur.

Dans la description de l'état actuel du malade, on doit s'attacher à tous les signes qui peuvent fonder le diagnostic. En traitant de celui-ci, on a indiqué de quelle manière on devait examiner et interroger un malade; on devra donc noter les réponses telles qu'on les a obtenues : ainsi, l'on signalera d'abord tous les symptômes qui appartiennent à l'organe lésé, à ceux qui lui sont liés par des rapports fonctionnels et sympathiques, puis l'état des autres organes, en les examinant d'après un ordre qui permette de n'en oublier aucun. On peut examiner successivement les organes de la tête, de la poitrine et de l'abdomen, ou suivre indifféremment l'ordre suivant lequel on les range par fonctions, et commencer par les fonctions de nutrition et finir par celles de relation et de génération. On ne sera jamais trop minutieux quand il s'agira de signaler les phénomènes propres à indiquer le siége et le degré de l'altération organique qui constitue la maladie. On notera avec soin les signes négatifs comme les signes positifs; on indiquera surtout l'absence formelle de signes caractéristiques ou ordinaires, quand ils manquent dans le cas actuel. Le silence à ce sujet pourrait faire supposer qu'on a négligé de les observer ou de les noter : on doit aller au devant de cette supposition. Par compensation, on doit être aussi court que possible en parlant des organes ou des fonctions qui n'offrent rien d'intéressant ou de particulier.

L'ordre de succession des symptômes, les changemens qui s'opèrent dans la maladie, en un mot, la marche de la maladie sera signalée jour par jour. On aura surtout soin de noter le régime et les agens thérapeutiques mis en usage, pour qu'indépendamment de l'opinion de l'observateur, on puisse apprécier l'influence qu'ils ont eue sur la maladie. Toutefois, comme en suivant rigoureusement cette règle, les observations, de maladies chroniques surtout, seraient d'une longueur fatigante et inutile, on doit ne présenter que les choses réellement importantes, les changemens notables, les circonstances qui méritent d'être mentionnées, en ayant toujours soin de décrire ce qui s'est passé, et de ne jamais mettre son opinion à la place des faits.

Lorsque la maladie s'est terminée heureusement, il faudra

indiquer si la guérison a été complète et confirmée, ou faire connaître les phénomènes qui l'ont suivie. Quand, au contraire, la mort en a été le résultat, une nouvelle série d'observations, et des plus importantes, reste à tracer.

L'ouverture des cadavres est le complément nécessaire de toute observation par laquelle on veut démontrer la certitude des signes qui indiquent une altération organique, et le genre et le degré d'altération qui correspondent à ces signes. Toutes les autres observations ont certainement leur utilité, surtout relativement au succès du traitement. Mais cette utilité est sous tout autre rapport assez restreinte : aussi, ces sortes d'observations n'ont-elles réellement de valeur que lorsqu'elles sont rapprochées d'autres analogues qui sont accompagnées des documens fournis par l'autopsie cadavérique.

Dans la description de l'état des organes après la mort, on devra signaler, d'après l'ordre suivi dans l'opération et dans l'examen de ces organes, tout ce qui semble n'être pas conforme à leur aspect habituel. On s'appesantira, sans doute, sur les altérations des organes dont les fonctions ont été lésées pendant la vie. Mais si l'on veut que l'observation puisse servir à toutes les époques de la science, et qu'elle puisse être consultée avec fruit par toutes les opinions, il faut que l'état de tous les organes soit noté soigneusement, que tout soit décrit et non indiqué par des mots auxquels on peut attacher des sens plus ou moins différens. Ces réflexions seront surtout goûtées à l'époque actuelle, où tout a été mis en question en médecine, où les opinions les plus opposées relativement au siége et à la nature des maladies se combattent également par des faits qu'elles interprètent chacune en leur faveur, et qui souvent ne sont d'aucune valeur auprès des esprits impartiaux, parce que l'observation en a été incomplète. Ainsi, il est des altérations que les uns attribuent à la succession naturelle des phénomènes cadavériques, tandis que d'autres y voient des effets d'une maladie. Ceux-là jugeront donc qu'il n'existe rien que de naturel, et ceux-ci prononceront qu'il y a altération morbide. Les caractères anatomiques de l'inflammation ne sont pas tellement évidens et reconnus dans chaque tissu et dans chaque organe, pour qu'on puisse, sans autre désignation que le mot inflammation, concevoir le genre d'altération qui s'est présenté aux yeux de l'observateur. Celui-ci devra donc éviter cette occasion d'interprétation, et par conséquent d'erreur, en décrivant par des termes clairs et précis ce qu'il a été à même d'observer. Il n'en est pas de même du mot tubercule qui désigne pour tout le monde une altération bien constante, bien déterminée. Ces exemples suffiront pour expliquer ce que j'ai voulu dire.

C'est parce que les observations qui nous ont été laissées par des auteurs de tous les temps n'ont pas été rédigées d'après ces principes qu'il en est si peu que l'on puisse regarder comme véritablement utiles à l'avancement de la science. Presque toutes les opinions y ont puisé abondamment des armes contre les opinions opposées. Le moindre de leurs défauts est d'être incomplètes, ce qui les frappe déjà de nullité. Une plus grande source d'erreurs qu'elles offrent, c'est le vague, l'inexactitude des expressions qui servent à caractériser les symptômes et les altérations cadavériques des maladies, ce sont les idées, les suppositions de l'auteur substituées aux faits. Il faut l'avouer, les théories médicales qui s'appuient sur de pareilles observations n'ont pas des fondemens bien solides. En suivant au contraire les règles qui ont été prescrites plus haut et qui sont généralement adoptées aujourd'hui, on évite une partie des inconvéniens que je viens de signaler. On met à même les auteurs nés dans des temps postérieurs où la science a fait des progrès, de rectifier, d'étendre les observations, d'en tirer des conclusions plus légitimes; enfin, on peut se glorifier d'avoir laissé quelques matériaux qui trouveront leur place dans le vaste édifice de la médecine, tandis que les observations recueillies dans un esprit différent ne font que surcharger inutilement la science, conduisent à des erreurs funestes et finissent par être rejetées lorsque leur inexactitude est tôt ou tard reconnue.

(RAIGE DELORME.)

OBSTRUCTION, s. f., *obturatio*, *infarctus*, *emphraxis*. Dans la pathologie humorale et mécanique, l'obstruction, qui jouait un grand rôle, était définie l'embarras, l'engorgement des vaisseaux, des conduits du corps humain, soit par suite du rétrécissement des vaisseaux, soit à cause de l'afflux de quelque humeur altérée dans sa quantité, dans sa qualité ou dans son mouvement. L'obstruction était considérée par Boerhaave comme le premier degré, le premier phénomène de l'inflammation. C'était à l'obstruction qu'on attribuait un grand nombre de maladies; c'était contre cette cause organique qu'on dirigeait un traitement ou des remèdes particuliers. Quelques maladies, particulièrement parmi celles qui affectent les viscères de l'abdomen ont même retenu, dans le langage vulgaire, le nom spécial d'*obstruction.* On le donne à des affections très-différentes, à des inflammations chroniques, à des tumeurs tuberculeuses, squirrheuses, cancéreuses, etc. (R. D.)

OBTONDANT, adj. *obtundens;* épithète donnée dans l'ancienne pathologie humorale à des médicamens auxquels on supposait guatuitement la propriété d'émousser l'acrimonie des humeurs.

OBTURATEUR, s. m., *obturator.* Instrument destiné à boucher les ouvertures qui surviennent accidentellement à la voûte palatine, par suite de blessures d'armes à feu, ou autres, qui ont pénétré dans les fosses nasales; mais surtout après des ulcères vénériens consécutifs de cette région, lorsqu'ils ont occasioné la carie et une perte de substance plus ou moins considérable de la cloison osseuse qui sépare ces cavités de celle de la bouche. Il s'emploie aussi quand cette perforation est le résultat d'un vice de conformation, tel qu'on le voit souvent chez les individus affectés de bec de lièvre, et dont la voûte du palais est divisée depuis et y compris l'arcade alvéolaire jusqu'à la luette, ainsi que chez ceux, en beaucoup plus petit nombre, où le palais manque entièrement. Cette destination presque exclusive de l'obturateur lui a aussi fait donner le nom de palais artificiel.

On peut cependant faire usage d'un instrument qui présente quelque analogie avec celui-ci dans les cas de nécrose des os propres du nez, lorsqu'il en résulte une fistule aérienne qui, du dehors, communique jusque dans l'intérieur des cavités nasales.

Les ouvertures qui établissent des communications plus ou moins larges entre la bouche et les fosses nasales, privent ceux qui en sont affectés de la faculté d'articuler des sons clairs et bien intelligibles, parce qu'une grande partie de l'air chassé par les poumons s'échappe par la brèche qui existe à la voûte du palais. Cette disposition a encore le grave inconvénient de nuire à la déglutition, en permettant le passage d'une portion des alimens à travers les narines. La voix et la parole sont aussi notablement altérées par les fistules de la partie supérieure du nez, et cet état nécessite, dans bien des circonstances, l'application d'obturateurs, de tampons ou de bourdonnets, qui ont en outre l'avantage de dissimuler ce qu'il y a de plus choquant dans les cicatrices, toujours très-difformes, que laissent après eux les ulcères syphilitiques de cette région.

Les accidens qui, de nos jours, font le plus ordinairement sentir la nécessité des obturateurs, étaient si rares chez les anciens, qu'il n'est pas surprenant qu'on ne trouve rien dans leurs écrits qui puisse se rapporter à ces sortes d'instrumens. Ce ne fut que vers la fin du seizième siècle, c'est-à-dire lorsque la maladie syphilitique eut déjà fait de grands ravages en Europe, que les cas de perforation du palais se présentant avec fréquence, les médecins cherchèrent à y remédier par le moyen de plaques d'or ou d'argent. Pétronius est le premier qui ait conseillé de boucher ces ouvertures avec du coton, de la cire, une plaque d'or, ou tout autre moyen équivalent, sans indiquer d'ailleurs la manière de les maintenir en place. Ambroise Paré, le père et l'honneur de la chirurgie française, donna quelques années plus tard les modèles de deux instrumens de cette espèce, dont l'un, formé d'une plaque légèrement concave et assez large pour boucher l'ouverture du palais, est maintenu en place au moyen d'une éponge, fixée elle-même entre deux tiges élastiques partant de la face supérieure ou convexe de l'instrument, et qui s'introduit par la fistule jusque dans l'intérieur des fosses nasales, où l'humidité la fait gonfler de manière à s'opposer à sa sortie, à moins que ce ne soit avec des efforts considérables. L'autre modèle offre également une plaque principale, au centre de la face convexe de laquelle se trouve fixée au moyen d'un pivot mobile sur son axe, d'une ligne de longueur, une plaque moins grande, de forme ovale. Cette dernière étant introduite par la perte de substance, on peut, en tournant un écrou qui est au milieu de la portion buccale de la machine, changer ses rapports avec les bords de l'ouverture palatine, de manière à faire porter les extrémités de son grand diamètre sur les bords correspondant au petit diamètre de la perforation accidentelle. On voit, en conséquence, que pour se servir de ces instrumens, il faut que cette dernière ait une forme un peu alongée.

Pendant long-temps on n'a ajouté aucun perfectionnement à ces deux machines. Cependant on a depuis bien des années déjà abandonné l'obturateur à éponge : d'abord, parce qu'il n'est jamais très-solidement placé; en second lieu, parce que la portion montante de l'instrument gêne ordinairement beaucoup le passage de l'air dans les fosses nasales; mais par dessus tout, à raison de la mauvaise odeur que contracte l'éponge quand elle reste long-temps imprégnée des muquosités fournies par la membrane de Schneider. L'autre obturateur, celui qui présente deux plaques d'inégale grandeur, est fort simple dans son mécanisme, et beaucoup de malades en font usage : malheureusement il ne peut convenir que dans les cas où la perforation du palais présente une forme oblongue, et lorsque la perte de substance n'a pas été très-considérable.

Garangeot et Heister, loin d'avoir perfectionné cette branche de la prothèse chirurgicale, recommandent également le premier de ces procédés, qui est le plus défectueux. Seulement, dans l'un des instrumens, l'éponge est traversée par une tige droite et maintenue au moyen d'un écrou; dans l'autre, elle y est attachée avec des fils qui passent dans des trous pratiqués à différentes hauteurs de cette tige.

Fauchard, chirurgien dentiste, qui a publié, en 1728, un excellent ouvrage sur les maladies de la bouche, a donné la description de cinq sortes d'obturateurs, d'un mécanisme plus ou moins compliqué, mais tous fort ingénieux, et bien préférables à ceux indiqués par ses prédécesseurs. Un de ces instrumens, auquel on n'a fait que très-peu de changemens depuis, est encore aujourd'hui celui qu'on applique le plus ordinairement. Les artistes le désignent sous le nom d'obturateur mécanique. Il s'adapte bien à la forme des parties, et n'est pas susceptible de se déplacer. Les pièces qui le composent sont : 1° une grande plaque destinée à boucher l'ouverture palatine ; 2° une tige à canon, longue de quatre à six lignes, soudée au milieu de la face convexe ou nasale de cette plaque, et fendue sur deux de ses côtés diamétralement opposés ; 3° deux ailes minces, articulées par charnières, à la base de la tige; 4° une vis de rappel contenue dans ce montant cylindrique, ayant un pivot carré du côté du palais, pour pouvoir lui imprimer un mouvement de rotation sur son axe, au moyen d'une clef de montre; 5° enfin un écrou à saillies latérales correspondantes aux fentes longitudinales de la tige à canon. Pour le mettre en place, on relève les ailes le long de la tige, en remontant l'écrou avec la clef, qu'on fait agir de gauche à droite, et l'on introduit cette portion verticale, composée des deux ailes et de la tige montante, dans le trou de la voûte du palais. Après quoi, tournant la vis en sens contraire, on rabat les ailes, qui, se déployant dans la cavité nasale, prennent la position horizontale, et s'appliquent sur la face supérieure des bords de la solution de continuité, qui se trouvent comprimés entre elles et la circonférence de la grande plaque de l'intérieur de la bouche. Quand, ce qui arrive quelquefois, la fistule correspond à la partie moyenne du palais, l'instrument, tel qu'il vient d'être décrit, ne peut pas être placé, si la cloison mitoyenne des fosses nasales a été conservée intacte. Il faut alors que l'obturateur soit surmonté de deux tiges à canon, placées à une ligne d'intervalle, et que chacune d'elles ait son aile et son écrou. On place la cloison osso-cartilagineuse entre les deux. Une fois l'instrument posé, il faut couvrir le trou par lequel on a donné le mouvement aux ailes qui servent à le fixer, au moyen d'une lame de même métal, qui est ramenée par dessus, comme on le fait devant les ouvertures de clefs de la plupart des cadenas.

Cet obturateur qui est, sans aucun doute, le plus susceptible d'une application avantageuse, présente néanmoins des inconvéniens chez les individus dont la perforation est récente; car la portion qui remonte dans les fosses nasales, se trouvant placée dans l'ouverture palatine qu'elle remplit plus ou moins exactement, y fait l'office d'un corps étranger qui s'oppose à son rétrécissement, que la nature a toujours de la tendance à opérer. En effet, nous voyons tous les jours de semblables fistules diminuer sensiblement d'étendue par les seules ressources de la nature, quoique les bords en soient cicatrisés; quelquefois même elles se ferment complétement. Ce motif, qui mérite bien qu'on s'y arrête, m'a depuis long-temps déterminé à retarder l'application des obturateurs à ailes mobiles jusqu'à ce que la perforation de la voûte du palais ait atteint tout le degré de resserrement dont elle peut être susceptible. Un habile dentiste du siècle dernier, Bordet, avait déjà fait remarquer ce défaut des obturateurs à tiges montantes, et il conseillait de leur substituer, dans la plupart des cas, ceux composés d'une simple plaque d'or, pourvue de deux branches latérales, destinées à être fixées de chaque côté à une des dents molaires, au moyen de fils du même métal.

Moins exclusif que cet auteur, je conviendrai pourtant que le système d'obturateurs qu'il propose doit être préféré dans beaucoup de circonstances, et notamment dans celles où la perte de substance du palais osseux est si étendue qu'il ne reste pas assez de rebords à l'ouverture pour y appuyer les ailes de l'instrument plus compliqué dont il vient d'être question; ce qui s'observe principalement dans les cas où cette disposition est le résultat d'un vice de conformation, ainsi que j'ai eu occasion de le voir il n'y a pas fort long-temps chez une jeune fille à laquelle un dentiste très-recommandable, M. Boulu, a fait un palais artificiel.

Dans bien des circonstances la destruction de l'os maxillaire s'étend jusqu'à une portion plus ou moins considérable du bord alvéolaire, d'où résulte inévitablement la chute d'une ou de plusieurs dents, et c'est presque toujours des incisives. Il convient alors de faire aussi remplir à l'instrument l'office de dentier, chose en général assez facile, et qui peut même ajouter à sa fixité en permettant de l'attacher encore aux dents voisines.

Enfin il se présente des sujets chez lesquels des ulcères syphilitiques, après avoir perforé plus ou moins largement la voûte palatine osseuse, détruisent encore complétement la luette et tout le voile mobile du palais. Ce désordre qui occasione une grande gêne dans la déglutition, parce que le palais mou ne pouvant se relever contre l'orifice postérieur des fosses nasales, les alimens reviennent en partie par le nez, a donné l'essor au génie inventif de beaucoup de médecins, de dentistes et de mécaniciens qui s'occupaient de l'espèce de prothèse qui a pour objet d'y remédier. Il est résulté de leurs travaux différentes pièces mécaniques fort ingénieuses, dont l'utilité a été constatée dans nombre de cas, et dont le mérite principal consiste à présenter au bord postérieur de l'obturateur, quel que soit d'ailleurs le procédé employé pour fixer cet instrument, une luette métallique articulée à charnière, que de légers ressorts repoussent toujours en bas; mais que le mouvement ordinaire de l'isthme du gosier pendant la déglutition soulève aisément, tout en lui permettant de diriger le bol alimentaire dans le pharynx. Je n'essayerai pas d'en donner une description plus minutieuse, la tâche serait d'ailleurs assez difficile, puisque la construction de ces sortes d'instrumens doit varier à l'infini suivant la nature, le siége et l'étendue du désordre auquel ils doivent remédier. Je pense donc qu'il suffit d'avoir indiqué d'une manière générale le genre de lésion qui en nécessite ordinairement l'emploi, laissant à chacun le soin de varier la forme et les moyens d'action des obturateurs suivant les cas qui peuvent se présenter. Toutefois, il est bon d'être prévenu qu'ils sont ordinairement très-difficiles à exécuter, et que bien souvent, après beaucoup de peines, de temps et de dépenses, les malades éprouvent tellement de gêne de leurs présence, et surtout du contact habituel de la luette métallique sur la base de la langue, qu'ils se voient dans l'obligation d'y renoncer.

On a fabriqué, jusqu'à ces derniers temps, les obturateurs avec les métaux les plus difficilement oxydables, tels que l'or et l'argent; quelquefois cependant on s'est servi de l'ivoire; mais cette substance est trop fragile, et finit toujours par s'altérer et contracter une mauvaise odeur. L'or pur est sans contredit le plus convenable de tous les corps employés à cet usage, et nous devons regretter qu'il soit d'un prix trop élevé pour que toutes les personnes qui ont besoin d'obturateur puissent s'en procurer en cette matière. L'argent s'oxyde encore trop aisément par l'action prolongée de la salive et du mucus de la bouche et des fosses nasales. Il est vrai qu'on en a fait qui étaient revêtus d'une lame d'or fort mince; mais cette légère enveloppe était bientôt usée par les frottemens répétés de la langue, ainsi que par le contact de certains alimens, et l'on retombait dans le même inconvénient. Ceux d'argent doré sont encore bien moins solides. Depuis que le platine est devenu plus commun, et qu'on est parvenu à le travailler avec facilité, on l'emploie presque exclusivement pour cet objet, parce qu'étant infiniment moins cher que l'or, il jouit cependant de toutes les propriétés qui, il y a à peine trente ans, faisaient encore préférer ce dernier à tous les autres métaux connus. (L.V. LAGNEAU.)

OBTURATEUR, TRICE, adj. pris substantivement dans quelques circonstances; qui ferme.

OBTURATEUR (ligament) ou membrane obturatrice : on donne ce nom à la membrane fibro-celluleuse qui ferme le trou sous-pubien, à l'exception de sa partie supérieure par laquelle passent les vaisseaux et le nerf obturateurs.

OBTURATEURS (muscles), ils sont au nombre de deux.

L'un, qu'on nomme *obturateur externe*, est situé à la partie interne et antérieure de la cuisse, au-devant du bassin. Ses fibres charnues s'insèrent par de courtes aponévroses sur la partie antérieure du pubis, à la partie interne de la circonférence du trou sous-pubien, et au ligament obturateur; elles se portent en dehors, et se rendent, en convergeant les unes vers les autres, à un tendon très-large d'abord, qui se rétrécit successivement, devient plus épais, distinct des fibres charnues, se contourne sous le col du fémur, adhère un peu à la capsule de l'articulation, et se fixe dans la cavité digitale du grand trochanter au-dessous du jumeau inférieur.

Ce muscle est recouvert par les adducteurs, le pectiné, le carré de la cuisse, et recouvre l'os coxal, le ligament obturateur et la membrane capsulaire de l'articulation coxo-fémorale. Ce muscle est rotateur en dehors de la cuisse.

Le muscle *obturateur interne* est situé en partie en dedans et en partie en dehors du bassin et à la partie supérieure et postérieure de la cuisse. Ses fibres charnues se fixent par de courtes aponévroses, à la face postérieure du pubis et du ligament obturateur, à l'exception de l'endroit où passent les vaisseaux et les nerfs obturateurs, car elles s'insèrent là à une petite arcade aponévrotique; plus en arrière, elles s'attachent à la surface osseuse qui sépare le trou sous-pubien de l'échancrure ischiatique. De ces divers points, les fibres charnues se dirigent en convergeant vers un tendon divisé d'abord en cinq languettes distinctes; ce tendon, entouré d'une membrane synoviale très-apparente, passe sur l'échancrure sciatique où il se réfléchit, devient horizontal, se porte en dehors entre les deux muscles jumeaux qui y adhèrent, et s'implante avec eux dans la cavité digitale du grand trochanter entre les tendons du pyramidal et de l'obturateur externe.

Dans le bassin, ce muscle est recouvert par une aponévrose à laquelle se fixent quelques-unes de ses fibres, et qui donne attache au releveur de l'anus; il est appliqué sur l'os iliaque et le ligament du trou sous-pubien. En dehors du bassin, le nerf sciatique et le grand fessier le recouvrent, et lui-même adhère à la capsule articulaire. Il a les mêmes usages que le précédent.

OBTURATEUR (nerf). Ce nerf est principalement fourni par les deuxième et troisième nerfs lombaires. Il se porte de haut en bas dans l'excavation du bassin dont il traverse obliquement la partie latérale et supérieure, placé entre l'artère et la veine obturatrice, et entouré d'une grande quantité de tissu cellulaire. A sa sortie du bassin par le trou obturateur, il se divise en deux branches, derrière les muscles premier adducteur et pectiné. L'une d'elles, qui est antérieure, se distribue aux deux premiers adducteurs, au grêle interne et à la peau; l'autre, postérieure, se répand dans l'obturateur interne et le troisième adducteur.

OBTURATEUR (trou), désigné plus convenablement sous les noms de trou ovalaire, trou sous-pubien. *Voyez* os de la HANCHE.

OBTURATRICE (artère). Cette branche artérielle appartient le plus souvent à l'artère hypogastrique, tantôt au tronc lui-même, tantôt à l'une de ses branches, telles que l'ischiatique, la honteuse interne, ou même la fessière; elle naît assez souvent aussi de l'artère épigastrique; comme ses rapports, dans les cas de hernie fémorale, varient suivant qu'elle prend naissance de cette dernière artère ou de l'hypogastrique, il est important d'établir d'une manière générale dans quelle proportion elle naît de l'une relativement à l'autre. D'après des recherches comparatives très-multipliées, M. Jules Cloquet a reconnu que les cas dans lesquels l'artère obturatrice est fournie par l'artère hypogastrique sont les plus nombreux, et qu'ils se trouvent avec ceux dans lesquels elle naît de l'artère épigastrique ou de la fémorale, dans le rapport de trois à un. En second lieu, l'artère obturatrice paraît naître un peu plus souvent de l'hypogastrique chez l'homme que chez la femme.

Quand l'artère naît de l'hypogastrique, elle se dirige en avant et en dehors, se contourne horizontalement dans l'excavation du bassin sur le muscle obturateur interne pour sortir de cette cavité par la partie supérieure du trou obturateur. Lorsque l'obturatrice provient de l'épigastrique, elle descend obliquement en dedans, derrière le pubis jusqu'au trou obturateur. Dans tous les cas, elle fournit près de son origine une branche qui passe au-dessous du nerf obturateur, et se distribue au muscle iliaque; plus antérieurement, elle donne de petites ramifications au muscle obturateur interne et une petite branche qui remonte derrière le pubis, où elle s'anastomose avec une branche semblable de l'obturatrice du côté opposé : en sortant par le trou obturateur, cette artère se divise en deux branches; l'une, externe, placée entre les deux muscles obturateurs auxquels elle envoie des ramifications, se termine quelquefois près de la tubérosité de l'ischion : d'autrefois, elle se recourbe en dehors, derrière le muscle carré, et se répand dans la partie postérieure de la cuisse, donne quelques rameaux à l'articulation, et se termine en s'anastomosant avec la branche descendante de l'artère ischiatique. L'autre branche est interne, dirigée horizontalement en dedans et en avant, donne quelques rameaux aux muscles obturateur externe et adducteurs, et se perd dans les tégumens du scrotum chez l'homme et des grandes lèvres de la vulve chez la femme. Cette branche interne s'anastomose souvent avec la branche externe par un rameau qui contourne le bord interne du trou ovale ou sous-pubien.

OBTURATRICE (veine). Elle suit la même distribution que l'artère obturatrice; néanmoins il est assez commun de voir la veine s'ouvrir dans la veine épigastrique, tandis que l'artère obturatrice naît de l'hypogastrique, et réciproquement.

(MARJOLIN.)

OCCASIONEL, adj., qui donne occasion; on a donné le nom d'occasionelles aux causes morbifiques qui déterminent le développement des maladies préparé par des prédispositions spéciales. *Voyez* CAUSE.

OCCIPITAL, adj., *occipitalis;* qui a rapport à l'occiput.

OCCIPITALE (artère). Cette branche, née de la carotide externe au niveau et au côté opposé de l'artère linguale, se porte obliquement en haut et en arrière, le long du ventre postérieur du muscle digastrique, au-dessous du sterno-mastoïdien, passe entre l'apophyse mastoïde et l'apophyse transverse de l'atlas, remonte sur l'occipital, couverte par le muscle splénius au delà duquel elle devient sous-cutanée, se distribue à la partie postérieure de la tête, et se perd dans les tégumens. Dans ce trajet, l'artère occipitale, donne des ramifications aux muscles digastrique, sterno-mastoïdien et transversaires, fournit constamment un rameau qui pénètre dans le trou mastoïdien postérieur, et se répand dans la dure-mère; elle donne naissance quelquefois à l'artère auriculaire postérieure. En outre, elle donne inférieurement des branches qui se rendent, dans les muscles postérieurs du cou, et d'autres au muscle occipito-frontal. Cette artère s'anastomose avec celle du côté opposé et avec l'artère temporale.

OCCIPITAUX (muscles). Nom donné par quelques anatomistes à la portion postérieure du muscle OCCIPITO-FRONTAL.

OCCIPITAL (nerf) ou SOUS-OCCIPITAL. Ce nerf communique avec la partie supérieure de la moelle, au-dessous du bulbe rachidien, par sept ou huit filets, dont deux ou trois seulement sont postérieurs, et forment deux faisceaux, l'un antérieur et l'autre postérieur, qui se réunissent, traversent le conduit dans lequel pénètre l'artère vertébrale à laquelle ils adhèrent, offrent à leur sortie de ce canal un renflement analogue à celui des nerfs RACHIDIENS, mais beaucoup moins prononcé, et qui constituent en suite un tronc nerveux unique, situé dans la gouttière postérieure de l'apophyse articulaire de l'axis, au côté interne de l'artère vertébrale. Ce tronc se divise en deux branches; l'une antérieure, longue et très-déliée, se contourne au-dessus de l'apophyse transverse de l'atlas, et s'anastomose avec un rameau du second nerf cervical en formant une anse nerveuse; l'autre, postérieure, plus grosse et plus courte, se divise en six ou sept ramifications qui se répandent dans les muscles de la partie postérieure et supérieure du cou.

OCCIPITAL (OS). Cet os, situé à la partie postérieure et inférieure du crâne, est impair, symétrique, aplati, recourbé sur lui-même : sa forme est analogue à celle d'un losange. Sa face externe ou postérieure est convexe, inégale; on y remarque successivement de haut en bas et sur la ligne médiane : une surface convexe, une saillie plus ou moins marquée suivant les sujets, nommée protubérance occipitale externe; la crête occipitale externe qui donne attache au ligament cervical; le grand trou occipital, ovalaire d'arrière en avant, qui donne passage à la moelle épinière, à ses membranes, aux artères vertébrales, aux nerfs spinaux; enfin, au-devant de ce trou, la surface basilaire, qui est recouverte par la membrane pharyngienne, et à laquelle s'insèrent les muscles grand et petit droits antérieurs de la tête. Sur chaque côté de la ligne médiane, on observe, également de haut en bas : une surface triangulaire recouverte par le muscle occipito-frontal; la ligne courbe supérieure qui donne attache en dedans au muscle trapèze, plus en dehors à l'occipito-frontal et au sterno-mastoïdien; des empreintes inégales où s'insèrent en dedans le grand complexus, en dehors le splénius; la ligne courbe inférieure plus saillante que la précédente, au-dessous de laquelle existent d'autres empreintes musculaires pour les grands et petits droits postérieurs de la tête, et l'oblique supérieur; la fosse condyloïdienne postérieure et le trou du même nom, qui n'existe pas constamment, et qui donne passage à des vaisseaux; plus en dedans, le condyle de l'occipital, éminence oblongue, convexe, ovalaire, dirigée obliquement en dedans, recouverte d'un cartilage, s'articulant avec la première vertèbre, offrant à sa partie interne une surface inégale à laquelle s'attache le ligament odontoïdien, et limité en dehors par une surface convexe à laquelle se fixe le muscle grand droit latéral; enfin, en avant du condyle, la fosse condyloïdienne antérieure dont le fond est percé d'un trou nommé condyloïdien antérieur, qui livre passage au nerf hypoglosse.

La face interne ou antérieure de l'os occipital est concave, immédiatement appliquée sur la dure-mère, et présente, de haut en bas et sur la ligne médiane, une gouttière qui termine celle qui règne dans toute l'étendue de la suture sagittale, qui se dévie quelquefois latéralement et plus souvent à droite; la protubérance occipitale interne qui n'existe pas constamment; au-dessous, la crête occipitale interne qui donne attache à la faux du cervelet (*Voyez* MÉNINGE), et se divise inférieurement en formant sur les bords du trou occipital deux saillies qui disparaissent insensiblement; en avant du trou occipital, la gouttière basilaire sur laquelle appuie la moelle alongée, et qui offre en arrière les orifices des deux trous condyloïdiens antérieurs, et latéralement deux petites gouttières qui correspondent aux sinus pétreux inférieurs. Sur les côtés de la ligne médiane, on observe de même de haut en bas, la fosse occipitale supérieure qui loge les lobes postérieurs des hémisphères cérébraux, fosse dont la largeur varie suivant que la gouttière qui forme le sinus longitudinal, se porte à droite ou à gauche; une portion de la gouttière latérale qui commence à la protubérance occipitale interne où elle se réunit tantôt d'un seul côté, tantôt des deux côtés avec la gouttière médiane; la fosse occipitale inférieure, plus large et plus profonde que la supérieure, qui correspond au lobe du cervelet, et dans la partie inférieure de laquelle on remarque la fin de la gouttière latérale qui offre l'orifice interne du conduit ou trou condyloïdien postérieur.

Les bords de l'occipital se réunissent supérieurement en formant un angle plus ou moins saillant, remplacé quelquefois par un os wormien, et qui s'articule par engrenure avec les deux pariétaux; cet angle est reçu dans l'angle rentrant formé par le rapprochement de ces deux os. Chacun de ces bords est divisé vers le milieu de son étendue par une saillie anguleuse, reçue dans l'angle rentrant formé par le pariétal et le temporal; la moitié supérieure du bord s'articule avec le pariétal, la moitié inférieure avec le temporal par une portion concave et dentelée et par l'éminence jugulaire au devant de laquelle est une échancrure arrondie qui concourt à la formation du trou déchiré postérieur. Ce bord est terminé par une surface plus large, appartenant à l'apophyse basilaire, et qui se réunit à la portion pierreuse du temporal. Inférieurement, les deux bords de l'occipital se terminent à une portion saillante et tronquée, nommée apophyse basilaire, qui est jointe au corps du sphénoïde par une lame cartilagineuse intermédiaire qui disparaît avec l'âge, et est remplacée par une soudure complète de ces deux os.

L'occipital se développe par quatre points principaux d'ossification : la partie la plus large constitue la portion occipitale proprement dite, nommée *prorale* par Béclard, deux latérales ou condyliennes, et une quatrième ou basilaire. Il résulte des recherches exactes de Béclard, que le proral se forme d'abord par deux points latéraux, à peu près ovalaires dont la réunion produit la crête occipitale. Au-dessus d'eux, il se développe deux autres points osseux, allongés, situés transversalement, se réunissant par leur extrémité interne entre eux et avec les deux premiers. Le proral, ainsi formé, présente inférieurement une échancrure dont les bords s'unissent avec les points osseux qui doivent constituer les deux condyles. Enfin, l'apophyse basilaire paraît d'abord sous la forme d'un point osseux miliaire, puis ovalaire, et qui a la figure d'un parallélogramme alongé au moment de la naissance. Ce point osseux complète en avant le trou occipital en se réunissant aux deux condyliens. Indépendamment de ces quatre points principaux d'ossification, il peut y en avoir plusieurs autres dont la disposition est variable.

Après la naissance, le proral présente quelquefois une fente ou un écartement assez grand sur la ligne médiane, soit au-dessus, soit au-dessous de la protubérance occipitale. Béclard a fait voir que les hernies du cervelet se font à travers l'ouverture médiane du proral, située entre la protubérance et le trou occipital, et que c'est toujours un écartement congénital des deux portions du proral, qui livre passage aux différentes portions du cerveau dans les hernies encéphaliques ou hydrencéphaliques congénitales, avec atrophie proportionnée de la voûte du crâne.

OCCIPITALE (veine). Ses différentes ramifications suivent le même trajet que les branches de l'artère occipitale, et se rendent dans un tronc unique qui s'ouvre dans la veine jugulaire interne et quelquefois dans la veine jugulaire externe.

OCCIPITAUX (sinus). *Voyez* MÉNINGE. (MARJOLIN.)

OCCIPITO-ATLOIDIEN, adj., *occipito-atloideus ;* qui a rapport à l'occipital et à l'atlas ou première vertèbre cervicale.

OCCIPITO-ATLOIDIENNE (articulation). Cette double arthrodie, qui résulte du contact des condyles de l'occipital et des surfaces articulaires correspondantes de la première vertèbre, est maintenue par un ligament antérieur et un ligament postérieur; en outre, une membrane synoviale revêt chaque cartilage articulaire. Le ligament antérieur est formé de deux faisceaux fibreux : l'un, superficiel, assez épais et rétréci, se fixe à l'apophyse basilaire au-devant du trou occipital, d'une part, et de l'autre, au tubercule de l'arc antérieur de la vertèbre; il est formé de fibres parallèles entre elles. L'autre faisceau, placé derrière celui-ci, adhère en haut à la partie antérieure de la circonférence du trou occipital, comprise entre les deux condyles, et en bas, au bord supérieur de l'arc antérieur de la vertèbre, dans l'étendue qui sépare ses deux surfaces articulaires; ses fibres sont moins distinctes et affectent des directions variables. Le ligament résultant de ces deux faisceaux fibreux correspond antérieurement aux muscles grands et petits droits antérieurs de la tête, et postérieurement à l'apophyse odontoïde et à ses ligamens particuliers. Le ligament postérieur de l'articulation occipito-atloïdienne est plus large que le précédent, et formé comme lui de deux plans fibreux qui s'attachent tous les deux à la circonférence postérieure du trou occipital, entre les condyles; le plan superficiel se fixe à l'arc postérieur de l'atlas, le plan fibreux profond se confond inférieurement avec la dure-mère. Le ligament postérieur est large, et tapissé en avant par la dure-mère; en arrière, il correspond aux muscles grands et petits droits postérieurs, un peu à l'oblique superieur, et latéralement aux artères vertébrales ainsi qu'aux nerfs sous-occipitaux. La membrane synoviale qui tapisse chaque surface articulaire de l'occipital et de l'atlas est en rapport, en avant, avec des fibres ligamenteuses; en arrière, avec du tissu cellulaire; en dedans, avec le ligament transverse, une partie du ligament odontoïdien, et du tissu adipeux.

OCCIPITO-AXOIDIEN, adj., qui est relatif à l'occipital et à la seconde vertèbre cervicale.

OCCIPITO-AXOÏDIENNE (articulation). Ces deux os, qui sont réunis par des fibres ligamenteuses, ne sont point immédiatement en contact; la première vertèbre les sépare. Leurs moyens d'union sont un ligament postérieur ou occipito-axoïdien et deux faisceaux fibreux nommés ligamens ODONTOÏDIENS. Le ligament occipito-axoïdien est large, aplati, mince à sa partie moyenne, plus épais sur ses côtés; il s'attache en haut à la face inférieure de l'apophyse basilaire, se prolonge en bas derrière l'apophyse odontoïde, et se fixe d'une part à la partie supérieure du ligament transverse, d'une autre part, à la face postérieure du corps de l'axis, et se confond dans le reste de son étendue avec le ligament vertébral commun postérieur. Il adhère postérieurement et en haut à la dure-mère, en avant, à la surface basilaire, à l'apophyse odontoïde, au ligament transverse et à la face postérieure de l'axis.

OCCIPITO-FRONTAL, adj., *occipito-frontalis;* qui appartient au front et à l'occiput.

OCCIPITO-FRONTAL (muscle). Il est situé à la partie supérieure de la tête, et s'étend, comme son nom l'indique, de l'occiput au front. Ce muscle, large, mince, quadrilatère, est fixé par de courtes fibres aponévrotiques aux deux tiers externes de la ligne courbe supérieure de l'occipital, et à la face externe de la portion mastoïdienne du temporal. En avant, ses fibres charnues se confondent avec celles des muscles sourcilier, pyramidal du nez et orbiculaire des paupières. Ce muscle est charnu à ses deux extrémités, et aponévrotique à sa partie moyenne. Cette dernière portion est membraniforme, et immédiatement appliquée sur le péricrâne. L'isolement des fibres charnues antérieures et des fibres charnues postérieures a fait considérer les unes et les autres comme deux muscles distincts par quelques anatomistes qui les ont nommés muscle frontal et muscle occipital. Le muscle occipito-frontal correspond par sa face inférieure à l'occipital, au pariétal, aux frontal, au muscles temporal et surcilier. Sa face supérieure est recouverte par les vaisseaux temporaux superficiels, les branches de l'artère occipitale, et par les ramifications nerveuses de la portion dure de la septième paire, de la branche postérieure de la seconde et de la troisième paires cervicales, et de la branche frontale de l'ophthalmique : elle est d'ailleurs unie à la peau par un tissu cellulaire très-serré qui ne contient pas de graisse, si ce n'est dans la région frontale chez les sujets qui ont de l'embonpoint. En dehors, ce muscle est très-intimement uni aux muscles antérieur et supérieur de l'oreille, et près de l'angle orbitaire externe, avec le muscle orbiculaire des paupières; en dedans, il est réuni avec le muscle occipito-frontal du côté opposé, excepté en arrière où il en est un peu distant.

La contraction des fibres antérieures de ce muscle ramène en devant une partie de la peau du crâne, détermine son froncement en travers, et peut contribuer aussi à entrouvrir les paupières par l'entrecroisement de ses fibres avec celles de l'orbiculaire. Les fibres postérieures, en se contractant, produisent le même effet sur la peau du crâne, mais dans le sens opposé, et concourent à tendre l'aponévrose commune. (MARJOLIN.)

OCCIPITO-PARIÉTAL, adj., *occipito-parietalis*, épithète donnée à la suture lambdoïde.

OCCIPITO-PÉTREUX, adj., qui a rapport à l'os occipital et à la portion pierreuse de l'os temporal.

OCCIPUT, s. m., *occiput*, *occipitium*. Nom donné à la partie postérieure et inférieure de la tête, qui est formée par l'occipital.

OCRE, s. m., *ochra*, dérivé d'ωχρος, pâle. On désigne ainsi un minerai rangé par Haüy dans les mines de fer, et qui est généralement composé d'argile ou de marne et d'oxyde de fer. L'ocre happe à la langue, il se divise facilement dans l'eau, et peut y acquérir la consistance pâteuse; il répand une odeur argileuse par l'insufflation, et rougit plus ou moins au feu. On distingue l'*ocre rouge* qui comprend la sanguine, le bol d'Arménie, la terre de Lemnos, la terre de Bucaros en Portugal, l'*ocre jaune* et l'*ocre brun jaunâtre*; comme aussi, sous le nom de *terre d'ombre*, on emploie les ocres en peinture. Les médecins s'en servent pour déterger et sécher les plaies baveuses, et dans toutes les circonstances où les résolutifs, les dessicatifs et les astringens sont indiqués. Autrefois, l'ocre entrait dans la composition de quelques emplâtres. (ORFILA.)

OCULAIRE, adj., *ocularis*; qui est relatif à l'œil. On a donné aussi ce nom aux dents canines de l'os maxillaire supérieur, qu'on désigne également sous celui d'*œillères*. (MARJOLIN.)

OCULISTE, s. m., *ocularius*. Chirurgien qui s'occupe spécialement des maladies des yeux et des opérations exécutées sur ces organes. Qu'un chirurgien qui connaît toutes les parties de son art s'adonne plus particulièrement ou même exclusivement au traitement des maladies des yeux, il peut n'y avoir dans ce choix d'occupations pratiques aucun inconvénient. Quelquefois même l'habitude de diriger une continuelle attention sur un même genre de maladies peut donner à celui qui se trouve dans cette condition une habileté particulière à connaître et à traiter ces maladies. Mais, il faut l'avouer, trop souvent cet exercice limité d'une branche de la médecine et de la chirurgie donne lieu à plus d'abus qu'il n'offre d'avantages pour l'avancement de la science. L'ignorance et le charlatanisme s'emparent facilement d'un usage qui favorise singulièrement leurs vues. L'on s'imagine qu'il ne faut que des connaissances assez bornées pour s'occuper des maladies des yeux, et le public est porté à réclamer les secours de celui auquel il suppose, en raison de son occupation exclusive, une habileté qu'il croirait ne pas trouver chez des chirurgiens ordinaires. Comme si les maladies des yeux ne participaient pas de la nature des maladies des autres organes, pour le traitement desquelles on exige avec raison tant de connaissances réunies! comme si les yeux n'étaient pas liés par des rapports sympathiques aux autres organes, et ne pouvaient pas ressentir l'influence des maladies de ceux-ci! Aussi, qu'arrive-t-il le plus souvent, c'est que les oculistes, si l'on fait abstraction de l'habileté qu'ils acquièrent par l'exercice dans quelques opérations, ne suivent dans le traitement des maladies des yeux qu'un empirisme plus ou moins grossier; c'est qu'un grand nombre d'entre eux ne craignent pas d'imiter la conduite de certains charlatans en préconisant et en vendant à un prix très-élevé des collyres, des pommades de la composition desquels ils font un secret. Toutefois il est d'honorables exceptions, et nous pourrions, si nos observations n'étaient pas trop générales pour les blesser, citer des oculistes de nos jours qui se recommandent par une instruction dans toutes les parties de la médecine et par une conduite éloignée des manœuvres du charlatanisme. Mais, on l'a déjà remarqué, ce n'est pas à des oculistes que sont dus les principaux progrès qu'a faits l'art ophthalmologique, comme l'appellent les Allemands; ce sont des chirurgiens qui pratiquent toutes les parties de leur art, qui ont particulièrement concouru à ces progrès. Aussi, les préjugés du public sur l'habileté exclusive des oculistes dans le traitement des maladies des yeux ne sont-ils plus répandus d'une manière aussi générale, et l'on commence à avoir également confiance, pour ce sujet, aux chirurgiens connus par leurs talens dans toutes les autres parties de leur art. Espérons qu'un jour de bonnes institutions médicales, parmi lesquelles ne figurera plus celle des officiers de santé qui donne lieu à tant d'abus, ôteront tous les inconvéniens attachés à la pratique limitée de certaines branches de la médecine et de l'ophthalmologie en particulier. (RAIGE DELORME.)

OCULO-MUSCULAIRE, adj., qui appartient aux muscles de l'œil.

ODEUR, s. f., *odor*. La partie de la physique qui traite des odeurs est encore peu avancée; malgré les travaux d'un grand nombre de physiciens et de chimistes, on ne sait encore rien de bien précis et de bien rigoureux sur ce sujet. Il faut en accuser sans doute la difficulté où l'on est de recueillir les odeurs, de les coërcer et de les soumettre à des instrumens de physique invariables. Jusqu'ici nous sommes réduits à les considérer comme des émanations légères, subtiles qui s'élèvent incessamment de la surface des corps, se répandent dans l'atmosphère et s'y dissolvent comme les corps sapides et certains sels se dissolvent dans l'eau. Cette impossibilité où nous sommes de soumettre les matières odorantes à une investigation sûre et invariable a dû nécessairement ouvrir la carrière aux hypothèses et aux divagations. Aussi est-il peu de sujets qui aient fait naître plus de contestations que la nature intime des odeurs. Laissant de côté toutes ces controverses, nous nous bornerons à considérer les odeurs comme des parcelles mêmes des corps volatilisées à leur surface. Boërhaave a nommé *esprit recteur* le principe odorant des végétaux, auquel les chimistes modernes ont donné le nom d'arome. Quelques-uns l'ont regardé comme un principe immédiat des végétaux; et Joseph-Jacques Plenk a fait du fluide nerveux uni au principe odorant un élément particulier du corps animal; mais les qualités de l'arome sont trop diverses pour en faire un principe. Quelques expériences ont été tentées, sinon pour en déterminer la nature, du moins pour en fixer les propriétés principales. M. B. Prévost, ayant mis une substance odorante concrète sur une glace mouillée ou sur une large soucoupe recouverte d'une légère couche d'eau, a vu celle-ci s'écarter sur-le-champ, de manière à laisser autour du corps un espace libre de quelques pouces d'étendue. Il a aussi remarqué que de petits morceaux de papier, imbibés d'une liqueur odorante et essuyés, se mouvaient sur l'eau en tournoyant avec une grande vitesse.

Si l'on jette sur l'eau qui sert à cette expérience une liqueur odorante, le mouvement se trouve arrêté jusqu'à ce qu'elle soit volatilisée. Plusieurs corps produisent le même effet. L'éther, l'acide benzoïque, succinique, l'écorce des plantes aromatiques, déterminent aussi le même mouvement giratoire; mais ces faits ne prouvent autre chose que l'existence d'un fluide élastique, dont l'expansion occasione ces mouvemens. M. Robiquet a attribué l'odeur des corps non constamment à ces corps seuls, mais, dans beaucoup de cas, à un gaz ou à une vapeur résultant de leur combinaison avec un véhicule approprié et capable de se répandre dans l'espace : cependant, si l'on place un morceau de camphre dans le tube d'un baromètre exactement rempli de mercure, celui-ci ne tarde pas à descendre; le camphre diminue de volume et se trouve remplacé par un gaz odorant sans combinaison.

L'air est le véhicule des corpuscules odorans qui s'y soutiennent par leur moindre pesanteur spécifique, ou par une agitation spontanée. Sans le secours de l'air, les odeurs ne pourraient se répandre. D'après les expériences de Huyghens et de Papin, une rose placée sous le récipient d'une machine pneumatique privée d'air a conservé son odeur pendant quinze jours. Les odeurs ne se propagent point en ligne directe comme la lumière ou le calorique, ni en ondulations comme les sons ; elles ne sont susceptibles ni de réflexion, ni de réfraction. Quoiqu'elles soient des particules mêmes des corps, il ne faut pas croire que ceux-ci se dissipent ainsi dans l'air, les corps les plus odorans perdent une quantité inappréciable de leur poids. Walther pensait même à cause de l'incalculable exiguité des matières odorantes, que les corps n'agissaient sur l'odorat que par une propriété purement dynamique, et non par une émanation de particules matérielles; de même qu'aucune molécule sonore n'émane des corps sonores.

L'intensité des odeurs n'est pas la même dans toutes les circonstances. Les corps peuvent être toujours odorans, ou ne l'être que dans certains momens. Les uns le sont le matin, les autres le soir; ceux-ci au milieu du jour, ceux-là pendant la nuit. Cette substance est odorante dans toutes ses parties, cette autre seulement dans quelques-unes. Isolée, celle-ci est inodore; combinée, elle laisse échapper une odeur pénétrante. L'humidité favorise l'expansion d'un parfum, et la chaleur celle d'un autre. L'obscurité et la lumière produisent des effets semblables, etc. Les odeurs se combinent avec certaines subtances qui ont avec elles des affinités très-prononcées.

Plusieurs hommes d'un talent supérieur ont tenté de classer les odeurs; mais leurs efforts n'ont rien produit de très-satisfaisant. Les odeurs sont trop fugitives, les impressions qu'elles produisent trop vagues pour permettre une exacte classification. Elles ont été rapportées par Linnæus à sept sections principales : 1° les odeurs aromatiques, *odores aromatici*; telle est celle des fleurs d'œillet, des feuilles de laurier, ect.; 2° les odeurs flagrantes, *odores flagrantes*, celles des fleurs de tilleul, de lis, de jasmin, etc.; 3° les odeurs ambrosiaques, *odores ambrosiaci*, celles de l'ambre, du musc, etc.; 4° les odeurs alliacées, *odores alliacei*, agréables pour les uns, désagréables pour les autres; l'ail, l'assa-fœtida, etc.; 5° les odeurs fétides, *odores hircini*, celles du bouc, du grand satyrion, de l'arroche puante, etc.; 6° les odeurs repoussantes, *odores tetri*; les plantes de la famille des solanées; 7° enfin, les odeurs nauséeuses, *odores nausei*, comme celles des fleurs de veratrum, de stapelia variegata, etc.

Fourcroy les divisait en cinq genres : 1° odeurs extractives ou muqueuses. Elles sont faibles, herbacées, peu durables; l'eau qui en est chargée tient en dissolution un extrait ou un mucilage. Telles sont les eaux distillées de bourrache, de laitue, de plantin, etc; 2° odeurs huileuses fugaces. Elles sont insolubles dans l'eau; mais les huiles fixes peuvent s'en charger. C'est à ce genre que se rapporte l'odeur de la tubéreuse, du jasmin, de la jonquille, du réséda, etc.; 3° odeurs huileuses volatiles. On les rencontre très-communément; elles se dissolvent dans l'eau froide, et surtout dans l'eau chaude, mais principalement dans l'alcohol, qui les enlève à l'eau. Toutes les labiées donnent des odeurs de ce genre. Tels sont le romarin, la lavande, le thym; 4° odeurs aromatiques et acides. Elles rougissent les couleurs bleues végétales, et renferment souvent de l'acide benzoïque. L'odeur de la vanille, du baume de Tolu, de la canelle, du benjoin, du storax, etc., est dans ce cas; 5° odeurs hydro-sulfureuses. Elles précipitent en noir et en brun les solutions métalliques; elles sont fétides. Le raifort, le cochléaria, le cresson et toutes les crucifères présentent ce genre d'odeur. Beaucoup d'autres tentatives au moins aussi infructueuses ont été faites à ce sujet. Il est inutile de les exposer ici.

Effet des odeurs sur l'économie animale. — On pense bien que nous ne voulons pas parler ici de l'action physiologique des odeurs sur le sens de l'odorat; mais bien de leur action passagère ou durable sur le système entier de l'innervation ou sur quelques-unes de ses parties.

Il n'est pas toujours facile de démêler la vérité au milieu des fables qu'on a débitées sur les odeurs. On a prétendu qu'elles avaient une propriété nutritive; cette assertion nous paraît un conte absurde. Si des personnes ont pu vivre entourées d'odeurs, il faut chercher ailleurs la cause de ce phénomène. Les odeurs produisent l'éternuement, les larmes, la joie, la tristesse, la gaîté, la taciturnité, le sommeil, l'insomnie, la céphalalgie, ou un état de bien-être très-grand.

Le mal que certaines personnes disent ressentir des odeurs est bien souvent imaginaire. On rapporte qu'une dame s'évanouit en recevant la visite d'une de ses amies qui portait une rose; la fleur était artificielle. Mais ce n'est pas à tort qu'on a dit que les odeurs même les plus douces pouvaient nuire aux nouvelles accouchées. Les émanations d'opium, de jusquiame, de stramoniun, de pavots et autres solanées causent le sommeil; il est douteux que se soit seulement par leur odeur. Si l'on repose à l'ombre d'un sureau ou d'un noyer, on ne tarde pas à être pris d'un profond sommeil. La bétoine enivre dans les fortes chaleurs les personnes occupées à l'arracher. Une femme éprouvait une vive céphalalgie dès qu'elle sentait des vapeurs de soufre. M. Orfila cite l'exemple d'une jeune dame qui ne peut se trouver dans un lieu où l'on prépare une décoction de graine de lin, sans éprouver quelques instans après à la face une tuméfaction considérable, suivie de syncope. M. H. Cloquet a observé la même chose. Des hémorrhagies nasales, des coryzas peuvent être produits par certaines odeurs, par exemple, celle du musc fraichement retiré de la poche de l'animal qui le porte. L'aliénation mentale passagère ou durable, continue ou intermittente, a suivi l'inspiration de la fumée de jusquiame. Arétée a vu l'épilepsie causée par quelques odeurs. On dit que l'atmosphère du mancenillier suffit pour tuer des hommes. Je crois qu'il faut distinguer des odeurs les émanations délétères qui s'échappent de certains corps, et que c'est dans cette dernière catégorie qu'il faut rapporter les effets meurtriers des vapeurs arsénicales; ce n'est pas l'odeur d'ail qui tue dans ce cas, mais les parcelles toxiques du métal. Faut-il croire que le Pape Clément VII ait été tué par la fumée d'une torche? Par quel privilége celui qui portait la torche et les autres spectateurs n'éprouvèrent-ils aucun accident. Défions-nous de ces empoisonnemens merveilleux produits au moyen des odeurs que les historiens d'une certaine époque ne cessent de rapporter. Voltaire les a justement révoqués en doute.

Il existe un grand nombre de fleurs odorantes dont les émanations portent sur les organes de l'innervation une action directe très-énergique, et souvent funeste. Il n'est pas sans danger de laisser la nuit dans des chambres à coucher des vases garnis de fleurs. Le lis, la tubéreuse, la violette même, etc., ont occasioné la mort. Des accès d'hystérie, la suffocation, des céphalalgies violentes, la perte de la voix, ont été déterminés par la fleur du *malva moschata*, du *lobelia longiflora*, du *magnalia tripetala*, etc. Il est important de distinguer aussi l'action des odeurs de celle de l'acide carbonique que les fleurs dégagent ordinairement, gaz constamment funeste. Les plantes aromatiques de la classe des labiées produisent rarement des accidens.

L'abus des parfums donne naissance à toutes les névroses. L'hystérie, l'hypochondrie, la mélancolie, en sont les effets les plus ordinaires. M. le baron P. est devenu sujet à des crampes fort incommodes et fort douloureuses par l'usage immodéré des parfums.

Pour remédier à ces inconvéniens il faut d'abord enlever la cause du mal, faire respirer un air pur, faire sur le corps des aspersions froides, faire respirer des gaz d'acide acétique, d'acide chlorique, faire prendre quelques potions stimulantes. Tels sont les moyens qu'on emploiera contre les accidens passagers et récens produits par les odeurs. Lorsqu'elles auront déterminé des maladies chroniques, on devra faire subir au malade les traitemens que ces affections réclament.

Les plaisirs vifs que procurent les odeurs étaient vivement recherchés des anciens qui avaient poussé le luxe de ce genre à un tel point que les législateurs furent souvent obligés d'y mettre un frein. En effet, l'Asie, l'Afrique, la Grèce et Rome en furent prodigues.

La médecine s'est emparée des effets des odeurs sur l'économie animale, pour les faire servir au traitement des maladies. On a conseillé les fumigations aromatiques dans une multitude de maladies. Tous les jours on emploie les odeurs pénétrantes d'ammoniaque, d'acide acétique concentré, etc., pour faire cesser des syncopes, des asphyxies, des accès d'hystérie, d'épilepsie, etc. Si l'on désirait des détails beaucoup plus étendus sur les odeurs et sur leurs effets, le savant ouvrage de M. H. Cloquet sur l'olfaction pourrait les fournir abondamment, nous croyons devoir y renvoyer le lecteur. (ROSTAN.)

ODONTALGIE, s. f., *odontalgia*, douleur de dent, dérivé de ὀδοὺς, *dens* et de ἀλγέω, *doleo*. L'odontalgie n'est pas une maladie essentielle, elle ne doit être considérée que comme un symptôme appartenant à un assez grand nombre d'affections dont la nature, et même le siége sont différens. L'individu qui éprouve une odontalgie aurait souvent peine à déterminer si la douleur qu'il ressent existe dans une ou dans plusieurs dents, dans les dents ou dans la membrane qui entoure leurs racines, dans les nerfs qui vont se distribuer à la pulpe dentaire, dans les parois des alvéoles, ou bien encore dans les gencives. Souvent plusieurs de ces parties sont en même temps douloureuses, quoiqu'elles puissent être affectées isolément.

Quelques praticiens placent exclusivement le siége de l'odontalgie dans la capsule dentaire, et pensent que cette affection est toujours de nature inflammatoire. Nous n'admettrons pas cette opinion qui ne nous paraît pas être en rapport avec les connaissances acquises sur l'organisation des dents et de leur pulpe, sur les affections douloureuses des nerfs, et qui peut encore moins se concilier avec les observations que l'on a recueillies sur les effets des nombreux moyens que l'on a conseillés contre l'odontalgie.

L'odontalgie est plus fréquente dans l'enfance, la jeunesse et les premières années de l'âge adulte que dans les périodes plus avancées de la vie ; elle offre, outre les différences qui résultent de ses causes, une foule de variétés sous le rapport de son mode d'invasion, de ses degrés d'intensité, de sa durée, de son type continu ou intermittent, du retour périodique ou non périodique de ses accès ; d'autres différences proviennent de la fixité ou de la mobilité de la douleur, et surtout de l'influence sympathique plus ou moins forte qu'elle exerce sur les organes des principales fonctions ; cette influence n'est pas toujours en rapport avec la violence de l'odontalgie : elle emprunte la plus grande partie de sa force de la susceptibilité nerveuse des sujets malades.

L'odontalgie habituelle, chronique, peu intense, dépendant d'une carie ou de toute autre maladie organique d'une dent, gêne plus ou moins la mastication, trouble momentanément le sommeil, occasione des fluxions, mais elle n'offre aucun danger. C'est même cette espèce d'odontalgie que quelques médecins, entre autres M. Coffinière de Castelnaudari, ont considérée comme utile, lorsqu'elle survient chez des personnes menacées ou affectées de maladies de poitrine, d'yeux, d'oreilles, et que pendant sa durée les symptômes de ces maladies diminuent. Il n'en est pas ainsi de l'odontalgie aiguë, violente, de celle que l'on nomme vulgairement rage de dents : celle-ci produit des élancemens insupportables dans les dents, les gencives, les joues, quelquefois en même temps dans les oreilles, les yeux, le crâne ; elle prive entièrement de sommeil ; elle peut occasioner la fièvre, des spasmes, des vomissemens, des convulsions, du délire, des syncopes. Ordinairement lorsque la douleur doit bientôt diminuer la joue et les gencives se gonflent ; une salive abondante mêlée de mucosités visqueuses coule abondamment de la bouche.

On peut rapporter toutes les odontalgies, en les classant d'après leurs causes, aux espèces suivantes : et nous ferons remarquer que nous tirons en grande partie cette classification du livre de Plenck : *Doctrina de morbis dentium et gingivarum.*

1° *Odontalgie rhumatismale* : elle peut se développer dans des dents saines ou affectées de carie ; elle survient particulièrement dans les temps froids et humides ; elle alterne chez quelques sujets avec des ophthalmies, des otites, des affections catarrhales, ou des douleurs vagues de la tête, du tronc, ou des membres. Les gencives dans cette espèce ne sont ni rouges, ni gonflées. On la combat par les remèdes sudorifiques, les frictions chaudes et aromatiques sur tout le corps, les sinapismes, les vésicatoires à la nuque, aux tempes, par l'application des sangsues sur les gencives, les fumigations faites avec la vapeur d'une infusion de feuilles de jusquiame, de feuilles de tabac, les vêtemens de laine sur toute la peau.

2° *Od. arthritique* ou *odontagre :* elle reconnaît pour cause une métastase goutteuse, elle disparaît lorsque la goutte a été rappelée à son siége primitif.

3° *Od. sanguine* ou *par pléthore locale :* elle survient particulièrement chez les jeunes sujets, les femmes enceintes, les nourrices; elle reconnaît pour cause la suppression d'une hémorrhagie nasale habituelle, des hémorrhoïdes, du flux menstruel, l'usage d'alimens irritans. Les gencives sont rouges, chaudes, légèrement gonflées; la douleur est pulsative.

On conseille dans ce cas la saignée du bras, les sangsues au-dessous de la branche de la mâchoire, les sangsues ou les mouchetures sur les gencives, les collutoires rafraîchissans, les boissons émollientes, les lavemens et les bains; dans quelques cas il faut chercher à rétablir l'évacuation sanguine supprimée.

4° *Od. inflammatoire :* elle ne diffère de la précédente que par plus d'intensité; elle exige d'ailleurs le même traitement.

5° *Od. catarrhale* ou *séreuse* de quelques auteurs. Elle est caractérisée par le gonflement considérable des gencives, par la sécrétion d'une grande quantité de salive et de mucosités buccales, par la tuméfaction pâteuse de la joue. Elle se déclare ordinairement dans les temps froids et humides. On oppose à cette espèce quand, elle est encore récente, les moyens locaux et généraux antiphlogistiques; quand elle se prolonge on la combat par les collutoires aromatiques, sialogogues, les fumigations aromatiques et narcotiques associées, les embrocations de même nature sur les joues, les médicamens internes sudorifiques, purgatifs, les topiques irritans de la peau.

6° *Od. gastrique, quelquefois vermineuse gastrique :* elle est occasionée et entretenue par un état saburral des premières voies ou par des vers intestinaux, lombrics ou ascarides. Plenck a rassemblé un assez grand nombre d'observations de cette odontalgie. Elle ne cède qu'à l'usage des moyens qui détruisent sa cause.

7° *Od. nerveuse* ou *névralgie dentaire.* Cette espèce est la plus fâcheuse de toutes. Son siége paraît être dans les nerfs dentaires eux-mêmes. Souvent elle existe sans qu'il y ait aucune maladie des gencives, des dents, ou des alvéoles. On la rencontre assez souvent unie à des névralgies de l'œil, de l'oreille, de la face, de la langue, du pharynx, de la peau et des muscles du cou. La douleur occupe presque toujours plusieurs dents; l'extraction des dents peut augmenter la douleur au lieu de la calmer. Le douleur consiste le plus souvent dans des élancemens déchirans, qui chez quelques sujets reviennent par accès périodiques. Cette odontalgie est plus fréquente chez les femmes hystériques et chez les hommes faibles et irritables que chez les hommes robustes. Sa durée est variable; elle est sujette à récidive.

On peut combattre cette affection avec succès par la saignée et par les sangsues quand elle est accompagnée de signes de pléthore locale ou générale; on emploie en même temps les lotions émollientes, anodynes, narcotiques; les cataplasmes de même nature, les bains tièdes, les purgatifs minoratifs, moyens qu'il faut seconder par l'usage d'alimens très-doux, par le régime froid, la diète lactée, par un exercice modéré, et par l'habitation d'un lieu chaud et sec.

Lorsque la maladie existe sur un sujet faible, délicat, les émissions sanguines répétées deviennent nuisibles. C'est dans ce cas que Sydenham a prescrit plusieurs fois avec avantage les infusions toniques, aromatiques, amères, et particulièrement le quinquina. On est presque certain du succès en employant ce dernier médicament quand l'odontalgie est intermittente ou rémittente et périodique. C'est aussi contre ces névralgies rebelles que l'on a prescrit en topiques et comme médicamens internes, soit isolément, soit en les associant, de diverses manières, les préparations d'opium, de jusquiame, de stramonium, de belladone, d'aconit, de pyrèthre, de tormentille, de camphre, de musc, l'assa-fœtida, le castoreum, la valériane, le zinc, les résines. La chirurgie n'a pas contre ces affections de moyens curatifs plus certains que ceux que fournit la médecine. Les scarifications des gencives, l'extraction des dents, la compression ou la section, ou la cautérisation des nerfs sous-orbitaire, mentonnier, facial, quand ces nerfs sont douloureux en même temps que ceux des dents, l'emploi des plaques aimantées, des applications réitérées de moxa sur le trajet de ces nerfs, des vésicatoires, des sétons au cou, aux tempes ont été conseillés et employés tantôt avec succès, tantôt sans résultat avantageux. On peut en dire autant des bains et des douches d'eaux thermales, des bains de vapeurs, du changement de climat, en un mot de tous les moyens assez actifs pour produire des changemens brusques et considérables dans toute l'économie. *Voyez* NÉVRALGIE.

8° *Odontalgies cachectiques* : on y rapporte les douleurs de dents et de gencives produites et entretenues par les vices scrofuleux, dartreux, vénérien, par le scorbut. Elles sont plutôt caractérisées par leur longue durée que par leur intensité. Elles finissent par occasioner le ramollissement, l'ulcération des gencives, une suppuration fétide entre les gencives et le collet des dents, le déchaussement des dents, leur ébranlement, leur chute avec ou sans carie. Enfin on place dans ces deux derniers genres les odontalgies produites par les maladies organiques des dents, et celles qui sont occasionées par l'éruption difficile des premières ou des secondes dents, et dont nous avons traité aux articles *dent* et *dentition*. (MARJOLIN.)

ODONTIASE, s. f. Mot employé par M. Chaussier pour désigner l'ensemble des phénomènes auxquels donne lieu le développement et la destruction des dents. *Voyez* DENT, DENTITION.

ODONTOGÉNIE, s. f., d'ὀδούς, ὀδόντος, dent, et de γένεσις, génération, mode de formation des dents. *Voyez* DENT et DENTITION.

ODONTOIDE, *odontoïdes*, adjectif employé comme épithète pour désigner l'apophyse conoïde qui surmonte le corps de la seconde vertèbre cervicale, et qu'on nomme ainsi, parce qu'on a comparé sa forme à celle d'une dent. *Voyez* VERTÈBRE.

ODONTOIDIEN, NNE, adj., *odontoïdeus*, qui appartient à l'apophyse odontoïde.

ODONTOÏDIENS (ligamens). On donne ce nom à deux faisceaux ligamenteux, très-résistans, qui concourent à réunir l'occipital à l'axis, et qui s'étendent de l'apophyse odontoïde à la partie interne de chacun des condyles de l'occipital. Ces deux ligamens, épais, très-courts, et arrondis, ont une forme conique. Leurs sommets tronqués adhèrent aux parties latérales de l'apophyse odontoïde, et leurs bases se fixent aux empreintes raboteuses qu'on observe à la circonférence du grand trou occipital, en dedans de chaque condyle. Ils s'écartent ainsi l'un de l'autre en divergeant, en se portant de bas en haut, et de dedans en dehors. Ils sont recouverts en arrière par le ligament occipito-axoïdien; en avant et en haut ils correspondent au tissu cellulaire qui environne l'apophyse odontoïde. Ils ajoutent à la solidité de l'articulation de la tête avec le rachis, bornent les mouvemens de l'atlas sur l'axis, et concourent ainsi à la composition de l'articulation OCCIPITO-AXOÏDIENNE. (MARJOLIN.)

ODONTOLITHE, s. f., d'ὀδούς, ὀδόντος, dent, et de λίθος, pierre; nom peu usité, donné au *tartre dentaire*. *Voyez* ce dernier mot.

ODONTOTECHNIE, s. m. Ce mot composé désigne l'art du *dentiste*. *Voyez* ce mot.

ODORAT, s. m. Le sens de l'odorat est celui qui donne la notion de la qualité des corps qu'on appelle leur *odeur*. Il ne paraît pas exister dans tous les animaux; les zoologistes n'ont pas trouvé d'appareil d'odoration au-delà des mollusques céphalés. Et en effet, à quoi aurait servi ce sens chez des animaux qui prennent leur nourriture à l'état de suspension ou de dissolution dans un liquide, et qui n'ont pas les sexes séparés? On a bien dit que dans ces derniers êtres la peau tout entière était apte à apprécier les odeurs; mais ce n'est là qu'une conjecture contre laquelle tout milite.

Mais à partir des mollusques céphalés, ce sens existe dans tout le règne animal; et il a pour siége une membrane dite *olfactive* ou *pituitaire*, à laquelle se distribue toujours le nerf que fournit le plus antérieur des ganglions qui composent l'encéphale, le *ganglion olfactif*. Dans les animaux invertébrés, cette membrane est disposée à la surface d'un organe extérieur, saillant, ce qu'on appelle les *antennes*, qui sont les premières paires des appendices de la tête. Mais dans tous les animaux vertébrés, elle est située dans une cavité qui est creusée dans la tête, à sa partie antérieure, et qui communique librement avec l'extérieur. Seulement, dans ceux de ces animaux qui respirent l'eau, cette cavité est isolée, et n'a que cet orifice extérieur; tandis que dans ceux qui respirent l'air, elle est placée sur le trajet des voies respiratoires, et par un second orifice postérieur, elle communique avec l'appareil de la respiration.

Cette dernière disposition est celle qui existe chez l'homme. Dans cet être, auquel nous devons plus particulièrement nous borner dans notre ouvrage, l'organe de l'odorat se compose : 1°. de la *membrane olfactive*, qui est la partie fondamentale de l'appareil, celle qui développe l'impression sensitive ; 2° de la *fosse nasale*, qui est cette cavité dans laquelle est étalée la membrane olfactive, et qui, creusée dans l'épaisseur de la face, sur la ligne médiane, et située sur le trajet des voies respiratoires, a deux ouvertures, une antérieure pour communiquer au dehors, et une postérieure pour communiquer avec l'appareil de la respiration ; 3°. du *nez*, espèce de chapiteau placé au devant de l'ouverture externe et antérieure de la fosse nasale. Nous ne faisons qu'indiquer ces parties, parce que la description en a été ou en sera donnée aux mots qui les désignent. (*Voyez* NASALE, NEZ, OLFACTIF.)

Les corps odorans font impression sur l'organe de l'odorat par l'intermédiaire de particules très-petites qui émanent de leur substance, et qui, dissoutes ou suspendues dans le milieu ambiant, sont déposées à la surface de la membrane olfactive. Ces particules sont ce qu'on appelle les *odeurs*, et nous renvoyons encore à ce mot pour tout ce qui concerne leur histoire physique ; savoir, la recherche de la cause qui fait ainsi dégager de tout corps odorant un nombre considérable de particules ; celle de la condition physique ou chimique à laquelle ces molécules doivent d'être odorantes, c'est-à-dire de faire impression sur l'organe de l'odorat ; l'indication de la manière dont ces odeurs se répandent dans le milieu ambiant, qui pour nous est l'air, et sont transmises par lui jusqu'à l'organe du sens ; l'exposition des différences que nous présentent sous le rapport des odeurs les divers corps naturels ; l'énumération de toutes les odeurs connues, s'il est possible de la faire, et le tableau des classifications dans lesquelles on a cherché à les rassembler toutes ; enfin la discussion d'une question fort intéressante, celle de savoir si les particules qui constituent les odeurs forment, comme on l'a cru long-temps, un élément unique et particulier des corps, qu'on appelait *arome*, ou si elles ne sont, comme on le professe aujourd'hui, que les molécules intégrantes du corps odorant, qui ont été volatilisées par le calorique et dissoutes par l'air ou tenues en suspension dans ce gaz. (*Voyez* ODEUR.) Ici, nous ne devons traiter que de l'odorat, et nous allons exposer successivement : 1° comment les molécules odorantes, qui, par leur contact sur la membrane olfactive, sont la cause de la sensation, parviennent jusqu'à cette membrane; 2° comment de ce contact résulte la sensation, et quel est l'office de chacune des parties qui composent l'organe du sens; 3° quels sont les usages de l'odorat; 4° enfin quelle est la portée de ce sens chez l'homme, comparativement à ce qu'il est dans les animaux.

1° Les molécules odorantes que dégage de tous les points de sa surface un corps odorant, se répandent inévitablement dans l'air; et le mouvement d'inspiration qui fait pénétrer sans cesse celui-ci dans le poumon pour la respiration, est ce qui porte ces molécules dans la fosse nasale, et les applique à la membrane olfactive. Ce n'est pas que ces molécules, par le fait seul de leur expansibilité, et parce que les ouvertures extérieures des narines sont toujours béantes, ne puissent y pénétrer d'elles-mêmes; souvent cela arrive, car pour échapper à une odeur, souvent il faut, non-seulement suspendre sa respiration, mais encore se boucher le nez; mais le plus souvent, et ordinairement, c'est l'acte de l'inspiration qui porte les odeurs dans l'intérieur de la cavité nasale, et sous ce rapport l'inspiration fait partie intégrante de la fonction de l'odorat. Perrault, Lower, M. Chaussier, ont expérimenté qu'en pratiquant sur des animaux vivans une ouverture à la trachée-artère, et empêchant ainsi l'air de la respiration de passer par les fosses nasales, ces animaux n'avaient plus d'odorat. Qui n'a d'ailleurs observé que pour échapper à une odeur, ou l'on suspend sa respiration, ou l'on ouvre la bouche pour que l'air de la respiration passe par cette cavité et non par celle du nez? Qui ne sait que pour odorer au contraire un parfum qui plaît, on presse, on rapproche les mouvemens d'inspiration pour que l'air chargé des odeurs soit sans cesse introduit dans les fosses nasales? Cet office qu'a l'inspiration d'introduire dans l'organe les molécules odorantes, explique pourquoi dans les animaux aériens l'organe de l'odorat est situé sur le trajet des voies respiratoires : peut-être aussi, est-ce pour que l'odorat juge par avance des qualités de l'air respiré, car il est possible que ce sens soit à la fonction de la respiration, ce que le sens du goût est à la fonction de la digestion?

Ce n'est que dans ce premier temps de l'odoration qu'agit

le nez. Ce chapiteau évidemment ne sert qu'à recueillir les odeurs, et à les réfléchir dans l'intérieur de la cavité nasale. On peut relever en lui, comme conditions de structure favorables à l'office que nous lui assignons ici : sa position élevée, et telle qu'il est au lieu où abondent les odeurs, qui, comme corps volatils et gazeux, tendent toujours à monter; la direction horizontale et en bas de ses ouvertures, qui ainsi sont tournées du côté d'où s'élèvent les odeurs; sa forme d'un cône ayant la base en bas; son étroitesse par rapport aux fosses nasales, au devant desquelles il est placé; enfin la texture cartilagineuse de ses ailes, et la mobilité de ses ouvertures extérieures. Aussi, a-t-on remarqué que les individus qui ont le nez écrasé, petit, ou les narines dirigées trop en avant, ont l'odorat presque nul; qu'il en est de même de ceux qui ont perdu le nez par accident ou maladie; et que ces derniers retirent un grand avantage, sous le rapport de l'odorat, de l'emploi d'un nez artificiel ?

2° Les molécules odorantes introduites dans la fosse nasale sont, par le fait seul de cette introduction, déposées sur la membrane olfactive; et de leur contact avec cette membrane résulte aussitôt la sensation odorante. Comment cela se fait-il ? On l'ignore. Nul doute qu'il ne se soit fait quelque changement dans les filamens nerveux qui se terminent à la surface de la membrane, et qu'ont impressionnés les particules odorantes; mais il est impossible de dire en quoi consiste ce changement; il est trop moléculaire pour tomber sous aucun sens. Les uns ont dit que les filamens nerveux avaient éprouvé seulement un ébranlement, et par suite ont fait de l'odorat un sens *mécanique*. Les autres ont dit que le contact de la particule odorante avait provoqué un changement chimique dans le fluide nerveux des nerfs de la membrane olfactive, et conséquemment ont fait de l'odorat un sens *chimique*. Mais il est trop évident que ce ne sont là que des conjectures. Tout ce qu'on peut garantir, c'est que l'action, quelle qu'elle soit, à laquelle se livre la membrane olfactive, ne peut se rattacher à aucune action physique ou chimique connue, et doit être dite une de ces actions exclusives aux êtres vivans, et qu'à cause de cela nous appelons *organiques* ou *vitales*.

Ce ne sont que les filamens nerveux qui exécutent cette action; toutes les autres parties de l'appareil ne remplissent que des offices accessoires. Ainsi nous avons déjà parlé du service du nez. Les sucs qui sont exhalés à la surface de la membrane olfactive, le mucus qui la lubrifie, servent à maintenir cette membrane souple et humide, à prévenir la dessiccation dont la menace le passage continuel de l'air de la respiration, et peut-être à dissoudre les molécules odorantes, étant pour ces molécules ce qu'est la salive pour les molécules sapides. Le petit appareil de muscles qui appartient aux ailes du nez sert à agrandir ou à diminuer au besoin l'ouverture antérieure des narines: cet appareil de muscles est, avec celui des muscles de l'inspiration, l'appareil locomoteur qui est annexé à l'organe de l'odorat, comme à tout autre organe de sens, pour qu'il soit dans son exercice soumis à la volonté. La fosse nasale enfin est la cavité dans laquelle est disposée la membrane sentante.

Mais cette cavité nasale, d'un côté, communique avec d'autres cavités qui en sont comme des dépendances, et qu'on appelle des *sinus*; de l'autre, offre dans son intérieur, à sa face externe, plusieurs lames osseuses recourbées sur elles-mêmes, qu'on appelle des *cornets*. (*Voyez* NASALE fosse.) Quels sont les offices de ces cornets et de ces sinus dans la fonction de l'odorat? Les auteurs sont tous dissidens à cet égard. On a dit tour à tour; que les lames des cornets servaient à prolonger la surface sur laquelle doit s'étaler la membrane olfactive, et par conséquent à augmenter l'étendue de cette membrane; qu'elles formaient des conduits qui digeaient l'air odorant vers les embouchures des sinus; que ces sinus étaient des réservoirs où les odeurs étaient mises en réserve, et d'où elles allaient se répandre dans la partie des fosses nasales qui est plus spécialement le siége du sens; qu'ils fournissaient les fluides qui entretiennent humide la membrane olfactive. Tout cela est conjectural. D'une part, il est certain que ni les cornets, ni les sinus, ne fondent la partie essentielle de l'organe du sens; car, 1° le nerf olfactif, qui est le nerf exclusif de l'odorat, ne se distribue pas à la portion de pituitaire qui revêt les cornets moyen et inférieur, non plus qu'à celle qui tapisse les sinus; 2° cette pituitaire a dans les sinus une autre texture; 3° les sinus manquent dans l'enfant qui cependant a déjà l'odorat, et dans tous les animaux autres que les mammifères; 4° enfin, nous allons dire ci-après que le siége spécial du sens est à la partie supérieure des fosses nasales, et que des odeurs portées exclusivement dans les sinus frontaux et maxillaires n'y ont pas été perçues. D'autre part, quand on voit les cornets être d'autant plus multipliés dans les animaux, et les sinus être d'autant plus vastes que ces animaux ont l'odorat plus fin, comme cela est dans le chien, dont le cornet inférieur, au lieu de consister en une simple demi-spirale, comme chez l'homme, forme deux tours et demi; comme cela est dans le cochon et l'éléphant où les sinus frontaux se prolongent à travers le pariétal et le temporal jusque dans les condyles de l'occipital; il n'est guère possible de méconnaître que ces sinus et ces cornets ne soient au moins des perfectionnemens pour le sens; mais on ignore en quoi consistent ces perfectionnemens.

C'est la partie supérieure des fosses nasales qui paraît être surtout le siége du sens. Si on empêche l'air d'y arriver, en vain les odeurs pénètrent dans le reste de la cavité, l'odorat est nul; et si au contraire, à l'aide d'un tube, on dirige les odeurs exclusivement sur cette partie, la sensation est éprouvée. C'est ce que Desault, MM. Deschamps fils et Richerand ont pu vérifier sur l'homme même dans des cas de fistules nasales. D'ailleurs on voit que pour odorer avec exactitude, on fait de fortes inspirations, sans doute dans la vue de faire pénétrer l'air odorant jusqu'à la partie supérieure des fosses nasales. C'est aussi à cette partie supérieure que se distribue plus particulièrement le nerf olfactif, qui est considéré généralement comme le nerf spécial de l'odorat.

On croit en effet, que bien que l'organe de l'odorat reçoive des nerfs autres que l'olfactif, et particulièrement plusieurs rameaux venant de la cinquième paire, savoir le filet ethmoïdal du rameau nasal, le naso-palatin de Scarpa, etc., c'est l'olfactif seul qui fait sentir les odeurs. On se fonde sur ce que les autres nerfs se distribuent moins à la membrane olfactive qu'aux parties accessoires de l'organe; sur ce que le nerf olfactif, par son origine et sa distribution, paraît plus qu'aucun autre nerf du nez, constituer un système nerveux spécial; sur ce qu'il a dans les animaux un volume et un développement proportionnés à l'énergie de l'odorat; enfin sur ce que des observations recueillies par Loder, Oppert, Cerutti, ont prouvé que des lésions des nerfs olfactifs dans l'homme avaient entraîné la perte de l'odorat. Cependant Méry avait déjà ébranlé cette opinion, d'après trois cas dans lesquels il avait vu persister l'odorat, bien que les nerfs olfactifs fussent calleux jusque vers le cerveau; et dernièrement, M. Magendie vient de faire quelques expériences qui paraissent justifier le doute élevé par Méry. Ce physiologiste, ayant mis à nu chez des animaux vivans les nerfs olfactifs, remarqua d'abord que ces nerfs étaient insensibles aux piqûres, à toutes irritations quelconques; de sorte que doués seulement d'une sensibilité spéciale, de la sensibilité relative aux odeurs, ils paraîtraient ne pas posséder la sensibilité générale. Ensuite, ayant fait la section complète de ces nerfs, il vit que l'intérieur de la cavité nasale conservait sa sensibilité générale, qui dès lors devait être attribuée à l'influence de la cinquième paire; et en effet ayant coupé, pour s'assurer de ce dernier effet, cette cinquième paire, il vit que la sensibilité générale dans le nez était abolie. Enfin il remarqua que, par la section des nerfs olfactifs seuls, la faculté d'odorer n'était pas complétement anéantie, l'animal conservant encore le pouvoir de sentir les odeurs fortes; et qu'au contraire la section de la cinquième paire, les nerfs olfactifs restant intacts, abolissait, non-seulement la sensibilité générale dans la pituitaire, mais encore la faculté d'odorer, même à l'égard des odeurs fortes. Il conclut donc ou que dans le sens de l'odorat la sensibilité générale et la sensibilité spéciale des odeurs sont encore confondues dans un même nerf; ou que les nerfs olfactifs, s'ils sont le système nerveux de l'odoration, réclament pour remplir leur office l'intégrité de la cinquième paire de nerfs. Il croit cette dernière conséquence d'autant plus fondée, que cette cinquième paire de nerfs exerce la même influence sur les nerfs de l'ouïe et de la vue. Il l'appuie encore sur ce que chez le chien, animal qui se distingue par une grande finesse d'odorat, le filet ethmoïdal de la cinquième paire est beaucoup plus gros que chez l'homme, et fournit plusieurs de ses divisions à la partie la plus supérieure de la cavité olfactive, et sur ce que beaucoup d'oiseaux chez lesquels il avait enlevé les hémisphères cérébraux et la totalité des nerfs olfactifs, lui ont paru conserver la faculté de sentir les odeurs fortes. Peut-être objectera-t-on que, si l'animal a paru sentir encore des odeurs fortes lors de la section des nerfs olfactifs, et au contraire avoir perdu la faculté de les sentir lors de la section de la cinquième paire, c'est que M. Magendie usait dans ses expériences d'acide acétique et d'ammoniaque, et qu'il a pu confondre ainsi les effets qu'ont dû produire ces substances dégageant des vapeurs irritantes avec des impressions odorantes ? Mais l'objection, toute puissante pour contester qu'après la section des nerfs olfactifs l'animal ait pu odorer encore, ne l'est plus pour prouver qu'après celle de la cinquième paire il a réellement perdu la faculté d'odorer : M. Magendie a en effet constaté ce résultat avec des substances qui ne dégageaient point de vapeurs piquantes et caustiques, et qui n'étaient qu'odorantes, par exemple, avec les huiles de lavande et de Dippel; et d'ailleurs il y a les effets analogues de cette section sur les nerfs de la vue et de l'ouïe. Quelle explication donner de ces faits? M. Richerand, partant de ce point, que la cinquième paire avive seule les organes des sens dans les animaux invertébrés, croit que dans les vertébrés, chez lesquels les sens ont chacun un système nerveux propre, cette cinquième paire n'est qu'un nerf de renforcement de ces organes, mais néanmoins nécessaire à leur jeu. C'est à l'anatomie comparée qu'il appartient d'éclairer sur la valeur de cette explication.

Puisque nous en sommes sur le nerf de l'odorat, nul doute que ce nerf, quel qu'il soit, n'ait dans chaque espèce animale une organisation spéciale qui détermine quelles substances sont odorantes, et quels rapports d'agrément ou de désagrément sont trouvés aux odeurs. On sait combien les animaux diffèrent les uns des autres sous ces deux rapports. C'est également une différence dans l'organisation profonde de ce nerf, qui produit les antipathies et les sympathies diverses d'odeurs que présentent les hommes. Mais il est impossible de caractériser toutes ces différences, et de dire en quoi elles consistent; leurs effets seuls en accusent l'existence. Trois circonstances déterminent toutes les variétés de l'odorat : la structure intime du nerf olfactif; la disposition plus ou moins heureuse des parties accessoires de l'organe du sens, sinus, cornets, nez extérieur; enfin, l'observance ou l'oubli des soins propres à maintenir la membrane olfactive dans l'intégrité qui importe à sa fonction; qui ne conçoit combien l'usage du tabac, par exemple, doit nuire à la délicatesse de l'odorat ?

Comme les orifices extérieurs des narines sont toujours ouverts, et que les mouvemens de la respiration sont exécutés sans interrruption, il en résulte que souvent les odeurs viennent d'elles-mêmes et indépendamment de notre volonté impressionner l'odorat. Cependant ce sens n'en est pas moins dans son exercice subordonné à la volonté; et ce qui le prouve, c'est que l'acte de l'inspiration qui y préside est un mouvement musculaire volontaire. A ce titre, il est passible de l'éducation; on le perfectionne par la culture; les parfumeurs, les pharmaciens, les chimistes, par suite de l'usage fréquent qu'ils font de ce sens, lui font acquérir une grande puissance. Quand l'odorat s'exerce de lui-même et sans le concours de la volonté, l'exercice du sens est dit *passif*; dans le cas contraire, il est dit *actif*. Dans ce dernier mode d'exercice, qui constitue le *flairer*, il y a un plus grand nombre de parties en action, savoir tous les appareils musculaires destinés à appliquer le corps odorant à l'organe du sens; ainsi la main approche du nez le corps odorant, ou la tête conduit le nez près de l'objet; les inspirations au lieu de se succéder machinalement, et dans la seule vue de la respiration, se pressent, et surtout se prolongent, afin que l'air odorant soit introduit dans la partie supérieure des fosses nasales, et que son contact sur la membrane nerveuse soit le plus long possible; les muscles qui meuvent les ailes du nez et du voile du palais agissent pour rendre aussi accessibles que possible les ouvertures antérieure et postérieure des fosses nasales; si on veut fuir le corps odorant, toutes ces parties agissent d'une manière inverse. Tel est l'office par lequel les diverses parties de l'appareil de l'odorat concourent à l'acte de l'odoration. Nous ne parlons pas de la part qu'a le cerveau dans cet acte d'odoration, parce qu'elle est la même que celle qui existe dans tous les autres sens, et dans toute sensation quelconque. Arrivons aux usages de l'odorat.

3° La fonction immédiate de l'odorat est de donner la sensation des odeurs; et sous ce point de vue, ce sens sert à explorer la qualité de l'air que l'on respire, et celle des alimens que l'on mange. A cause de cela, son organe a été placé à l'entrée de l'organe respiratoire, et de manière à surveiller tout ce qui entre dans la bouche. Selon les impressions que ce sens éprouve, les appareils respiratoire et digestif se disposent à recevoir ou à rejeter la substance qui leur est envoyée. Ainsi l'air qui est respiré a-t-il une odeur désagréable? l'inspiration semble se faire à regret, et la poitrine se resserrer d'avance. De même, l'odeur d'un aliment est-elle nauséeuse? tout ce qu'excite dans les organes de la mastication, de la déglutition, de la chymification, une saveur désagréable, se manifeste : et ce qu'il y a de surprenant, c'est que chacun de ces appareils digestif et respiratoire ne répond qu'aux inspirations odorantes qui le concernent, et reste sourd à celles qui sont relatives à l'autre appareil. Cependant remarquons que les avertissemens de l'odorat, pour la respiration et la digestion, sont d'autant moins sûrs que les animaux sont plus supérieurs et particulièrement sont chez l'homme souvent trompeurs et au moins insuffisans : tandis que ce sens et celui du goût sont pour les animaux des guides fidèles, souvent chez l'homme ces sens ne lui décèlent pas les poisons, et même lui font trouver à ces poisons des saveurs et des odeurs agréables. La nature a voulu priver l'homme de ces lumières toutes instinctives, afin de lui faire déployer complétement cette puissance d'observation dont elle a fait le caractère de son intelligence.

Voilà les usages de l'odorat sous le rapport physique. Chez les animaux, peut-être ce sens sert-il encore à éveiller et guider l'instinct de la génération; on observe en effet que beaucoup d'entre eux exhalent des odeurs fortes pendant le temps du rut. Mais il n'en est pas de même dans l'espèce humaine; à moins qu'on ne veuille considérer, comme se rapportant à ce fait, l'influence qu'exercent certaines odeurs sur les dispositions à la volupté. Quant aux services intellectuels de l'odorat, ils sont bornés, comparativement à ceux que rendent les sens du toucher, de la vue et de l'ouïe. Cependant il peut servir à reconnaître la différence des corps; le chimiste, le minéralogiste en font un fréquent usage pour ce but. Il peut aussi éclairer sur la distance et la direction des corps, parce que l'impression des odeurs sur ce sens est d'autant plus forte que ces odeurs sont en plus grand nombre, et que ce nombre varie selon la distance à laquelle on est du corps odorant. On sait quels secours tirent de ce sens sous ce rapport les animaux chasseurs. On a voulu lui rapporter la faculté de reconnaître les lieux : on sait que des chiens transportés loin de l'habitation de leur maître y reviennent; que les oiseaux qui émigrent chaque année reviennent à chaque retour de saison aux mêmes lieux qu'ils ont primitivement habités; on a expliqué ces faits en disant, que les miasmes odorans déposés par l'animal à son premier passage avaient été recueillis par l'odorat au retour, et avaient servi de guide pour ce retour. Mais comment croire que ces miasmes n'aient pas été détruits par les influences atmosphériques, pendant le long laps de temps qui souvent s'est écoulé? et d'ailleurs en existe-t-il, quand au retour l'animal suit une route différente de celle par laquelle il est allé? nous pensons avec M. Gall que cette faculté de reconnaître les lieux est étrangère à l'odorat, et constitue un instinct qui a sa cause organique dans le cerveau.

4° Enfin quelle est la puissance de l'odorat chez l'homme, comparativement à ce qu'elle est dans les animaux? Nous ne pouvons que toucher la question en quelque sorte, car pour l'approfondir il faudrait examiner la série entière des animaux sous le rapport de l'odorat, et cela n'entre pas dans le plan de notre ouvrage. Nul doute que l'homme ne soit, relativement à l'odorat, mieux partagé que beaucoup d'animaux; cependant c'est de tous les sens celui qui chez lui est le moins parfait, et chez beaucoup d'animaux il est plus exquis. Le nerf olfactif de l'homme est assez petit proportionnellement; son ganglion d'origine n'est, comme le dit M. de Blainville, que rudimentaire; les fosses nasales sont peu étendues; les cornets ne sont que des demi-anneaux, et ne présentent pas ces contours doubles et triples, ces dichotomies multipliées qu'offrent les cornets du chien, par exemple; le nez extérieur enfin n'est pas très-bien disposé; son ouverture antérieure est petite, peu mobile, et les petits muscles qui y aboutissent ne sont guère que des vestiges de ceux qui existent dans certains animaux. Ainsi s'explique la faiblesse de l'odorat de l'homme, comparativement à celui de certains animaux, du chien, par exemple. Nous parlons surtout de l'homme de la race caucasique, car on sait que les nègres ont l'odorat plus puissant : ce sens est, dit-on, assez délicat chez eux, pour qu'ils distinguent par lui si l'homme qui les approche est un nègre ou un blanc; soit qu'on doive attribuer cet avantage à ce que, privés des ressources de notre civilisation, les nègres se soient plus attachés que nous aux lumières naturelles que peut leur fournir l'odorat; soit qu'on doive l'attribuer à ce que dans leur race l'organe de l'odorat offre déjà des dispositions de structure plus rapprochées des animaux, comme l'ont observé Blumenbach et Sœmmering. (ADELON.)

ODORAT (séméiotique). Les lésions de l'odorat se rapportent à l'abolition complète, à la simple diminution, à l'exaltation et à la perversion de la faculté olfactive. L'absence de l'odorat, désignée par les auteurs sous le nom d'*anosmie*, s'observe dans diverses circonstances. Quelquefois, quoique très-rarement, elle est congéniale : on cite quelques individus qui étaient dépourvus entièrement de l'odorat depuis leur naissance, sans qu'il existât aucun vice de conformation apparent dans les organes de l'olfaction. La membrane pituitaire paraissait n'être nullement viciée dans les autres fonctions qui lui sont départies : elle était, comme à l'ordinaire, le siége d'une sécrétion qui pouvait augmenter par des causes irritantes; elle avait conservé la propriété d'être excitée par les agens stimulans. Dans quelques cas, l'anosmie tenait, dit-on, à l'absence congéniale des nerfs olfactifs. Mais plus fréquemment l'anosmie permanente survient à la suite de quelques maladies qui ont altéré la structure de la membrane nasale, qui obstruent les cavités olfactives, ou enfin, à la suite d'affections cérébrales. Ainsi, on l'a vue produite par des coryza fréquens qui ont produit l'épaississement de la membrane pituitaire, par un ozène qui en produit l'ulcération, ou par la présence d'un polype dans les fosses nasales. Des altérations organiques du cerveau, des abcès, des tumeurs, formés dans cet organe ont produit le même résultat. L'anosmie s'observe plus souvent pendant le cours d'affections aiguës, avec lesquelles elle disparaît; telles sont le coryza, les maladies dans lesquelles le cerveau est affecté directement ou sympathiquement. Ce que nous avons dit de l'anosmie s'entend de la simple diminution ou de l'affaiblissement de l'odorat, qu'on rencontre plus communément.

L'exaltation de l'odorat s'observe quelquefois, particulièrement chez les personnes dites nerveuses, et dans les maladies où il existe une excitation cérébrale prononcée. La moindre odeur les affecte singulièrement. Dans quelques cas, ces personnes ne sont ainsi affectées et blessées que par une seule odeur qu'elles découvrent avec une sensibilité infinie, et à des distances très-grandes. Enfin, la perversion ou la dépravation de l'odorat, qui consiste à percevoir des odeurs agréables ou désagréables qui n'existent pas, à rechercher des odeurs ordinairement repoussantes, se rencontre presque exclusivement chez les individus hypocondriaques, hystériques, chez les filles chlorotiques, et quelquefois chez des femmes enceintes. C'est un phénomène purement cérébral, de même que l'exaltation de l'odorat.

(R. D.)

OEDÉMATEUX, adj., *œdematodes*, qui est affecté d'œdème, ou qui tient à l'œdème, qui est de la nature de l'œdème. *Voyez* ce mot.

OEDÉMATIE, s. f., synonyme d'OEDÈME.

OEDÈME, s. m., *œdema*; οἴδημα, de οἰδέω, je suis enflé; hydropisie partielle du tissu cellulaire. Lorsqu'elle se développe sous la peau, elle paraît sous la forme d'une tumeur molle, blanche, froide, conservant l'impression du doigt, s'il a été appliqué, avec un certain degré de force, à sa surface.

Les conditions morbides qui entraînent à leur suite des épanchemens séreux ou séro-purulens dans le tissu cellulaire, quoique très-variées, sont toujours, comme celles des hydropisies en général, ou des obstacles mécaniques au cours du sang et de la lymphe plus ou moins éloignés du siége de l'épanchement, ou des altérations phlegmasiques des tissus affectés d'hydropisie.

§ 1. Je ne reproduirai pas ici plusieurs observations que j'ai citées, dans un autre article (*voyez* HYDROPISIE), pour démontrer l'influence de la suspension et du ralentissement du cours du sang veineux et de la lymphe, sur la production des *hydropisies* du tissu cellulaire. On sait que la *compression*, la *ligature*, et *l'oblitération* des veines jugulaires, caves, iliaques, fémorales, axillaires, etc., ont quelquefois donné lieu au développement d'un œdème plus ou moins considérable dans les parties où les rameaux de ces vaisseaux se distribuent. D'autres conditions, telles qu'un état variqueux des veines, une trop faible impulsion du cœur, la station, l'attitude assise prolongée exigée par certaines professions, la diminution de l'action musculaire chez les convalescens, ou son abolition chez les paralytiques, peuvent également produire de semblables hydropisies partielles. Enfin, les accès d'hystérie, certaines maladies du cœur ou du poumon qui modifient la circulation veineuse de manière à faire refluer le sang noir des troncs vers leurs divisions, sont aussi parfois accompagnées d'épanchemens séreux dans le tissu cellulaire.

Tous ces œdèmes ont sans doute pour caractère commun de consister dans un dépôt plus ou moins considérable d'un fluide analogue au sérum du sang, et de n'imprimer au tissu cellulaire d'autre altération que la distension de ses aréoles; mais ces maladies diffèrent entre elles sous tant d'autres rapports, qu'il est à peu près impossible de les considérer d'une manière générale. J'ajouterai même que deux œdèmes, ayant le même volume et les mêmes dimensions et développés dans une même région du corps, sont quelquefois deux affections très-dissemblables. Ainsi, l'*œdème des paupières* peut être, à la fois, un symptôme d'hydrothorax, ou l'indice d'un sommeil trop prolongé, chez des individus affaiblis; l'infiltration des jambes et des grandes lèvres se déclare quelquefois dans les derniers mois de la grossesse, et elle a souvent lieu dans l'ascite et dans l'hydropisie de l'ovaire. L'*œdème des membres inférieurs* peut être produit par l'inflammation ou l'oblitération des veines iliaques ou crurales, par la compression qu'exerce sur ces vaisseaux des hernies considérables, des anévrysmes, etc.; toutes conditions plus ou moins graves : tandis que l'*œdème des pieds* chez les convalescens, ou bien encore celui qu'on observe chez quelques vieillards sédentaires et qui jouissent d'ailleurs d'une bonne santé, n'indiquent, au contraire, qu'un ralentissement de la circulation veineuse et lymphatique, dépendant, en grande partie, du défaut d'énergie de l'action musculaire.

Le traitement de ces diverses espèces d'œdème a été exposé, ou le sera ultérieurement dans les articles consacrés aux maladies ou aux conditions qui les produisent. *Voy.* HYDROTHORAX, GROSSESSE, HYDROPISIE DE L'OVAIRE, ANÉVRYSME, etc.

§ 2. J'ai déjà indiqué (*voyez* HYDROPISIE) les caractères généraux des hydrophlegmasies du tissu cellulaire sous-cutané, sous-muqueux et sous-séreux. Ces *œdèmes* aigus ou chauds, ne sont réellement qu'une variété de l'inflammation de ce tissu. Les fluides épanchés, dans ces sortes d'œdèmes, diffèrent sensiblement de ceux qui sont déposés à la suite du ralentissement ou de la suspension du cours du sang veineux ou de la lymphe produits par un obstacle situé dans un point éloigné du siége de l'épanchement. Dans les hydrophlegmasies, le tissu cellulaire contient un pus tantôt séreux ou sanguinolent, tantôt épais et blanchâtre, et le plus souvent une sérosité jaunâtre ou séro-purulente. Enfin, les phénomènes locaux et généraux qui accompagnent le développement de ces hydropisies du tissu cellulaire sont absolument les mêmes que ceux de l'inflammation; ils sont plus ou moins prononcés suivant qu'elles affectent une marche aiguë ou chronique. Les hydrophlegmasies se rapprochent encore des inflammations par leur étiologie et leur traitement.

C'est donc pour me conformer à des dénominations et à des divisions généralement adoptées, mais peu exactes, que je décrirai ici plusieurs variétés de l'inflammation et quelques hydropisies du tissu cellulaire, connues sous les noms d'*œdème de la glotte*, d'*œdème des nouvelles accouchées*, et d'*œdème du poumon;* mais je crois devoir faire remarquer de suite qu'on a appliqué indistinctement ces diverses dénominations à de véritables inflammations œdémateuses, et à des épanchemens séreux à la production desquels l'inflammation était tout-à-fait étrangère. Les descriptions générales qu'on a données de ces maladies auraient été plus exactes, si on eût évité ces faux rapprochemens.

OEDÈME DE LA GLOTTE. On ne peut contester qu'un épanchement purement *séreux* ne puisse se former dans le tissu cellulaire sous-muqueux de la glotte, dans certaines hydropisies générales qui surviennent à la suite des maladies du cœur ou des poumons; mais je ne connais point d'exemple d'une semblable disposition. Toutes les observations d'œdème de la glotte que j'ai pu recueillir ou consulter se rattachent aux hydrophlegmasies, c'est-à-dire à *l'angine laryngée œdémateuse.*

§ 1. *Caractères anatomiques.*— L'angine laryngée œdémateuse est facile à reconnaître, sur le cadavre, aux caractères suivans. Les bords de la glotte sont gonflés, épaissis et comme tremblotans. Ils forment un bourrelet plus ou moins saillant, infiltré d'une sérosité qu'il est difficile de faire couler, même en comprimant entre les doigts une portion de la membrane à laquelle on a fait plusieurs incisions. Un tissu cellulaire extrêmement dense retient le liquide dans un réseau très-serré. Le gonflement œdémateux réside surtout dans le tissu cellulaire sous-muqueux. Une matière séro-purulente ou séreuse semble plutôt combinée avec ce tissu, que déposée dans ses aréoles. La forme de la glotte est changée. Cette ouverture ressemble alors à un petit trou très-étroit dont les dimensions égalent à peine la moitié ou le quart des dimensions naturelles de cette ouverture. Les bords de la glotte, infiltrés et gonflés, sont disposés de telle manière que toute impulsion qui vient par leur surface supérieure les renverse dans l'ouverture de la glotte qu'ils bouchent plus ou moins complétement; tandis que l'air insufflé par la trachée artère repousse ces bourrelets sur les côtés de l'ouverture du larynx dont l'orifice devient plus libre.

Telles sont les altérations qui constituent l'angine laryngée œdémateuse exempte de toute complication; disposition beaucoup plus rare qu'on ne serait porté à le croire d'après les premières observations publiées sur cette maladie et dans lesquelles l'examen des parties voisines de l'œdème n'a pas été fait avec tout le soin désirable.

L'angine œdémateuse est, en effet, très-souvent compliquée d'une ou de plusieurs des lésions suivantes. L'épiglotte est ordinairement enflammée et très-gonflée vers ses bords; les muscles arythénoïdiens sont quelquefois infiltrés; la membrane muqueuse du larynx est rouge, plus ou moins injectée dans quelques points; la cavité de cet organe est ordinairement remplie de mucosités visqueuses et filantes. Lorsque l'œdème a succédé à des inflammations aiguës du pharynx ou du larynx, le tissu cellulaire qui entoure les amygdales est quelquefois en suppuration. La membrane muqueuse du pharynx peut aussi offrir une couleur rouge et une forte injection. On a trouvé les amygdales rouges, enflammées et ulcérées; le tissu cellulaire interposé entre les muscles du cou injecté et infiltré; la membrane muqueuse des bronches d'un rouge très-vif et couverte d'une mucosité écumeuse et sanguinolente; enfin on a vu l'œdème de la glotte coïncider avec des inflammations chroniques du poumon et du larynx, et, en particulier, avec la carie des cartilages arythénoïdes.

Presque toujours la chaleur du corps persiste long-temps après la mort, et les membres conservent leur souplesse. Le sang contenu dans le cœur est à peine caillebotté, plus de vingt-quatre heures après le décès, et lorsqu'il existe des concrétions polypiformes, elles ont en général peu de ténacité.

§ 2. *Symptômes.*—Lorsque l'inflammation œdémateuse de la glotte existe indépendamment de toutre autre phlogose du larynx, de la trachée, des bronches ou du pharynx comme dans les observations I, II, III et IV rapportées par M. Thuillier, c'est-à-dire lorsque la maladie est bornée à l'entrée du larynx, elle s'annonce par les symptômes suivans:

Au début, les malades éprouvent ordinairement, plutôt un sentiment de malaise, une gêne, qu'une véritable douleur dans le larynx, et cherchent, en faisant une expiration forte et sonore, à expulser les mucosités qui semblent obstruer cet organe. Souvent aussi ils font des mouvemens de déglutition comme pour avaler un corps étranger, qu'ils croient sentir à la partie inférieure du pharynx. La voix est un peu rauque, ou plutôt elle a le caractère particulier qu'elle prend lorsqu'on essaye de parler bas en aspirant. Cet état n'est point accompagné de réaction fébrile. L'inspection de la bouche et du pharynx ne démontre aucune trace d'inflammation sur la membrane muqueuse qui les revêt, sur le voile du palais, sur ses piliers ou les amygdales.

Au bout de deux, trois ou quatre jours, les efforts pour débarrasser le larynx se multiplient; la voix devient plus rauque et s'éteint même quelquefois. Insensiblement la respiration devient un peu bruyante; les secousses volontaires imprimées au larynx par l'expiration prompte et sonore destinée à expulser ce qui semble gêner cet organe, amènent quelques crachats glaireux; l'inspiration fait entendre un bruit particulier; le pouls n'offre encore, à cette époque, aucun dérangement; l'appétit persiste, et le malade ne s'inquiète pas de son état. Après quelques jours, un nouveau symptôme se manifeste; tout-à-coup le malade est pris d'une sorte de *suffocation* plus ou moins forte, qui dure de cinq à six minutes à un quart-d'heure environ. Pendant cette suffocation la tête est portée en arrière; la respiration est très-difficile et bruyante, et l'expiration est au contraire très-facile. A la fin de l'accès la respiration redevient un peu plus libre; mais elle reste souvent plus gênée qu'avant l'accès. De nouvelles suffocations arrivent au bout d'un temps plus ou moins éloigné, et se montrent de plus en plus violentes. Puis elles se rapprochent, et dans leur intervalle la respiration devient progressivement plus gênée et plus bruyante, surtout pendant le sommeil. Quelquefois elle paraît libre de nouveau pendant plusieurs heures, et la voix est un peu moins rauque ou moins éteinte. De nouveaux accès et une nouvelle gêne survenus ordinairement pendant le sommeil déterminent bientôt de nouvelles angoisses. L'appétit diminue, mais cesse rarement tout-à-fait. Le pouls devient moins régulier. Cependant si on n'a pas été témoin de la funeste issue de cette affection, on se persuade difficilement que la vie soit alors dans un grand danger. Quand les accès de suffocations sont violens, le malade, assis sur son séant, éprouve une gêne extrême pour respirer; ses épaules s'élèvent; toute sa poitrine est en mouvement; l'inspiration est très-pénible, très-bruyante; l'expiration toujours facile; la suffocation semble imminente; la figure est tantôt pâle, comme retirée, effrayée; tantôt rouge, gonflée et égarée. L'état d'angoisse est extrême; quelques malades disent qu'ils étouffent et demandent qu'on leur ouvre le larynx. Chez la plupart il y a des instans de fureur qui les porte à attenter à leurs jours; ils frappent avec les mains sur leur lit, et sont dans une agitaton extrême. Dans ces violens accès le pouls devient inégal et quelquefois même plus ou moins intermittent.

* La percussion et l'auscultation de la poitrine ne fournissent alors l'indice d'aucune lésion capable de rendre compte de la dyspnée, des angoisses et des accès de suffocation qu'éprouvent les malades. Cette circonstance, jointe à l'absence des signes qui précèdent ou accompagent quelques autres maladies du larynx ou de la trachée, rend déjà l'existence de l'œdème de la glotte très-présumable; mais l'exploration de la partie supérieure du larynx au moyen du doigt porté jusqu'à la base de la langue, fournit des données beaucoup plus certaines. Cette exploration, dont l'idée ingénieuse appartient à M. Thuillier, se fait facilement en maintenant la bouche ouverte à l'aide d'un corps solide, placé entre les dents molaires. La tête du malade étant fixée, on porte le doigt indicateur de l'une ou l'autre main le long de la partie moyenne de la langue jusqu'à sa base; de là, en passant sur l'épiglotte, on l'introduit dans la glotte, et le diagnostic est dégagé de toute incertitude lorsqu'on reconnaît par le toucher une tumeur molle ou une espèce de bourrelet au pourtour de l'ouverture du larynx.

Abandonnée à elle-même l'angine laryngée œdémateuse est bientôt suivie de nouveaux accès de suffocation qui finissent par emporter le malade. Toutefois la mort arrive ordinairement dans l'intervalle des accès, au moment où l'on serait tenté de croire que l'air pénétre plus facilement dans la poitrine.

§ 3. L'œdème de la glotte peut être associé à une inflammation aiguë et simultanée du larynx et du pharynx, et quelquefois même à une inflammation de la trachée et des bronches, comme dans les observations rapportées par M. Bouillaud. Alors les signes de l'œdème sont masqués par l'expression symptomatique de ces maladies, ou au moins rendus beaucoup plus obscurs. L'exploration de la gorge et de la glotte peut seule éclairer le médecin dans ces cas difficiles; encore sera-t-il fort embarrassé pour distinguer, par le toucher, l'œdème de la glotte, de l'inflammation phlegmoneuse ou des abcès du tissu cellulaire sous-muqueux, situés au pourtour de cette ouverture.

§ 4. *Causes.*—L'œdème de la glotte a été observé dans la laryngite aiguë ou chronique et à la suite des inflammations très-intenses du pharynx et des amygdales. Il est plus rarement consécutif à des phlegmasies du poumon ou des organes de la digestion. En résumé, toutes les causes qui peuvent déterminer l'inflammation de la glotte d'une manière directe ou sympathique sont susceptibles de donner lieu au développement de l'angine laryngée œdémateuse.

§ 5. *Diagnostic.*—L'existence d'une tumeur molle, en forme de bourrelet, au pourtour de la glotte, suffira toujours pour établir une distinction bien tranchée entre l'angine œdémateuse et les dyspnées remittentes et intermittentes accompagnées d'accès de suffocation. On sait que ces dernières peuvent être produites par des inflammations du poumon, par l'œdème et l'emphysème de ces viscères, par l'inflammation couenneuse de la membrane muqueuse du larynx, par des corps étrangers introduits dans la cavité de cet organe ou dans la trachée, et par des polypes développés dans ces conduits, par des affections du cœur et des gros vaisseaux, etc. Mais chacune de ces maladies a des signes particuliers et caractéristiques, et l'auscultation de la poitrine fournit dans plusieurs de ces affections des signes tout-à-fait étrangers à l'œdème de la glotte. (*Voyez* ANGINE, CROUP, OEDÈME et EMPHYSÈME DU POUMON, etc.) Le *toucher* peut seul encore conduire à distinguer l'œdème de la glotte, du *rétrécissement* du larynx produit par l'épaississement et l'induration des deux replis inférieurs des ventricules de cet organe. J'ai observé une semblable disposition chez un malade, qui succomba à une phthisie pulmonaire et à une laryngite chronique, après avoir éprouvé plusieurs accès de suffocation. Le rétrécissement du larynx, dans le point affecté, était tellement considérable qu'à peine aurait-on pu introduire la tête d'une grosse épingle dans l'ouverture formée par ces replis tuméfiés épaissis et indurés.

Les descriptions symptomatiques de l'*asthme aigu* de Millar, de l'*asthme convulsif*, de l'*angine* de poitrine, de l'*angine sèche* de Boerhaave, etc., font mention d'accès de suffocation dont l'analogie avec ceux que produisent l'angine laryngée, œdémateuse, l'œdème et l'emphysème du poumon, les maladies du cœur ou des gros vaisseaux, etc., est peut-être d'autant plus frappante, que ces *asthmes* et ces *angines* n'étaient probablement que l'expression symptomatique des lésions que nous venons d'indiquer et qui étaient alors peu connues. *Voyez* ASTHME, ANGINE DE POITRINE.

§ 6. *Prognostic.* — L'angine laryngée œdémateuse est presque constamment mortelle. Avant la fin de l'année 1808, Bayle l'avait observée dix-sept fois dans le court intervalle de six ans, et il ne l'avait vue qu'une fois se terminer par la guérison. Sa durée varie nécessairement, suivant que l'inflammation œdémateuse de la glotte est aiguë ou chronique, ou qu'elle est provoquée par une inflammation voisine, qui offre l'un ou l'autre de ces caractères. Dans le premier cas, quelques malades sont morts dès le deuxième ou troisième jour; dans l'autre, quelques-uns ont vécu plusieurs mois après avoir éprouvé les accès de suffocation, à des époques plus ou moins éloignées. Quand l'œdème de la glotte est consécutif à une inflammation chronique du larynx ou des poumons, la perte du malade est presque inévitable. Les chances de guérison sont, au contraire, beaucoup plus favorables si l'œdème de la glotte est survenu à la suite d'une inflammation aiguë du pharynx ou du larynx.

§ 7. *Traitement.* — Seule propre à prévenir l'hydro-phlegmasie du tissu cellulaire de la glotte dans les angines pharyngiennes et laryngées, la méthode antiphlogistique est aussi la seule qui puisse favoriser la résorption des fluides épanchés, lorsque cette fâcheuse terminaison a eu lieu.

L'angine laryngée œdémateuse *aiguë* simple ou compliquée d'une ou plusieurs phlegmasies doit être combattue par des émissions sanguines proportionnées à l'étendue et à l'intensité de l'inflammation. Il ne faut pas craindre d'employer largement les saignées locales à la partie antérieure du cou, dans une maladie dont les suites sont aussi graves. Les topiques émolliens sur le cou, les pédiluves sinapisés, les boissons mucilagineuses et les lavemens seront prescrits comme moyens auxiliaires. Lorsque les symptômes généraux qui accompagnent l'angine laryngée œdémateuse *aiguë* ou compliquée de pharyngite auront été dissipés par l'emploi des émissions sanguines; s'il existe peu de douleur dans les parties affectées ; si l'estomac et l'intestin ne sont point enflammés, il faut immédiatement administrer un émétique : ce moyen serait nuisible dans toute autre condition.

L'angine laryngée œdémateuse *chronique*, le plus souvent indépendante de pharyngite, et quelquefois apyrétique, exige rarement l'emploi de la saignée. Il faut se borner alors à couvrir le larynx de sangsues. On provoquera ensuite successivement des irritations révulsives sur l'estomac, sur le gros intestin ou sur la peau.

Des expériences ultérieures peuvent seules décider s'il convient alors d'appliquer des vésicatoires sur la partie antérieure du larynx, ou s'il n'est pas à craindre qu'une inflammation de la peau, placée dans le voisinage de l'organe affecté, ne soit plus nuisible qu'utile.

M. Thuilier rapporte l'observation d'une femme atteinte d'un œdème de la glotte dont la guérison paraît avoir été due à des pressions exercées avec le doigt sur cette tumeur. La pression favorisa-t-elle la résorption du fluide épanché, ou lui procura-t-elle une issue au dehors comme l'auteur de cette observation semble le présumer ? Ce dernier résultat serait d'autant plus remarquable que, sur le cadavre, il est assez difficile d'exprimer la sérosité épanchée dans le tissu cellulaire de la glotte, après avoir fait plusieurs incisions dans les parties œdématiées. L'observation citée par M. Thuilier autorise, sans doute, à essayer de nouveau la compression dans le traitement des œdèmes qui surviennent à la suite d'une inflammation chronique du larynx ou de la glotte elle-même ; mais ces pressions répétées seraient-elles sans danger, si l'œdème était consécutif à une affection aiguë du larynx et du pharynx ?

L'introduction d'une canule de gomme élastique ouverte à son extrémité inférieure, et qu'on ferait pénétrer de l'arrière-bouche dans la trachée-artère, a été fortement conseillée par M. Thuilier et par Bayle pour remédier à l'imminence de la suffocation, dans l'angine laryngée œdémateuse. Ces deux médecins distingués pensent qu'il est indispensable de recourir à ce moyen mécanique toutes les fois qu'il est survenu un ou plusieurs accès d'orthopnée chez un sujet dont la maladie est parfaitement caractérisée, et que l'emploi de la sonde est d'autant plus urgent que la respiration est plus gênée, et les récidives d'orthopnée plus rapprochées. Ce moyen, sur lequel on trouve des renseignemens précieux dans les œuvres chirurgicales de Desault, serait bien préférable à la laryngotomie, si l'expérience prouvait qu'il prévient réellement les accès de suffocation. Si le gonflement des bords de la glotte rendait impossible l'introduction d'une sonde dans le larynx; si on ne réussissait pas à prévenir les récidives d'orthopnée à l'aide de son introduction, Bayle conseille de ne pas hésiter à pratiquer la laryngotomie. Il ajoute toutefois que, bien qu'il conseille positivement l'introduction de la sonde et même la laryngotomie, il croit devoir déclarer que le seul individu chez lequel cette opération ait été faite a succombé, l'opération ayant été pratiquée trop tard. J'ignore si d'autres praticiens ont été plus heureux. Les avantages de cette double opération sont moins réels qu'ils ne le paraissent au premier aperçu. D'abord il est constant que la plupart des individus qui succombent à l'angine œdémateuse n'ont pas l'ouverture de la glotte tellement rétrécie que l'air ne puisse plus pénétrer dans le larynx. *Plusieurs de ces malades meurent dans l'intervalle des accès de suffocation*, et lorsque la respiration, quoique gênée, n'est pourtant pas interrompue. Ils succombent plutôt à une *asphyxie lente* qu'à une suffocation brusque et soudaine à laquelle une opération puisse immédiatement remédier. D'ailleurs, dans les cas où l'œdème de la glotte sera consécutif à une inflammation simultanée et aiguë du pharynx et du larynx, en recourant à l'introduction de la sonde ou à l'opération de la laryngotomie, dès les premiers accès de suffocation, ne s'exposera-t-on à entretenir ou à aggraver une maladie qui aurait plus facilement cédé aux émissions sanguines et aux dérivatifs? Comment préciser l'époque à laquelle on n'a plus rien à espérer des remèdes antiphlogistiques et des autres médications? Et si l'œdème de la glotte est survenu à la suite d'une laryngite chronique consécutive elle-même à une phlegmasie chronique de la trachée et des poumons, quelles chances présentera une semblable opération si ce n'est celle de provoquer une inflammation aiguë dans les organes déjà atteints d'une inflammation chronique?

§ 8. *Historique.*—L'extrême concision des descriptions symptomatiques des anciens, rendues plus obscures par l'omission complète des recherches anatomiques, ne permet pas de supposer qu'ils aient eu une connaissance exacte de l'angine laryngée œdémateuse. En effet, si le passage suivant, extrait du livre des pronostiques de la collection hippocratique, est applicable à cette maladie, il l'est également au croup : *Angina gravissima quidem est, et celerrimè interimit, quæ neque in faucibus, neque in cervice quidquam conspicuum facit, plurimumque dolorem exhibet, et* erecta cervice *spirationem inducit. Hæc enim eodem etiam die, et secundo, et tertio, et quarto strangulat.* Les premières observations importantes publiées sur l'œdème de la glotte paraissent avoir été faites par Morgagni, qui a décrit avec son exactitude accoutumée les caractères de cette maladie, et qui en a parfaitement indiqué toute la gravité. Il pensait toutefois, et sans fondement, que l'engorgement séreux de la glotte produisait l'apoplexie à laquelle il attribuait la mort de ceux qui périssaient subitement dès les premiers accès de suffocation. Bichat écrivit plus tard dans son *Anatomie descriptive* que la portion de la membrane muqueuse qui forme la partie supérieure du larynx était sujette à une espèce particulière d'engorgement séreux, qui ne se manifestait en aucun autre endroit, et qui, en épaississant beaucoup ses parois, suffoquait souvent le malade en peu de temps. Bayle décrivit en 1808 cette même maladie sous le nom d'*Angine laryngée œdémateuse*, et consigna en 1815 dans le *Dictionnaire des Sciences médicales* le résultat de ses savantes et laborieuses recherches. La même année, M. Thuilier publia de nouveaux faits sur cette maladie. Il en fit connaître le signe pathognomonique et palpable, et discuta avec beaucoup de sagacité divers points de doctrine et en particulier celui qui est relatif à l'introduction d'une sonde dans le larynx ; moyen proposé en 1813 par M. Louis Benoît Fenez de Suzzol, et en faveur duquel il se prononça. Enfin M. Bouillaud s'est attaché tout récemment à démontrer que l'œdème de la glotte pouvait être la suite de toutes les inflammations aiguës et simultanées du larynx, et a conseillé avec raison de combattre constamment ces maladies par un traitement antiphlogistique actif.

OEDÈME DES NOUVELLES ACCOUCHÉES. *Engorgement des membres abdominaux chez les femmes en couche*, Gardien ; *Dépôts laiteux*, Puzos ; *Engorgement laiteux*, *Inflammation laiteuse*, Levret ; *Phlegmatia alba dolens*, White ; dénominations variées par lesquelles on a désigné l'*hydropisie* d'un ou des deux membres inférieurs, mais qu'on a plus généralement appliquées à une variété de l'inflammation du tissu cellulaire sous-cutané ou intermusculaire de ces parties, soit qu'elle fût simple ou compliquée de lésions plus ou moins graves.

§ 1. *Considérations générales.* — Les matériaux rassemblés aujourd'hui sur les œdèmes des nouvelles accouchées se composent d'observations particulières ou de descriptions générales. Ces dernières, malgré les travaux de White, d'Albers, de Mercier, etc., méritent peu de confiance, parce qu'elles sont nées du rapprochement de faits particuliers dont l'identité ou du moins l'analogie a été rarement constatée. Parmi les observations en apparence les plus complètes, et faites sur des femmes dont la mort a permis d'examiner les parties malades, il en est un assez grand nombre dans lesquelles il est à peine fait mention de la disposition du tissu cellulaire, des veines, des ganglions et des vaisseaux lymphatiques, et des articulations des membres affectés. Les unes paraissent être des exemples d'*hydropisie* produite par un obstacle mécanique au cours de la lymphe ou du sang veineux; tandis que les autres sont des véritables *hydrophlegmasies* du tissu cellulaire des membres souvent compliquées d'autres lésions plus ou moins graves.

1° *Hydropisies des membres inférieurs produites par un obstacle au cours du sang et de la lymphe*, chez les nouvelles accouchées. — Jean Geodefroy Zinn (IIe vol. *des Commentaires de la société royale des sciences de Gœttingue*) dit qu'il a trouvé les glandes inguinales squirrheuses et le diamètre de la veine crurale diminué sur le cadavre d'une nouvelle accouchée dont le membre avait été infiltré. Tannton, ayant examiné un membre atteint de la même maladie, assure que la veine iliaque externe et la partie supérieure de la veine crurale étaient obstruées par un caillot fibrineux. Une autre ouverture de cadavre citée par M. Oldknow établit encore que la veine fémorale et les veines iliaques d'un membre œdématié, chez une nouvelle accouchée, étaient obstruées par du sang coagulé. Mais, dans aucune de ces observations, il n'est fait mention de l'état du tissu cellulaire, des ganglions et des vaisseaux lymphatiques, et des articulations des membres affectés, circonstance qui les rend beaucoup moins concluantes que l'a pensé M. D. Davis. Les observaions plus complètes de M. Bouillaud (Observ. V et VI, insérées dans les *Archives de Médecine*, *tome* II, *p.* 192), comme celles rassemblées par M. D. Davis, tendent aussi à établir que l'*œdème des nouvelles accouchées* consiste dans un épanchement purement séreux dans le tissu cellulaire sain d'un ou des deux membres inférieurs, et produit par le seul obstacle que l'obstruction des veines crurales ou iliaques apporte au retour du sang veineux ou de la lymphe vers le cœur. Mais elles laissent à désirer, ce me semble, quelques détails anatomiques qui les eussent rendues plus concluantes.—« Perfu (Élisabeth), âgée de trente-huit ans, était accouchée depuis deux mois et demi, lorsqu'elle fut reçue le 27 avril 1822, à l'hôpital Cochin; elle présentait les symptômes d'une désorganisation tuberculeuse des poumons, et avait le membre abdominal gauche infiltré. Le reste du corps était dans le marasme le plus complet. Cette femme mourut au bout de trois mois de séjour. A l'ouverture de son corps, nous trouvâmes les veines du membre infiltré oblitérées par un caillot fibrineux très-ancien, rougeâtre, facile à écraser, et s'étendant jusqu'à la veine iliaque primitive où sa consistance diminue, et où il est assez semblable à une sorte de lie de vin. La veine cave et les veines des autres membres contiennent plus ou moins de sang liquide. »—« Collière (Marguerite), âgée de trente ans, fut accouchée par le forceps, à la Maternité, sur la fin de janvier 1822. Elle entra à l'hôpital Cochin le 20 mars suivant, offrant les symptômes d'une affreuse péritonite, et ayant le membre abdominal gauche infiltré. Elle succomba sept jours après son entrée. A l'autopsie cadavérique, nous trouvâmes dans le bassin un *énorme abcès* qui paraissait avoir commencé dans le côté gauche de la cavité au devant et en dedans du muscle psoas. Toutes les parties environnantes étaient dans un désordre vraiment effroyable. Les artères et les veines iliaques et hypogastriques gauches, plongées au milieu de cette sorte de bourbier purulent, étaient épaissies. Les couches extérieures de leurs parois étaient désorganisées et comme lardacées. Les veines du membre infiltré, sans en excepter la grande saphène, étaient oblitérées par un caillot solide fibrineux friable, les autres veines étaient libres. »—« Caroline Duau, âgée de vingt et un ans, d'une constitution faible, accoucha d'un enfant mâle, le 7 février 1817, après un travail pénible de vingt-sept heures. Elle éprouva une perte de sang avant et après la naissance de l'enfant. Cette dernière hémorrhagie nécessita l'extraction du placenta, au moyen de la main introduite dans l'utérus. Le lendemain pouls plein, régulier, donnant quatre-vingt-dix pulsations par minute, langue blanche mais humide, soif légère, abdomen non douloureux à la pression, légère douleur dans le vagin. Le jour suivant, symptômes peu intenses. Le 13, légère fièvre, pouls vif et plein, constipation, langue blanche et sèche, grandes lèvres enflammées, enflées et œdémateuses, céphalalgie, respiration difficile, aménorrhée, écoulement jaune par le vagin. Le 17 mieux général : l'inflammation et l'écoulement sont diminués, évacuations alvines, pouls régulier à 86, aspect naturel de la langue, mais la soif est encore considérable. Le 21 le malade a reposé et s'est levé quelques heures. Le 22, le mieux continue, légère douleur semblable à une crampe dans la jambe gauche. Le 26, la jambe et la cuisse gauches sont fortement enflées, douleur dans la région inguinale, peau chaude, aucun signe extérieur d'inflammation, aucune douleur à la pression, constipation, toux légère, respiration difficile, pouls très-vif et très-petit; céphalalgie. Du 28 février au 2 mars : jambe œdémateuse, langueur, étourdissemens passagers, pouls à 80; point de douleur, anorexie, deux évacuations alvines. Le 3, tout le membre est enflé; abattement, pâleur et amaigrissement de la malade. Le 4, mort à midi.—De la hanche au pied, le membre inférieur gauche présentait une enflure œdémateuse universelle. Cet œdème était produit par un dépôt de sérosité dans le tissu cellulaire. Les glandes inguinales étaient un peu tuméfiées, comme elles le sont ordinairement dans un membre hydropique; mais elles étaient d'une couleur pâle. La veine iliaque, la veine iliaque interne et l'iliaque externe, étaient distendues et remplies de sang coagulé. La portion fémorale de la veine, légèrement épaissie, était d'un rouge vif, et remplie d'un coagulum sanguin si fortement adhérent aux parois de ce vaisseau, qu'il ne pouvait en être retiré. Le tronc de la branche profonde était distendu de la même manière que la veine fémorale. La saphène et ses branches étaient vides et saines. Les iliaques externes et communes contenaient une matière semblable au coagulum d'un sac anévrismal; et leur calibre était complétement obstrué par cette matière. L'utérus avait les dimensions ordinaires au temps de la délivrance. Ses annexes et ses vaisseaux sanguins, ainsi que le vagin, étaient dans l'état sain. Il n'y avait pas la moindre apparence de congestion vasculaire dans cet organe; son tissu était pâle et ses vaisseaux vides et contractés. L'abdomen et les organes qu'il renferme étaient sains. (D. Davis. *Medico-chirurgical transactions.*)

2° *Hydrophlegmasies du tissu cellulaire sous-cutané des membres inférieurs*, chez les nouvelles accouchées.—Il résulte certainement des observations précédentes que les nouvelles accouchées sont quelquefois atteintes d'une sorte d'œdème d'un ou des deux membres inférieurs, dont le développement peut être principalement attribué au ralentissement de la circulation veineuse et lymphatique du membre affecté. Mais ce qui n'est pas moins constant, c'est qu'on a décrit, sous le nom *d'œdème de nouvelles accouchées*, de *phlegmatia alba dolens*, une variété de l'inflammation du tissu cellulaire des membres inférieurs, accompagnée d'un dépôt plus ou moins considérable de sérosité. Ces observations prouvent également que cette hydrophlegmasie est souvent accompagnée d'autres inflammations, et en particulier de celle des vaisseaux et des ganglions lymphatiques; de l'inflammation des symphyses sacro-iliaques et des articulations coxo-fémorale, fémoro-tibiale, etc.; enfin qu'elle peut être suivie de l'absorption du pus par les veines et les vaisseaux lymphatiques. Telle est en particulier l'observation suivante que je choisis parmi plusieurs autres analogues, publiées par M. Velpeau. » (*Archives générales de médecine*, t. VI, p. 221.)

« Vallette, âgée de dix-huit ans, blanchisseuse, née à Paris, d'une constitution molle, délicate et faible, quoique n'ayant jamais été malade, entra à l'hôpital Saint-Côme, le 9 octobre 1823, pour y faire ses couches, qui n'offrirent rien de particulier, seulement le travail fut un peu long, il dura douze heures. Le troisième jour, lorsque la révolution laiteuse paraissait sur le point de se terminer, elle apprit une fâcheuse nouvelle; aussitôt la fièvre redoubla d'intensité, et les seins restèrent fortement gonflés. Le cinquième jour les lochies cessèrent, il survint de la toux et de la douleur dans la poitrine, le ventre resta souple et non sensible. Cet état se maintint jusqu'au onzième jour; alors les symptômes diminuèrent, la fièvre cessa, il y eut de l'appétit, quoique la langue restât un peu sèche; mais elle n'était rouge ni à la pointe ni sur les bords. La thérapeutique s'est composée jusqu'ici de la diète, d'infusion de tilleul et de potions pectorales. La toux est continue. Le douzième jour au matin on s'aperçoit que la malade s'est procuré du vin; on trouve du café sur sa table de nuit, et on s'assure qu'elle en a déjà pris plusieurs fois. Le soir, frisson, tremblement violent, puis fièvre suivie de sueur; le ventre n'est pas douloureux; il n'y a plus d'appétit, la toux persiste (*vésicatoires volans aux cuisses*); cet accident se renouvelle chaque jour avec les symptômes d'une fièvre intermittente automnale jusqu'au seizième jour, où la fièvre cessa; alors mieux général : nouvel écart de régime. Dix-septième jour, fièvre, pouls petit, agité; la malade se sent faible; la langue n'est point rouge, mais elle n'est pas humide (*diète*). Dix-huitième, mieux; dix-neuvième, appétit, la malade se lève et mange; vingtième, frisson et tremblement de deux heures, suivi de fièvre, de douleurs dans les aines, dans l'hypochondre et dans le côté gauche du bassin; le ventre se gonfle tout à coup; il y a de l'assoupissement. (25 *sangsues sur le ventre, cataplasme émoll.*) Le vingt-unième jour, la fièvre est moindre, et le météorisme presque entièrement dissipé; mais l'abdomen reste sensible à la pression dans la région hypogastrique et inguinale. Jusqu'au trentième, nul changement remarquable; il y a toujours de la toux sèche; la poitrine est douloureuse et la respiration gênée; cependant le cylindre n'indique aucune lésion dans cette cavité. (*Looch gom.; infus. de coquelicot.*) La face est pâle, jaunâtre, terreuse; la peau sèche; tout indique une suppuration interne : néanmoins l'examen le plus attentif ne peut faire découvrir aucun travail local dans les organes, la toux diminue graduellement. Le quarantième jour, elle a cessé; le quarante-unième, le membre pelvien gauche se gonfle en même temps qu'une douleur violente se déclare dans la fesse, l'aine et la hanche du même côté : cette douleur s'étend bientôt à toute l'extrémité inférieure; le décubitus est impossible de ce côté. Le quarante-troisième, le membre est totalement infiltré; la douleur s'émousse un peu; la pression reste douloureuse dans l'aine seulement, une escarre se forme au sacrum, des frissons suivis de tremblemens violens et de fièvre reviennent de temps en temps d'une manière irrégulière : la langue reste pâle, la soif est vive, l'appétit reparaît momentanément; les forces s'épuisent peu à peu; les accès de fièvre sont suivis d'abattement et de prostration; le pouls est tantôt petit et faible, tantôt vite, fréquent et assez élevé. Le cinquante-neuvième jour, le délire survient; le soixantième, les yeux s'éteignent, sont renversés en haut, les paupières à demi fermées; la face est livide, le délire augmente; un râle de quelques heures précède la mort qui arrive à neuf heures du soir. *Nécroscopie trente-six heures après sa mort.* —La peau est blanche et terreuse, et la moitié inférieure du corps infiltrée. Le cerveau, le cœur, les poumons, le foie, la rate, l'estomac, et les intestins, etc., n'offrent pas d'altération appréciable; l'utérus est revenu sur lui-même et paraît sain à l'extérieur. Les ovaires et les trompes sont dans leur état naturel. Le membre malade incisé présente une grande quantité de *sérosité infiltrée dans le tissu cellulaire, dont les lames sont pâles, blanches et transparentes.* Les *ganglions lymphatiques* de l'aine sont fortement gonflés et rouges. Les muscles sont pâles et petits; les veines saphènes sont dans l'état naturel; la crurale examinée dans l'aine est rouge au dehors, et sa tunique cellulaire semble être fortement épaissie. Cet aspect se remarque également dans toutes les branches profondes de la cuisse, de la jambe, et dans toutes celles qui viennent former l'hypogastrique : ouvertes, ces veines sont remplies d'une matière purulente, *concrète, et adhérente à leurs parois*, surtout aux environs de l'aine et de la fosse iliaque interne. Ailleurs, cette matière est plus ou moins fluide, de couleur gris blanchâtre lorsqu'elle est seule, et d'un gris plus ou moins noirâtre lorsqu'elle est mêlée au sang. Si on enlève cette substance en raclant avec un scalpel, la tunique interne du vaisseau paraît saine; elle est pâle ou blanchâtre et sans épaississement. La veine iliaque primitive est aussi remplie de la même matière qui se présente ici sous la forme de grumeaux au centre et sous celle de couenne membraniforme à la circonférence interne du vaisseau. Cette veine adhère fortement au devant de la symphyse sacro-iliaque; il semble que les tissus sous-jacens se sont enflammés en même temps, et qu'il en est résulté cette réunion de l'aponévrose, du péritoine et de la veine qui a beaucoup perdu de son calibre. Du pus se trouve encore dans la veine cave inférieure, depuis son origine jusqu'à l'oreillette où elle va se rendre, qui en est pleine également. Le ventricule droit en présente aussi, de même que la veine pulmonaire, jusqu'à ses secondes divisions où on en perd les traces; mais dans toute cette portion du système veineux, cette matière est mêlée à une grande quantité de sang qui est évidemment altérée dans sa composition. Ce fluide en effet offre ici un aspect fort remarquable : il semble être formé par une grande quantité de petites graines peu consistantes, de couleur variée, qui auraient été mélangées dans un liquide noirâtre, ce qui fait que sa couleur générale est d'un roux foncé, mais irrégulier; les vaisseaux eux-mêmes n'offraient aucune altération appréciable de leurs tissus. Le système veineux pulmonaire, et la veine cave supérieure, non plus que les artères en général, ne présentent pas de traces de lésion. *Entre les muscles de la couche profonde postérieure de la jambe, on trouve quelques petits abcès ou collections purulentes*, sans kyste ni épaississement du tissu cellulaire environnant. Ce fluide est de couleur gris roussâtre, il est mal lié et très-fluide, et paraît avoir été déposé plutôt que sécrété entre les organes qui le renferment; un abcès semblable, mais plus considérable, est placé entre les muscles de la plante du pied; une petite quantité de liquide séreux, roussâtre, clair, est renfermé dans la *synoviale du genou*. Cette membrane n'a pas changé de couleur ni d'épaisseur d'une manière sensible. L'articulation pubienne est très-mobile; le fibro-cartilage inter-pubien est ramolli; ses fibres sont écartées, et les intervalles qui les séparent remplis d'un fluide de même nature que le précédent. La même altération se rencontre dans la symphyse sacro-iliaque gauche, dont les ligamens antérieurs et postérieurs sont décollés, épaissis, noirâtres. Les cartilages d'incrustation ont aussi changé de couleur; elle est d'un jaune brun, plus foncée à la circonférence, plus claire au centre. Plusieurs foyers purulens se trouvent encore derrière cette articulation et dans la fosse iliaque externe. L'articulation coxo-fémorale renferme également une ou deux cuillerées de pus très-fétide, et toute sa surface interne est aussi colorée de la même manière que la symphyse sacro-iliaque. Le membre droit n'est le siége d'aucune altération sensible. »

Les symptômes observés chez Vallette sont presque tous indiqués dans les descriptions que Levret, Puzos, Doublet, M. Gardien, etc., ont successivement publiées de l'*œdème des membres*, ou *de l'engorgement des membres inférieurs des nouvelles accouchées*. La même analogie se fait remarquer dans trois exemples que nous avons nous-mêmes recueillis. Enfin, il est constant que cette hydro-phlegmasie du tissu cellulaire est beaucoup plus fréquente chez les nouvelles accouchées que les infiltrations purement séreuses, provenant d'obstacles à la circulation veineuse et lymphatique, observées par MM. David Davis, Bouillaud, etc. Nous croyons donc être autorisé à ne décrire, sous le nom de *phlegmatia alba dolens* ou d'*œdème des nouvelles accouchées*, que cette variété de l'inflammation du tissu cellulaire.

§ II. *Description générale de la* phlegmatia alba dolens, ou *œdème des nouvelles accouchées.* Cette maladie attaque rarement les deux membres inférieurs à la fois; mais il arrive souvent qu'après avoir abandonné l'un deux, qu'elle avait primitivement attaqué, elle se porte sur l'autre. Le membre abdominal gauche est plus souvent affecté que le droit.

1. *Symptômes.*—Lorsque la fièvre de lait s'est convenablement déclarée après l'accouchement, et lorsque la fluxion vers les mamelles a été assez marquée, la *phlegmatia alba dolens* se déclare rarement avant le cinquième ou sixième jour de la délivrance. Souvent ce n'est même qu'après un, deux ou trois septénaires que la femme éprouve les premiers symptômes de cette maladie. Elle se plaint alors d'éprouver un sentiment de pesanteur ou une douleur sourde dans le bassin, dans l'aine, dans la partie supérieure de la cuisse ou dans la totalité du membre affecté (Puzos, Levret, Doublet, etc.) : les mamelles s'affaissent si elles étaient gonflées, et les lochies se suppriment. La douleur est plus vive lorsque la cuisse malade est alongée, que lorsqu'elle est maintenue dans un état de flexion, au moyen d'un coussin convenablement placé. Puzos, Levret, etc. ont remarqué que la tension douloureuse de la cuisse qui précède l'engorgement, correspond à la direction des vaisseaux cruraux. On voit aussi quelquefois, à la partie interne du membre, une ligne rouge douloureuse, attribuée par M. Gardien à l'inflammation des vaisseaux lymphatiques. Au bout d'un ou deux jours, la douleur diminue et la cuisse se tuméfie. Le gonflement s'*établit de haut en bas*, et il augmente progressivement, pendant huit ou dix jours. A peine le gonflement de la cuisse a-t-il commencé, que la jambe devient le siége principal de la douleur. Il existe alors une telle roideur dans l'articulation du genou, que la malade ne peut fléchir la jambe sur la cuisse. Les ganglions lymphatiques du pli de l'aine et du jarret sont enflammés et tuméfiés. La douleur diminue, et la jambe se gonfle et s'œdématie. Bientôt le pied éprouve, à son tour, le même sentiment de tension douloureuse, dont la jambe et la cuisse avaient été affectées, et deux jours après, il est tuméfié comme le reste du membre. Quelquefois cependant le développement de la douleur et de la tuméfaction se fait d'une manière plus rapide et presque simultanée. Vers la fin du huitième ou du dixième jour, ou plus tôt, tout le membre est œdémateux. La tuméfaction peut s'étendre à

la vulve et aux régions fessières du côté affecté, dont le volume devient quelquefois double de celui du côté opposé. Moins vive lorsque les muscles sont dans le relâchement, obscure dans l'état de repos du membre, la douleur est facilement réveillée par la pression et par le plus léger mouvement. Lorsque le gonflement du membre est parvenu à son entier développement, la peau qui le recouvre est d'une blancheur laiteuse et luisante. On ne distingue plus même la teinte bleuâtre qu'on remarque dans l'état de santé, le long du trajet de veines. *L'œdème ne conserve pas l'impression du doigt.* Lorsqu'on a tenté de pratiquer des scarifications sur le membre, elles n'ont donné issue qu'à quelques gouttes de sérosité sans amener de dégorgement. La position horizontale du membre n'en diminue pas le volume, et la position verticale l'augmente à peine. Enfin, le membre malade est plus chaud que celui du côté opposé.

La *phlegmatia alba dolens* est ordinairement accompagnée d'un mouvement fébrile plus ou moins considérable, avec redoublemens et paroxysmes, le soir. Le pouls est fréquent et petit; il y a quelquefois jusqu'à cent trente pulsations par minute. En outre, anorexie, insomnie, soif intense, peau sèche et brûlante, ou sueurs abondantes, non suivies de soulagement, urines rares et sédimenteuses.

Cette maladie se termine ordinairement par sésolution ou par suppuration.

La *résolution*, caractérisée par la résorption des fluides épanchés dans le tissu cellulaire sous-cutané et intermusculaire, est la terminaison la plus ordinaire et la plus avantageuse de cette maladie. Les symptômes disparaissent dans l'ordre où ils se sont montrés. La cuisse se dégorge la première. La jambe et le pied reprennent plus tard leur volume naturel. Deux observations publiées par Puzos prouvent que ce mode de guérison peut quelquefois long-temps se faire attendre. Une malade ne fut guérie qu'après six semaines, et l'autre qu'après deux mois de traitement. Dans d'autres circonstances la résolution est rapide : mais alors il n'est pas rare de voir la *phlegmatia alba dolens* reparaître sur le membre du côté opposé; et cette seconde attaque peut être plus grave que la première.

La formation d'*abcès* dans le tissu cellulaire œdématié est un accident d'autant plus grave, que le pus est souvent situé profondément ou infiltré dans le tissu cellulaire inter-musculaire et sous-péritonéal du bassin, et qu'il est aussi difficile d'en constater l'existence que de lui donner issue. Des inflammations des symphyses pubienne et sacro-iliaques ou des articulations du membre affecté, compliquent souvent alors l'œdématie du tissu cellulaire, et les malades succombent épuisés par ces phlegmasies multipliées.

2.° *Recherches anatomiques.* — Après la mort, le tissu cellulaire du membre affecté présente toujours des altérations phlegmasiques plus ou moins considérables. Ce sont tantôt de *petits abcès* dÉsséminés çà et là entre les muscles des couches profondes et superficielles; tantôt, au contraire, ce sont de *vastes collections* purulentes, situées profondément dans les régions fessières, iliaques, poplitées, plantaires, etc., se propageant entre les diverses couches des muscles. Le pus de ces collections est d'un blanc de lait, ou grisâtre, fluide dans quelques points, et plus consistant dans quelques autres. Le tissu cellulaire sous-cutané est infiltré d'une quantité plus ou moins considérable de sérosité. Le tissu cellulaire sous-péritonéal, et en particulier celui du mésorectum, est aussi très-souvent le siége de dépôts séreux ou séro-purulens. D'autres altérations accompagnent ordinairement cette inflammation du tissu cellulaire.

Les ganglions lymphatiques de l'aine et du jarret sont toujours enflammés, rouges et tuméfiés. Cette phlogose s'étend aux vaisseaux lymphatiques du voisinage. On a même vu le canal thorachique contenant une certaine quantité de pus.

La symphyse pubienne est souvent très-mobile; le fibro-cartilage inter-pubien est ramolli; ses fibres sont écartées, et les intervalles qui les séparent sont remplis d'un fluide séro-sanguinolent ou purulent. Les symphyses sacro-iliaques sont presque constamment enflammées; leurs ligamens antérieurs et postérieurs décollés, épaissis, noirâtres; les cartilages d'incrustation sont d'un jaune foncé à leur circonférence. L'articulation coxo-fémorale renferme quelquefois aussi une ou deux cuillerées de pus très-fétide; et on a trouvé dans celle du genou un liquide roussâtre et sanieux.

Les branches profondes de la veine crurale et surtout leurs rameaux sont remplis d'une matière purulente. Les veines iliaques, la veine cave depuis son origine jusqu'à l'oreillette droite du cœur où elle va se rendre, le ventricule droit du cœur, contiennent même quelquefois cette matière mélangée avec le sang dont elle a altéré la composition. Les veines ne sont pas ordinairement altérées dans leur structure, et le pus qu'elles contiennent paraît avoir été absorbé.

3. Il résulte évidemment de ces recherches anatomiques, rapprochées de l'expression symptomatique de la *phlegmatia alba dolens*, que cette maladie est une inflammation complexe qui attaque à la fois plusieurs des tissus élémentaires des membres, et spécialement le tissu cellulaire, les vaisseaux et les ganglions lymphatiques. L'inflammation des vaisseaux absorbans ne constitue donc pas à elle seule la *phlegmatia alba dolens*, comme MM. Gardien et Boyer l'ont pensé. Il est encore moins prouvé que l'oblitération des vaisseaux lymphatiques de l'aîne, admise par White, soit la cause prochaine de l'épanchement : enfin de ce que le tissu cellulaire inter-musculaire est infiltré et enflammé, on ne peut en conclure avec Hull que les muscles soient le siége principal de cette maladie.

4. *Causes.*—La dénomination d'*œdème des nouvelles accouchées* sous laquelle la *phlegmatia alba dolens* a été long-temps connue, indique assez que cette hydro-phlegmasie atteint spécialement les femmes après leurs couches, chez lesquelles il est cependant assez rare de l'observer. En effet, sur dix-huit cent quatre-vingt dix sept femmes accouchées à l'hôpital de Westminster, cinq seulement en furent atteintes d'après le témoignage de Blaud. Sur huit cents femmes qui firent leurs couches à l'hôpital de Manchester, quatre en furent affectées (White). La *phlegmatia alba dolens* peut se montrer dans d'autres circonstances : Puzos l'a vue survenir trois fois pendant la grossesse, et j'ai soigné un homme dont le membre abdominal gauche en a été affecté.

On a assigné comme causes prédisposantes de cette maladie, chez les nouvelles accouchées, la pression que l'utérus exerce sur les parties contenues dans le bassin pendant les derniers mois de la grossesse; les changemens survenus dans les symphyses, les manœuvres quelquefois fatigantes de l'accouchement, etc. L'impression du froid et de l'humidité est la cause déterminante la plus ordinaire de cette maladie. En effet, la *phlegmatia alba dolens* est plus commune dans les pays froids et dans les saisons dont la température est variable et inconstante. Cette maladie se déclare surtout chez les nouvelles accouchées qui ne prennent pas, au moment où elles commencent à se lever ou à sortir de leur appartement, les précautions nécessaires pour se garantir de l'air extérieur.

On a aussi attribué cette maladie à la déviation du lait, au défaut de sécrétion laiteuse ou à la suppression des lochies; mais le développement de cette hydropisie précède toujours le dérangement des fonctions des mamelles et de l'utérus.

5. *Diagnostic.*—Dans la *phlegmatia alba dolens*, il n'est pas toujours facile, même à l'aide de l'exploration la plus attentive, d'acquérir, pendant la vie, une connaissance exacte de l'état des symphyses et du tissu cellulaire sous-péritonéal du bassin, du degré et de la profondeur de l'inflammation du tissu cellulaire, des ganglions et des vaisseaux lymphatiques du membre affecté. Mais si l'étendue d'une maladie aussi complexe ne peut toujours être appréciée, les caractères qui la séparent de quelques autres affections des membres sont moins équivoques.

L'œdème purement séreux, non inflammatoire, des membres inférieurs, diffère de la *phlegmatia alba dolens*, par le mode de formation de l'épanchement. Le premier commence toujours par l'extrémité du membre la plus éloignée du centre de la circulation. Il se montre d'abord aux pieds et gagne successivement la jambe et la cuisse. Au début, il n'est jamais douloureux au toucher, et la pression exercée avec le doigt à la surface du membre y laisse toujours une empreinte. Le membre affecté peut se mouvoir sans douleur, et les scarifications, lorsqu'on en pratique, donnent lieu à un suintement continuel de sérosité. Dans la *phlegmatia alba dolens*, au contraire, le gonflement du membre procède de haut en bas et s'empare successivement de la cuisse, de la jambe et du pied. Ces parties sont sensibles, chaudes et douloureuses. La pression du doigt ne laisse aucune empreinte sur le membre, qui ne peut se mouvoir. Des abcès se forment quelquefois dans le tissu cellulaire. Enfin la première espèce d'œdème est une *hydropisie*, et la seconde une variété de l'*inflammation*. Il existe au contraire la plus grande analogie entre la *phlegmatia alba dolens* et le phlegmon œdémateux. Seulement la première paraît être toujours accompagnée d'une inflammation des vaisseaux et des ganglions lymphatiques, et quelquefois même des articulations du membre affecté. C'est sur l'existence de cette inflammation des vaisseaux et des ganglions lymphatiques des membres œdématiés, que M. Gardien s'est fondé lorsqu'il a rapproché avec raison la *phlegmatia alba dolens* de l'éléphantiasis des Arabes;

tandis que Lecke, plus frappé de l'affection des articulations et des douleurs musculaires, a insisté sur l'analogie que les symptômes de l'*œdème des nouvelles accouchées* présentaient avec ceux du rhumatisme. *Voyez* ÉLÉPHANTIASIS, RHUMATISME.

6. *Prognostic.*—Lorsque les symphyses et les articulations sont enflammées en même temps que le tissu cellulaire du membre œdématié, le pronostic est toujours grave; mais lorsque l'inflammation est bornée à ce dernier tissu, aux ganglions et aux vaisseaux lymphatiques, elle n'offre pas plus de danger qu'un large phlegmon, si elle est combattue convenablement par les antiphlogistiques.

7. *Traitement.*—Le traitement de la *phlegmatia alba dolens* doit être dirigé d'après les mêmes principes que celui des autres inflammations du tissu cellulaire, des vaisseaux et des ganglions lymphatiques, et des articulations. Puzos et Antoine Petit ont judicieusement conseillé de combattre les premiers symptômes de l'œdème des nouvelles accouchées par la saignée. J'ajouterai qu'elle doit être largement répétée toutes les fois que la douleur du membre affecté est générale et qu'il existe des indices d'inflammation du bassin d'une ou plusieurs articulations. Une trop grande réserve dans l'emploi des émissions sanguines a été quelquefois suivie de la formation d'abcès plus ou moins considérables dans le tissu cellulaire intermusculaire ou sous-péritonéal et d'épanchemens mortels de sérosité purulente dans les articulations. On peut aussi recourir aux applications de sangsues à la partie supérieure et interne de la cuisse, ou à la vulve, si le développement de la maladie a été précédé ou suivi de la suppression des lochies. Le membre affecté sera enveloppé dans toute sa longueur de fomentations émollientes. La nouvelle accouchée présentera souvent le sein à son enfant. Un ou plusieurs bains tièdes, des lavemens mucilagineux administrés chaque jour, concourront puissamment, avec la diète et et les boissons délayantes, au succès du traitement.

A son début la *phlegmatia alba dolens* cède souvent à ces médications simples et rationnelles; elles sont encore les seules utiles lorsque l'inflammation du tissu cellulaire et des synoviales est terminée par suppuration ; mais ces remèdes n'offrent plus alors qu'un petit nombre de chances favorables.

8. On a long-temps prodigué, avec peu de discernement, dans le traitement de l'œdème des nouvelles accouchées, une foule

de remèdes dits anti-laiteux. Il était d'usage alors, pour prévenir l'infiltration des membres, de prendre, immédiatement après la fièvre de lait, certains purgatifs tels que le sulfate de potasse, le carbonate de potasse, le sulfate de magnésie, le phosphate de soude, etc., dissous dans une tisane appropriée, dont les effets les moins fâcheux étaient de prolonger la convalescence des nouvelles accouchées. On a aussi préconisé dans le traitement de cette maladie, comme dans celui de toutes les hydropisies, les boissons dites apéritives, les préparations scillitiques, les sudorifiques, le proto-chlorure de mercure uni à la digitale pourprée à la dose de plusieurs grains par jour, etc., et quelques remèdes particuliers tels que les douches avec la la lessive de sarment, les fomentations avec une flanelle trempée dans une dissolution de potasse. Les vésicatoires volans ont aussi été recommandés comme dans l'érysipèle phlegmoneux, etc.; mais, je le répète, on ne peut prévenir ou arrêter les progrès de l'hydrophlegmasie du tissu cellulaire et des inflammations multipliées qu'on a désignées sous le nom de *phlegmatia alba dolens*, que par le régime et le traitement antiphlogistique.

OEDÈME DES POUMONS. Les conditions variées qui donnent lieu aux œdèmes des poumons peuvent être rattachées à deux séries d'altérations et d'influences morbides.

§ 1. *OEdèmes observés dans des poumons non enflammés et produits par le ralentissement du cours du sang veineux ou de la lymphe.* Les dilatations anévrysmatiques du cœur, les concrétions polypeuses formées dans les cavités gauches de cet organe et dans les veines pulmonaires, enfin tout ce qui ralentirait le retour du sang des poumons vers le cœur, peut entraîner la formation d'un épanchement de sérosité dans le tissu de ces viscères. Ainsi on a observé l'œdème des poumons conjointement avec d'autres hydropisies produites par des maladies du cœur: il survient quelquefois aux approches de la mort, époque à laquelle la respiration et la circulation pulmonaire éprouvent des modifications importantes; et Le Gallois a constaté que la section ou la ligature des nerfs de la huitième paire donnait toujours lieu à un engorgement *séreux* et sanguin des poumons.

2. Cette espèce d'œdème des poumons présente les caractères anatomiques suivans. Lorsqu'il occupe la totalité d'un poumon et qu'il a une date un peu ancienne, le tissu pulmonaire présente une teinte d'un gris pâle bien différente de la couleur légère-

ment rosée qui lui est naturelle. Le poumon, plus pesant et plus dense que dans l'état sain, ne s'affaisse point à l'ouverture de la poitrine. Il est cependant encore très crépitant, et l'impression du doigt reste plus fortement empreinte à sa surface que sur un poumon sain. Lorsqu'on incise un poumon œdématié, il en ruissèle une sérosité abondante presque incolore ou très-légèrement fauve, transparente et à peine spumeuse. Les œdèmes partiels, tels que ceux qui surviennent aux approches de la mort dans une foule de maladies et plus spécialement dans les hydropisies générales, occupent ordinairement les parties postérieures et inférieures du poumon, comme l'infiltration sanguine qu'on a coutume d'appeler *cadavérique* et à laquelle ils sont fréquemment associés chez les hydropiques. Les parties postérieuses du poumon contiennent souvent au lieu de sang une sérosité spumeuse plus ou moins sanguinolente; quelquefois elle est à peine *fauve*. Toutefois que l'œdème du poumon soit partiel ou général, la texture spongieuse des cellules aériennes reste sans altération, et on la reconnait toujours parfaitement, surtout à l'intérieur et lorsqu'il a coulé une certaine quantité de sérosité par les incisions : mais lorsque le poumon est encore entier il est assez difficile de distinguer les alvéoles aériennes, parce que la sérosité qui les remplit diminue à la fois leur transparence et l'opacité de leurs cloisons.

3. L'œdème du poumon peut être associé à l'emphysème de cet organe. M. Laennec indique le procédé suivant comme le plus propre à faire reconnaître cette complication. Il conseille de lier avec une ficelle la portion affectée des poumons, de l'isoler du reste de l'organe, et de la faire sécher au soleil ou près d'un poêle. M. Laennec assure qu'à mesure que la surface de cet organe se dessèche, les cellules dilatées par l'air deviennent beaucoup plus apparentes. Je n'ai point répété cette expérience, dont l'exactitude a été contestée.

4. L'existence de l'œdème des poumons peut plutôt être soupçonnée que constatée pendant la vie. La gêne de la respiration, la toux légère, l'expectoration presque aqueuse et plus ou moins abondante qui l'accompagnent quelquefois, ont aussi lieu dans les flux bronchiques. La percussion ne fournit pas de signes distincts des autres maladies qui obscurcissent le son de la poitrine. Si la respiration s'entend beaucoup moins qu'on ne devrait s'y attendre en raison des efforts avec lesquels elle se

fait et de la grande dilatation du thorax dont elle est accompagnée; si on entend, en même temps, une légère crépitation plus analogue au râle qu'au bruit ordinaire de la respiration; ces divers phénomènes s'observent aussi dans le premier degré de la péripneumonie et de l'engouement du poumon : et il serait presque constamment impossible de distinguer ces diverses affections entre elles, si l'on se bornait à examiner le thorax, sans tenir compte des symptômes généraux qui les accompagnent. Toutefois l'existence d'un œdème du poumon sera bien plus probable que celle d'une péripneumonie, lorsque la gêne de la respiration et les autres phénomènes que nous avons indiqués plus haut ne se seront déclarés qu'au moment de l'agonie, ou à la suite d'une maladie du cœur ou d'une hydropisie générale, etc.

5. Le traitement de ces œdèmes des poumons doit être subordonné aux indications que présentent les maladies qui ont donné lieu à l'épanchement de la sérosité dans le tissu de ces viscères. *Voyez* COEUR (path.), HYDROPISIE, etc.

6. *Œdèmes des poumons produits par l'inflammation de ces organes.* (*Hydropneumonie.*) Les inflammations aiguës ou chroniques des poumons, primitives ou consécutives à une inflammation de plèvres, sont quelquefois accompagnées d'un épanchement de sérosité dans le tissu de ces viscères. On observe ces œdèmes inflammatoires, 1° dans le premier degré de la péripneumonie : alors la sérosité infiltrée dans le tissu pulmonaire enflammé est fortement sanguinolente et spumeuse; 2° dans les péripneumonies partielles et lobuleuses : l'œdème est situé autour des points enflammés; 3° à la suite des péripneumonies aiguës et des inflammations chroniques d'un grand nombre de ramifications des bronches; 4° chez les phthisiques et dans les intervalles que laissent entre elles les masses tuberculeuses.

7. Ces œdèmes inflammatoires, toujours partiels et peu étendus sont formés par une matière demi liquide et en quelque sorte gélatiniforme, semi-transparente, grisâtre ou légèrement sanguinolente. Partout où ils existent on ne distingue plus les cellules aériennes. Quelques filamens celluleux roses traversent seuls cette infiltration à demi-concrète. Les points ainsi infiltrés ne sont plus crépitans, et lorsqu'on les incise, il en suinte une très-petite quantité de sérosité qui n'est point spumeuse.

8. Ces œdèmes inflammatoires sont toujours associés à d'autres

altérations phlegmasiques plus ou moins considérables. On ne peut prévenir ces infiltrations séreuses que par les moyens connus pour être efficaces dans le traitement des inflammations thorachiques. Et si l'on parvenait à constater ces œdèmes, chez quelques malades, la méthode antiphlogistique serait encore la seule qu'on pût rationellement conseiller pour favoriser la résorption des fluides séreux épanchés.

9. Aucun des auteurs qui ont traité dogmatiquement des hypropisies n'a écrit l'œdème des poumons. Sous le nom d'*hydropisie du poumon*, ils n'ont parlé que de l'hydrothorax ou du développement de kystes séreux dans ce viscère. Albertini, Barrière étaient les seuls qui parussent avoir fait quelque attention à l'œdème des poumons, et qui en eussent rapporté des exemples, lorsque M. Laennec en a donné une histoire détaillée dans ces derniers temps. (P. RAYER.)

OEIL, s. m, *oculus*. On appelle ainsi l'organe immédiat de la vision, soit qu'on le considère isolément, cas spécial dans lequel il porte le nom particulier de *globe de l'œil*, soit qu'on l'examine avec ses dépendances, qui, chez l'homme, sont les *sourcils*, les *paupières*, la *conjonctive*, les *cils*, les *follicules de Meibomius*, l'*appareil lacrymal*, les *muscles moteurs oculaires*, etc. *Voyez* ces divers mots, LACRYMAL, ORBITE, PALPÉBRAL, SOURCILIER, VISION, etc.

Situé à la partie interne et un peu antérieure de l'orbite, à droite et à gauche de la racine du nez, plus ou moins saillant suivant les individus, mais toujours à peu près du même volume, le *globe de l'œil* (*bulbus oculi*) a la forme d'un spheroïde, dont le plus grand diamètre s'étend d'avant en arrière ; légèrement déprimé en haut, en bas et sur les côtés, il offre, à sa partie moyenne et antérieure, une convexité plus marquée que dans les autres points de sa périphérie, et plus considérable chez les jeunes sujets que chez les vieillards, dans les myopes que dans les presbytes.

Le diamètre antéro-postérieur de l'œil a, chez l'adulte, de dix à douze lignes d'étendue ; ses autres diamètres sont moins longs d'environ une ligne. En général aussi, il présente des dimensions moins fortes dans la femme que chez l'homme.

La direction de cet organe n'est point la même que celle de l'orbite. En effet, l'axe de l'œil droit est parallèle à celui du gauche, tandis que les axes des orbites sont obliques en dedans, ce qui fait que le nerf optique, dirigé dans le même sens, vient s'implanter un peu à la partie interne de l'œil et non pas dans sa partie moyenne exactement.

En regardant l'œil de profil, il paraît composé de deux portions de sphère distinctes, unies l'une à l'autre, et d'un diamètre différent. Le segment antérieur, qui forme à peu près le cinquième du globe, a le plus petit diamètre.

En devant, l'œil est recouvert en grande partie par la membrane conjonctive : en arrière et dans tout son contour, il répond aux muscles droits et obliques qui trouvent à sa surface des points d'insertion, à un grand nombre de nerfs et de vaisseaux de tout genre, à une abondante quantité d'une graisse molle et comme semi-liquéfiée, qui remplit tous les vides de l'orbite et sur laquelle il repose comme sur un coussin. En haut et en dehors, la glande lacrymale est appliquée sur lui; en bas et en dedans, la caroncule lacrymale l'avoisine.

Le globe de l'œil est mis en mouvement par six muscles, qui sont décrits aux articles DROIT et OBLIQUE.

Les parties qui concourent à sa composition, sont des membranes superposées, comme la sclérotique, la cornée, la choroïde, la rétine, l'iris, l'hyaloïde; ou des fluides, comme l'humeur aqueuse et celle du corps vitré; ou, enfin, des corps d'une nature particulière, comme le crystallin et le cercle ciliaire. On y rencontre aussi des nerfs et des vaisseaux. Nous allons décrire en peu de mots celles de ces parties auxquelles, dans ce Dictionnaire, on n'a point consacré d'articles spéciaux.

La *Sclérotique*, qu'on appelle aussi *Cornée opaque* ou *Tunique albuginée de l'œil*, se présente d'abord. C'est une membrane dure, résistante, opaque, d'un blanc nacré, fibreuse, occupant à peu près les quatre cinquièmes postérieurs du globe de l'œil, et de la figure d'une sphère tronquée en avant. Son épaisseur est d'autant plus considérable qu'on l'examine plus en arrière, et, près de l'entrée du nerf optique, elle est d'environ une ligne, tandis qu'elle n'en a plus que le tiers à la circonférence de la cornée. Elle est plus mince aussi dans les points qui correspondent à l'attache des muscles droits.

En dehors, elle est en rapport avec les mêmes organes que le globe de l'œil lui-même. En dedans, elle est tapissée par la choroïde. Ses deux surfaces, qui sont libres, offrent, dans plusieurs points de leur étendue et spécialement en arrière, de petits pertuis pour le passage des nerfs et des vaisseaux ciliaires. En arrière et un peu en dedans, elle est percée d'une ouverture arrondie pour le passage du nerf optique et sur la circonférence de laquelle on la voit manifestement se continuer avec la gaine fibreuse que la dure-mère fournit au nerf optique. En avant, elle offre une autre ouverture circulaire d'environ six lignes de diamètre, un peu plus large transversalement que de haut en bas, et dont le contour, taillé en biseau aux dépens de la surface interne, reçoit et enchâsse, pour ainsi dire, la cornée transparente.

La sclérotique n'est formée que d'une seule lame, dont il est difficile de distinguer les fibres entrecroisées. Elle ne contient qu'un fort petit nombre de vaisseaux sanguins, tous capillaires, et l'on n'y a encore aperçu ni filets nerveux ni vaisseaux lymphatiques.

Sur l'œil du fœtus, on peut, avec du soin, la partager en deux lames distinctes; mais il n'est rien moins que prouvé, comme l'ont pensé quelques anatomistes, que son feuillet interne soit un prolongement de la pie-mère.

La *Cornée transparente* ou simplement la *Cornée, Cornea pellucida*, est une autre membrane de l'œil, d'une forme à peu près circulaire, convexe en devant, transparente, constituant le cinquième antérieur de l'organe à peu près et enchâssée dans la grande ouverture de la sclérotique, comme le verre d'une montre dans son cadre. Elle semble être le segment d'une sphère plus petite surajoutée à une plus grande et qui aurait sept à sept lignes et demie de diamètre, tandis que la corde du segment lui-même serait de cinq lignes. Son diamètre transversal est un peu plus considérable que le vertical, et sa largeur est plus grande du côté du nez que du côté de la tempe. Sa face antérieure, qui fait une légère saillie au-devant du globe de l'œil, est recouverte par une sorte d'enduit muqueux particulier, distinct de la conjonctive et sur la nature duquel on peut consulter avec fruit les ouvrages des ophthalmologistes modernes, et en particulier de Wardrop, de P. F. Walther, d'A. Schmidt. Cet endroit lui-même est, d'ailleurs, défendu par un épithélium spécial, que certains anatomistes ont considéré comme analogue aux membranes séreuses, mais évidemment à tort.

La face postérieure de la cornée transparente, concave, borne la *Chambre antérieure de l'œil*, espace compris entre l'iris et elle, et est tapissée par une membrane ténue, pellucide, peu extensible, que les uns ont nommée, d'après Descemet, Demours, et B. Duddel, *Membrane de l'humeur aqueuse*, et que d'autres considèrent comme ne contribuant nullement à l'exhalation du liquide ainsi appelé. La circonférence de la cornée, coupée en biseau aux dépens de sa face externe, est recouverte par un pareil biseau de la sclérotique et lui adhère intimement.

Cette membrane est plus épaisse que la sclérotique, mais elle n'est point fibreuse comme elle. Six lames distinctes, superposées les unes aux autres, faciles à séparer, et dont les intervalles renferment un fluide limpide, composent son tissu, dans lequel on n'aperçoit ni nerfs, ni vaisseaux sanguins, et qui devient opaque quand on le plonge dans l'eau bouillante, dans un acide ou dans l'alcohol. Le fluide contenu entre ses feuillets transsude après la mort et devient ainsi la cause d'une opacité évidente et d'un affaissement marqué de la membrane, qui se ride et se plisse sur elle-même. On peut aussi, en comprimant fortement celle-ci entre les doigts, faire suinter cette sérosité sous la forme de gouttelettes.

Immédiatement au-dessous de la sclérotique, on trouve une membrane, à peu près de la même étendue qu'elle, mais molle, mince, d'un brun foncé, essentiellement celluleuse et vasculaire. Celle-ci est la *Choroïde*, ou *Chorioïde*, *Tunica vasculosa s. Chorioïdea*.

Cette membrane, bornée en avant par le cercle ciliaire, en arrière par l'ouverture qui livre passage au nerf optique, est unie extérieurement à la sclérotique par des vaisseaux, des nerfs et un tissu cellulaire lamineux, lâche et fin, en arrière; en devant, par le cercle ciliaire. Intérieurement, elle est simplement contiguë à la rétine, à laquelle elle n'adhère en aucune façon. Postérieurement, elle présente, pour le passage du nerf optique, une ouverture étroite, dont le contour offre un rebord saillant qui ne tient point au nerf, en sorte qu'il devient impossible de supposer ici, comme l'ont prétendu quelques anatomistes de mérite, une continuité avec la pie-mère. Antérieurement, elle adhère d'une manière forte au cercle et aux procès ciliaires.

La face externe de la choroïde, séparée de distance en distance de la sclérotique par les nerfs ciliaires et par les artères ciliaires longues, qui marchent entre ces deux membranes d'arrière en avant, est recouverte d'un enduit brunâtre facile à enlever, et qui, composé d'une multitude innombrable de globules dont la réunion forme un réseau excessivement ténu, une véritable *membranule*, laisse, après la mort, la sclérotique teinte et comme marbrée.

Sa face interne offre la même disposition, seulement l'enduit y est et en plus grande quantité et d'une teinte plus foncée, sans jamais colorer la rétine. Tout-à-fait en arrière, près du nerf optique, cette espèce de *pigmentum* est remplacée par une zone blanchâtre. Toute cette surface offre, à l'œil nu même, une multitude de petits flocons flottans, qui lui donnent un aspect velouté, et qui sont formés en grande partie par un lacis très-serré de vaisseaux.

En faisant macérer la choroïdé pendant quelque temps dans l'eau, son enduit se détache; elle devient transparente, perd beaucoup de sa couleur naturelle et se couvre de villosités. Est-ce à celles-ci qu'est due l'exhalation du fluide noir dont nous venons de parler? on ne fait que le soupçonner. Sa couleur, au reste, résiste à l'action de l'air et des divers réactifs chimiques, aussi bien que celle de l'encre de la Chine, et est plus intense dans le voisinage de l'iris que dans le reste de son étendue. D'après des expériences assez récentes de MM. Elsaësser, L. Gmelin, Berzelius, Coli, et Michele Mondini, il paraît que la teinte noire de cette matière est due à de l'oxyde de fer, puisqu'en calcinant une choroïde d'adulte dans un creuset de platine, on en extrait des particules de ce métal attirables a l'aimant.

Dans aucun point de son étendue, la choroïde n'a la structure fibreuse : seulement près de son ouverture antérieure, on voit quelques stries radiées qui commencent les procès ciliaires. Elle paraît entièrement composée d'une multitude de vaisseaux artériels et veineux, unis ensemble par une trame celluleuse des plus déliées. Les artères se distribuent principalement, comme l'ont démontré J. E. Hebenstreit (*De vasis sanguif. oculi*), en 1742, et J. G. Zinn (*De vasis subtiliorib. oculi.*) en 1750, à sa surface extérieure; les veines à l'intérieure. Postérieurement, ces vaisseaux forment deux plans superposés, qu'on peut séparer l'un de l'autre; mais cette division n'a point lieu en devant, quoique Ruysch paraisse en avoir admis l'existence, et que même son fils ait donné le nom de *membrane Ruyschienne* à la lame interne.

On n'est pas, au reste, plus fondé à admettre avec B. A. Stier et les docteurs Montain et Doellinger, une prétendue *Tunique villoso-glanduleuse* ou *Membrane suschoroïdienne*, qui, située à l'extérieur de la choroïde, serait la seconde des tuniques moyennes de l'œil, et se rangerait dans la catégorie des membranes séreuses. Enfin, l'idée de Hove, qui admettait cinq feuillets superposés dans la choroïde, est aujourd'hui totalement discréditée.

Les préparations les plus soignées ne peuvent démontrer ni glandes ni follicules dans la choroïde; mais M. Bauer y a découvert des vaisseaux lymphatiques qui accompagnent les artères principales. Des vaisseaux et le tissu muqueux qui soutient ceux-ci sont donc les seuls élémens organiques qu'on aperçoive dans cette membrane.

En avant de la choroïde, existe le *Cercle ciliaire* (*Orbiculus ciliaris, Ligamentum ciliare*), qu'on a aussi appelé *Commissure de la choroïde* et *Ligament ciliaire*. C'est une espèce d'anneau grisâtre, assez épais particulièrement à sa grande circonférence, large d'une ou de deux lignes environ, situé entre la choroïde, l'iris et la sclérotique, et beaucoup plus adhérent à la première de ces membranes qu'aux deux autres. Sa consistance est comme pulpeuse; son tissu est abreuvé d'une mucosité blanchâtre; il reçoit les dernières ramifications des nerfs ciliaires, et en envoie d'autres derrière l'iris, en sorte que, quoique sa structure intime soit encore inconnue, on peut, jusqu'à un certain point, le comparer à un ganglion nerveux, ainsi que nous l'avons fait dès 1816, dans notre Traité d'Anatomie descriptive. L'iris est comme enchâssé dans sa petite circonférence, qui forme une légère saillie au devant de lui : sa grande circonférence tient à la choroïde, et sa face postérieure repose sur les procès ciliaires.

Le cercle ciliaire est traversé par les artères ciliaires longues et antérieures, et en reçoit quelques ramifications.

A sa grande circonférence tient l'*Iris*, sorte de cloison trois ou quatre fois plus épaisse que la choroïde, molle, spongieuse, et placée verticalement dans la partie antérieure du globe de l'œil, au milieu de l'humeur aqueuse. Circulaire et aplatie, elle sépare la chambre antérieure de l'œil de la postérieure, que borne en arrière le crystallin. Elle permet cependant entre elles une libre communication, parce que, dans sa partie moyenne, elle offre une ouverture constamment libre. Cette ouverture de l'iris, appelée *Pupille* ou *Prunelle*, a son centre plus rapproché de l'extrémité interne que de l'externe du diamètre transversal de l'œil. Pendant la vie, et par l'effet de la contraction et de l'expansion alternatives de l'iris, cette ouverture varie à chaque instant dans ses dimensions : son diamètre moyen est d'environ une ligne.

Des deux *Chambres de l'œil*, dont il vient d'être question, la postérieure est beaucoup plus étroite que l'antérieure; mais elle existe bien certainement, quoique l'on ait prétendu le contraire. Elle n'a guère qu'un quart de ligne de profondeur, tandis que celle de l'autre est d'une ligne et demie au moins : elle n'est même apparente véritablement que vers le contour du crystallin, dont la convexité lui donne la forme d'un prisme circulaire à trois pans.

La face antérieure de l'iris, plane et non convexe en devant, comme on l'a prétendu quelquefois, est recouverte par la membrane de l'humeur aqueuse, qu'on n'y suit qu'avec beaucoup de peine cependant. Elle est diversement colorée suivant les différens sujets, et c'est même là ce qui a valu à cette cloison le nom par lequel on la désigne généralement. Elle offre deux teintes circulaires et concentriques bien distinctes; l'une interne, près de la pupille, plus foncée et moins large; l'autre externe, assez large et d'une coloration moins intense. Dans quelques circonstances, les couleurs de l'iris sont semées par plaques, ce qui lui donne un aspect marbré.

Sur cette même surface on observe beaucoup de stries saillantes et radiées, plus ou moins flexueuses, qui, commençant à la grande circonférence de l'iris, vont se terminer à la pupille, où elle se bifurquent; leur nombre varie de 70 à 80; elles sont bien plus prononcées pendant la vie qu'après la mort. Dans leurs intervalles, il y a beaucoup de nerfs et de vaisseaux, et des villosités très-déliées.

La face postérieure de l'iris a reçu quelquefois le nom de *Membrane uvée* (*uvea*) à cause d'un vernis noir très-épais et très-adhérent qui l'enduit, et qui, dans les intervalles des procès ciliaires, se continue avec celui de la surface intérieure de la choroïde. Cette face est dans le rapport le plus immédiat avec les procès ciliaires; et lorsqu'on l'a essuyée, on y remarque un grand nombre de lignes saillantes, droites, convergentes, confondues en une zone membraneuse près de la pupille, et paraissant être la continuation de ces petits corps membraneux. On y voit aussi une multitude de villosités très-prononcées.

La grande circonférence de l'iris correspond de dehors en dedans au cercle ciliaire, à la choroïde et aux procès ciliaires. On peut facilement la détacher de ces diverses parties.

Sa petite circonférence forme les limites de la pupille.

L'iris est composé de deux lames intimement unies près de celle-ci, mais qu'on peut isoler vers sa grande circonférence. Plusieurs anatomistes d'un mérite remarquable ont admis dans cette membrane des fibres musculaires ; et récemment, le professeur Maunoir, de Genève, chirurgien des plus distingués, semble avoir confirmé leur existence, que nient d'ailleurs la plupart de nos contemprains. A l'aide d'une forte loupe, il a reconnu que ces fibres constituent deux sortes de plans ; l'un, externe, radié, plus large ; l'autre, interne, plus étroit, composé de fibres circulaires, *constricteur* ou *sphincter* de la pupille, et correspondant à l'anneau coloré interne. J'ai reconnu sur le cadavre la disposition signalée par M. Maunoir, et que le micrographe M. Bauer de même que sir Everard Home ont encore vérifiée depuis.

Les nerfs et les artères de l'iris sont décrits à part dans divers articles de ce dictionnaire (*voyez* CILIAIRE et OPHTHALMIQUE). Ses veines vont se porter dans les *vasa vorticosa* de la choroïde et dans les veines ciliaires longues. Ses artères semblent n'être retenues à la face antérieure que par des liens très-lâches.

Dans le fœtus, jusqu'au septième mois de la gestation à peu près, la pupille est obturée par une membrane grisâtre, pourvue de vaisseaux sanguins très-apparens, beaucoup plus mince que l'iris, transparente et qui disparaît vers l'époque de la naissance : on la nomme *membrane pupillaire* d'après Wachendorff, qui, le premier, la découvrit en 1738. Tant que la membrane pupillaire existe, elle forme, avec l'iris, une cloison complète, qui sépare les deux chambres de l'œil, et empêche toute communication entre elles. Elle est d'ailleurs plane et fixée à tout le pourtour de la pupille de manière à se continuer sur la face antérieure de l'iris. *Voyez* PUPILLAIRE.

La membrane pupillaire, que Haller et Wachendorff disent

recouverte en arrière par un mucus fibreux, est évidemment formée de deux feuillets diaphanes et adossés l'un à l'autre. Le postérieur, comme l'a démontré mon frère dans un travail *ex professo* sur cette matière, appartient à la chambre correspondante de l'œil et nait du pourtour de la pupille; l'antérieur dépend de la membrane de l'humeur aqueuse qui tapisse la face postérieure de la cornée transparente et toute la chambre antérieure de l'œil.

Au moment où cette membrane doit disparaître, elle se rompt par la rétraction de ses anses vasculaires, qui se retirent vers la petite circonférence de l'iris, en s'éloignant les unes des autres, et, par conséquent, du centre de la pupille. Il est d'ailleurs prouvé que le petit cercle artériel de l'iris n'existe point chez le fœtus avant la rupture de la membrane pupillaire, et qu'il est formé par les vaisseaux de cette membrane qui se sont retirés vers l'iris sans avoir éprouvé le moindre déchirement.

Derrière l'iris et le cercle ciliaire, dans des enfoncemens spéciaux de la partie antérieure du corps vitré, on observe les *procès ciliaires* ou *rayons sous-iriens*, *processus ciliares*, espèces de petits corps saillans, vasculo-membraneux, placés les uns à côté des autres en rayonnant, de manière à former un anneau semblable au disque d'une fleur radiée, lequel entoure le crystallin en manière de couronne.

L'anneau dont il s'agit ici a été nommé par les anatomistes, *corps ciliaire* ou *sous-irien*, *Corona ciliaris*, *corpus ciliare*, *tunica ciliaris.*

Le nombre des procès ciliaires varie de soixante à quatre-vingts; souvent même il s'élève au-delà. Chacun d'eux a une longueur d'une ligne et demie environ; mais il sont alternativement plus longs et plus courts. Ils sont triangulaires, très-pâles et très-minces en arrière; ils deviennent plus saillans, plus gros et plus blancs en devant. Leur bord *postérieur*, concave, est reçu, à la circonférence de la membrane du crystallin, dans une cannelure du corps vitré; l'*antérieur*, convexe, est appliqué contre le cercle ciliaire et l'iris; l'*interne*, beaucoup plus court que les autres, est libre, et mesure l'espace compris entre le crystallin et la face postérieure de l'iris; il est denticulé; l'angle qui le termine en arrière n'adhère nullement à la capsule du crystallin; mais celui qui est en avant tient à l'iris par des filets celluleux et par des vaisseaux; il en part des lignes droites qui convergent vers la pupille sur la face postérieure de cette membrane.

Par leur extrémité postérieure, les procès ciliaires s'écartent en divergeant, et se prolongent sous la forme de stries plongées dans le fluide choroïdien et appliquées sur le corps vitré, de manière à laisser des traces noires sur la membrane hyaloïde ou plutôt sur la rétine, lorsqu'on les a enlevés. Ces stries sont toujours multiples pour chaque procès ciliaire, et répondent constamment aux intervalles de ces feuillets.

L'ensemble des procès ciliaires ou le corps ciliaire se termine donc en arrière par un bord dentelé et onduleux, également noir partout; en devant il présente des lignes, qui sont les procès ciliaires eux-mêmes, séparés par des intervalles noirs.

La surface des procès ciliaires est réticulée et villeuse; ils reçoivent presque autant de vaisseaux à eux seuls que les autres parties du globe de l'œil ensemble. Notre collègue, M. le docteur Ribes, contradictoirement à l'opinion de Haller, qui les croit propres à maintenir le crystallin en place, et à celle de plusieurs autres anatomistes qui les regardent comme destinés aux mouvemens de l'iris ou à la protraction du crystallin, pense qu'ils sont destinés à la production des humeurs de tout l'organe.

Les artères des procès ciliaires viennent des ciliaires courtes; leurs veines vont se décharger dans les *vasa vorticosa* de la choroïde. On n'y a point encore aperçu de vaisseaux lymphatiques.

Les intervalles de ces feuillets sont remplis d'un enduit noirâtre et tenace, qui ressemble à celui de la face interne de la choroïde et qui sert encore à les unir à la partie antérieure du corps vitré. Sir Everard Home dit avoir trouvé, dans ces intervalles, des faisceaux de fibres musculaires, naissant circulairement de la membrane hyaloïde, passant sur les bords du crystallin et allant se terminer à sa capsule sans avoir de connexions ni avec les procès ciliaires, ni avec l'iris. Malgré un grand nombre de dissections je ne les ai pas encore pu apercevoir.

Autour du petit tubercule que forme dans l'intérieur de l'œil, l'extrémité du nerf optique, naît une membrane molle, pulpeuse, nullement fibreuse, grisâtre, transparente, extrêmement mince, homogène, qui, embrassant le corps vitré et tapissant la choroïde, sans contracter aucune adhérence avec ces deux parties, se porte en avant jusqu'au crystallin. Cette membrane est la *Rétine*, qui ne paraît aucunement le résultat de l'épanouissement du nerf optique. Celui-ci, en effet, se distribue dans la rétine comme les nerfs olfactif et acoustique dans les membranes pituitaire et labyrinthique : la teinte de ces deux organes est d'ailleurs différente.

Au niveau des procès ciliaires, la rétine forme une sorte de bourrelet un peu plus épais, duquel part une lame excessivement fine et comme pulpeuse, qui se réfléchit sur ces petits corps, s'enfonce dans leurs intervalles et parvient au crystallin. C'est elle qui, entre les procès ciliaires, est teinte par le *pigmentum nigrum*.

Cette disposition, que j'ai vérifiée nombre de fois sur le cadavre, a été signalée par Winslow, Ferrein, Cassebohm, Lieutaud, Haller et d'autres anatomistes distingués, comme l'écossais Monro. Elle n'est point admise par Morgagni, Zinn et J. F. Meckel.

A deux lignes environ en dehors du nerf optique, on aperçoit, sur la face interne de la rétine, une tache d'un jaune assez foncé chez les adultes, plus claire dans les enfans et dans les vieillards : cette tache est large à peu près d'une ligne, et se trouve exactement dans la direction de l'axe de l'œil. Elle est entourée de plusieurs plis vagues, dont un seul, d'une ligne et demie à deux lignes de longueur, ordinairement simple, mais quelquefois bifide, paraît avoir une existence constante, et dans son centre on observe un trou irrégulier et très-étroit. Ces diverses particularités ont été découvertes par M. Sœmmering en 1791, et ont été l'objet des travaux successifs de M. Michaëlis, de J. C. Reil, de E. Home.

La rétine paraît formée de deux lames adossées et tellement unies qu'il est presque impossible de les isoler : l'une *externe*, est médullaire, comme pulpeuse ou muqueuse, et se détache en partie par la macération; l'autre, *interne*, est fibro-vasculaire, plus résistante; elle sert de soutien à la première, et a été nommée *Arachnoïde* par quelques anatomistes : c'est dans celle-ci que s'épanouit spécialement l'artère centrale du nerf optique, seul moyen d'union connu en arrière entre la rétine et les autres parties du globe de l'œil. *Voyez* OPHTHALMIQUE et OPTIQUE.

On trouve constamment, mais après des dissections attentives et d'une délicatesse extrême, sur la face externe de la rétine, une membrane comme séreuse et d'une excessive ténuité, que j'ai eu occasion d'observer plus d'une fois, et dont l'existence a été constatée par Jacob, Jacobson, G. Mirault et J. F. Meckel. C'est cette membrane qui paraît être le siége des ossifications qu'on observe parfois entre la choroïde et la rétine.

La première des humeurs qui entrent dans la composition du globe de l'œil, est l'*Humeur aqueuse*, liquide, limpide et transparent, qui remplit les deux chambres de l'œil depuis la cornée jusqu'au crystallin et qui se trouve ainsi en contact avec les deux faces de l'iris. Sa quantité est de cinq à six grains au plus. Elle est légèrement visqueuse comme l'eau qui tiendrait en solution un peu de gomme. Soumise à l'action du calorique, elle ne laisse néanmoins aucun résidu; elle n'est coagulée ni par les acides, ni par l'alcohol; l'acide nitrique la trouble seulement un peu. Sa pesanteur spécifique est, suivant Chenevix, de 1,0003. Le même chimiste y admet la présence de la gélatine, de l'albumine et de l'hydrochlorate de deutoxyde de sodium; M. Nicolas y ajoute du phosphate de chaux et M. Berzélius des sels du genre des lactates; tous ces principes sont suspendus dans une immense quantité d'eau. Abandonnée à elle-même, elle se putréfie promptement. Pendant la vie, elle se produit avec la plus grande facilité lorsqu'une cause quelconque en a décidé l'écoulement.

Chez les fœtus et les enfans nouveau-nés, cette humeur a une couleur rougeâtre qui se dissipe environ un mois après la naissance. Chez quelques vieillards, elle perd naturellement une partie de sa transparence.

La membrane de l'humeur aqueuse est très-mince, parfaitement translucide et très-difficile à distinguer. Elle tapisse toutes les parois de la chambre antérieure de l'œil et est percée au niveau de la pupille. Chez les embryons, elle forme un sac séreux sans ouverture, en raison de l'existence de la membrane pupillaire. Dans aucun cas, elle ne pénètre dans la chambre postérieure. Par l'ébullition on la sépare aisément de la face postérieure de la cornée. Elle a été découverte dans le siècle dernier par Demours et Descemet, quoique Zinn paraisse en avoir pourtant parlé avant eux. *Voyez* PUPILLAIRE.

Quelques auteurs prétendent que cette membrane n'est point

destinée à l'exhalation de l'humeur aqueuse, mais que le fluide est apporté dans les chambres de l'œil par des conduits particuliers. Nuck, Ruysch et Santorini ont émis cette opinion, que d'autres ont regardée comme non fondée.

Le *Crystallin* (*lens crystallina*), dont le nom dérive du grec κρύσταλλος (*crystal*), succède à l'humeur aqueuse dans la série des parties constituantes du globe de l'œil. C'est un corps transparent, de consistance molle, de forme lenticulaire dans l'adulte, presque sphérique dans le fœtus, placé entre l'humeur aqueuse et le corps vitré, à la réunion des deux tiers postérieurs de l'œil avec son tiers antérieur. Son axe, qui correspond au centre de la pupille, est un peu rapproché du nez. Son diamètre est de quatre lignes, et son épaisseur de deux environ.

Sa *face antérieure*, baignée par l'humeur aqueuse de la chambre postérieure de l'œil, convexe et libre dans toute son étendue, offre un segment de sphère d'un diamètre beaucoup plus petit que celle que représente le corps vitré; elle est séparée de l'iris et des procès ciliaires par la chambre postérieure de l'œil; elle est constamment moins convexe que la *face postérieure*, qui est reçue dans une cavité particulière du corps vitré, et qui représente le segment d'une sphère d'environ cinq lignes de diamètre, tandis que celui de la sphère à laquelle appartient la courbure de la face antérieure est de six à neuf lignes. La *circonférence* du crystallin est fixée au corps vitré plus solidement que sa face postérieure.

Le crystallin, parfaitement transparent dans l'adulte, quelquefois différent dans les deux yeux d'un même individu, est un peu rougeâtre chez le fœtus, et jaunâtre dans les vieillards; sa mollesse diminue en raison directe de l'âge : chez les enfans, il est entièrement pulpeux; mais dans l'homme fait, il paraît composé de deux couches fort différentes : l'une extérieure, corticale, assez épaisse, est molle, collante et facile à enlever; l'autre, centrale, constitue une sorte de noyau solide que forment un grand nombre de lames ellipsoïdes et concentriques superposées. Chacune de ces lames paraît offrir elle-même des fibres concentriques quand on a exposé le crystallin à l'action de quelques réactifs : quelques-unes de ces fibres se détachent d'une lame pour se porter à celle qui est au-dessous, et sont ainsi le seul moyen qui les unisse les unes aux autres. Au reste, le nombre de ces lames est indéterminé.

Remarquons aussi que l'on peut très-facilement partager le crystallin en trois segmens de sphère assez réguliers, et au centre desquels existe un globule transparent fort petit. Chacun de ces segmens se divise lui-même en une multitude de petites lamelles superposées les unes aux autres comme les tuniques d'un ognon.

Chenevix a trouvé que la pesanteur spécifique du crystallin de l'homme est de 1,0790. Il pense qu'il ne diffère chimiquement de l'humeur aqueuse que par de plus grandes proportions de gélatine et d'albumine, et par l'absence des matières salines. Il perd entièrement sa transparence par l'action du calorique et par l'ébullition dans l'eau, de même que par la dessiccation : par une longue macération, il se putréfie.

Berzélius y a trouvé, sur cent parties : eau, 58,0; substance animale d'une nature particulière, 35,9; hydrochlorates et lactates solubles dans l'alcohol, 2,4; matière animale soluble seulement dans l'eau, avec quelques phosphates, 1,3; résidu membraneux insoluble, 2,4.

Comme il se dissout entièrement dans l'eau, ainsi qu'il conste des expériences du célèbre chimiste Berzélius, on ne saurait, avec les savans Mayer et Heusinger, rapporter ce corps à la classe des organes fibreux.

Jusqu'à présent on est fort peu d'accord sur la présence ou sur l'absence des vaisseaux sanguins dans la substance du crystallin. Il paraît probable que les ramifications artérielles se bornent à sa membrane; il est à peu près certain aussi qu'il ne reçoit aucun nerf.

La *membrane* ou *capsule* du crystallin a une forme analogue à celle du corps qu'elle renferme. Elle représente une sorte de sac sans ouverture qui n'envoie aucun prolongement dans son intérieur, et qui est logé lui-même dans un dédoublement de la membrane hyaloïde, dont on peut bien facilement l'isoler sur les bords; mais en devant et au milieu, ces deux membranes sont confondues totalement. Par sa face interne elle n'a aucun point d'adhérence avec le crystallin lui-même.

A l'endroit où les portions antérieure et postérieure de cette capsule se réunissent, on aperçoit une série de fentes transversales qui en occupent toute la circonférence.

La capsule du crystallin a bien plus d'épaisseur et de densité que la membrane hyaloïde : elle semble même, suivant l'observation de Haller, avoir quelque analogie de structure avec la cornée : disposition qui est surtout manifeste dans sa moitié antérieure, car, dans la postérieure, elle est beaucoup plus mince. Par l'action du calorique et de l'ébullition dans l'eau elle se racornit et prend une teinte laiteuse, ce qui arrive aussi par son immersion dans les acides. En la laissant dessécher à l'air libre, elle devient jaunâtre. Sa texture intime est peu connue. Elle reçoit en arrière une petite branche de l'artère centrale de la rétine, et en avant quelques ramifications des vaisseaux des procès ciliaires. Ses veines et ses nerfs sont inconnus.

Le crystallin, libre dans sa capsule, est fixé et retenu en place par des filamens très-fins, fort nombreux, fasciculés, parallèles, transparens, d'une nature spéciale, qui se portent de l'intervalle des procès ciliaires à la circonférence de la capsule du crystallin, où ils s'épanouissent les uns sur la face antérieure de celle-ci, les autres sur la postérieure. C'est surtout après avoir fait macérer l'œil ouvert dans un solutum de gallate de fer qu'on peut convenablement étudier la disposition de ces filamens, bien plus apparens chez certains animaux encore que dans l'homme.

Entre le crystallin et sa membrane on trouve l'*Humeur de Morgagni*, espèce de fluide particulier, transparent, peu abondant, légèrement visqueux, et qui s'échappe aussitôt que la capsule est ouverte.

Les trois quarts postérieurs de la cavité du globe de l'œil sont occupés par le *Corps vitré*, *Corpus vitreum.*

On appelle ainsi une masse molle, parfaitement transparente, tremblante comme une gelée. Il a une figure sphérique; mais il offre une dépression très-marquée en devant pour loger le crystallin. Il est revêtu dans presque toute son étendue par la rétine, avec laquelle il ne contracte point d'adhérence, en sorte qu'il n'est lié au reste de l'œil que par la branche moyenne de l'artère centrale du nerf optique, qui le traverse pour aller se ramifier dans la moitié postérieure de la capsule du crystallin. Sa translucidité et sa limpidité n'éprouvent point d'altération par les progrès de l'âge; mais dans le fœtus il a une teinte rougeâtre.

Le corps vitré est composé de deux parties distinctes : l'humeur vitrée et la membrane hyaloïde.

L'*Humeur vitrée*, *Humor vitreus*, se délaie bien dans l'eau, et a l'apparence d'un solutum aqueux de gomme. L'ébullition ne la coagule point : seulement elle lui communique une légère teinte opaline, effet que produisent aussi l'alcool et les acides concentrés. M. Nicolas a trouvé sa pesanteur de 1,0009. Elle est un peu plus dense par conséquent que l'humeur aqueuse ; mais elle paraît du reste, considérée chimiquement, contenir les mêmes principes que celle-ci, c'est-à-dire, surtout des hydrochlorates et des lactates, avec une proportion peu considérable d'albumine et de soude. En la laissant exposée à l'air libre, elle se putréfie également.

La quantité de cette humeur est proportionnée au volume du corps vitré ; elle n'est guère moindre de 100 grains, et souvent elle monte au-delà.

La *Membrane hyaloïde*, *Tunica hyaloïdea*, excessivement mince et transparente, constitue un amas de cellules d'une forme et d'une grandeur qu'il est bien difficile de déterminer, et dans lesquelles se trouve renfermée l'humeur vitrée. Elles communiquent toutes entre elles, de manière qu'en faisant une seule ouverture à la membrane hyaloïde on procure l'entier écoulement de l'humeur.

Au niveau de l'entrée du nerf optique dans l'œil, la membrane hyaloïde se réfléchit sur elle-même, pour former un canal qui traverse directement d'arrrière en avant le corps vitré. C'est ce conduit que Jules Cloquet a proposé d'appeler *Canal hyaloïdien*.

Au niveau des procès ciliaires, vers le contour du crystallin, cette membrane se divise en deux lames : l'une que les anatomistes latins ont appelée *lamina ciliaris* ou *zonula Zinnii*, passe devant la capsule de ce corps, et l'autre tapisse la concavité qui le reçoit en arrière. Il résulte de leur écartement un espace de la forme d'un prisme circulaire à trois pans, complété par la circonférence du crystallin. C'est cet espace vide qu'on appelle *Canal godronné* ou *goudronné*, ou *Canal de Petit*; il est plus large du côté de la tempe que vers le nez, et on en peut bien démontrer l'existence par l'insufflation. Les deux lames qui le forment sont tout-à-fait contiguës; l'antérieure, tendue en manière de pont derrière l'iris, offre des stries correspondantes aux procès ciliaires; elle est également traversée par des espèces de brides rayonnées, qui la font paraître toute boursouflée lorsque le canal est distendu, et comme composée d'une rangée de conduits placés de distance en distance, à des intervalles réguliers.

Suivant le docteur Ribes, il existe, entre le canal de Petit et le corps ciliaire, des canaux qui conduisent l'humeur aqueuse dans les chambres de l'œil et qui la ramènent de ces deux cavités, comme par une sorte de circulation. Je n'ai point encore obtenu une démonstration suffisante de ce fait important, que semble cependant prouver l'écoulement de l'humeur vitrée, qui a lieu lorsqu'après avoir enlevé la cornée transparente, on suspend l'œil par le nerf optique.

La structure de la membrane hyaloïde est encore peu connue: elle reçoit des branches de l'artère centrale de la rétine. Elle se racornit par l'action du feu et par celle des acides concentrés.

Aucune partie de cette membrane n'est aussi dense et aussi épaisse que la portion qui forme le chaton destiné à recevoir le crystallin. Il n'y a, du reste, aucune adhérence dans ce point entre la membrane hyaloïde et celle du crystallin; elles sont également lisses, et leur contiguité est entretenue par une sorte de rosée qui en lubrifie les surfaces.

L'œil, considéré dans les diverses classes des animaux, varie beaucoup sous le rapport de son existence en plus ou moins grand nombre, de sa mobilité, de sa grandeur relative, de sa position, de sa direction. Tous les animaux vertébrés, par exemple, ont chacun deux yeux mobiles placés dans des orbites osseuses et composés essentiellement des mêmes parties que ceux de l'homme. On trouve aussi deux yeux dans la plupart des gastéropodes; mais, ici ces yeux sont très-petits et placés, tantôt à fleur de tête, tantôt sur des tentacules charnues et mobiles, qui les soutiennent ou à leur base, ou dans leur milieu, ou à leur sommet. Parmi ces mêmes gastéropodes, les clios, les scyllées, les lernées sont dépourvues d'yeux, ce qui a lieu, sans aucune exception, pour les mollusques de l'ordre des acéphales. Dans les insectes, on observe deux sortes d'yeux, les uns *composés*, dont la surface présente, au microscope, une multitude de tubercules ou de facettes, et les autres *simples*, qui n'en présentent qu'une seulement. Les coléoptères et les papillons de jour ont chacun deux yeux composés sans yeux simples. Les insectes orthoptères, névroptères, diptères, hémiptères, hyménoptères, ont, en général, aussi deux yeux composés, mais entre ces deux organes on trouve assez constamment trois autres yeux simples. Les cloportes n'ont que des yeux composés;

les faucheurs, les araignées, les scorpions, n'en ont que de simples, qui sont au nombre de quatre chez les premiers, de six ou de huit chez les autres, et qui, dans les iules et les scolopendres, sont encore plus multipliés. Les écrevisses et les crabes ont deux yeux composés supportés sur des pédicules mobiles. Quelques sangsues en ont deux, quatre, six ou huit simples. Chez les zoophytes on n'a encore aperçu aucune trace d'yeux.

L'œil est proportionnellement petit dans les très-grands animaux, comme les cétacés, les éléphans, les rhinocéros, les hippopotames, et chez ceux qui vivent habituellement sous la terre, comme les taupes, le zemmi, les musaraignes, etc. Il est, au contraire, communément grand dans les mammifères frugivores, qui, comme les écureuils et les makis, grimpent aux arbres, et dans les animaux qui ont besoin de voir dans l'obscurité, comme les chats, les chouettes, les poissons pour la plupart, etc.

Les yeux de l'homme, des chouettes et des quadramanes sont dirigés en avant. Dans la généralité des autres oiseaux et mammifères, comme dans les reptiles, ils s'écartent l'un de l'autre et se dirigent vers les côtés; dans les cétacés ils sont même tournés un peu en bas, tandis qu'ils regardent en haut, dans certains poissons, comme l'uranoscope, ou qu'ils sont dirigés d'un même côté du corps chez certains autres, comme les pleuronectes.

Quant à ce qui concerne sa forme totale, la proportion et la densité de ses différentes parties transparentes, l'œil ne varie pas moins chez les divers animaux où on l'examine. Il est presque toujours sphérique dans les mammifères qui vivent, comme l'homme, à la surface de la terre et dans la région où l'atmosphère présente le plus de densité. Chez le porc-épic et le sarigue, il ne présente même pas la légère convexité que forme communément la cornée au devant des yeux de la plupart des autres quadrupèdes. Il s'aplatit antérieurement dans les poissons et dans les cétacés, et dans les raies, en particulier, il est taillé en quart de sphère. Dans les oiseaux, qui se tiennent, au contraire, dans un milieu très-rare, la face antérieure de l'organe est surmontée d'une cornée très-convexe ou hémisphérique, placée elle-même à l'extrémité d'un court cylindre.

Les poissons ont un crystallin sphérique ou à peu près, tandis que dans les oiseaux cette partie de l'œil a la figure d'une lentille aplatie, qui devient un peu plus convexe dans l'homme et surtout dans les autres mammifères, et dont il est facile d'apprécier les variétés, sous ce rapport, d'après des tables publiées par Petit, de l'ancienne Accadémie royale des sciences et par M. Cuvier, tables qui établissent la comparaison de l'axe du crystallin à son diamètre, et d'après lesquelles on voit que le premier est au second, par exemple :

Dans l'homme	:: 1 : 2
le bœuf	:: 5 : 8
le cheval	:: 2 : 3
la loutre	:: 4 : 5
le marsouin	:: 9 : 10
la baleine	:: 13 : 15
la chouette	:: 3 : 4
le perroquet	:: 7 : 10
le vautour	:: 8 : 11
la tortue	:: 8 : 9

Quant à l'humeur aqueuse, elle n'existe point ou au moins sa quantité est très-petite chez les poissons. Elle manque tout-a-fait dans les seiches, tandis qu'elle est fort abondante dans les oiseaux.

En comparant la proportion de cette humeur, le volume du corps vitré et l'épaisseur du crystallin, on reconnaît bientôt que l'œil de l'homme est de tous les yeux celui où le crystallin occupe le moins de place, et que les poissons sont ceux où il en occupe le plus.

D'après les observations de M. G. Cuvier, l'axe de l'œil étant l'espace que chacune de ces trois parties occupe sur cet axe, peut être représenté par les fractions suivantes :

	Humeur aqueuse.	Crystallin.	Corps vitré.
Homme	$\frac{3}{22}$	$\frac{4}{22}$	$\frac{15}{22}$.
Chien	$\frac{5}{21}$	$\frac{8}{21}$	$\frac{8}{21}$.
Bœuf	$\frac{5}{37}$	$\frac{14}{37}$	$\frac{18}{37}$.
Mouton	$\frac{4}{17}$	$\frac{11}{17}$	$\frac{12}{11}$.
Cheval	$\frac{9}{43}$	$\frac{16}{43}$	$\frac{18}{43}$.
Chouette	$\frac{8}{27}$	$\frac{11}{27}$	$\frac{8}{27}$.
Hareng	$\frac{1}{7}$	$\frac{5}{7}$	$\frac{1}{7}$.

Il faut remarquer encore que la dureté du crystallin est plus grande dans les animaux où il est le plus convexe, et que celui de l'homme est un des plus mous. Dans les poissons, par exemple, il constitue un noyau qui ne se laisse diviser que difficilement, tandis que dans les oiseaux et les mammifères, il se laisse aisément écraser.

Dans tous les animaux, la dureté du crystallin augmente avec l'âge.

L'humeur aqueuse, très-fluide dans les animaux à sang chaud, est visqueuse et d'une densité marquée dans les poissons.

(H. CLOQUET.)

OEIL ARTIFICIEL. On connaît sous ce nom un instrument de Prothése, au moyen duquel on corrige la difformité qui résulte de la perte d'un œil.

Les anciens en avaient de deux sortes : les uns s'appliquaient sur les paupières; ils étaient composés d'une plaque d'acier recouverte d'une peau très-fine où étaient peints un œil et des paupières, et de deux tiges également en acier qui servaient à maintenir l'instrument. Les autres étaient placés sous les paupières comme les nôtres.

Les yeux artificiels dont on se sert aujourd'hui sont en émail. Le point essentiel, c'est que leur forme et leur grandeur soient bien semblables à celles de l'œil sain; et la difformité est à peine sensible, quand on a bien imité la couleur de l'iris, la largeur de la pupille, la saillie de la cornée, la teinte des membranes extérieures, et les vaisseaux dont elles sont sillonnées. Quelquefois même, lorsqu'il reste un moignon, et que la maladie a d'ailleurs respecté ses muscles, l'émail appliqué exactement à sa surface en reçoit des mouvemens tellement en harmonie avec ceux de l'œil sain, que l'illusion est complète.

Il n'est guère possible d'adapter un œil d'émail au moignon du globe de l'œil, à moins que celui-ci ne soit notablement diminué de volume, et l'on ne doit le faire que quand la cicatrisation y est parfaite. Au reste, toutes ces conditions étant remplies, on prend la coque d'émail par ses deux extrémités, avec le pouce et l'indicateur de la main droite, on la trempe dans un liquide mucilagineux, on l'engage sous la paupière supérieure qu'on a soulevée avec les doigts de la main gauche, on laisse tomber cette paupière; on abaisse l'inférieure sous laquelle on engage également le corps étranger, et les deux paupières abandonnées le maintiennent en place.

Il est prudent d'ôter un œil artificiel pendant la nuit, et de le mettre dans de l'eau. Par cette précaution, on évite l'ulcération des paupières, et l'émail garde d'ailleurs plus longtemps son poli.

On l'enlève assez facilement, en abaissant la paupière inférieure, et en introduisant une tête d'épingle entre elle et le contour de l'œil, au moyen de laquelle on le tire en avant.

Malgré les précautions indiquées, si l'œil artificiel causait dans l'intérieur de l'orbite une vive irritation et par suite l'ulcération des paupières, il faudrait sans balancer renoncer à son emploi. Mieux vaut une difformité que les conséquences d'une semblable irritation pour l'œil sain et le cerveau. J. CLOQUET.

OEILLÈRES. *Voyez* OCULAIRES.

OEILLET, s. m., *dianthus caryophyllus*. L. Rich. *Bot. méd.*, t. II p. 777. Cette jolie plante, qui appartient à la famille des caryophyllées et à la décandrie digynie, est originaire des contrées méridionales de l'Europe, où elle aurait été primitivement amenée des côtes de l'Afrique dans le quinzième siècle, selon quelques auteurs; ce qu'il y a de bien certain, c'est qu'aujourd'hui cette espèce est assez commune en Provence, dans le Languedoc, et qu'elle y paraît indigène. Dans cet état de simple nature, l'œillet est une plante peu remarquable, soit par la grandeur, soit par l'odeur de ses fleurs. Mais transplanté dans nos jardins, il est devenu, par suite d'une longue culture, une plante tout-à-fait différente. Ses fleurs, généralement doubles, et quelquefois entièrement pleines, sont trois ou quatre fois plus grandes que dans l'état sauvage, et de couleurs très-variées; elles répandent une odeur extrêmement agréable, qui rappelle un peu celle du gérofle. La variété dont on fait usage en médecine est celle qui se rapproche le plus par ses caractères de l'espèce sauvage. Ses fleurs sont simples, d'une grandeur moyenne, ses pétales sont d'une couleur ponceau très-foncée, et son odeur très-développée. Cette odeur est due à une huile volatile, que l'on peut retirer des pétales par le moyen de la distillation.

Les pétales d'œillet, malgré les éloges qui leur ont été prodigués par plusieurs auteurs, sont un remède fort peu employé; ils sont légèrement excitans. On en préparait une eau distillée, un vinaigre, tombés en désuétude. On en fait aussi un sirop que l'on emploie encore quelquefois. Cette fleur est bien plus souvent mise en usage dans la préparation des ratafias, auxquels elle communique une odeur et une saveur fort agréables.

(A. RICHARD.)

OENANTHE, s. f. Genre de plantes de la famille naturelle des Ombellifères et de la Pentandrie digynie, qui a pour caractères : une ombelle généralement dépourvue d'involucre, ou ayant un involucre composé seulement de quelques folioles; des involucelles polyphylles : une corolle formée de cinq pétales inégaux cordiformes, ceux de la circonférence de l'ombelle plus grands que les autres, et des fruits prismatiques striés couronnés par les deux styles et les dents du calice. Les fleurs sont blanches dans toutes les espèces.

Les diverses espèces d'œnanthe sont des plantes vivaces à feuilles très-finement découpées en lobes nombreux; elles croissent pour la plupart dans les lieux bas et humides, et sont plus ou moins suspectes, telles sont les *œnanthe fistulosa*, *œnanthe pimpinelloïdes*, etc. Mais aucune n'est aussi dangereuse que l'OENANTHE SAFRANÉE, *œnanthe crocata*. L. Rich. *Bot. méd.* 2. p. 459, dont M. le professeur Orfila a donné une très-bonne figure dans ses leçons de médecine légale, pl. 13. C'est une plante vivace, ayant sa racine formée de cinq à six tubercules fusiformes alongés, rapprochés en faisceau, et d'où s'écoule, quand on les entame, un suc d'une couleur rougeâtre et d'une très-grande âcreté. La tige est haute de deux à trois pieds, cylindrique, glabre, cannelée et rameuse vers sa partie supérieure; elle porte des feuilles alternes, très-grandes, pétiolées, bi ou tripinnées et composées de folioles glabres, presque cordiformes, incisées au sommet et d'un vert foncé. Les fleurs sont blanches, très-rapprochées et formant des ombelles terminales. Cette plante est assez commune dans les prés humides, où elle fleurit dans les mois de juin et de juillet.

Le suc âcre qui est si abondant dans la racine existe également dans les autres parties de la plante, et leur communique des propriétés fort délétères. Cette plante, en effet, est une des ombellifères les plus dangereuses, parce que ses feuilles ont quelque ressemblance avec celles du persil, et ont quelquefois été prises pour elles. Il en est de même de ses racines, qui ayant été confondues avec celles de la jouanette (*Bunium bulbocastanum* L.) qui sont bonnes à manger, ont occasioné les accidens les plus graves et même la mort, ainsi que nous en avons rapporté un exemple très-remarquable dans la deuxième partie de notre *Botanique médicale* (pag. 460.) *Voy.* POISONS. (A. RICHARD.)

OESOPHAGE, s. m., *œsophagus*, *gula* des Latins. Tel est le nom du canal musculeux et membraneux, cylindroïde, un peu comprimé d'avant en arrière, qui s'étend de la partie inférieure du pharynx à l'ouverture cardiaque de l'estomac. La longueur de l'œsophage varie suivant celle du cou et de la poitrine; sa partie supérieure correspond directement à la cinquième vertèbre du cou et au cartilage cricoïde. De ce point, il descend entre les artères carotides primitives et les veines jugulaires internes, au devant du rachis et derrière la trachée-artère qu'il dépasse sensiblement à gauche; parvenu dans la poitrine, il est situé dans le médiastin postérieur, et arrivé au niveau de la quatrième vertèbre dorsale, il se dévie à droite, de sorte que l'aorte se trouve à sa gauche. Il continue de descendre toujours au devant du rachis, puis derrière le péricarde, se reporte de nouveau à gauche et en avant à la hauteur de la neuvième ou dixième vertèbre dorsale, pénètre par l'ouverture œsophagienne du diaphragme, se dilate légèrement, et s'abouche enfin avec l'orifice cardiaque de l'estomac.

L'œsophage est uni aux parties qui l'avoisinent par un tissu cellulaire extensible, assez abondant, et dans lequel on trouve plusieurs ganglions lymphatiques. Il est formé extérieurement par une membrane musculeuse dans laquelle on distingue deux ordres de fibres : les unes, superficielles, sont longitudinales et très-nombreuses; les autres, situées plus profondément, sont transversales ou obliques, mais ne décrivent pas de cercles complets. Au-dessous de cette première membrane, on trouve une couche de tissu cellulaire dense, serré et néanmoins extensible, sous-jacente à une membrane muqueuse qui renferme une grande quantité de follicules mucipares, et qui recouvre une couche épidermique blanchâtre ou d'une couleur pâle, qui se termine brusquement à l'entrée de l'estomac, à la surface de la membrane muqueuse de cet organe, par un bord festonné plus ou moins régulièrement. La membrane muqueuse de l'œsophage est remarquable par le peu de développement de ses villosités, par les rides longitudinales qu'elle forme, et qui sont destinées à favoriser l'ampliation de ce conduit, lorsqu'il est distendu par les alimens.

Les artères de l'œsophage viennent des thyroïdiennes inférieures, des sous-clavières, des mammaires internes, des bronchiques, des intercostales, des diaphragmatiques et de la coronaire stomachique. Les veines se rendent dans les troncs du même nom, et suivent en général le même trajet. Les vaisseaux lymphatiques sont très-multipliés, traversent quelques ganglions, et se rendent pour la plupart dans le canal thorachique. Les nerfs, qui sont également fort nombreux, sont fournis par les pneumo-gastriques. Les usages de l'œsophage sont de transmettre dans l'estomac les alimens reçus dans le pharynx.

L'œsophage est quelquefois séparé du pharynx, et forme un cul-de-sac à sa partie supérieure. Cette interruption a été observée, mais rarement, et chez des fœtus monstrueux; on a vu ce conduit membraneux divisé dans une partie de son étendue, en deux canaux placés l'un à côté de l'autre. Il présente aussi quelquefois des rétrécissemens fort remarquables, qui paraissent être le résultat, du moins d'après les symptômes observés dans certains cas, d'un vice de conformation congénital. La partie du canal supérieure au rétrécissement se dilate alors plus ou moins, et offre la forme d'un jabot. Les rétrécissemens peuvent survenir aussi à la suite d'une compression prolongée de l'œsophage par quelque tumeur voisine; Desault en citait dans ses leçons un exemple curieux. Ce conduit peut être d'ailleurs le siége des altérations variées que présentent les autres organes.

OESOPHAGIEN, NNE, adj., qui est relatif à l'OESOPHAGE.

Quelques anatomistes ont décrit comme un muscle qu'ils ont nommé *œsophagien*, les fibres qui constituent la membrane musculeuse de l'OESOPHAGE.

On dit encore *ouverture œsophagienne* du DIAPHRAGME, de l'ESTOMAC.

OESOPHAGIENNES (artères). *Voyez* OESOPHAGE. (MARJOLIN.)

OESOPHAGITE, s. f. *œsophagitis*, nom donné par quelques auteurs à l'inflammation de l'œsophage, maladie fort rare, produite presque toujours par des causes externes, physiques ou chimiques, et qui a été décrite au mot ANGINE. *Voyez* ce mot. (CHOMEL.)

OESOPHAGOTOMIE, s. f., *œsophagotomia*, opération qui consiste à pratiquer une incision à la partie supérieure de l'œsophage pour en extraire un corps étranger.

On ne doit pratiquer cette opération que lorsqu'on a la certitude qu'un corps étranger irrégulier et volumineux est arrêté à la partie inférieure du pharynx ou supérieure de l'œsophage; qu'il est impossible de faire rejeter ce corps étranger par le vomissement ou de l'extraire à l'aide de pinces ou de crochets; que l'on ne peut enfoncer ce corps dans l'estomac, ou qu'on ne pourrait essayer de le faire ou de l'abandonner dans la situation où il se trouve sans donner lieu immédiatement ou consécutivement à des accidens très-graves. On acquiert la connaissance exacte de ces diverses circonstances en recueillant avec soin tous les détails que l'on peut obtenir sur la nature, la forme, le volume du corps étranger avalé; sur les accidens survenus depuis son introduction, sur le siége des douleurs. Il faut explorer avec soin le cou pour reconnaître par la vue et par le toucher la saillie que le corps étranger peut faire en soulevant médiatement la peau. Enfin, il faut sonder avec précaution le pharynx et l'œsophage, et se servir pour cette opération d'une grosse sonde en gomme élastique ou en métal. M. Dupuytren a proposé de faire cette exploration avec une sonde d'argent flexible longue de dix-huit à vingt pouces terminée à une de ses extrémités par une boule sphérique, et à l'autre par un anneau.

Guattani et tous les chirurgiens modernes donnent le conseil de pratiquer l'opération à la partie inférieure et latérale gauche du cou, parce que l'œsophage déborde de ce côté la trachée-artère. Il ne faudrait s'écarter de ce précepte que dans le cas où le corps étranger ferait saillie du côté droit.

Le malade étant couché sur le dos, la tête et les épaules soutenues sur des oreillers garnis d'un drap plié en plusieurs doubles, le chirurgien pratique le long du bord antérieur du sterno-mastoïdien, depuis le milieu de la hauteur du larynx jusqu'au niveau du quatrième anneau de la trachée-artère, une incision légèrement oblique de haut en bas et de dehors en dedans, dans laquelle il intéresse la peau, le muscler peaucier, quelques filets de nerfs du plexus cervical superficiel. Plus profondément il coupe d'autres filets nerveux provenant de l'anastomose du grand hypoglosse avec les filets des premières paires cervicales. A mesure qu'il divise les parties, il fait écarter les bords de la plaie, incline le tranchant du bistouri en dedans, et laisse en dehors l'artère carotide, la veine jugulaire interne, le tronc du nerf pneumo-gastrique, et en dedans le muscle sterno-hyoïdien et le sterno-thyroïdien, la trachée-artère, le nerf récurrent, l'œsophage. Dans le fond de l'incision et vers la partie inférieure on trouve l'artère thyroïdienne inférieure qu'il faut éviter de blesser, et plus superficiellement le muscle scapulo-hyoïdien qu'on peut couper en travers sans inconvénient. On découvre alors l'œsophage que l'on reconnaît facilement à la couleur rouge de ses fibres et à leur direction longitudinale, et que l'on doit quelquefois pouvoir inciser sur la saillie formée par le corps étranger. On peut aussi, comme l'a proposé M. Roux, inciser le canal à l'aide d'une sonde à dard, mais il faut d'abord l'avoir mis à découvert par l'incision que nous venons de décrire. Enfin on peut encore, pour en faciliter l'incision, le distendre de droite à gauche avec une pince œsophagienne dont on laisse les mors s'écarter en retirant à soi la cannule qui est destinée à les rapprocher; ou en se servant de l'instrument de Vacca-Berlinghieri, qui agit de la même manière, mais seulement du côté où l'on veut rendre l'œsophage saillant.

Ce canal étant incisé, on extrait le corps étranger à l'aide des doigts ou des pinces; il faut ensuite rapprocher les bords de la plaie, et employer les sangsues, les bains, les fomentations pour prévenir et combattre l'inflammation. Il serait fort avantageux de pouvoir éviter d'introduire une sonde dans l'œsophage pour conduire les boissons au delà de la plaie qu'on y a faite.

(MARJOLIN.)

OEUF, s. m., *ovum*. Nom sous lequel on désigne un corps qui se forme dans les ovaires des femelles de certains animaux, et qui renferme les élémens d'un nouvel être susceptible de se développer, si la fécondation a lieu. Dans l'espèce humaine, on nomme ainsi une vésicule membraneuse, de forme sphéroïdale, remplie de fluide, constituant les enveloppes au milieu desquelles l'embryon se développe, et qui établit une communication directe entre le germe organisé et la mère qui l'a produit. La description de l'*œuf humain* comprend donc l'histoire du fœtus et de ses membranes.

Depuis les recherches importantes de MM. Home, Bauer et Plagge, il est bien démontré que l'ovule est formé dans l'ovaire des mammifères, avant la fécondation, et que les corps jaunes y existent également. Déjà des observateurs non moins recommandables, tels que Vallisnieri, Santorini, Bertrandi, Brugnoni, Cruikshank avaient fait des remarques qui venaient à l'appui de cette opinion, puisqu'ils avaient vu dans les ovaires de filles vierges, de femelles vierges de lapin, de porc, etc., dans des ovaires de mules qui sont, comme on sait, stériles et vierges, tous les changemens qu'on attribue communément à la fécondation. Mais quelles sont les parties de l'ovaire dans lesquelles les ovules se développent? Quand on examine les ovaires à l'époque de la puberté, on observe près de leur surface un certain nombre de petites vésicules que De Graaf considéra, d'après des expériences faites sur les animaux, comme les élémens que l'action d'un coït fécondant transformait en germes organisés; plusieurs physiologistes ont décrit ensuite la formation des ovules, sans prendre en considération les observations curieuses de De Graaf, tandis que MM. Home et Bauer prétendent que les ovules naissent dans les corps jaunes, et qu'ainsi les vésicules de De Graaf sont tout-à-fait étrangères à leur formation. Mais les observations plus récentes de M. Plaage paraissent confirmer entièrement celles de De Graaf; en effet, cet anatomiste a reconnu que les ovules se forment réellement dans les vésicules, et il en a même suivi le développement sur les ovaires de la vache. Il a vu d'abord des vaisseaux excessivement déliés se ramifier à la surface de la vésicule, et former bientôt par leur réunion une petite aréole plus ou moins arrondie, qui se trouve située sur la moitié inférieure de l'un des côtés de la vésicule de De Graaf, et tout près de son bord. En dedans de cette aréole, on aperçoit le rudiment de l'œuf futur, sous la forme d'un point de couleur cendrée, ayant la grosseur d'une forte tête d'épingle dans la vache, et ressemblant beaucoup à ce qu'on nomme la cicatricule dans l'œuf des oiseaux. Ce rudiment de l'œuf augmente peu à peu d'étendue, et quand il a acquis trois lignes de diamètre environ, on y aperçoit trois cercles blanchâtres, qui paraissent être les premiers linéamens du chorion, de l'allantoïde et de l'amnios. Le corps jaune s'accroît en même temps et apparaît à l'extrémité du pédicule de l'ovule, de sorte que, suivant M. Plaage, le corps jaune correspond parfaitement au placenta de l'œuf contenu dans l'utérus, et que la vésicule de De Graaf est l'analogue de l'œuf au sein duquel l'embryon doit se développer.

Il est donc bien certain que la formation de l'œuf dans l'ovaire précède la fécondation. Lorsque ces changemens s'opèrent dans cet organe, il devient plus vasculaire; on voit paraître à sa surface un corps saillant, arrondi, jaunâtre (*corpus luteum*, Malpighi), très-vasculeux, lobulé, ou formé de circonvolutions, d'une consistance molle, qui augmente successivement de volume, et qui finit par acquérir à peu près la quatrième ou la cinquième partie de la grosseur de l'ovaire. Alors il se rompt spontanément, et laisse échapper une substance sur la nature et la forme de laquelle on est loin d'avoir des données positives. Les uns veulent que ce soit un fluide; suivant De Graaf et Cruikshank cette substance est vésiculaire ou ovoïde; Vallisnieri, Haller et Haigton pensent, au contraire, qu'elle est amorphe. Enfin, d'après MM. Prevost et Dumas, la vésicule en se rompant laisse échapper un ovule, que le plus communément on n'aperçoit pas parce qu'il n'a qu'un demi-millimètre de diamètre, mais qu'on distingue nettement à l'aide du microscope. Quoi qu'il en soit, après la rupture de la vésicule, la crevasse se remplit de sang qui se coagule, se décolore, qui est ensuite résorbé, ainsi que les restes du corps jaune, et qui laisse à la surface de l'ovaire une cicatrice très-sensible. Ces phénomènes ont lieu soit qu'il y ait ou non fécondation, de sorte qu'on doit les considérer, non comme un effet, mais bien comme une condition de la fécondation. Les autres particularités relatives à cet acte organique ont été décrites à l'article GÉNÉRATION.

Le germe fécondé, en se détachant de l'ovaire, pénètre ordinairement dans la trompe; dans le cas contraire, il peut tomber dans l'abdomen, de là les grossesses extrà-utérines; il peut aussi être retenu dans la trompe après sa pénétration dans ce canal, de là les grossesses tubaires. (*Voyez* GROSSESSE.) Dans son trajet à travers la trompe pour arriver dans l'utérus, l'ovule subit-il quelques changemens? L'analogie porte à le penser; car, chez les Batraciens, il se recouvre alors d'une couche de mucus, épaisse d'un millimètre, et, chez les oiseaux, il s'enveloppe de l'albumen et d'une couche crétacée, en traversant l'oviducte et le cloaque; mais il n'existe aucun fait observé qui puisse éclairer cette question pour l'espèce humaine. Néanmoins, si l'on s'appuie de ce qu'on a remarqué dans certains mammifères, on peut présumer que les changemens les plus appréciables de l'ovule se passent dans les membranes qui le constituent; Cruikshank dit que l'ovule est alors formé de membranes distinctes, et qu'en parcourant la longueur de la trompe, il augmente de volume, de même, dit-il, que les pois qui se gonflent avant de s'enraciner. Quelle cause détermine ce gonflement de l'ovule ? On l'ignore, ainsi que le temps que ce corps met à parcourir ce canal pour arriver dans l'utérus. Suivant M. Geoffroy-Saint-Hilaire, l'ovule ne fait que grossir dans la trompe, et n'y subit aucun changement; Meckel met en doute qu'on ait observé des ovules dans la trompe, et regarde comme vraisemblable l'opinion suivant laquelle l'œuf ne prendrait sa forme que dans l'utérus. D'après les expériences de De Graaf, le passage de l'ovule dans l'utérus a lieu trois jours après la fécondation, chez les lapines ; d'après celles de Cruikshank, ce n'est que le quatrième jour, et du huitième au onzième jour chez la chienne, suivant MM. Prevost et Dumas. M. Home a trouvé dans l'utérus d'une femme morte huit jours après l'imprégnation, un ovule membraneux d'une ligne de longueur, d'une demi-ligne d'épaisseur, et qui était entouré d'une exsudation de lymphe coagulable : on y remarquait deux points opaques et distincts l'un de l'autre. On voit que ces observations ne sont pas suffisantes pour indiquer d'une manière précise l'époque à laquelle l'ovule pénètre dans l'utérus, et rien non plus n'a encore fait connaître sous quelle forme existe alors le germe fécondé à l'intérieur de ses enveloppes.

D'après les recherches de Haller et de Haigton, un point opaque dans l'épaisseur des membranes est le premier indice du développement de l'embryon des mammifères. L'observation de Home porte à penser qu'il en est de même dans l'espèce humaine; mais, suivant ces auteurs, ce premier rudiment de l'embryon ne devient manifeste que dans l'utérus et au bout d'un temps variable, tandis que De Graaf pense que le germe sort de l'ovaire avec ses enveloppes, opinion que les observations de M. Plagge viennent appuyer. Quoi qu'il en soit, ces différens faits concourent à démontrer qu'il se forme avant l'embryon une vésicule membraneuse remplie de fluide, et au sein de laquelle les élémens du germe fécondé se développent ultérieurement. Nous allons examiner cette enveloppe du fœtus, et nous tracerons ensuite l'histoire du fœtus proprement dit.

Article premier. *Des enveloppes et des dépendances du fœtus.*—C'est spécialement à l'ensemble des enveloppes qui forment un sac membraneux dans lequel le fœtus est contenu, que l'on donne le nom d'*œuf*. Cette partie de l'embryologie a successivement été étudiée par Galien, Vésale et Fallope; ce dernier, surtout, indiqua bien les trois membranes qui composent l'œuf humain; elles ont ensuite été dénommées d'une manière particulière par Hunter, bien décrites par Wrisberg, Krummacher, Lobstein, Meckel, etc., et récemment par MM. Dutrochet, Breschet et Velpeau; ces membranes, considérées dans leur ensemble, ont d'autant plus d'ampleur, d'épaisseur et de pesanteur relativement au fœtus, que ce dernier est moins éloigné de l'époque de sa formation. Jusqu'à la fin du troisième mois, leur poids, examiné collectivement avec celui des fluides qu'elles renferment, surpasse de beaucoup celui de l'embryon : prises isolément, elles l'excèdent même d'une manière notable. A la fin du troisième mois, leur pesanteur est presque égale à celle de l'embryon, mais depuis cette époque, il s'établit un rapport inverse, qui est tel, suivant Meckel, que le poids des membranes de l'œuf est à celui du fœtus dans la proportion de un à huit, terme moyen; d'après M. Chaussier, à la naissance, le fœtus pèse environ cinq livres : le placenta, le cordon et les membranes pèsent ordinairement vingt onces, et l'eau à peu près une ou deux livres. Ce savant professeur fait d'ailleurs observer que la loi générale qui préside au développement des corps organisés peut être modifiée par un trop grand nombre de circonstances, pour qu'on puisse soumettre ces proportions à un calcul rigoureux; il ne peut être qu'approximatif. Étudions d'abord la couche la plus extérieure des enveloppes de l'œuf, la membrane caduque.

§. I. La membrane caduque, ainsi nommée par Hunter, figurée par Ruisch, a été décrite par Haller sous le nom de tunique extérieure et de chorion tomenteux, sous celui de *membrana cribrosa* par Osiander (*epigram. in divers. res musei sui anat.*), et d'épichorion, par M. Chaussier; elle paraît être analogue pour sa formation aux concrétions membraniformes accidentelles. Cette opinion admise par les deux Hunter est adoptée par M. Chaussier et par le plus grand nombre des anatomistes et des physiologistes modernes. On pense qu'un coït fécondant détermine dans l'utérus un irritation particulière qui donne lieu à la production d'une lymphe coagulable, d'un tissu séro-albumineux, que quelques auteurs ont comparé à l'albumen qui, dans les oiseaux, entoure le jaune de l'œuf dans l'oviducte, ou à la substance visqueuse qui enveloppe les œufs membraneux de certains reptiles. Ce tissu, ainsi qu'on l'admet le plus généralement, existe dans l'utérus avant la descente de l'ovule : c'est d'ailleurs ce que tendent à prouver les grossesses extra-utérines, dans lesquelles il se forme toujours une semblable membrane à l'intérieur de l'utérus, et les concrétions analogues qu'on observe chaque mois chez certaines filles dont la menstruation est difficile : M. Chaussier en a cité d'assez nombreux exemples. Dans le commencement, la membrane caduque n'est autre chose qu'une matière séro-albumineuse, semi-fluide, en partie concrète, et qui remplit la cavité utérine. Jusqu'à six semaines, ce n'est encore qu'une substance mollasse, pulpeuse, sans trace bien appréciable d'organisation, assez semblable à un caillot de sang décoloré dont la surface est hérissée de flocons saillans et de filamens. Ces flocons membraneux ont été considérés par Osiander (Loc. cit.) comme les restes d'une fausse membrane qu'il nomme muqueuse (*mucosa*), qui existe habituellement, suivant lui, à l'extérieur des œufs abortifs, et qui appartient plutôt à l'utérus qu'à l'ovule. A six semaines, on pourrait croire, ainsi que le dit M. Chaussier, que la partie la plus fluide de cette matière coagulable qui forme la membrane caduque, a été absorbée par l'utérus et par l'ovule pour servir au développement de ce dernier.

Depuis le second mois jusqu'à quatre mois et demi environ, la membrane caduque offre une autre disposition. A l'exception de l'endroit où le placenta est implanté, elle est appliquée à toute la surface de l'œuf auquel elle forme une double enveloppe, de sorte qu'elle est composée de deux feuillets continus par leur circonférence, et appliqués l'un contre l'autre, de même que certains replis des membranes séreuses. Le feuillet externe ou utérin est plus épais que l'interne; il adhère à l'utérus par des prolongemens membraneux et filamenteux qui sont, suivant Osiander, ainsi que nous venons de le dire, les débris d'une membrane accidentelle : son adhérence est bien plus grande vis-à-vis l'orifice de l'utérus que dans aucun autre point de cet organe. La surface interne de ce feuillet externe est unie et contiguë au feuillet interne. Ce dernier, qu'on nomme encore feuillet fœtal, est bien moins épais que le précédent, contre lequel il est appliqué, tandis qu'il adhère en dedans au chorion. Ces deux feuillets, plus épais et réunis entre eux à leur circonférence, se confondent avec le placenta. On nomme le premier feuillet, *caduque utérine*, et le second, *caduque réfléchie*. Ces deux lames ont une épaisseur d'autant plus grande, qu'on les observe sur un œuf plus près de l'époque de sa formation. Après le deuxième mois de conception, elles s'amincissent progressivement, et spécialement l'interne dont on ne retrouve plus de traces après la première moitié de la vie intrà-utérine. Quant à la lame externe, on la voit la première, et elle reste distincte jusqu'à la fin de la gestation. A cette époque, elle enveloppe évidemment le chorion jusqu'au bord du placenta auquel elle adhère intimement, avec lequel elle paraît se confondre, et ne se dédouble pas, comme Haller l'a prétendu, de manière à former deux lamelles, dont l'une passerait devant et l'autre derrière le placenta; car la membrane qui revêt la face utérine du placenta est bien plus mince, plus transparente, et beaucoup plus adhérente que la membrane caduque à laquelle elle est étrangère. Au moment de l'accouchement, la membrane caduque paraît simple; elle est d'un blanc jaunâtre, d'une épaisseur plus considérable que les autres membranes; sa consistance est molle, pulpeuse, sa cohésion analogue à celle des concrétions membraniformes; elle forme à l'extérieur du chorion une couche d'une demi-ligne.

Cette disposition assez complexe de la membrane caduque, à partir du second mois, résulte, suivant Hunter et la plupart des physiologistes, de la progression de l'ovule, qui, en descendant dans l'utérus, pousse au devant de lui la membrane caduque qui tapisse toute la cavité de cet organe. Il éloigne ainsi cette membrane de la partie de l'utérus contre laquelle elle était d'abord appliquée, et se trouve alors immédiatement recouvert par la portion de la membrane qu'il a poussée au devant de lui, qui lui adhère successivement, et qui devient ainsi le feuillet fœtal ou la caduque réfléchie. A mesure que l'œuf fécondé augmente de volume, le feuillet fœtal s'élargit, s'amincit, et finit par devenir contigu au feuillet extérieur qui est resté adhérent aux parois de l'utérus. La cavité à parois contiguës qui résulte du rapprochement des deux portions de la membrane caduque, cesse d'être visible après le quatrième mois; mais, suivant M. Velpeau, ces deux portions ne se collent et ne se confondent ensemble à aucune époque de la gestation, et restent jusqu'à la fin simplement appliquées l'une contre l'autre. Il paraît qu'on a vu l'ovule engagé encore en partie dans la trompe, repoussant ainsi la portion correspondante de la membrane caduque; d'après quelques anatomistes, les vaisseaux du feuillet utérin sont perpendiculaires à cette membrane, tandis que dans le feuillet réfléchi ils lui sont parallèles.

Cette explication de la disposition de la membrane caduque relativement à l'œuf n'est pas admise par tous les auteurs, et plusieurs, MM. Chaussier et Meckel entre autres, pensent que l'ovule, en arrivant dans l'utérus, pénètre dans l'intérieur de la lymphe coagulable qui le remplit, qui, augmentant ensuite de densité, acquiert progressivement une apparence membraneuse à la surface de l'œuf et à la face interne de l'utérus, ce qui donne lieu à sa division en deux couches et à une apparence bifoliée. On cite à l'appui de cette opinion, que, dans le premier mois l'ovule paraît plongé au milieu de la lymphe coagulable qui constitue la membrane caduque; que plus tard, lorsque le placenta se développe, ses flocons vasculaires ne paraissent pas écarter la membrane caduque, mais bien la traverser pour gagner l'utérus; et qu'enfin, la membrane mince qui adhère à la face fœtale du placenta n'est bien probablement que le reste de la membrane caduque qui tapissait cette partie de la surface de l'œuf. Ces deux opinions ne pourraient-elles pas être conciliées, dit Béclard, en admettant que lorsque l'œuf entre dans l'utérus, il pousse au devant de lui la membrane caduque, mais que le contour de l'enfoncement qu'il produit, se rétrécit et se referme derrière lui? La première opinion, qui a été soutenue et développée récemment par M. Velpeau, repose sur des faits nombreux et nous paraît la seule admissible.

Cette membrane, qui a quelque analogie avec l'albumine coagulée, et que Blumenbach compare à la couenne inflammatoire du sang, ressemble beaucoup aux concrétions membraniformes; elle semble réticulaire et percée de trous et de canaux obliques qui, examinés au microscope, paraissent être des sinus ou canaux veineux. Les vaisseaux de la membrane caduque sont très-nombreux, et deviennent apparens dans le cours du deuxième mois. Ils sont alors facilement apercevables sans le secours de l'injection, et sont d'autant plus multipliés que la membrane est plus épaisse; ils diminuent à mesure qu'elle s'amincit. Hunter a observé qu'ils sont plus nombreux là où la membrane entoure le placenta : il est à remarquer que les veines sont bien plus développées et plus nombreuses que les artères. Les parois de ces vaisseaux sont très minces, leur canal est inégal et irrégulier comme celui des vaisseaux qui se forment dans les membranes accidentelles : en outre, les vaisseaux de l'utérus et du chorion se prolongent également dans l'épaisseur de cette membrane; peut-être, dit M. Chaussier, les nerfs de l'utérus s'alongent-ils aussi pour s'y distribuer. Suivant Hunter, la membrane caduque est percée de trois trous qui correspondent aux trois orifices de l'utérus, ceux des trompes, et celui de la cavité du col. Lobstein ne les a jamais vus, et Meckel dit que, si ces trous existent dans l'origine, la membrane caduque paraît au moins se convertir de très-bonne heure en un sac parfaitement clos, puisque dans le cours du premier mois on ne retrouve déjà plus l'ouverture inférieure, et que les deux supérieures sont également effacées dès le second mois. Les recherches de Krummacher, de MM. Breschet, Velpeau et Dutrochet ont démontré que l'œuf, loin d'être percé vis-à-vis l'embouchure des trompes et le col utérin, présentait au contraire des prolongemens membraneux qui pénétraient dans l'intérieur de ces conduits. M. Velpeau n'en a jamais vu deux correspondre aux deux cavités tubaires sur le même œuf, ce qu'il est facile de concevoir, puisque l'ovule qui a parcouru l'une des trompes a du nécessairement le détruire de ce côté.

M. Moreau admet que la membrane caduque est déjà un peu organisée lorsque l'ovule pénètre dans l'utérus, et qu'elle est une véritable membrane séreuse accidentelle qui entoure l'œuf sans le contenir dans sa cavité. Cette opinion pourrait être confirmée en partie par les observations de M. Velpeau et par celle de M. Breschet qui a vu de la sérosité dans la cavité de la membrane caduque, entre le feuillet fœtal et le feuillet utérin. Enfin, d'après des recherches récentes, M. Dutrochet pense que la membrane caduque, qu'il nomme exochorion, n'est point une exsudation membraniforme produite par l'utérus, mais une membrane vasculaire recouverte par un épiderme extérieur et un épiderme intérieur, et nourrie par les vaisseaux ombilicaux du fœtus : dans les mammifères carnassiers, cet exochorion est tapissé par une lymphe plastique, membraniforme, qu'il nomme *épiône*, qu'il n'a pas observée dans l'œuf humain, mais qui y existe, et qui me paraît être évidemment la couche extérieure figurée et décrite par Osiander, sous le nom de *Membrana mucosa*. Suivant M. Dutrochet, l'exochorion est continu avec le tissu vasculaire du placenta dont il occupe la partie supérieure, comme Stein l'a vu, et la caduque réfléchie n'est autre chose que le feuillet interne épidermoïde de l'exochorion qui est lui-même une portion de ce que les zootomistes nomment l'allantoïde chez les quadrupèdes, et qui se réfléchit près du placenta pour se continuer avec la membrane épidermoïde de l'*endochorion*, nom sous lequel cet auteur désigne le chorion. Quant à la nature de la membrane caduque, M. Dutrochet nie positivement qu'il existe dans l'utérus une membrane couenneuse avant la descente de l'œuf, ainsi qu'on l'admet généralement aujourd'hui d'après des faits nombreux et positifs; il regarde comme certain qu'on a été induit en erreur sur ce sujet, et que la poche membraneuse qu'on a observée n'est autre chose que l'allantoïde, qu'il nomme poche *ovo-urinaire*, dont le développement est énorme dès le principe, et tellement hors de toute proportion avec celui du fœtus, que ce dernier est à peine visible quand cette poche remplit déjà toute la cavité de l'utérus: c'est-elle, suivant lui, qu'on a prise pour un kyste membraneux préexistant à la descente de l'œuf.

Quelque fondée que puisse être l'opinion de M. Dutrochet, relativement aux quadrupèdes sur lesquels il a fait ses observations, je ne pense pas qu'elle soit rigoureusement applicable à l'espèce humaine, jusqu'à ce que de nouveaux faits viennent renverser ceux qui ont été vérifiés par un si grand nombre d'anatomistes. Je me bornerai seulement à demander, si la membrane caduque n'est autre chose que l'allantoïde ou la poche *ovo-urinaire* de l'embryon, comment se fait-il qu'on rencontre constamment cette membrane dans la cavité de l'utérus, dans les cas de grossesse extrà-utérine? Là, cependant, l'embryon s'est développé avec toutes ses dépendances hors de l'utérus, et pourtant la cavité de cet organe est tapissée par une membrane caduque dont l'organisation est exactement la même que celle de la membrane caduque qui revêt l'œuf dans la gestation normale. Peut-on admettre ici qu'elle soit formée par l'allantoïde ou la poche *ovo-urinaire* du fœtus?

Les fonctions de la membrane caduque sont d'unir l'œuf à l'utérus; mais quoiqu'elle soit si précoce dans son apparition, cette membrane n'est pas indispensable au développement de l'embryon, puisqu'il prend également de l'accroissement dans les grossesses extrà-utérines, ainsi que nous venons de le dire, sans que l'œuf soit alors entouré par cette membrane.

Les parties que nous allons étudier actuellement, se rattachent plus essentiellement à la formation de l'embryon : ce sont les deux membranes d'enveloppe, le chorion et l'amnios, le placenta, le cordon ombilical, la vésicule ombilicale et l'allantoïde.

§ II. LE CHORION, *membrane moyenne* de Haller, *endochorion* de M. Dutrochet, correspond en dehors à la caduque réfléchie, et en dedans à l'amnios. Dans le principe, cette membrane est opaque, épaisse, résistante, plus large que l'amnios qu'elle renferme, et dont elle est séparée dans les premiers mois de la conception par un intervalle plus ou moins grand, qui contient les *fausses eaux* de l'amnios ; elle est unie faiblement à la membrane caduque. Au lieu des villosités qui hérissent sa face externe, suivant la plupart des auteurs, et qui la rendent tomenteuse, on n'observe, dans le courant du premier mois, dit M. Velpeau, que de petits organes glandiformes qui contiennent bien probablement les rudimens des vaisseaux placentaires ainsi qu'un autre tissu : ces vaisseaux ne paraissent être que des veines. Les granulations glandiformes deviennent de plus en plus apparentes dans le point où l'œuf est contigu à l'utérus, tandis que celles qui sont immédiatement recouvertes par la membrane caduque cessent de se développer et finissent par disparaître. C'est dans le cours du second mois et même à la fin du premier, suivant Béclard, qu'on voit le chorion s'épaissir dans la partie de sa surface qui répond à l'abdomen de l'embryon, ou à l'insertion future du cordon. Dans ce point, qui occupait primitivement presque la totalité de l'œuf, et qui n'en comprend plus successivement que les trois quarts, les deux tiers et la moitié, des vaisseaux deviennent apparents, croissent, ont un aspect rameux, s'avancent contre la paroi de l'utérus, et constituent le commencement du placenta. Ces changemens s'opèrent ordinairement dans la partie supérieure de l'œuf, de sorte que, la portion inférieure du chorion ou celle qui est en rapport avec la membrane caduque s'accroissant plus rapidement, le placenta semble proportionnellement se rétrécir ; mais cette apparence résulte simplement de l'extension prompte et considérable de la portion des parois de l'œuf qui n'a pas contracté d'adhérences vasculaires avec l'utérus. A la fin de la gestation, la membrane chorion est mince, transparente, incolore, plus fine et moins résistante que l'amnios, unie à la caduque et à l'amnios par un tissu filamenteux, très-court, délié, et qui cependant est plus résistant que ces deux membranes dans certains points.

Dans la partie qui correspond au placenta, le chorion n'est plus en rapport avec la membrane caduque; il est plus épais, adhèrent à la face fœtale de cette masse vasculaire, et d'autant plus intimement qu'on l'examine plus près de la racine du cordon ombilical sur lequel il se réfléchit. M. Velpeau partage l'opinion de Burton relativement à la continuation du chorion le long du cordon jusqu'à l'ombilic, et pense, comme cet auteur, qu'il se confond là avec le derme. Suivant Mondini, ces membranes se prolongent bien sur le cordon, mais l'amnios se continue avec le derme, et la membrane chorion avec le tissu aponévrotique des muscles abdominaux. La densité, l'épaisseur et la ténacité de la membrane chorion vont successivement en diminuant depuis le commencement jusqu'à la fin de la grossesse; suivant Hewson, Bojanus et Meckel, cette membrane est composée de deux feuillets entre lesquels passent de petits troncs vasculaires qui communiquent avec les villosités. Les recherches de M. Velpeau ne viennent point à l'appui de cette opinion; il paraît avoir reconnu, au contraire, que cette membrane n'est formée que d'un seul feuillet, et que la source de cette erreur vient probablement de ce qu'on a considéré comme la continuation du chorion une concrétion membraniforme assez épaisse, qui se développe entre lui et le placenta, et qu'on peut séparer en plusieurs lames.

Haller, Blumenbach, Meckel et la plupart des anatomistes s'accordent à dire qu'il n'y a pas de vaisseaux lymphatiques ni de nerfs dans la membrane chorion; on met également en doute l'existence des vaisseaux sanguins dans son tissu. Néanmoins, Wrisberg dit en avoir vu et qu'ils naissent des vaisseaux ombilicaux : Sandifort dit aussi en avoir observé; mais il paraît qu'il n'y en a réellement pas dans l'épaisseur de cette membrane, et que ceux dont on a parlé appartenaient à la membrane caduque. Cependant, suivant M. Dutrochet, le chorion, qu'il nomme endochorion, et qui est formé d'une membrane revêtue sur ses deux faces d'une couche épidermoïde, l'emporte beaucoup en développement vasculaire sur l'exochorion; c'est cette membrane qui, par le développement en épaisseur de l'une de ses portions, engendre le placenta que l'exochorion ne contribue à former qu'en s'unissant par adhérence à sa face supérieure. Dans l'œuf des mammifères carnassiers, l'endochorion est, au contraire, bien moins développé que l'exochorion, ce qui constitue une différence remarquable entre l'œuf humain et celui de cette espèce de mammifères, ainsi que le fait remarquer M. Dutrochet qui pense, en outre, que l'exochorion et l'endochorion sont produits par une extension de la vessie du fœtus, et que les artères ombilicales, qui portent les matériaux de la nutrition à ces enveloppes fœtales, sont véritablement des artères vésicales; aussi, chez les très-jeunes fœtus de quadrupèdes, trouve-t-on toujours les artères ombilicales, à leur origine, contenues dans les parois même de la vessie urinaire. Les observations faites jusqu'à ce jour ne permettent pas d'admettre que cette disposition soit tout-à-fait la même dans l'embryon humain.

§ III. L'AMNIOS est la membrane la plus intérieure de l'œuf; elle contient un liquide séreux. Dans les premiers temps de la gestation, cette membrane est extrêmement mince, molle, analogue à la rétine, et forme un petit sac suspendu dans la partie supérieure du chorion qui l'entoure. Le point de réunion de ces deux membranes correspond à l'abdomen de l'embryon; mais l'amnios n'est point concentrique au chorion jusqu'au milieu du second mois, et même quelquefois jusqu'au cinquième, comme M. Lobstein et Béclard l'ont observé. Il existe entre ces membranes un espace plus ou moins grand rempli par un liquide limpide qu'on nomme *fausses eaux de l'amnios*; cette disposition a lieu le plus constamment, suivant Hunter, mais elle n'est que temporaire. Vers le troisième mois, ces deux enveloppes fœtales sont réunies l'une à l'autre par des filamens celluleux très-déliés, et au terme de la gestation, l'amnios est immédiatement appliquée contre la membrane chorion à laquelle elle adhère par des prolongemens mous, peu distincts, que l'on suppose vasculaires. L'adhérence réciproque des deux membranes est un peu plus intime vis-à-vis le placenta; elle le devient davantage à la surface du cordon ombilical, sur lequel l'amnios se réfléchit en se prolongeant jusqu'à l'ombilic, où elle se confond avec l'épiderme, suivant Burton et M. Velpeau; Meckel dit qu'elle se continue avec la portion saillante de la peau qui forme l'ombilic. La face interne de l'amnios est lisse, polie, et en contact avec l'eau qui remplit sa cavité. Cette membrane est très-mince, presque diaphane, blanchâtre, élastique et plus résistante que le chorion. La structure anatomique de l'amnios est peu connue; on n'y a point encore trouvé de nerfs et de vaisseaux lymphatiques; l'existence de vaisseaux sanguins n'y est pas parfaitement démontrée, et c'est à tort qu'on a avancé que des vaisseaux rampaient dans son épaisseur, et venaient des artères ombilicales, parce qu'on voit quelquefois une des ramifications de ces artères se prolonger entre les membranes avant de se rendre au placenta. Quand on fait macérer dans l'eau, pendant quelque temps, un lambeau de cette membrane, on aperçoit bien alors des filamens ramifiés comme les vaisseaux, mais jusqu'à présent rien ne prouve que telle soit leur nature; cependant, l'accroissement de cette enveloppe membraneuse, et les opacités qu'elle présente quelquefois, rendent cette supposition probable. Suivant Monro, l'injection poussée par les artères ombilicales s'épanche en gouttelettes à la surface de l'amnios : elle s'arrête entre cette membrane et le chorion, dit Wrisberg, si l'injection est un peu grossière. M. Chaussier a observé le même phénomène en injectant par les vaisseaux de la mère.

La cavité de l'amnios contient un liquide au milieu duquel le fœtus est plongé. Dans les premiers temps de la gestation, ce liquide est limpide, plus ou moins transparent, peu dense; mais au terme de la grossesse, il devient lactescent, visqueux, mêlé de flocons albumineux. Il répand une odeur très-prononcée, analogue à celle du sperme; sa saveur est légèrement salée. D'après quelques observations de Ruisch, Harvey, Haller, Osiander, ce liquide paraît contenir plus de matière animale dans le commencement que vers la fin de la gestation. La quantité absolue et relative des eaux de l'amnios est d'autant plus considérable que l'embryon est plus voisin du commencement de sa formation : le poids du fœtus et celui de ce liquide sont à peu près les mêmes vers le milieu de la grossesse; mais à la naissance, la pesanteur du fœtus est quatre ou cinq fois plus grande que celle des eaux de l'amnios, qui ordinairement ne s'élève pas beaucoup au-dessus d'une livre : ces différentes proportions sont d'ailleurs très-variables. Quoi qu'il en soit, on peut dire que la quantité des eaux de l'amnios augmente progressivement dans le commencement, et qu'elle paraît diminuer ensuite, depuis le milieu de la grossesse jusqu'au moment de l'accouchement. D'après l'analyse de M. Vauquelin, l'eau de l'amnios renferme : eau, 98,8; albumine, hydrochlorate de soude, soude, phosphate de chaux et chaux 1,2. Suivant M. Berzelius, ce liquide contient aussi de l'acide hydrophtorique ou fluorique. Scheel avait annoncé qu'il contenait de l'oxygène à l'état libre, et M. Lassaigne crut y avoir trouvé un gaz composé d'azote, 98,3, et oxygène 21,7; mais des expériences faites ultérieurement par ce même chimiste et par M. Chevreul y ont seulement prouvé l'existence d'un gaz composé d'acide carbonique et d'azote.

La source de l'eau de l'amnios a été l'occasion d'opinions très-diverses, et jusqu'à présent aucune des explications données n'est bien satisfaisante. Suivant les uns, ce liquide provient de la mère, suivant les autres, c'est le fœtus qui le produit : la plupart des physiologistes admettent la première opinion, et s'appuient, à l'exemple de Haller, des faits qui prouvent que ce liquide participe aux mêmes altérations que les humeurs de la mère, et qu'on y a retrouvé du mercure, du safran, etc., substances qui avaient été administrées à la mère; en outre, Haller pensait que le liquide transsudait par des pores à la surface de la membrane, en provenant de l'utérus. Scheel rejette cette opinion, et croit, comme Van den Bosch, que les artères ombilicales sérètent le fluide amniotique, et spécialement dans le point où cette membrane recouvre le placenta; mais il pense que dans le reste de son étendue, cette membrane exhale une autre portion du liquide qu'il suppose formé par les vaisseaux de l'utérus, lesquels, après s'être distribués dans l'épaisseur des enveloppes fœtales, s'ouvrent à la surface de la membrane amnios : Lobstein a proposé une explication analogue. L'hypothèse de Scheel, suivant laquelle l'eau de l'amnios est sécrétée à la fois par le fœtus et par la mère, pourrait être appuyée des expériences de M. Chaussier qui dit qu'en injectant un liquide, soit par les artères ombilicales, soit par les vaisseaux utérins, l'injection parvient également dans la cavité de l'amnios. Enfin, suivant Meckel, ce liquide est fourni principalement par la mère; mais vers la fin de la grossesse, il l'est en partie par le fœtus.

Les eaux de l'amnios entretiennent l'isolement des parties extérieures du fœtus, avant que la peau ne soit recouverte de l'enduit sébacé dont nous parlerons plus tard; elles le garantissent des chocs extérieurs, favorisent ses mouvemens et son développement, en déterminant la dilatation régulière de l'utérus autour de l'œuf; dès le commencement, le fœtus peut ainsi obéir aux lois de la pesanteur et présenter la tête en bas. En outre, ce liquide a encore pour usage de faciliter l'accouchement en contribuant à la dilatation de l'orifice utérin, et en lubrifiant le vagin et la vulve. Nous examinerons à la fin de cet article, si ce liquide sert à la nutrition du fœtus.

§ IV. LE PLACENTA est une masse molle, spongieuse, formée essentiellement par les vaisseaux du chorion, et qui constitue la principale connexion de l'œuf avec l'utérus. Dans le principe, le placenta n'existe pas; on n'en observe les premiers rudimens que vers la fin du premier mois : ils existent, suivant les uns, sur la partie de l'ovule qui correspond à l'abdomen de l'embryon, ou à l'insertion future du cordon, tandis que M. Velpeau pense que c'est dans la partie de l'œuf qui n'est pas revêtue par la membrane caduque, et qui se trouve conséquemment contiguë à l'utérus. Quoi qu'il en soit, on remarque dans un point de l'ovule, et le plus souvent dans sa partie supérieure, des granulations vasculaires notablement développées, distinctes et séparées les unes des autres, qui semblent naître de l'ovule par des ramifications simples ou doubles. Ces capillaires rameux ne paraissent être dans l'origine que des veines, et plus tard seulement, des artères très-fines s'y réunissent. Ces vaisseaux rudimentaires s'accroissent successivement, s'alongent; bientôt les ramifications vasculaires deviennent plus touffues, moins distinctes, forment un tissu plus dense qui constitue le placenta, lequel semble lui-même ensuite diminuer progressivement d'étendue relativement à l'œuf, phénomène résultant uniquement, ainsi que nous l'avons dit en décrivant le chorion, de l'accroissement et de l'ampliation du reste des enveloppes fœtales; il ne forme plus ainsi, à l'époque de son développement entier, que le tiers ou le quart de la surface de l'œuf : vers la fin de la grossesse, il devient moins pesant, plus petit, plus dense et moins vasculaire, car ses vaisseaux s'oblitèrent progressivement, et se convertissent pour la plupart en filamens fibreux, calcaires, spécialement à la face intérieure du placenta. A cette époque, la forme du placenta est ovalaire, légèrement convexe du côté de l'utérus, et concave du côté fœtal; ses diamètres sont ordinairement de six à huit pouces; son épaisseur, de douze à quinze lignes au centre, et de quelques lignes à la circonférence. Il adhère habituellement au fond de l'utérus, circonstance qu'on pourrait invoquer à l'appui de l'opinion suivant laquelle on admet qu'il se forme dans le point de l'ovule qui n'est pas recouvert par la membrane caduque. Le côté du placenta qui correspond à l'utérus, ou sa face utérine, est partagé en un nombre variable de lobes ou de cotylédons, irrégulièrement arrondis, réunis entre eux par un tissu celluleux et vasculaire très-mou, étendu en membrane à la surface de ce côté du placenta. Suivant Hunter, les vaisseaux de cette membrane, sur la nature de laquelle les anatomistes ne sont pas d'accord, viennent de l'utérus. Haller regardait cette membrane comme une des lames de la membrane caduque. M. Chaussier, admettant que l'ovule pénètre au milieu de la lymphe concrescible qui doit constituer la membrane caduque, considère aussi le feuillet membraneux qui recouvre la face utérine du placenta, comme une continuation de la membrane caduque qui est seulement plus amincie dans ce point; d'après Wrisberg, MM. Lobstein, Desormeaux et Meckel, ce feuillet en diffère essentiellement, et ne peut en être la continuation, puisqu'on ne le trouve que dans la seconde moitié de la gestation. Quelle que soit la nature de cette membrane, toujours est-il qu'elle unit le placenta à l'utérus, et assez intimement surtout à sa circonférence. La face interne ou fœtale, recouverte par le chorion et l'amnios, offre les ramifications nombreuses des artères et de la veine ombilicales qui se réunissent pour former le cordon ombilical, dont l'insertion se fait le plus souvent vers la partie moyenne du placenta. La circonférence de cette masse vasculaire est mince, inégale, se confond insensiblement avec le tissu intermédiaire au chorion et à l'amnios, et suivant un grand nombre d'anatomistes, avec le chorion lui-même : son étendue est à peu près de vingt-quatre pouces; le placenta est plus dense à sa circonférence que dans le reste de son étendue.

Le placenta est rougeâtre, mou, spongieux, facile à déchirer; les lobes ou cotylédons dont il est composé, et qui sont réunis les uns aux autres, ont chacun des troncs vasculaires particuliers; Wrisberg a même observé que leurs ramifications ne communiquent point avec celles des lobes voisins. Quelquefois ces lobes sont distincts et isolés les uns des autres, ainsi qu'on l'observe dans certains animaux. D'après ce qui vient d'être dit, on voit que ce corps est essentiellement formé de vaisseaux, unis par un tissu peu résistant, analogue au tissu cellulaire : il y existe aussi des prolongemens du chorion dans son épaisseur, ainsi que des filamens blanchâtres assez résistans. Les divisions des artères et de la veine ombilicales sont distribuées de telle sorte, que chaque lobe ou cotylédon reçoit une artère et une veine qui se subdivisent à l'infini jusqu'à devenir capillaires; chaque ramification artérielle est accompagnée d'une ramification veineuse, et présente dans son trajet des sinuosités nombreuses et de petits renflemens : il est douteux que l'intérieur des artères soit garni de valvules, comme Reuss le prétend. Ces nodosités et ces inégalités dans le calibre des vaisseaux du placenta, sont surtout très-prononcées dans le principe, et les rendent tout-à-fait analogues aux vaisseaux de nouvelle formation qu'on observe dans les membranes accidentelles : à cette époque, ils ont tous l'apparence des veines. Hewson dit que le chorion pénètre dans l'épaisseur du placenta en se divisant en gaînes celluleuses qui entourent les ramifications vasculaires et qui les accompagnent jusqu'à leurs terminaisons. En effet, cette membrane est plus épaisse à la circonférence du placenta, et semble composée de plusieurs lames superposées; mais, suivant M. Velpeau, ces prolongemens membraneux ne sont que les lames d'une concrétion membraniforme qui existe entre le chorion et le placenta, du côté de sa face fœtale. Il paraît que les filamens blancs et fibreux qu'on y observe à une époque avancée de la vie intrà-utérine, sont des vaisseaux oblitérés. Quant à la substance molle, spongieuse, au milieu de laquelle les vaisseaux sont ramifiés, elle a beaucoup d'analogie avec le tissu cellulaire à l'état natif. Quelques auteurs admettent qu'elle n'est autre chose qu'une production de la membrane caduque : elle est ordinairement infiltrée d'une assez grande quantité de sang. Il n'est pas encore parfaitement démontré que le placenta reçoive des nerfs provenant du fœtus, comme Werheyen, Wrisberg, MM. Chaussier et Ribes le pensent. Ev. Home et Bauer, qui partagent aussi cette opinion, disent qu'à l'aide du microscope, on peut très-bien suivre ces filets nerveux qui se répandent le long des parois des artères ombilicales. On n'y a point observé les glandes admises par Littre, ni les vaisseaux lymphatiques vus par Cruikshank et Mascagni.

Le placenta peut s'implanter dans tous les points de la surface interne de l'utérus et même sur son orifice, mais son insertion la plus commune a lieu au fond de la cavité utérine. Tantôt il offre des dimensions considérables, tantôt il est petit. Un médecin américain a rapporté, et le fait est au moins douteux, que dans un cas le placenta n'existait pas. Quelquefois il est mince et membraniforme : d'autres fois il est analogue à un rein, et le cordon s'insère dans la partie échancrée de son bord; ou bien il est ovalaire, ou régulièrement orbiculaire, bilobé ou multilobé : ordinairement il offre un mamelon saillant, quand il s'insère sur l'orifice de l'utérus. Il y a le plus souvent fusion des deux placentas en un seul, dans le cas de jumeaux, ou ils sont tout simplement réunis par quelques anastomoses vasculaires. Quant aux usages du placenta, on sait que réuni avec le cordon ombilical il établit la principale communication qui existe entre la mère et l'enfant.

C'est ici l'occasion d'exposer avec détail ce mode de communication, en décrivant la disposition des vaisseaux de l'utérus, relativement à ceux qui proviennent de l'expansion du cordon ombilical. Indépendamment des ramifications vasculaires qui résultent de la division des artères et de la veine ombilicales, et dont l'ensemble constitue la portion fœtale du placenta, on considère comme sa portion utérine, les vaisseaux de l'utérus qui se prolongent dans ce feuillet membraneux dont nous avons parlé plus haut, et qui est, suivant les uns, une portion de la membrane caduque, tandis qu'il en diffère essentiellement suivant les autres. Cette lame membraneuse forme la base de la portion utérine du placenta; elle envoie des prolongemens membraneux entre chacun des lobes et des lobules placentaires, et autour de toutes les ramifications capillaires des vaisseaux ombilicaux; cette portion membraneuse est traversée par des prolongemens vasculaires de l'utérus, et contient, en outre, des vaisseaux qui lui sont propres. Ces vaisseaux utéro-placentaux connus d'Albinus, ont été injectés par M. Dubois : les uns sont des artères tortueuses qui ont une ligne de diamètre environ, les autres sont des veines qui sont plus considérables, et dont une partie se continue obliquement dans l'utérus, tandis que l'autre s'ouvre dans les canaux veineux creusés dans la membrane accidentelle. On observe des renflemens à chacun des points où les artères s'abouchent avec les veines; ces dernières en offrent aussi dans leur continuité, disposition qui prouve leur analogie avec les vaisseaux qui se forment dans les concrétions membraniformes. La portion fœtale du placenta est essentiellement composée par les ramifications des vaisseaux ombilicaux et par les prolongemens membraneux au milieu desquels ils sont plongés, que la plupart des anatomistes considèrent comme des lames du chorion, et qui ne sont, suivant M. Velpeau, que les prolongemens d'une concrétion couenneuse assez épaisse, susceptible de se diviser en plusieurs feuillets, et qui est située entre la face fœtale du placenta et le chorion. Ces deux parties sont distinctes l'une de l'autre pendant les premiers mois de la gestation, mais elles s'unissent plus tard, et sont en quelque sorte confondues ensemble à la fin de la grossesse : malgré cette réunion intime, on admet que les vaisseaux de l'une et l'autre portions placentaires ne communiquent point entre eux, et qu'il n'existe d'anastomoses qu'entre les vaisseaux d'une même portion.

Cependant, quelques physiologistes pensent qu'il y a continuation ou communication des vaisseaux de l'utérus avec ceux du placenta, et ils apportent en preuves de leur opinion; 1° l'écoulement de sang plus ou moins abondant que fournit l'utérus après l'accouchement et l'avortement; 2° l'état exsangue du fœtus chez des femmes mortes d'hémorrhagie; 3° les hémorrhagies qui ont lieu par le cordon après sa section dans l'accouchement; 4° L'injection des vaisseaux du fœtus par ceux de l'utérus, et *vice versâ;* 5° L'absence de cœur dans certains fœtus monstrueux. Mais on peut répondre à ces argumens qu'après la délivrance, la dilatation très-grande des vaisseaux doit nécessairement donner lieu à un écoulement assez considérable de sang, jusqu'à ce que l'utérus soit contracté et entièrement revenu sur lui-même; qu'on a observé un grand nombre de fois le fœtus avec tout son sang lorsque la mère était morte d'hémorrhagie, que les hémorrhagies par le cordon sont excessivement rares; que les résultats des injections qu'on a tentées si souvent, sont trop variés pour qu'on puisse en tirer quelques conclusions fondées; qu'enfin, il est probable que dans les fœtus dépourvus de cœur, la circulation a lieu par la contraction seule des vaisseaux.

Les faits sur lesquels s'appuient les partisans de l'opinion contraire, c'est-à-dire, ceux qui pensent qu'il y a une interruption réelle entre le système circulatoire de la portion utérine et celui de la portion fœtale du placenta, sont d'abord, le défaut d'isochronisme qu'on observe entre le pouls de la mère et celui du cordon ombilical. En outre, Wrisberg et Osiander ont vu des fœtus naître au milieu des membranes restées intactes, et la circulation continuer pendant neuf minutes et même un quart d'heure. Enfin, Hunter, MM. Lobstein, Chaussier, Ribes et Béclard ont constaté que l'injection poussée par les artères utérines revient par les veines utérines, et qu'on en trouve quelquefois une partie épanchée à la surface ou entre les lobes du placenta; quand on injecte par les artères ombilicales, le liquide revient par la veine et réciproquement. MM. Chaussier, Ribes et Béclard ont bien remarqué, en injectant du mercure par la veine utérine, que le métal pénétrait dans les veines utérines, mais on ne peut rien conclure de ce résultat, parce qu'il y a toujours en même temps des épanchemens du métal à la surface du placenta, et qu'il peut alors facilement entrer dans les veines de l'utérus, dont les orifices sont dilatés et béans.

Cependant, malgré cette apparence d'isolement des vaisseaux des portions fœtale et utérine du placenta, il existe pourtant entre eux une communication certaine, à l'aide de laquelle le fœtus s'accroît et se développe. De quelle nature est cette connexion? On a voulu l'expliquer en admettant que les deux portions placentaires exerçaient l'une sur l'autre une influence réciproque, et qu'il s'opérait dans chacune une double absorption et une double perspiration. On a comparé ce rapport d'action mutuelle à celui qui a lieu soit entre l'air et le sang dans les poumons, soit entre les alimens et les vaisseaux chylifères dans l'intestin. C'est, en effet, dans ce point que s'opère la nutrition et peut-être l'oxygénation du sang du fœtus aux dépens de celui de la mère. (*Voyez* art. III, *fonct. du fœtus.*) Enfin, on a comparé le mode d'union de ces deux portions du placenta à la greffe des végétaux, et à l'enracinement des plantes parasites. Mais, ces explications et ces comparaisons, qui sont loin d'être une démonstration directe, ne pouvaient suffire pour dissiper l'obscurité qui existait sur ce point d'embryologie : les expériences récentes du docteur David Williams, de Liverpool, viennent d'éclairer cette question importante, et nous paraissent assez concluantes dans leurs résultats pour qu'on puisse admettre comme très-probable que la circulation utéro-fœtale s'opère par l'intermédiaire de vaisseaux non interrompus. Sachant que chez les animaux, l'huile circule encore facilement dans les vaisseaux quelques instans après la mort, ce médecin a injecté dans l'aorte ventrale, sur des chiennes qui portaient depuis cinq ou six semaines, de l'huile de lin tiède et colorée, au moment même où on venait de tuer ces animaux en leur liant la trachée-artère : en procédant aussitôt après à l'examen des vaisseaux utérins qu'on pouvait suivre assez loin au moyen de la teinte que leur communiquait l'injection, on put reconnaître en même temps, d'une manière évidente, l'huile colorée dans les vaisseaux ombilicaux des différens fœtus, et en divisant les différentes parties du corps de chacun d'eux, il fut facile de distinguer les gouttelettes d'huile colorée à la surface du sang qui s'écoulait par les incisions. Dans d'autres expériences, on retrouva également, dans le sang extrait par la pression du cordon ombilical après sa section, des gouttelettes de l'huile colorée qui avait été injectée. Ces résultats, observés constamment à la suite des expériences faites par le docteur David Williams, portent naturellement à conclure : que le passage de l'huile dans les vaisseaux du fœtus ne paraît pas s'être opéré à travers un appareil sécréteur; que, sur ces animaux, les vaisseaux qui établissent une communication si facile de la mère au fœtus doivent être assez larges pour permettre le passage des globules rouges du sang, et qu'il est fort probable que ces vaisseaux ne sont pas interrompus; qu'enfin, l'analogie de rapport que le fœtus offre relativement à la mère, chez tous les vivipares, conduit à admettre que chez tous il doit exister une disposition identique dans les vaisseaux de communication de la mère au fœtus.

Enfin, c'est aux connexions vasculaires, très-nombreuses et très-larges, de l'utérus avec la portion utérine du placenta qu'il faut attribuer l'hémorrhagie qui a toujours lieu au moment où le placenta se décolle après l'accouchement. Mais l'écoulement du sang ne tarde pas à s'arrêter par la contraction des parois utérines. Les injections faites par MM. Chaussier et Ribes, en démontrant la continuité des vaisseaux veineux de la mère à l'enfant, expliquent d'ailleurs, de la manière la plus directe, comment ces hémorrhagies peuvent être quelquefois assez abondantes pour mettre les jours de la mère en danger.

§ V. Le cordon ombilical, qui réunit le fœtus au placenta, s'étend de cet organe à l'abdomen de l'enfant. Il n'existe point encore à la fin du premier mois de la conception, suivant la plupart des anatomistes, de sorte que l'embryon est immédiatement appliqué contre ses enveloppes par un point qui correspond à la région abdominale. Béclard a vu sur un embryon, vers cette époque, des vaisseaux qui rampaient pendant un certain espace entre les membranes, depuis l'abdomen du fœtus jusqu'à l'endroit où le chorion offrait les rudimens du placenta futur. M. Velpeau a observé dans la même période une disposition du cordon tout-à-fait différente : ainsi, d'après les observations de Meckel, Béclard, etc., il paraît que l'embryon est appliqué immédiatement contre les enveloppes de l'œuf jusqu'à la fin du premier mois de la conception environ, tandis que, suivant M. Velpeau, depuis la seconde moitié du premier mois jusqu'au deuxième, on trouve le cordon formé d'une série de renflemens, en général au nombre de quatre, mais plus souvent au nombre de trois seulement, séparés par autant de collets ou rétrécissemens. L'examen d'un assez grand nombre d'œufs abortifs dont la formation ne datait pas d'un mois, m'a démontré, de la manière la plus évidente, que le cordon est déjà long de cinq ou six lignes à cette époque de la conception; de sorte que, si l'embryon est immédiatement uni à ses membranes dans le commencement, cette disposition doit exister pendant un intervalle de temps très-court. J'ai reconnu, ainsi que le dit M. Velpeau, sur des embryons que j'ai observés avec lui, que le cordon présente constamment dans l'origine au moins trois renflemens distincts. L'une de ces vésicules ou renflemens, plus alongée que les autres, adhère au placenta en dehors de la racine des vaisseaux où se trouve le premier rétrécissement; les autres sont disposées de manière à se partager le cordon, et à ce que le dernier collet forme l'anneau ombilical. Ces vésicules disparaissent successivement, de manière qu'on cesse d'apercevoir d'abord celle du placenta, ensuite celle qui est la plus rapprochée du ventre, puis celle qui avoisinait la première disparue, et enfin, celle qui persiste le plus long-temps renferme les intestins. Ces vésicules contiennent un fluide dont nous parlerons à l'article de l'allantoïde et de la vésicule ombilicale; avant l'époque de leur disparition, les vaisseaux ne sont point encore roulés en spirale, et il est probable que cette disposition n'est sans doute que l'effet d'une torsion mécanique. J'ajouterai à ce sujet, que Meckel a remarqué que cette inflexion des vaisseaux, qui ne s'opère qu'après le deuxième mois, a lieu le plus ordinairement de gauche à droite, neuf fois sur dix. Ce qui démontre, en quelque sorte, qu'une torsion mécanique est la cause première de ces spirales, c'est que M. Velpeau a remarqué qu'en tordant le cordon en sens inverse sur des embryons d'un mois ou cinq semaines, on les fait disparaître complétement.

Le cordon s'alonge à mesure que l'embryon s'accroît et s'éloigne des parois de l'œuf : il diminue aussi d'épaisseur, parce qu'en même temps qu'il acquiert plus d'étendue, il cesse de contenir certains organes annexés ou immédiatement liés au fœtus ; c'est ainsi qu'on peut retrouver dans son épaisseur, jusqu'au troisième mois, une partie du canal intestinal, une partie ou la totalité de la vésicule ombilicale et les vaisseaux omphalo-mésentériques. Plus le fœtus est jeune et plus l'insertion du cordon à l'abdomen est inférieure, c'est-à-dire, rapprochée de la région hypogastrique; plus aussi la base par laquelle il s'y insère a de largeur. Pendant le tiers moyen de la vie utérine environ, la longueur du cordon excède plus ou moins celle du fœtus; mais comme son alongement a lieu progressivement jusqu'au terme de la grossesse, il offre ordinairement alors une longueur à peu près égale à celle du fœtus; elle est, terme moyen, de vingt pouces. On sait d'ailleurs qu'il y a de nombreuses variétés sous ce rapport, de même que sous celui de sa grosseur. Indépendamment des torsions répétées et des bosselures qu'il présente dans son trajet, il arrive aussi qu'on y observe des nœuds quelquefois assez compliqués. Au neuvième mois, le cordon est composé de la veine et des artères ombilicales, d'une substance molle et gélatiniforme qui entoure ces vaisseaux, de l'ouraque et d'une enveloppe formée, suivant les uns, par l'amnios seule, et suivant les autres, par cette membrane et le chorion. Les auteurs cités plus haut admettent dans le cordon, de même que dans le placenta, l'existence des nerfs. (§ II.)

Les radicules veineuses de chaque lobe placentaire se réunissent successivement en rameaux qui communiquent d'un lobe à un autre; ces rameaux forment sur la face fœtale du placenta un réseau assez serré dont les branches constituent par leur réunion le tronc de la *veine ombilicale*. Le diamètre de cette veine égale celui des deux artères ensemble qu'elle contourne en spirale, quoiqu'elle soit un peu moins longue, parce qu'elle est moins flexueuse qu'elles. Arrivée à l'anneau ombilical, elle abandonne les deux artères ombilicales, se porte en haut et à droite dans l'épaisseur du ligament suspenseur du foie, se place dans la partie antérieure de la scissure horizontale de cet organe, fournit à droite des branches assez multipliées qui se ramifient dans le lobe droit, donne naissance à gauche à d'autres branches plus nombreuses et plus grosses, qui se répandent dans le lobe gauche; il naît aussi de sa paroi supérieure quelques ramuscules peu considérables. A l'entrecroisement des deux scissures du foie, le tronc de la veine ombilicale offre un renflement, et se divise ensuite en deux branches remarquables; l'une, postérieure, qu'on nomme *canal veineux*, se prolonge à peu près dans la même direction que le tronc primitif, et en grossissant un peu, s'ouvre dans celle des veines hépatiques qui est le plus à gauche, et forme avec elle un tronc gros et court qui s'abouche dans la veine cave, directement au-dessous du diaphragme : le canal veineux s'ouvre quelquefois immédiatement dans la veine cave. L'autre branche, plus grosse, se dirige à droite, et se sépare du tronc commun plus bas et plus en avant que le canal veineux avec lequel elle forme un angle aigu. En se portant de gauche à droite, elle fournit une branche au lobe de Spigel, s'unit ensuite au tronc de la veine porte abdominale avec lequel elle forme un canal dont le diamètre est double du sien, et qu'on nomme *canal de réunion* ou *confluent* de la veine porte et de la veine ombilicale. Après un court trajet, ce tronc se divise en deux ou trois branches qui se ramifient dans l'épaisseur du lobe droit du foie. La portion abdominale de la veine ombilicale s'oblitère à la naissance, et se convertit en un tissu ligamenteux; cependant, il résulte des observations de Haller qu'elle peut rester perméable au sang, jusqu'au vingt-unième, et au quarantième jour après la naissance, jusqu'au huitième, douzième mois, à la vingtième, quarantième année, et même jusqu'à l'âge le plus avancé. La veine ombilicale, dont les parois sont très-minces, ne présente pas de valvule dans son intérieur.

Les artères ombilicales résultent de la bifurcation de l'aorte abdominale du fœtus; elles descendent le long des parois latérales de la vessie, sur lesquelles elles jettent quelques ramifications, remontent ensuite le long de la face postérieure de la paroi antérieure de l'abdomen, en accompagnant l'ouraque, sortent par l'ombilic, se prolongent le long du cordon en décrivant de nombreuses flexuosités, et arrivent à la face fœtale du placenta, où elles communiquent entre elles très-visiblement; là, elles se subdivisent en rameaux dont chacun s'accole à une veine en s'enveloppant dans une gaîne commune; ces vaisseaux pénètrent dans chaque lobe placentaire, en se subdivisant l'un et l'autre en ramuscules nombreux qui s'anastomosent entre eux. On ne trouve pas dans les artères ombilicales les valvules indiquées par Reuss. Leurs parois ont peu d'épaisseur et beaucoup de ténacité. Elles ne deviennent visibles qu'après les veines, ce qui contribue encore à prouver que la formation de ces dernières est plus précoce. Le même doute existe sur la présence des vaisseaux lymphatiques et des nerfs dans le cordon comme dans le placenta.

A la description des vaisseaux qu'on trouve dans le cordon ombilical à la naissance, nous devons ajouter ici celle des vaisseaux *omphalo-mésentériques* qui y existent également, assez rarement à la vérité jusqu'à cette époque, mais constamment jusqu'au troisième mois de la conception environ; Béclard les a vus chez un enfant de dix à douze ans. En général, leur existence est bornée aux premiers mois de la vie intra-utérine. Ces vaisseaux, qui ont été fort bien décrits par MM. Chaussier et Ribes, sont au nombre de deux; une artère et une veine. Ils s'étendent de la paroi postérieure de l'abdomen à la vésicule ombilicale. L'artère naît de la mésentérique supérieure près le pancréas qu'elle traverse dans toute sa longueur, et la veine placée plus à droite vient de la veine porte abdominale; elle est située à gauche, suivant M. Chaussier. Ces vaisseaux se dirigent de ces deux points vers l'ombilic; écartés d'abord l'un de l'autre par quelques circonvolutions intestinales, ils se rapprochent successivement, et se réunissent à l'ombilic, sortent de l'abdomen par cette ouverture, se continuent dans l'épaisseur du cordon ombilical dont ils font partie, et se rendent à la vésicule ombilicale. Le péritoine, qui se réfléchit sur ces vaisseaux à leur origine, cesse de les envelopper à l'ombilic où ils sont rapprochés et entourés d'une même gaîne celluleuse, formant ainsi un filet en apparence unique, qui se porte quelque temps sous le chorion, traverse ensuite cette membrane, et se prolonge sous l'amnios jusqu'à la vésicule ombilicale sur laquelle ces deux vaisseaux se ramifient. D'après ses observations, M. Velpeau regarde comme certain que ces vaisseaux sont constamment en dehors du chorion et de l'amnios. Je les ai observés deux fois chez des embryons de huit ou neuf semaines ; chez l'un d'eux, la vésicule ombilicale était située sur la face fœtale du placenta, à un pouce de l'insertion du cordon, de sorte qu'on pouvait suivre très-distinctement le filet unique résultant de la jonction de la veine omphalo-mésentériques et de l'artère, depuis la vésicule jusque dans le mésentère de l'embryon. Je parlerai de l'ouraque en décrivant l'allantoïde.

Les vaisseaux du cordon sont entourés d'une substance demi-fluide, gélatiniforme, qu'on nomme gélatine de Warthon, et dont la quantité plus ou moins considérable fait varier le volume du cordon ; de là la distinction des cordons gras et des cordons maigres. Cette substance est analogue à du tissu cellulaire infiltré d'une humeur albumineuse, assez épaisse, qu'on peut déplacer en pressant le cordon dans diverses directions. Elle est perméable, et peut se laisser remplir d'air ou de liquide par l'insufflation ou l'injection. Cette substance se continue d'une part avec le tissu cellulaire sous-péritonéal du fœtus, de l'autre elle accompagne les vaisseaux dans le placenta, et entoure leurs dernières ramifications. Les enveloppes du cordon sont formées par l'amnios et le chorion. (§ II et III.)

§ VI. L'ALLANTOÏDE et la VÉSICULE OMBILICALE, parties dont la description va compléter l'histoire des annexes de l'embryon, ne persistent pas aussi long-temps que les autres enveloppes de l'œuf ; quelques auteurs mettent même leur existence en doute. Ces deux poches membraneuses ne constituent pas, comme l'amnios et le chorion, deux enveloppes concentriques l'une à l'autre, qui entourent l'embryon ; elles sont situées dans la longueur du cordon, entre le chorion et l'amnios, suivant l'opinion généralement admise par les anatomistes : d'après M. Velpeau, elles se trouvent placées en dehors de ces membranes. Ordinairement elles disparaissent vers le troisième mois de la vie intra-utérine. Ces deux organes, qui existent en même temps dans le plus grand nombre des animaux vertébrés, et très-probablement chez l'homme, sont tout-à-fait distincts l'un de l'autre ; de sorte qu'on ne peut admettre avec M. Lobstein que l'allantoïde des animaux soit l'organe qui constitue la vésicule ombilicale chez l'homme, ou d'après M. de Blainville, que ce qu'on nomme vésicule ombilicale dans l'espèce humaine ne soit que l'allantoïde.

La vésicule ombilicale, nommée encore vésicule vitellaire, intestinale, membrane du jaune, etc., décrite pour la première fois avec soin par G. Needham (*de formato fœtu*. Lond. 1667), existe constamment dans les premiers mois de la gestation, et c'est à tort qu'elle a été niée par un grand nombre d'anatomistes, et considérée par Osiander comme un vice de conformation de l'embryon. Aujourd'hui son existence est généralement reconnue, et la plupart des physiologistes la regardent comme l'analogue de la membrane vitellaire du poulet. On ne peut pas admettre qu'elle corresponde à l'allantoïde des mammifères et des oiseaux; car les argumens sur lesquels on se fonde prouvent, au contraire, son analogie avec la vésicule ombilicale des mammifères et le sac vitellaire des oiseaux : telles sont, son existence constante, la transparence de ses parois, le fluide limpide qui la remplit, les vaisseaux qui se ramifient à sa surface, et sa situation entre les autres membranes de l'œuf, ou en dehors de ces membranes, suivant M. Velpeau. En outre, la nature des vaisseaux de cette vésicule et ses connexions avec le canal intestinal viennent encore confirmer ce rapprochement, ainsi que Meckel le fait remarquer.

On ne connaît pas l'époque précise de la formation de la vésicule ombilicale; cependant, si l'on s'appuie de son analogie avec la membrane vitellaire des oiseaux, il paraîtra probable qu'elle se forme, de même que cette partie, avant les autres membranes de l'œuf. Elle est située d'abord immédiatement à la partie inférieure de la face antérieure de l'embryon, mais elle s'en éloigne progressivement, à mesure que le cordon se forme, de sorte qu'au deuxième mois, elle se trouve adhérente à la face fœtale du placenta, près l'insertion du cordon, entre les deux membranes fœtales, ou, plus probablement, en dehors de ces enveloppes, car M. Velpeau, en disséquant les divers renflemens qui forment primitivement le cordon ombilical (§ v), a reconnu que ceux qui répondent à la vésicule ombilicale et à l'allantoïde, offrent de dehors en dedans : 1° l'amnios, 2° le chorion, 3° une toile libre, d'une finesse extrême, analogue à l'hyoïde, et qui recouvre immédiatement les vésicules ombilicale et allantoïdienne, lesquelles par conséquent se trouvent à l'extérieur des membranes de l'œuf, puisque celles-ci se réfléchissent simplement sur elles, comme sur les vaisseaux du cordon.

La vésicule ombilicale est d'autant plus volumineuse que l'embryon est plus jeune, et elle en surpasse alors très-notablement la grosseur, ainsi que Sœmmering, MM. Lobstein, Meckel et Béclard l'ont observé. Son diamètre est ordinairement de trois lignes environ dans le principe; cependant, celle qui a été figurée par M. Lobstein devait avoir eu dans le commencement dix lignes de diamètre environ, dimensions supérieures à celles qu'ont présentées toutes les vésicules ombilicales observées et décrites jusqu'à ce jour. Quand elle persiste jusqu'à la naissance, ce qui est rare, elle est située à un pouce ou un pouce et demi environ de l'insertion du cordon au placenta, à la face fœtale duquel elle adhère: elle offre alors deux ou trois lignes de diamètre. La vésicule ombilicale est formée par une membrane granuleuse, translucide et très-résistante, car elle supporte facilement une extension assez considérable, déterminée soit par l'injection de l'eau dans sa cavité, soit en l'insufflant fortement. Elle renferme un liquide limpide d'abord, mais qui devient insensiblement blanchâtre, qui diminue de quantité, s'épaissit, et finit par s'endurcir. La capacité de la vésicule se rétrécit peu à peu par la rétraction de ses parois qui se rident et deviennent opaques. C'est dans leur épaisseur que se ramifient les vaisseaux omphalo-mésentériques, ainsi que nous l'avons dit plus haut. Je l'ai vue, sur un embryon de six semaines, située à un pouce environ de l'insertion du cordon au placenta.

Tous les anatomistes ne sont pas d'accord sur la nature des connexions de la vésicule ombilicale avec l'embryon. Les uns ne voient pas d'autre liaison que celle qui a lieu par l'intermédiaire des vaisseaux omphalo-mésentériques; les autres admettent, en outre, qu'il a existé dans le principe une communication directe entre elle et l'intestin. Cette dernière connexion n'est point évidente chez l'homme, mais certains faits la rendent probable. Ainsi, par exemple, chez les oiseaux, les reptiles et les poissons cartilagineux, la membrane vitellaire, que l'on considère comme l'analogue de la vésicule ombilicale, communique avec l'intestin chez les premiers par un conduit visible dans le commencement, et par une large ouverture qui persiste pendant toute la vie du fœtus, chez les poissons et les batraciens. En second lieu, MM. Oken, Meckel et Bojanus ont constaté qu'il existait aussi une communication manifeste sur des embryons de cochon, de mouton, de vache, etc.; M. Meckel a même vu un filament de communication entre l'intestin et la vésicule, sur un embryon humain de cinq lignes. Si l'on ajoute à ces observations que, dans l'homme et les mammifères, les vaisseaux omphalo-mésentériques ont la même origine, et se portent de même à la vésicule ombilicale, comme chez les oiseaux; que dans le principe, le canal intestinal de l'embryon humain est contenu dans la base du cordon, et tout près de la vésicule ombilicale; qu'il est arrivé quelquefois que, sur des embryons très-jeunes, on a pu pousser le liquide de la vésicule dans un conduit qui se dirigeait le long du cordon, vers l'abdomen, et qu'on a aussi observé plusieurs fois, dans le fœtus, un canal qui se rendait de l'intestin à l'ombilic, accompagné des vaisseaux omphalo-mésentériques : ne peut-t-on pas admettre, comme vraisemblable, d'après ces diverses considérations, qu'il existe dans le principe une communication entre l'intestin et la vésicule ombilicale chez l'homme. Oken, qui partage cette opinion, regarde le cæcum comme le point de réunion et le résultat de cette connexion, et ne voit dans les parties de l'intestin supérieures et inférieures au cæcum, que deux prolongemens canaliformes fournis par la vésicule, qui est de cette manière le noyau primitif du canal intestinal. S'il en était ainsi, tous les mammifères, chez lesquels on trouve une vésicule ombilicale, devraient être pourvus de cæcum, et c'est ce qui n'a pas lieu; en outre, c'est avec l'iléon, chez les oiseaux, que communique la membrane vitellaire, et Meckel, qui adopte cette dernière manière de voir pour l'homme, pense que chez lui c'est également avec la portion inférieure de l'intestin grêle que la communication est établie. Mais l'existence des diverticules intestinaux qu'on observe quelquefois dans cette partie de l'intestin, ne peut être apportée en preuve à l'appui de cette opinion, ainsi que ce savant anatomiste le pense; car, si les diverticules étaient réellement les restes de ce canal de communication, il n'y en aurait jamais qu'un, tandis qu'on en trouve souvent plusieurs sur le même intestin, ainsi que je l'ai vu différentes fois, et que leur insertion a lieu souvent bien au-dessus de la portion intérieure de l'intestin grêle, ou même sur le gros intestin. Ajoutons encore, que les vaisseaux omphalo-mésentériques, qui accompagnent toujours le canal de communication, naissent constamment de la partie supérieure du mésentère, et non pas de la partie correspondante à la fin de l'Iléon.

L'existence constante de la vésicule ombilicale, sa préexistence très-probable à toutes les autres parties, sa grandeur si considerable dans le principe, relativement à celle de l'embryon, sont autant de circonstances qui portent à penser qu'elle remplit des fonctions importantes dans le développement du germe fécondé. L'analogie ne peut-elle pas faire admettre que, de même que chez les oiseaux, l'embryon naît sur cette vésicule dont le contenu passe en partie dans le corps de ce nouvel être, et lui fournit les premiers élémens nutritifs, comme le jaune les fournit à l'oiseau; mais aussitôt que les vaisseaux ombilicaux se développent et puisent les matériaux de la nutrition dans le sang de la mère, les fonctions de la vésicule cessent, de sorte que ses usages sont bornés à quelques semaines seulement, et se trouvent anihilés par le développement rapide des vaisseaux de l'embryon.

§ VII. L'ALLANTOÏDE est une autre vésicule membraneuse, de forme alongée, à parois minces et plus délicates que celles des autres membranes, moins importante dans ses fonctions que celle dont nous venons de tracer l'histoire, qu'on observe en même temps que cette dernière dans l'embryon des mammifères, et qui communique probablement dans le commencement avec la vessie par un canal intermédiaire. L'existence de l'allantoïde dans l'espèce humaine n'est pas admise par tous les anatomistes; cependant, un grand nombre la regardent comme certaine, soit d'après l'analogie de l'organisation de l'homme avec celle des autres animaux, soit d'après des observations directes comme celles de Meckel, qui a vu sur un embryon humain, âgé de quatre semaines environ, entre le chorion et l'amnios, et indépendamment de la vésicule ombilicale, une vésicule plus grande, à parois minces, affaissée sur elle-même et contenant un liquide limpide. Ce fait, qu'il a depuis observé plusieurs fois, a été constaté par M. Velpeau sur différens embryons : ce dernier anatomiste a remarqué que la vessie n'est alors que la racine d'une tige qui traverse l'anneau ombilical, les collets et les renflemens du cordon (§ V), excepté le dernier où elle va se rendre, c'est-à-dire, au placenta; cette tige est l'ouraque, et le renflement l'allantoïde, qui renferme un fluide séreux et un petit corps jaune du volume d'une tête d'épingle : ces deux parties ne sont pas, suivant lui, placées entre le chorion et l'amnios, ainsi qu'on l'admet généralement, mais l'une et l'autre sont en dehors de ces membranes, qui se réfléchissent sur elles, comme nous l'avons dit au sujet de la vésicule ombilicale; et il résulterait nécessairement de cette disposition, qu'elles seraient seulement en contact avec la face externe du chorion.

Indépendamment de ces observations, qui sont très-concluantes en faveur de l'existence de l'allantoïde dans l'espèce humaine, on peut citer encore les cas dans lesquels on a trouvé une poche différente de la vésicule ombilicale entre les autres membranes. Ainsi, Meckel s'est assuré plusieurs fois qu'il existe une couche très-délicate, différente du reste de l'œuf, qui forme d'abord une vessie close jusque vers le milieu du second mois de la gestation, et qui ne paraît plus ensuite que sous l'aspect d'une simple lame. De plus, l'intervalle qui existe, comme nous l'avons dit plus haut (§ III), entre le chorion et l'amnios, et qui est très-considérable pendant les premières périodes de la grossesse, qui disparaît ordinairement du troisième au quatrième mois, et cependant qui persiste quelquefois jusqu'à l'accouchement, en renfermant le liquide qu'on nomme les *fausses eaux de l'amnios;* l'existence de cet intervalle, disons-nous, vient également à l'appui de l'existence de l'allantoïde, qu'on ne doit pas nier, ainsi que le fait remarquer M. Cuvier, parce qu'on n'en distingue pas les parois, ce qu'il est facile d'expliquer en faisant remarquer qu'elles adhèrent alors trop intimement aux autres membranes. On ignore d'ailleurs à quelle époque cette poche cesse communément d'exister.

Il n'est point encore démontré d'une manière directe, que la cavité de l'allantoïde communique, dans le commencement, avec l'ouraque; cependant MM. Oken et Dutrochet admettent ce fait comme positif quoiqu'on ne puisse le considérer que comme probable, car il n'existe ici que de simples présomptions appuyées sur l'analogie, sur la présence de l'ouraque, dans toute la longueur du cordon jusqu'au placenta, sur la possibilité d'y faire pénétrer un liquide et de s'assurer qu'il se réunit immédiatement à l'allantoïde. Ainsi, M. Velpeau l'a suivi plusieurs fois par la dissection jusqu'à cette vésicule, mais il n'a pas cherché à reconnaître si c'était un canal parce que sa ténuité ne lui a point permis de tenter les injections. Meckel est aussi parvenu plus ou moins facilement à suivre l'ouraque dans presque toute la longueur du cordon à toutes les époques de la grossesse, et même à le remplir en partie de mercure par la vessie, mais il n'a jamais pu constater qu'il communiquât, soit avec l'allantoïde, soit avec l'espace compris entre le chorion et l'amnios, espace qui renferme les fausses eaux de l'amnios, et qu'on s'accorde assez généralement à considérer comme le résultat de la persistance et d'une ampliation anormale de l'allantoïde.

Les connexions de l'allantoïde avec la vessie par l'intermédiaire de l'ouraque ont fait admettre par la plupart des physiologistes que le fluide contenu dans cette poche membraneuse était de l'urine, et qu'ainsi cet organe n'était autre chose que le réservoir dans lequel ce liquide s'épanchait à mesure qu'il était sécrété par l'appareil urinaire du fœtus. Cette opinion, qui repose sur un fait qu'on n'a pu constater d'une manière positive, au moins chez l'homme; (la communication médiate de la vessie avec l'allantoïde), a été réfutée par Harvey, MM. Lobstein et Oken, qui pensent, au contraire, que le liquide de l'allantoïde, loin d'être un produit excrémentitiel, est un fluide nutritif pour l'embryon. Harvey fait remarquer que ce fluide ne peut être de l'urine, puisqu'on le trouve également dans des œufs qui ne contiennent pas d'embryon; qu'il existe déjà en grande quantité au moment de la formation de ce dernier, et qu'il ne peut être un produit excrémentitiel, parce qu'un grand nombre de veines ombilicales absorbantes se répandent dans la membrane qui le renferme. A ces argumens, M. Lobstein ajoute que, comme on admet que l'abondance de la sécrétion urinaire est en raison directe de l'âge avancé du fœtus, si l'allantoïde servait à recevoir le produit de cette sécrétion, sa capacité devrait augmenter progressivement jusqu'au terme de la grossesse, tandis qu'au contraire son volume proportionnel et même absolu change dans le sens inverse, c'est-à-dire qu'il est plus considérable dans le principe que dans les époques subséquentes; que, d'ailleurs, on ne conçoit pas pourquoi cette sécrétion serait la fonction la plus essentielle à l'embryon, et que l'allantoïde n'existant pas dans quelques mammifères, on ne peut pas admettre que les fœtus de certains animaux sécrètent de l'urine, tandis que d'autres n'en sécrètent pas. D'un autre côté, M. Oken allègue aussi contre la même opinion, qu'il est très-difficile dans le fœtus du cochon presque à terme de faire passer de l'air de la vessie dans l'allantoïde, et que le liquide contenu dans cette poche membraneuse ne se comporte pas comme l'urine.

Aucune de ces objections assez fondées ne paraît concluante à M. Meckel : ainsi, suivant cet anatomiste, ce qu'on a considéré comme l'allantoïde et son fluide dans un œuf vide peut avoir été autre chose, ou bien l'embryon peut avoir disparu; l'ampleur de cette poche membraneuse et l'abondance de son liquide, réellement plus considérables dans les premières périodes de la vie intrà-utérine, peuvent s'expliquer par la rapidité plus grande du développement de toutes les parties à cette époque, et le manque d'énergie des autres fonctions excrémentitielles, qui même très-probablement n'ont point encore lieu. En niant que ce liquide ne peut être excrémentitiel parce qu'un grand nombre de veines ombilicales absorbantes se ramifient dans la membrane qui le contient, on a confondu l'allantoïde avec le réseau vasculaire qui la recouvre, et dont les ramifications ne puisent pas les sucs qu'ils renferment dans l'allantoïde, mais bien dans l'utérus. L'ampleur plus grande de la cavité de l'allantoïde dans le commencement de la gestation ne prouve pas que la sécrétion urinaire soit alors la fonction la plus essentielle, mais que cet appareil est chargé de la plupart des fonctions des autres organes dépuratoires ; car, s'il en était autrement, les produits de l'action de ces organes se trouveraient en contact et en action mutuelle avec le fœtus pendant tout le temps de la grossesse. C'est à tort que l'on avance que l'allantoïde manque dans certains mammifères, puisque cet organe est très-constant; et dans le cas où il n'existerait pas, il serait possible que son absence fût compensée d'une manière quelconque; l'impossibilité de faire pénétrer de l'air de la vessie dans l'allantoïde à une époque avancée de la formation de l'embryon chez le cochon ne peut être apportée en preuve; car cette expérience réussit très-bien dans les premiers temps, et cette circonstance tendrait seulement à faire admettre que la sécrétion urinaire se ralentit peu à peu, que le liquide finit par s'accumuler dans la vessie; enfin, de ce que ce liquide ne se comporte pas comme l'urine, il ne résulterait point qu'il ne serait pas le produit de la sécrétion rénale à cette époque de la vie embryonnaire.

Les argumens énoncés par Harvey, MM. Lobstein et Oken,

contre l'opinion professée assez généralement par les physiologistes, et les réfutations de M. Meckel, ne reposent pas généralement sur des faits assez positifs pour qu'on puisse considérer la question comme résolue; ces raisons négatives et positives ne peuvent, au contraire, que laisser encore dans le doute sur la source et la nature du liquide de l'allantoïde. Joerg, qui admet que ce fluide est de l'urine, pense que cette vésicule en est l'organe sécréteur; mais on lui objecte que, dès les premières périodes de la vie intrà-utérine, les reins existent et offrent même un développement plus considérable que dans les périodes subséquentes : cependant nous devons ajouter qu'il est probable que ce liquide est secrété par les membranes qui le contiennent dans les cas où il persiste jusqu'à la naissance et où sa quantité est alors assez considérable : on ne peut pas supposer, en effet, qu'il soit fourni jusque là par l'appareil urinaire du fœtus, puisque la cavité qui le renferme a depuis long-temps cessé de communiquer avec la vessie. Enfin, d'après des recherches récentes faites par M. Jacobson sur l'allantoïde des oiseaux, il résulte que cette vésicule apparaît en même temps que les reins dans le premier tiers de l'incubation; que le fluide qu'elle renferme contient de l'acide urique et des concrétions blanchâtres qui en sont presque totalement formées. La quantité de ces concrétions augmente beaucoup vers la fin de l'incubation, et comme dans les derniers jours, la plus grande partie du fluide est absorbée, on ne trouve dans l'allantoïde qu'un fluide visqueux et épais, en grande partie albumineux et accompagné des concrétions provenant de l'acide urique. Voilà donc une analogie avec l'urine de l'animal adulte, bien plus marquée que celle qu'a offerte l'examen du fluide allantoïdien des mammifères; mais en est-il de même chez ces derniers?

Les différentes parties que nous venons d'examiner, et qui constituent l'œuf proprement dit, présentent dans leur développement un ordre successif que l'observation a bien fait reconnaître dans les ovipares et les oiseaux, mais que l'on n'a pu déterminer jusqu'à ce jour d'une manière précise dans l'œuf humain. Cette difficulté résulte uniquement de l'extrême rapidité de l'évolution organique dans les animaux des classes supérieures, et c'est à cette seule circonstance qu'il faut attribuer l'obscurité qui règne encore sur ce point de l'embryologie humaine. Cependant, il paraît très-probable, d'abord, que la membrane caduque se forme à l'époque de la naissance de l'œuf proprement dit, et qu'elle existe dans l'utérus avant que l'œuf y soit descendu (§ I). D'après les observations récentes de M. Plagge, quand l'ovule développé à la surface de l'ovaire, chez la vache, a acquis trois lignes de diamètre environ, on y distingue trois cercles blanchâtres qui semblent être les rudimens du chorion, de l'allantoïde et de l'amnios, tandis que le corps jaune s'accroît en même temps, et devient apparent à l'extrémité du pédicule de l'ovule. Si cette observation était rigoureusement applicable au développement de l'œuf humain, il en résulterait que les différentes parties qui le constituent auraient une formation simultanée, et qu'aucune d'elles ne préexisterait aux autres. D'un autre côté, si l'on s'appuie de l'analogie plus éloignée des animaux ovipares et des oiseaux, on sera porté à admettre que la vésicule ombilicale naît avant tout le reste, puisque chez les animaux c'est sur le jaune qui correspond à cette vésicule que l'embryon se développe lui-même primitivement, tandis que les autres parties prennent leur origine dans le corps du fœtus. Cette dernière opinion ne peut, comme on le voit, se concilier en aucune manière avec les observations de M. Plagge et avec les conséquences qu'il en a déduites; aussi, la solution de cette question exige-t-elle de nouvelles recherches.

Article deuxième. *Développement du fœtus.* — Les observations recueillies jusqu'à ce jour, et qui démontrent bien évidemment que l'ovule préexiste à la formation de l'embryon, ne peuvent encore suffire pour déterminer d'une manière précise l'époque à laquelle ce dernier commence à paraître, et malgré la facilité plus grande de multiplier les recherches sur les ovipares, et les expériences nombreuses faites à ce sujet, ce point est même encore douteux chez ces animaux. Il paraît toujours constant que, dans l'espèce humaine, il s'écoule un espace de temps plus ou moins long entre le coït fécondant et l'apparition de l'embryon. Suivant Haller, on ne le distingue que vers la fin de la troisième semaine, mais cette assertion est contredite par un assez grand nombre de faits bien observés, et notamment par celui de M. Home; en effet, cet anatomiste a trouvé, dans l'utérus d'une femme morte huit jours après l'imprégnation, un ovule membraneux sur lequel on distinguait déjà deux points opaques. En général, on peut admettre que les premiers rudimens de l'embryon deviennent apparens dans la seconde semaine après un coït fécondant. Mais quelles sont les parties primitivement formées, et dans quel ordre se développent-elles? Les opinions qu'on a émises sur ce sujet ne reposent sur aucun fait, et sont autant d'hypothèses plus ou moins ingénieuses. Quelques auteurs pensent que l'embryon naît libre au milieu de ses enveloppes, et ils allèguent en faveur de cette opinion que le système nerveux est la partie qui est formée la première, et qu'elle n'a jamais de liaison avec l'œuf; que l'on voit se former peu à peu au milieu de l'eau de l'amnios un petit nuage qui constitue le fœtus. Ces deux assertions ne sont nullement fondées, et n'ont pas plus de valeur que l'objection dont les partisans de cette opinion s'appuient, en disant que, si le fœtus tenait à l'œuf, il serait courbé dès le commencement, tandis qu'il est droit.

Il paraît, au contraire, certain que l'embryon est lié, dès le principe, aux membranes qui l'enveloppent; d'un autre côté, l'analogie des vertébrés ovipares à poumons et des oiseaux peut faire admettre qu'il se développe sur l'œuf, et vraisemblablement qu'il naît sur la vésicule ombilicale et de cette vésicule. Quant à l'antériorité de formation de telle ou telle partie de l'embryon, on ne sait point encore quelle est celle qui se développe la première. D'après plusieurs physiologistes, et particulièrement M. Meckel, le premier rudiment visible constituerait la base commune de plusieurs parties, comme dans les animaux inférieurs un même organe en représente plusieurs des animaux plus élevés, et de même que dans les animaux qui occupent le dernier rang de l'échelle une substance tout-à-fait homogène en apparence représente toute l'organisation d'un animal supérieur. Ainsi, suivant cette opinion, qui est au moins très-conjecturale, l'embryon, au moment de son apparition, serait une substance homogène en apparence, comme celle des animaux les plus inférieurs, mais représentant les divers organes, et en contenant les rudimens. Il est bien plus vraisemblable que, dès l'origine, l'embryon a tous les principes de son développement futur, mais qu'il commence par avoir une organisation très simple qui se complique successivement en parcourant certaines périodes déterminées, conditions qui, suivant M. Meckel, constituent un loi de développement à laquelle se rattachent des considérations générales que nous allons rappeler succinctement d'après ce savant anatomiste : 1° chaque organe, et conséquemment l'organisme entier, présente dans son existence trois périodes distinctes qui sont l'état d'enfance ou d'imperfection qui précède le développement entier, l'état de perfection ou de maturité, et celui de retour ou de vieillesse; 2° l'analogie est d'autant plus grande entre les divers organes et les différentes régions du corps, que chaque organe respectif et l'organisme entier sont plus rapprochés du moment de leur origine; d'où il suit que les organes et le corps entier sont d'autant plus symétriques qu'ils sont plus voisins du commencement de leur formation. Ainsi, le cœur, le foie, l'estomac, sont symétriques lors de leur premier développement : les membres supérieurs et inférieurs diffèrent d'abord très-peu, etc.; 3° dans le principe, le corps tout entier est blanchâtre, et la couleur des organes ne se développe que peu à peu; 4° chaque organe est d'autant plus mou et plus fluide, qu'il est plus voisin du moment de son origine; il ne prend que peu à peu son degré normal de consistance, et la cohésion des parties qui le constituent augmente progressivement jusqu'au terme de la vie; 5° dans cet état de fluidité des élémens organiques, on ne trouve ni globules ni fibres, de sorte qu'il n'existe pas d'abord de texture déterminée; 6° tous les organes ne paraissent pas en même temps, et les époques de leur développement varient, soit dans les divers systèmes organiques, soit dans le même système; 7° les parties qui ne sont que les répétitions d'autres parties plus parfaites et qui leur correspondent d'une manière spéciale, se montrent les dernières : ainsi, le ventricule droit apparaît après le ventricule gauche; 8° la forme extérieure des parties se développe plus rapidement, et avant la texture et la composition chimique de ces mêmes parties; ainsi, le cerveau, demi-fluide, et les os, cartilagineux, ont déjà la forme qui leur est propre; 9° les organes se forment par parties isolées qui se réunissent peu à peu pour composer un tout unique; exemples : le système vasculaire, les reins, les os, etc.; 10° la grandeur relative des organes varie aux diverses époques; ainsi, la moelle épinière et l'encéphale, le cœur et les poumons offrent, pour leur volume, des rapports inverses lors de leur apparition et de leur développement achevé; 11° la durée des organes n'est pas la même : c'est ce qu'on observe pour les différentes parties de l'œuf, pour le thymus, les dents de lait, etc.; 12° quelques systèmes organiques se compliquent plus que d'autres dans leur développement successif, sous le rapport de la texture, de la forme intérieure, de la situation et du volume proportionnel: le système vasculaire est surtout remarquable à cet égard; il en est de même du canal intestinal, des organes génitaux, du système osseux : les différences sont moindres dans le système nerveux; 13° il existe des parties où l'on aperçoit toute la vie des traces de la formation primitive, et d'autres où l'on n'en découvre aucune, sans qu'on puisse assigner précisément la cause de cette différence : le système osseux fournit plusieurs exemples de cette observation; 14° les degrés de développement par lesquels passent le corps et les divers organes du fœtus, depuis son origine jusqu'à la maturité parfaite, correspondent à des dispositions permanentes dans certaines classes du règne animal, de telle sorte que l'embryon humain, après avoir été une molécule organique, en apparence homogène, offrirait successivement, dans sa totalité ou dans quelques-unes de ses parties, la forme particulière à tel ou tel animal de l'échelle zoologique. C'est cette ressemblance de forme entre l'état embryonnaire des animaux supérieurs et l'état permanent des animaux inférieurs, qui a été présentée sous plusieurs rapports par quelques anatomistes modernes, comme le résultat d'une observation récente, tandis qu'elle avait été signalée depuis long-temps par Harvey, Wolf, Oken, Dœllinger, les frères Wenzel, Tiedemann, etc.; 15° enfin, l'homme se distingue des autres animaux, ainsi que Harvey l'a fait remarquer, par l'extrême rapidité avec laquelle il parcourt les premières périodes où il offre cette analogie avec les animaux inférieurs. Nous n'indiquerons pas ici les autres remarques générales de M. Meckel sur le développement du corps, parce qu'elles n'ont pas aussi directement trait à l'histoire du fœtus.

§ I. *Du fœtus en général.*—A l'époque où l'embryon commence à être bien distinct, c'est-à-dire, vers la troisième semaine, il est oblong, renflé au milieu, obtus à une extrémité, terminé en pointe mousse à l'autre, droit ou presque droit, et un peu courbé en devant. Il est alors vermiforme, d'un blanc grisâtre, demi-opaque, sans consistance, gélatineux, long de deux à trois lignes, et du poids de deux à trois grains; le corps oblong qui le constitue correspond entièrement au torse, et spécialement à l'abdomen. Il n'existe d'autre trace de la tête qu'une petite saillie séparée du reste par une entaille, et l'on n'observe aucun rudiment des membres, ni aucune ouverture à la surface du corps. Il adhère à l'enveloppe interne de l'œuf par la partie où doit naître le cordon et qui est la plus voisine de sa petite extrémité; cette adhérence paraît être immédiate d'abord, et elle ne tarde pas à avoir lieu par l'intermédiaire du cordon. Le volume de l'œuf entier est analogue à celui d'une grosse noisette ou d'une petite noix.

De la cinquième à la sixième semaine, l'embryon devient plus consistant, ses différentes parties sont plus distinctes : il a cinq à six lignes de longueur, et pèse dix-neuf grains environ. La tête a grossi considérablement relativement au reste du corps dont elle forme la moitié; cette disposition l'a fait comparer par Baudelocque à l'osselet de l'oreille interne qu'on nomme *le marteau*. Avant et après cette époque, la tête est moins grande proportionnellement. La face est d'autant plus petite relativement au crâne que l'embryon est plus jeune, les rudimens des yeux sont indiqués par deux points noirs tournés de côté. Ces traces des yeux varient dans leur apparence extérieure : suivant Malpighi, ils se présentent sous la forme de demi-cercles noirs; quelquefois on voit un petit anneau noir vers l'angle interne de l'orbite : cet anneau est blanc à son centre, le cercle noir de l'iris existe en entier, à quarante-deux jours, d'après Sœmmering, et à quarante-quatre, d'après Autenrieth; il n'y a encore aucun vestige de nez; on observe une large fente transversale à la place de la bouche. Le développement prochain des membres thorachiques est annoncé par deux petits mamelons obtus situés sur les côtés du tronc. Il n'y a pas encore de trace du cou. A la partie supérieure de l'abdomen on peut distinguer les battemens du cœur; les fluides qui y circulent sont incolores. La région antérieure est plus saillante, et sa partie inférieure, qui adhère à l'œuf, présente déjà un rudiment du cordon. Sur les parties latérales de cette adhérence de l'embryon, on aperçoit deux bourgeons arrondis, là où doivent apparaître les membres pelviens. Ces deux légères saillies se manifestent un peu plus tard que celles qui répondent aux membres supérieurs; enfin, cette extrémité de l'embryon forme une saillie, recourbée en devant et en haut, analogue à un prolongement caudal, et produite par la terminaison du rachis. L'œuf, en totalité, a quinze ou dix-huit lignes de longueur sur douze à quinze de largeur.

Dans la seconde moitié du deuxième mois, c'est-à-dire de la septième à la huitième semaine, la longueur de l'embryon est de douze à quinze lignes, et son poids de deux à quatre gros; la tête forme plus du tiers de la totalité du corps. Les iris sont remarquables par leur noirceur, la bouche est grande et béante; la région qui sépare les yeux est plane, et offre deux petites dépressions légères; très-près et en dehors des commissures des lèvres, on aperçoit deux petits orifices qui paraissent béants : ce sont les ouvertures rudimentaires des conduits auditifs. Suivant Autenrieth et Sœmmering, on peut distinguer à cinquante-deux jours, du côté interne de l'œil, le point lacrymal ; on a vu, à cinquante-trois jours, le cercle de l'iris fermé par une membrane blanche. A cinquante-six jours, les yeux sont un peu saillans, la région du nez plus inégale, les rudimens des narines sont confondus avec la cavité buccale. Les oricules ont la forme de tubercules demi-ovales, fendus suivant leur longueur. Deux jours plus tard le front devient saillant, les paupières, tout-à-fait rudimentaires, ne recouvrent pas le globe de l'œil; le nez fait une saillie obtuse, les narines sont rondes, très-écartées l'une de l'autre, fermées par une membrane d'épaisseur variable; le cou n'est pas encore distinct, il est indiqué par un sillon très-sensible; ces différentes parties acquièrent successivement une forme plus déterminée jusqu'au soixantième jour. A cette époque, les tubercules qui correspondent aux membres deviennent plus saillans : on peut distinguer l'avant-bras et la main, mais le bras manque; la main est plus grande que l'avant-bras et non digitée. Le cordon n'est point encore contourné en spirale; il a la forme d'un entonnoir dont la base correspond à l'abdomen de l'embryon, et se continue immédiatement avec lui en contenant une grande partie de l'intestin. Il peut avoir quatre à cinq lignes de longueur, et s'insère tout-à-fait à la partie inférieure de l'abdomen. Entre lui et la terminaison du rachis, on commence à distinguer un petit tubercule garni d'une ou plusieurs ouvertures très-étroites; ce sont les rudimens des organes extérieurs de la génération dont la disposition indique déjà à peu près le sexe de l'embryon; la longueur extrême du clitoris peut surtout faire confondre l'un et l'autre sexes.

De la neuvième à la dixième semaine, l'embryon acquiert dix-huit lignes à deux pouces de longueur; il pèse une once à une once et demie. Le front fait un peu plus de saillie, le nez se développe plus en hauteur, il est très-large; les deux narines apparaissent sous forme de deux petites fentes, et sont très-écartées l'une de l'autre. Les lèvres et les paupières commencent à devenir apparentes : ces dernières s'abaissent au devant du globe oculaire, et offrent sur leur bord deux papilles coniques dont le sommet est percé par une ouverture assez sensible; ce sont les points lacrymaux. La fente buccale est plus grande, mais elle commence à se fermer par suite du développement des lèvres; l'inférieure présente une échancrure moyenne très-marquée, et la supérieure, un lobe moyen et deux échancrures latérales. Les oricules sont plus distinctes et mieux formées; le col existe à peine, il est extrêmement court, de manière que la face paraît se continuer avec la partie supérieure de la poitrine. Les parois de cette cavité sont apparentes, de sorte que les mouvemens du cœur cessent d'être visibles; les membres thorachiques sont plus développés que les membres abdominaux. Le bras et la cuisse avaient été primitivement moins grands que l'avant-bras et la jambe : ceux-ci sont alors moins grands que la main et le pied. Les doigts sont visibles, et les orteils ont la forme de petits tubercules liés entre eux par une substance molle : la plante des pieds est tournée en dedans. Le cordon, qui a plus de longueur que l'embryon, commence à se contourner en spirale : sa base renferme toujours une partie de l'intestin, mais il est moins infundibuliforme, et s'insère à une partie moins inférieure de l'abdomen. Le prolongement caudal formé par le rachis diminue successivement et disparaît. La distinction des sexes est encore difficile : les ouvertures génitales sont réunies avec celle de l'anus. La vésicule ombilicale cesse ordinairement d'exister à cette époque : le volume de l'œuf entier est à peu près celui d'un œuf de poule.

Dans le courant de la onzième et de la douzième semaines, la longueur de l'embryon augmente progressivement de telle sorte, qu'il a, d'après M. Chaussier, six pouces environ à la fin du troisième mois : cette longueur est moitié moins considérable, suivant d'autres anatomistes. En général, les proportions de l'embryon indiquées par les auteurs sont très-différentes les unes des autres, et l'on ne peut rien établir de bien précis à cet égard, parce qu'on ignore le plus souvent l'époque véritable de la formation première des œufs abortifs. Le poids de l'embryon est de trois onces; le volume de la tête est moins disproportionné avec celui du reste du corps dont il représente le tiers environ. Le globe de l'œil se dessine à travers les paupières, au-dessus d'une fente transversale, légèrement déprimée, formée par l'agglutination plus ou moins parfaite du bord libre de ces voiles membraneux; la membrane pupillaire est plus manifeste. Le front et le nez sont bien dessinés; les lèvres bien marquées et non renversées en dehors. Les différentes saillies de l'oricule ne sont pas réunies, mais très-distinctes : le cou établit une séparation très-visible entre la tête et le thorax. Cette cavité, qui est fermée de toutes parts, est la plus petite des trois cavités splanchniques de l'embryon pendant les premiers temps de l'existence : cette différence dépend surtout, dans les époques subséquentes de la vie utérine, du peu de développement et de l'inaction des poumons. Le cordon ne contient plus une partie de l'intestin qui se trouve alors renfermé en totalité dans l'abdomen : ses spirales sont plus nombreuses et plus prononcées. Le bras et la cuisse s'alongent, la main est toujours très-large, les doigts sont gros, et l'on observe dans leur continuité des nodosités qui correspondent aux articulations phalangiennes : le développement du pied et des orteils est moins parfait. Les membres supérieurs sont le plus souvent abaissés sur l'abdomen, tandis que les membres inférieurs sont relevés contre cette même partie du corps; la région pelvienne devient très-distincte. Les ongles commencent à paraître sous la forme de plaques minces et membraneuses; enfin, la conformation des parties génitales extérieures ne permet plus de confondre l'un et l'autre sexes : une lame transversale sépare l'ouverture commune aux parties génitales et à l'anus, et l'isolement de ces deux cavités devient évident. Le tégument de l'embryon, qui n'était pendant les deux premiers mois qu'un enduit mollasse et visqueux, acquiert plus de consistance, mais il est encore très-mince, transparent, peu résistant, et sans texture fibreuse apparente.

Pendant les diverses périodes que nous venons de parcourir, l'embryon croît avec une extrême rapidité, et les divers changemens qu'éprouvent progressivement toutes les parties qui le constituent se succèdent si promptement, que les auteurs sont généralement peu d'accord sur les époques précises où chacun de ces changemens s'effectue. Quoi qu'il en soit, nous allons examiner ici, avant d'aller plus loin, si l'on peut trouver dans l'arrangement des élémens constitutifs de l'embryon, à une époque très-rapprochée de sa formation, quelques indices qui puissent montrer quel est le mode de développement du torse rudimentaire qui le compose primitivement. Harvey a vu, sur un embryon de daim, les côtés du torse, blancs, en apparence muqueux, formés par deux membranes qui, partant de l'épine dorsale, venaient se terminer sur les parties latérales et antérieures du thorax et de l'abdomen, mais sans se réunir, de sorte que cet embryon avait la forme d'une petite nacelle. Wolf a fait la même observation. Autenrieth a également observé sur un embryon humain, que l'abdomen était simplement couvert antérieurement par une pellicule lisse, très-fine et transparente, tandis que les côtés du corps étaient revêtus d'une membrane granuleuse, épaisse, beaucoup moins transparente que la première, et de la surface de laquelle on pouvait détacher facilement de petites lamelles très-minces. Beaucoup d'autres observateurs ont aussi constaté l'existence de cette disposition sur des embryons très-jeunes, et l'ont signalée en parlant des mouvemens du cœur qu'on voit battre pour ainsi dire à nu, parce qu'il n'est couvert que d'une pellicule excessivement fine. Alors la poitrine et l'abdomen ne forment qu'une seule cavité jusqu'à la septième semaine environ, époque où un diaphragme membraneux, puis musculeux, vient les diviser : la membrane qui ferme en devant ces deux cavités, et qui laisse voir le cœur et le foie, diminue graduellement d'étendue, prend la forme d'un carré alongé, et enfin le sternum et les tégumens, qui deviennent plus épais, la font disparaître entièrement. La portion céphalique du torse offre la même division sur la ligne médiane, et c'est de la persistance de cette division que résultent les différentes variétés du bec de lièvre. Il existe aussi des exemples de monstruosités consistant dans l'absence plus ou moins complète des parois antérieures du thorax et de l'abdomen, ou mieux, résultant du défaut de jonction des parois latérales de ces mêmes cavités sur la ligne médiane. Ces différentes observations démontrent donc que le torse de l'embryon est formé par deux membranes qui se dirigent de la partie postérieure vers la partie antérieure, de manière qu'on peut considérer le rachis comme une tige commune de laquelle partent des prolongemens latéraux, qui forment en devant les parois du thorax et de l'abdomen, et, en arrière, celles de la cavité encéphalo-rachidienne : le raphé tracé sur la ligne médiane du corps indique le point de réunion de ces prolongemens latéraux. Il paraît que leur intervalle est complété, dans le principe, par une des parties de l'œuf, et probablement par la vésicule ombilicale, sur laquelle l'embryon naît et s'accroît. Ce mode de développement est restreint, comme on le verra plus tard, à un petit nombre de parties, et c'est à tort que M. Serres le considère comme une loi générale d'organogénésie. Suivant cet auteur, tout organe est primitivement double, et les parties, d'abord isolées, marchent à la rencontre l'une de l'autre pour former les organes impairs ou uniques : il appelle *loi de symétrie*, le principe de ce double développement, et *loi de conjugaison*, celui de la réunion de ces parties doubles. En étudiant la formation du canal intestinal, du système vasculaire et du système osseux, nous trouverons des preuves manifestes du peu de fondement de cette théorie.

Rien ne détermine d'une manière bien précise quelle est l'époque où le germe fécondé doit quitter le nom d'embryon, et prendre celui du fœtus; M. Chaussier lui donne cette dernière dénomination dès le commencement du troisième mois; mais on ne voit pas quelles circonstances peuvent alors motiver cette distinction. Il nous semble plus naturel de l'établir à l'époque où le développement général du produit de la conception a fait disparaître les imperfections organiques qui le caractérisaient aux époques antérieures. Or, c'est au quatrième mois que toutes les parties du fœtus sont très-distinctes, et deviennent de plus en plus prononcées. L'accroissement est un peu moins rapide au commencement qu'à la fin de ce mois. La longueur du corps est de six à sept pouces et de huit, suivant M. Chaussier; sa pesanteur de six à sept onces. La tête ne forme plus le tiers du volume du corps, les fontanelles sont très-amples, et les commissures membraneuses du crâne, très-larges. La face est encore peu développée, mais plus alongée qu'elle ne l'a été jusqu'alors. Les yeux sont fermés ainsi que les narines et la bouche. Le nez est écrasé, obtus, et forme un angle rentrant avec le front, qui est un peu déprimé et sillonné de quelques rides. Quand l'occlusion des paupières est incomplète, c'est ordinairement du côté externe qu'elle persiste. Les points lacrymaux sont très-marqués, les oricules bien conformées et plus éloignées des commissures des lèvres qui ne sont pas encore renversées : on distingue la langue derrière la fente buccale; le menton commence à proéminer. Le cordon s'insère à une partie plus élevée de l'abdomen, de sorte que la moitié du corps du fœtus correspond à plusieurs centimètres au-dessus de l'ombilic. Les membres inférieurs acquièrent une longueur qui est en rapport avec celle des membres inférieurs : il en est de même de l'étendue proportionnelle des différentes parties qui les constituent; elles ont à l'égard les unes des autres une longueur moins disproportionnée; les articulations des doigts et des orteils sont visibles. Le sexe est alors bien distinct: le scrotum et son raphé sont manifestes, le pénis long, le gland à nu; on ne peut plus le confondre avec le clitoris qui offre encore une longueur relative très-considérable, et surmonte les grandes lèvres qui sont très-apparentes. La peau, d'une couleur rosée, est mince et recouverte d'un léger duvet : on voit sur la tête quelques cheveux courts, blanchâtres et argentins. Une graisse rougeâtre se dépose déjà dans les aréoles du tissu cellulaire sous-cutané; les muscles commencent à produire des mouvemens sensibles.

Au cinquième mois, le diamètre longitudinal du fœtus varie de huit à onze pouces : il est de dix pouces environ, suivant M. Chaussier; son poids de huit à dix onces. Toutes les parties du corps sont encore mieux proportionnées La tête ne représente plus que le quart de la longueur totale, mais sa pesanteur augmente, de sorte qu'elle tend davantage à se porter en bas. La face diffère peu par son aspect, de celle d'un fœtus à terme; les oricules sont assez grandes et complètement développées. Un rapport inverse s'établit entre l'étendue des membres inférieurs et des supérieurs : les premiers deviennent plus longs que ces derniers; la peau se recouvre de poils blanchâtres et soyeux, surtout vers la racine du nez. Les mouvemens musculaires ont plus de force, et comme l'accroissement du corps entier le rapproche davantage des parois utérines, ces mouvemens sont plus distincts qu'ils ne l'étaient dans le mois précédent. Le fœtus qui naîtrait à cette époque pourrait vivre quelques minutes.

A six mois, la longueur du fœtus est de douze à quatorze pouces environ; son poids de douze à seize onces. La tête, quoique en apparence moins grosse, conserve toujours une prédominance sensible sur le reste du corps. Les cheveux qui la recouvrent sont plus nombreux; les yeux sont le plus souvent fermés, les paupières ont une certaine épaisseur, et leurs bords, ainsi que les sourcils, sont hérissés de petits poils très-fins. La membrane pupillaire existe toujours. La peau a une couleur pourprée à la face, aux lèvres, aux oreilles, aux mamelles, à la paume des mains, à la plante des pieds : son organisation est mieux dessinée, et permet de distinguer le derme et l'épiderme. Sa surface est ridée et plissée, ce qui résulte de la petite quantité de graisse qui remplit les mailles du tissu cellulaire souscutané. Les ongles sont déjà assez solides; le scrotum est vide, très-petit, d'un rouge vif; la vulve est saillante, et ses bords écartés par la saillie du clitoris : le fœtus pourrait vivre alors quelques heures hors de l'utérus.

C'est principalement dans le cours du septième mois, que toutes les parties prennent plus de consistance, de volume, que leurs contours s'arrondissent, et que leurs dimensions respectives se proportionnent davantage les unes aux autres. Le fœtus acquiert de quatorze à seize pouces de longueur environ. La tête se dirige vers l'orifice de l'utérus, et s'en rapproche de plus en plus, mais elle est mobile comme on peut s'en assurer par le toucher. Les os qui composent principalement le crâne, c'est-à-dire, l'occipital, les pariétaux et le frontal, offrent une saillie considérable à leur partie moyenne, dans le point où se développe le premier rudiment d'ossification; d'où il résulte qu'ils sont moins uniformément bombés qu'aux époques subséquentes, et plus recourbés que dans les mois précédens, où ils étaient presque plats, et d'autant plus qu'ils étaient plus petits. Vers la fin du mois, les paupières s'entr'ouvrent, la membrane pupillaire disparaît. La graisse, devenue plus abondante, donne plus de rondeur aux formes extérieures, la peau est plus rosée, ses follicules sécrètent à sa surface un enduit blanchâtre et sébacé dont la quantité est très-variable. Les cheveux sont plus longs et d'une couleur plus foncée. Les testicules commencent à descendre dans le scrotum.

Arrivé au huitième mois de la conception, l'accroissement du fœtus paraît s'effectuer plutôt en épaisseur qu'en longueur : celle-ci est de seize à dix-huit pouces environ, tandis que la pesanteur est de quatre à cinq livres. Toutes les parties sont plus fermes, et leurs formes mieux prononcées. La peau est très-rouge, recouverte d'un duvet assez long, les paupières sont ouvertes, le scrotum renferme un testicule, et le plus souvent c'est celui du côté gauche. Les bords de la vulve ne sont plus écartés et rendus saillans par la proéminence du clitoris.

Enfin, dans le neuvième mois, le fœtus a dix-huit ou vingt pouces de longueur environ, et pèse six à sept livres. Des poils très-distincts remplacent le duvet qui existait aux sourcils et aux paupières. Les ongles, qui ont commencé à paraître du troisième au quatrième mois, sont encore imparfaits dans leur développement, mais cependant leur forme est mieux dessinée. L'insertion du cordon à l'abdomen, qui s'est successivement éloignée de la région hypogastrique par suite du développement des parties inférieures à cette insertion, correspond à-peu-près au milieu de la longueur du corps du fœtus. L'accroissement successif des différentes parties du corps s'effectue rapidement dans le commencement de la vie intrà-utérine, plus lentement vers la fin de la gestation, et paraît être en rapport avec le développement du foie, qui cesse vers la fin du quatrième mois. Suivant Sœmmering, cet accroissement du corps a lieu par degrés inégaux, de sorte qu'il se ralentit au deuxième mois, après avoir été rapide jusque là ; qu'il augmente ensuite pendant le troisième mois, diminue au commencement du quatrième, s'accélère de nouveau depuis quatre mois et demi jusqu'à six, et diminue ensuite jusqu'à la naissance : M. Chaussier dit, au contraire, qu'à partir du cinquième mois, le fœtus croît d'un pouce tous les quinze jours. L'exactitude de l'opinion de Sœmmering est difficile à prouver, tant à cause des variétés individuelles, que de l'incertitude où l'on est ordinairement sur l'âge précis des fœtus abortifs.

Pendant tout le temps de la gestation, la position du fœtus dans l'utérus est telle que la tête occupe, sinon constamment, au moins le plus ordinairement, la partie la plus déclive. Ainsi, dans le commencement, cette position est une conséquence du peu de longueur du cordon, de son insertion voisine de la partie inférieure de l'abdomen, et de ce que le bassin et les membres inférieurs, qui sont alors à peine développés, ne peuvent contre-balancer par leur poids le cerveau et le foie qui occupe la partie supérieure du ventre. M. Lavagna s'est d'ailleurs assuré de cette vérité en tenant suspendu par le cordon, au milieu d'un vase rempli de liquide, des embryons de quelques semaines et d'un mois et demi. On conçoit que lorsque le cordón a pris plus de longueur, et que les mouvemens du fœtus peuvent être alors plus étendus, environ vers le milieu de la grossesse, ce dernier ne conserve pas alors de situation fixe en flottant dans les eaux de l'amnios. Mais dans la seconde moitié de la vie intrà-utérine, l'espace qui le renferme diminuant progressivement tandis que son volume augmente, il conserve jusqu'à la fin une attitude qui est à-peu-près toujours la même, et dans laquelle le corps est fléchi en devant, le menton appuyé sur le thorax; l'occiput tourné vers l'ouverture supérieure du bassin, les bras rapprochés en devant et les mains portées vers la face; les cuisses fléchies sur l'abdomen qui est tourné en arrière et en haut, les genoux écartés et les jambes croisées de telle sorte que le talon gauche est sur la fesse droite, et réciproquement; le pied est fléchi sur la face antérieure de la jambe. Le fœtus représente ainsi, dans son ensemble, un ovoïde long de dix pouces. En outre, si l'on réfléchit à l'insertion du placenta, qui a lieu ordinairement au fond de l'utérus, et à celle du cordon à la paroi antérieure de l'abdomen, on concevra pourquoi le ventre du fœtus est habituellement tourné vers le fond de l'utérus : d'un autre côté, la saillie que forme en avant la portion lombaire du rachis, la grande concavité du ventre de la mère antérieurement, l'inclinaison du bassin dont l'axe est dirigé obliquement de haut en bas et d'avant en arrière, expliquent pourquoi les fesses se portent en avant plutôt que vers toute autre région de l'utérus. Mais il paraît que la destruction du cerveau et d'une partie de la tête, dans l'encéphalite, par exemple, peut s'opposer à ce que le fœtus présente cette position; en effet, quatre fois M. Lavagna a trouvé le corps placé alors en travers. Cette situation peut encore varier par l'adhérence du placenta dans un point plus ou moins éloigné du fond de l'utérus, et par la conformation de certaines femmes rachitiques chez lesquelles la portion lombaire du rachis est très-concave au lieu d'être convexe : les fesses se placent alors dans cette courbure.

A la naissance, le fœtus présente dans ses différentes parties des proportions que M. Chaussier a établies d'après l'examen de plus de quinze mille sujets : nous allons les indiquer succinctement. La longueur totale du fœtus est de dix-huit pouces; du sommet de la tête à l'ombilic, il y a dix pouces quatre lignes, et de l'ombilic aux pieds, sept pouces huit lignes; du sommet de la tête au pubis, onze pouces neuf lignes, et du pubis aux pieds, six pouces trois lignes; de la clavicule au bas du sternum, deux pouces trois lignes, et du bas du sternum au pubis, six pouces. Quant à l'étendue transversale du fœtus, on trouve, du sommet d'une épaule à l'autre, quatre pouces six lignes; du sternum au rachis, trois pouces six lignes; d'un os iliaque à l'autre, trois pouces; d'une tubérosité fémorale à l'autre, trois pouces trois lignes. La tête présente, dans son diamètre transversal, trois pouces quatre lignes; dans son grand diamètre, quatre pouces trois lignes; dans son diamètre occipito-mentonnier, cinq pouces; dans son diamètre sphéno-bregmatique, trois pouces quatre lignes; sa circonférence est de treize à quinze pouces. On conçoit facilement que ces différentes proportions ne peuvent être constamment les mêmes, et qu'on ne doit les considérer que comme termes moyens dans la mesure de semblables dimensions. Les os du crâne sont encore mobiles les uns sur les autres, mais ils se touchent par leurs bords correspondans; la grande fontanelle est large d'un pouce; les cheveux sont assez épais, blonds, et longs d'un pouce. La face n'a plus autant l'aspect de celle du vieillard, le thorax est court et aplati; l'abdomen, au contraire, est ample, très-étendu, arrondi, saillant au-dessus de l'ombilic qui correspond exactement au milieu de la longueur du corps : cette circonstance, signalée par M. Chaussier, est d'autant plus importante à noter, qu'elle est de tous les signes le plus constant pour arriver à une détermination approximative assez précise de l'âge d'un fœtus. Le bassin est étroit, peu développé; le scrotum, moins rouge et ridé, contient les testicules; les ongles, prolongés jusqu'aux extrémités des doigts, les dépassent souvent. Dans le négrillon, la peau ne diffère en rien de celle des blancs, si ce n'est au scrotum, où elle est entièrement noire; un cercle de même couleur entoure la base du cordon : les cheveux, qui sont brunâtres, ne sont pas lanugineux.

Suivant Sœmmering, la forme et les proportions des diverses parties du corps de l'embryon et du fœtus présentent des différences très-notables dans l'un et l'autre sexes, indépendamment des organes de la génération. Chez ceux du sexe masculin, la tête est plus volumineuse, moins arrondie, l'occiput plus élevé, et le vertex un peu plus aplati que chez ceux du sexe féminin : le thorax des premiers est long, conique, formé de côtes épaisses et saillantes : les apophyses épineuses des vertèbres dorsales inférieures et des lombaires supérieures offrent une protubérance qu'on n'observe pas chez les fœtus de l'autre sexe. Les membres thoraciques ont plus de longueur; les épaules sont plus prononcées et plus élevées, les humérus coniques, les avant-bras charnus, les doigts arrondis, le bassin étroit, les cuisses petites, les pieds longs et larges, le calcanéum très-saillant ainsi que les malléoles. Le thorax des fœtus du sexe féminin est plus court, plus ample vers la quatrième côte ou même au-dessus, tandis qu'au-dessous de ce même point, il est plus rétréci, moins conique et moins saillant : il est plus éloigné du bassin; l'abdomen commence plus haut, et forme une saillie qui est surtout très-prononcée du côté des parties génitales. Les membres supérieurs sont plus courts, les épaules moins élevées, les humérus presque cylindriques, les avant-bras peu charnus, les mains étroites, les doigts pointus, le bassin large; enfin, les membres inférieurs sont épais à leur partie supérieure, et s'amincissent graduellement jusqu'à la hauteur du genou.

Après avoir décrit le développement successif des formes et des parties extérieures de l'embryon et du fœtus, nous allons examiner les changemens qui s'opèrent graduellement dans les différens organes.

§ II. *Des principaux tissus organiques en général.* — On a dû voir par ce qui précède, qu'on ne possède pas de documens précis sur le genre de changement qui s'opère dans les premiers rudimens de l'organisation en général, jusqu'à l'apparition distincte des organes, chez l'homme et les mammifères. Le petit corps qui constitue l'embryon dans le principe est formé par une substance visqueuse ou muqueuse, gélatiniforme, qui acquiert successivement plus de consistance, de sorte que ce tissu cellulaire rudimentaire est le canevas dans lequel toutes les parties se développent successivement : c'est lui qui paraît exister avant tout le reste; et à mesure que les organes s'ébauchent et s'accroissent, il diminue en proportion, et revêt tous les caractères qui lui sont propres et qui le distinguent plus tard des autres tissus. Suivant M. Chaussier, le germe fécondé n'est d'abord qu'un flocon de mucus ou de gélatine diffluente, blanchâtre, demi-transparente; mais peu à peu, les différentes parties s'y marquent par une opacité plus grande, une teinte grisâtre, jaunâtre, rougeâtre; toutes paraissent d'abord granulées, formées de molécules rapprochées et peu cohérentes; elles deviennent ensuite fibreuses, lamineuses, et par la nature du fluide qui se dépose dans leurs aréoles, elles acquièrent la consistance, la couleur qui leur est propre; ainsi, c'est avec le calorique, c'est par l'action et le mouvement vital que les solides organiques se forment, s'entretiennent et s'accroissent. Les anatomistes et les physiologistes ne sont pas d'accord relativement à l'antériorité de développement du système vasculaire ou du système nerveux. Suivant M. Rolando, ce sont les nerfs qui paraissent les premiers au milieu de cette masse homogène; mais, si l'on s'appuie des changemens observés dans l'œuf des oiseaux, il paraît plus probable que ce sont les vaisseaux et spécialement des veines qui commencent à se creuser au milieu de la matière organisable qui leur sert de matrice: cette opinion est d'autant plus probable, qu'elle explique très-naturellement l'accroissement et la nutrition rapide de l'embryon. Nous reviendrons plus tard sur ce développement, en décrivant l'accroissement des systèmes circulatoire et respiratoire.

La graisse ou le tissu adipeux, qui est d'autant plus liquide, transparente et blanche que l'embryon est plus jaune, n'existe pas pendant la première moitié de la vie intrà-utérine. Elle ne commence à paraître que vers la fin du quatrième ou le commencement du cinquième mois : elle se dépose alors sous la peau, où elle forme de petits lobules isolés et rougeâtres. Les parties intérieures qui, dans le cours de la vie, en sont abondamment pourvues, n'en offrent aucune trace, et à la naissance, il n'y a encore que de la graisse sous-cutanée. Les membranes séreuses et synoviales, qui n'ont d'abord que l'apparence du tissu cellulaire, se développent un peu plus rapidement que lui. Toutes ne forment pas, dès le principe, des sacs sans ouverture, du moins cette observation est applicable au péricarde et au péritoine qui sont largement ouverts antérieurement, de sorte que le cœur et les viscères abdominaux sont, pour ainsi dire, à nu. Leur disposition extérieure varie aussi aux différentes époques de la vie fœtale. Ainsi, le prolongement du péritoine qui traversait l'ombilic disparaît au bout de quelques mois, tandis qu'un autre prolongement s'engage dans l'anneau inguinal lorsque le testicule commence à descendre dans le scrotum : d'un autre côté, la tunique vaginale, d'abord confondue avec la cavité péritonéale, s'en isole ensuite. Les bourses muqueuses et synoviales offrent également des changemens dans leur nombre et leur isolement, à mesure que les parties qu'elles enveloppent deviennent plus distinctes, et s'accroissent davantage. Le tissu fibreux ou ligamenteux, qui était aussi dans le commencement réduit à l'état cellulaire, est très-précoce dans son développement qui est même plus rapide que celui du tissu séreux. Le tissu cartilagineux est également très-mou dès l'origine; les fluides dont il est imprégné sont tellement abondans, qu'il est aisé de le confondre alors avec le tissu cellulaire. Cette partie fluide est encore très-considérable au moment qui précède son ossification; mais alors ses sucs diminuent proportionnellement, et sa consistance augmente. Le tissu osseux, qui résulte de la transformation du tissu cartilagineux, est d'abord homogène en apparence, demi-transparent, sans cavités, sans vaisseaux visibles; insensiblement il devient opaque, des canaux vasculaires se creusent dans son épaisseur, ils sont primitivement blancs, puis jaunâtres, rouges; enfin, le tissu osseux apparaît, et des cavités se forment dans son épaisseur. On trouvera de plus grands détails à ce sujet dans un autre article (*voy.* os).

D'après ce que nous avons dit en décrivant la vésicule ombilicale et l'allantoïde (art. I, § VI et VII), on a pu voir que la peau et les membranes muqueuses intestinale et vésicale, avec du tissu cellulaire, constituaient dans l'origine tout le corps de l'embryon et les parois de l'œuf; mais ces membranes n'ont point encore de structure bien déterminée; plus tard, suivant M. Meckel, elles présentent des rides, interrompues par des entailles, qui produisent ainsi de petites saillies dont la grosseur, diminuant progressivement, forme les villosités (*voy.* INTESTIN). D'un autre côté, la peau qui recouvre tout l'embryon ressemble pendant les deux premiers mois à un enduit visqueux et tenace : jusqu'à mi-terme, elle reste incolore, mince et transparente; alors, elle prend une teinte légèrement rosée, et qui est plus foncée à la face, à la paume des mains et à la plante des pieds; sa couleur, son épaisseur et sa consistance augmentent successivement, et du huitième au neuvième mois, elle pâlit, ne conserve de rougeur qu'aux endroits où elle forme des plis. C'est vers la fin du quatrième mois, ou dans les premiers jours du cinquième, qu'une membrane épidermoïde apparaît à l'emplacement des ongles, et annonce le commencement de leur formation. Au sixième mois, ils prennent plus de consistance, et l'épiderme devient en même temps très-distinct sur tout le corps, qui se recouvre à cette époque d'un léger duvet; les cheveux sont alors apparens, les follicules sébacés commencent à être visibles, et au septième mois, l'on remarque un enduit graisseux à la surface de la peau. Le tissu glandulaire, qui est généralement plus développé aux premières époques de la vie, est primitivement formé de granulations isolées dont l'apparition est postérieure à celle des vaisseaux qui leur fournissent alors de nombreuses ramifications. Le tissu musculaire partage aussi l'état rudimentaire des autres organes, et consiste d'abord en masses jaunâtres formées de globules réunis par un tissu cellulaire à l'état visqueux. Son organisation se perfectionne peu à peu, en suivant une progression que nous avons déjà fait connaître (*voy.* MUSCULAIRE). En outre, les appareils organiques du fœtus présentent dans le développement de leurs différentes parties des phénomènes qu'il est important d'étudier, et dont l'exposition complète naturellement l'histoire de l'embryologie. Nous allons les décrire successivement.

§ III. *Système vasculaire.* — Quoique l'ordre que j'adopte dans la description de ces phénomènes n'indique en aucune manière la marche successive que les différens appareils de l'embryon humain suivent dans leur formation, je crois cependant devoir commencer par examiner le développement du système vasculaire, que tous les observateurs s'accordent à considérer comme un de ceux dont les rudimens sont le plus tôt visibles dans l'œuf des oiseaux; ici, l'analogie seule doit nous guider, puisque nous manquons de faits précis sur ce sujet, chez l'homme et les mammifères. Il est démontré que, chez les oiseaux, les veines vitellines et les vaisseaux omphalo-mésentériques sont, de tous les vaisseaux, les premiers qui se développent: ces ramifications résultent d'abord de petites vésicules arrondies, séparées les unes des autres, qui se forment entre les deux membranes du jaune; à ces cavités s'en réunissent peu à peu de nouvelles qui communiquent entre elles, et donnent naissance à un réseau vasculaire très-délié. Ces premiers linéamens des rameaux de la veine n'ont pas de parois dans l'origine, et consistent en de simples canaux creusés dans la substance qui constitue le germe : ils sont déjà visibles, que le cœur et les artères n'existent point encore. Insensiblement, cette substance s'épaissit à leur circonférence, de là, les parois de ces sinuosités rameuses, et peu à peu leur structure se perfectionne. Le développement des vaisseaux de l'œuf est le même que celui des vaisseaux qui se forment au milieu des membranes accidentelles, des adhérences, des cicatrices; comme eux, ils sont d'abord des vésicules isolées, puis des canaux qui communiquent plus tard avec le système vasculaire général, et dont les parois deviennent ensuite tout-à-fait apparentes. Ce mode de formation laisse même des traces sensibles dans les vaisseaux du placenta de l'œuf humain, car on ne peut distinguer dans leurs parois, ni couches, ni fibres distinctes. Maintenant, si l'on se rappelle que nous avons dit, au sujet de la vésicule ombilicale (art. 1, § VI), qu'elle semble correspondre exactement au sac vitellin des oiseaux, on pourra conclure, pour l'embryon humain, que les veines se forment aussi avant les artères, et qu'ainsi les premières qui paraissent sont celles de la vésicule ombilicale. On ne peut pas apercevoir, dès le principe, dans l'œuf des mammifères et de l'homme, les vaisseaux de cette vésicule, mais on voit très-bien que les veines villeuses du chorion semblent se former et deviennent apparentes avant les artères. Cette antériorité de formation du système veineux, sur laquelle la plupart des observateurs sont d'accord, est sans contredit un des argumens les plus puissans en faveur de l'absorption des veines, et peut être considérée comme une preuve tout-à-fait concluante en faveur de cette opinion, puisque cette portion du système vasculaire a pour première fonction d'opérer ainsi le transport des élémens nutritifs de la mère à l'embryon.

Dans l'oiseau, et très-probablement aussi dans les mammifères et dans l'homme, la veine porte, dont la veine omphalo-mésentérique est primitivement une branche principale, constitue le premier tronc du système veineux; la veine ombilicale apparaît ensuite. A cette époque, les veines caves ne sont pas encore développées, et ne se forment qu'avec les parties dont elles rapportent le sang, et après les artères correspondantes : l'inférieure se continue avec la veine ombilicale par l'intermédiaire du *canal veineux*, la supérieure en est distincte. La veine porte existe seule encore dans le poulet, quand le cœur commence à paraître. D'après Haller, cet organe, dont on a décrit le développement dans un autre article (*voy.* COEUR), consiste d'abord en un renflement irrégulier de ce vaisseau, plus tard il se courbe en demi-cercle, et présente trois dilatations distinctes, séparées par deux rétrécissemens : les dilatations correspondent à l'oreillette gauche, au ventricule de ce côté, et au commencement de l'aorte dont le tronc se présente ainsi sous la forme d'une dilatation considérable. Les rétrécissemens qui séparent ces trois dilatations ou vésicules sont d'abord très-alongés; celui qui se trouve entre le ventricule et l'oreillette porte le nom de canal auriculaire. Ces rétrécissemens ne tardent pas à disparaître, et les trois vésicules se rapprochent l'une de l'autre. On voit donc déjà ici, ainsi que nous l'avions annoncé dans un des paragraphes précédens (art. 2, § I), que des parties qui doivent être doubles dans la suite, sont primitivement simples; que leur formation première n'est pas due au rapprochement de deux parties latérales, et qu'il en résulte que la loi de *symétrie* de M. Serres ne peut trouver ici son application.

Pendant que ces changemens s'opèrent, le système vasculaire s'achève : l'aorte, qui constitue le troisième renflement, est la seule artère qui existe jusqu'à la septième semaine, et l'apparition de la vésicule qui en est le premier rudiment démontre que sa formation est postérieure à celle des veines. A cette époque, l'artère pulmonaire paraît, et se rend directement à l'aorte dont elle semble une racine; elle n'offre aucune division. Mais, vers la huitième semaine, on distingue de petites branches qui s'en séparent et qui se rendent aux poumons; ces branches sont d'autant plus petites, absolument et relativement au tronc, que l'embryon est plus jeune. A deux mois, et dans la première moitié du troisième, cette artère s'élève presqu'en ligne droite, et semble provenir à la fois de deux ventricules : près de son insertion au cœur, il s'en détache un rameau qui va s'ouvrir dans l'aorte, c'est le canal artériel. A cinq mois, ces deux branches ont un diamètre égal ou même supérieur au sien. Il est à remarquer que le canal artériel et le canal veineux se rétrécissent successivement, de même que les artères ombilicales, en approchant du moment de la naissance. Les ramifications vasculaires qui proviennent graduellement des troncs principaux, et qui se développent concurremment avec les organes qu'elles doivent alimenter, ont un calibre qui varie en raison de l'âge de l'embryon : ainsi, celles du foie sont très-volumineuses, il en est de même des rameaux qui se portent à la thyroïde, au thymus, aux capsules surrénales; leur grosseur surpasse, relativement, celle qu'ils offrent chez l'adulte; mais les ramifications vasculaires ne déterminent pas, par le défaut de leur développement ou leur multiplicité, l'absence ou la duplicité des parties, comme le pense M. Serres; nous citerons tout à l'heure quelques exemples qui contredisent formellement cette opinion. Enfin, les vaisseaux lymphatiques sont très-précoces dans leur formation, et jouissent d'une activité vitale très-grande dans le fœtus, activité qu'ils conservent encore quelque temps après la naissance. Cette indication rapide du mode d'accroissement du système vasculaire prouve évidemment que les vaisseaux suivent dans l'ensemble de leur développement une marche excentrique, et non point concentrique, ainsi qu'il faudrait l'admettre d'après la loi de symétrie de M. Serres. En décrivant la circulation du fœtus (art. 3), nous ferons connaître la disposition qui existe à l'égard des vaisseaux qui transmettent la partie rouge du sang.

Le cours particulier du sang à cette époque, et qui résulte spécialement de la nullité de fonctions des poumons, nous engage à placer ici l'histoire du développement de ces organes; ils ne commencent à paraître que vers la sixième ou la septième semaine : on voit alors deux lobules presque imperceptibles au-dessous du cœur qui les dépasse beaucoup. Dans le principe, ils sont aplatis, blancs, ont une surface très-lisse et unie; ils sont très-voisins l'un de l'autre. A cet état rudimentaire succèdent bientôt des formes plus distinctes; on voit sur leur côté externe des échancrures qui indiquent la séparation des lobes, et insensiblement ces organes prennent un aspect lobuleux et granulé. Vers le quatrième mois, ils acquièrent une teinte rosée qu'ils conservent jusqu'à la naissance, époque à laquelle ils sont encore peu développés, de même que la trachée-artère et le larynx. La trachée-artère est étroite, remplie d'un liquide transparent, et les pièces du larynx qui doivent être plus tard cartilagineuses, sont membraneuses. Les poumons restent affaissés sur eux-mêmes, forment une masse dense ayant la consistance du foie, et d'une pesanteur spécifique plus grande que celle de l'eau. *Voyez* INFANTICIDE, § *Docimasie pulmonaire* et TRACHÉE-ARTÈRE.

§ IV. *Système nerveux.* — Nous avons fait connaître dans d'autres articles (*voy.* MOELLE, NERF, NERVEUX), les principaux changemens que présente le système nerveux dans les premières périodes de sa formation; nous nous bornerons à les rappeler ici succinctement, et nous indiquerons avec plus de détail l'ordre d'apparition des autres parties. Dans le commencement de la vie intrà-utérine, l'extrémité céphalique du torse de l'embryon, et sa région postérieure où doit exister le rachis, sont encore transparentes, et l'on n'y trouve qu'un fluide limpide qui devient blanchâtre vers la quatrième semaine : quoique les diverses parties du système nerveux se forment chacune à leur place, on a pensé qu'il y en avait une dont l'apparition précédait toutes les autres. Suivant Ackermann, le ganglion cardiaque est formé le premier, et consécutivement à lui, le grand sympathique; d'après M. Meckel, c'est la moelle épinière; d'autres anatomistes, et Béclard entre autres, admettent que les nerfs et les ganglions rachidiens sont les premiers visibles, et M. Rolando considère, au contraire, la moelle alongée comme le point primitivement formé : nous avons discuté ailleurs (*voy.* NERVEUX), cette dernière opinion, nous ne reviendrons pas sur ce sujet. Quoi qu'il en soit, le torse de l'embryon, qui conserve encore dans le second mois une transparence assez grande, permet de distinguer un canal qui parcourt toute la longueur de sa partie postérieure, et qui forme, en se dilatant dans la portion céphalique, une vésicule arrondie, dont les parois sont distendues par un fluide blanchâtre, visqueux, analogue à du blanc d'œuf. Endurcie par l'alcohol, cette matière demi-fluide permet de reconnaître que la moelle alongée est d'une largeur double de celle de la moelle épinière qui est formée de deux filets blancs, recourbés en avant à l'endroit de la flexion de la tête sur le torse, et qui offre dans sa partie supérieure les rudimens du cervelet, des tubercules quadrijumeaux et des couches optiques; les hémisphères sont très-petits et membraneux. Au troisième mois, les renflemens de la moelle, qui ont coïncidé avec l'apparition des membres, sont plus distincts. Les tubercules quadrijumeaux sont volumineux, creux et séparés par le sillon médian, qui n'est que la continuation de celui qui sépare les deux cordons de la moelle : la saillie qu'ils forment est intermédiaire aux hémisphères cérébraux et au cervelet. Les couches optiques sont pleines; on ne voit pas encore de substance grise. A la fin de ce mois, les tubercules quadrijumeaux sont réunis, et forment un canal : les éminences mamillaires et les corps striés deviennent manifestes, ainsi que la glande pituitaire, les nerfs olfactifs et optiques. Les hémisphères sont encore très-petits, mais la membrane qui les constitue recouvre les corps striés et les couches optiques. On commence à voir antérieurement le corps calleux et la voûte à trois piliers, avec les cornes d'Ammon. La moelle, qui s'étend jusqu'à la moitié du sacrum, est encore ouverte dans sa partie supérieure, et se continue sans interruption avec le quatrième ventricule. Suivant quelques auteurs, on commence à distinguer la duré-mère et la pie-mère à l'aide du microscope, vers la fin de la huitième semaine; la dernière contribue à causer l'oblitération du canal épinien, en sécrétant de la matière grise dans son intérieur. D'après M. Desmoulins, cette membrane s'enfonce d'abord dans l'intervalle des deux moitiés de la moëlle, et c'est de la face externe de ce repli que la substance grise est exhalée. Au quatrième mois, la moelle ne se prolonge plus que jusqu'à la base du sacrum; son canal central s'oblitère de plus en plus, les nerfs lombaires et sacrés s'alongent et forment la queue de cheval qui n'existait pas dans le principe; la protubérance commence à paraître au-dessous des pédoncules cérébraux; les hémisphères ne recouvrent pas encore les tubercules quadrijumeaux; latéralement, ils s'étendent déjà jusqu'au cervelet, qui résulte de l'élargissement des cordons restiformes : on voit un réseau vasculaire très-prononcé sur le plancher des ventricules latéraux qui sont très-larges. Le corps calleux est encore petit, la voûte formée de deux lamelles distinctes; les piliers antérieurs se recourbent sur les couches optiques, et les postérieurs se continuent avec les cornes d'Ammon : la glande pinéale et ses pédoncules commencent à être distincts, ainsi que la cinquième paire de nerfs.

Au cinquième mois, le quatrième ventricule communique encore avec le canal de la moelle épinière; le cervelet présente des sillons transverses qui le partagent en cinq lobes; sa cavité est bien diminuée. Les tubercules quadrijumeaux ne sont pas encore couverts entièrement par le cerveau. Le corps calleux est plus étendu, la commissure antérieure est visible. Au-dessus d'elle, et entre ses piliers, on voit un intervalle qui conduit dans la cavité de la cloison, et la fait communiquer avec le troisième ventricule. A six mois, l'éminence vermiculaire du cervelet est distincte : la structure intérieure de cette partie se perfectionne. La cavité formée par les tubercules quadrijumeaux s'efface par suite de l'épaississement successif de la lame qui les constitue. La partie postérieure des hémisphères couvre en partie le cervelet; le corps calleux se prolonge en arrière jusqu'au milieu des lobes cérébraux, de sorte qu'une portion des couches optiques est à nu derrière lui : le septum lucidum est apparent, de même que la bandelette demi-circulaire. Les plexus choroïdes deviennent très-distincts, les corps striés sont très-volumineux, le lobe olfactif est moins gros qu'il ne l'était antérieurement; à l'aide du microscope, on reconnaît que la substance nerveuse est globuleuse sous la pie-mère, et fibreuse plus profondément. Dans le courant du septième mois, toutes les parties que nous venons d'énumérer sont mieux dessinées, les lobes cérébraux dépassent en arrière le cervelet; les anfractuosités se montrent à leur surface : elles sont encore peu multipliées. On peut distinguer dans la substance nerveuse des couches de fibres rayonnées. Les ventricules latéraux sont encore très-amples; leur paroi supérieure est celle qui a acquis le plus d'épaisseur, les autres sont plus minces. Le corps calleux a plus de largeur, les bandelettes grises sont très-évidentes. Des fibres très-marquées se portent des tubercules pisiformes à la voûte, l'infundibulum est distinct; des branches de l'artère cérébrale moyenne pénètrent de la scissure de Sylvius dans les corps striés. On peut à cette époque reconnaître très-bien les connexions des extrémités centrales des NERFS avec la moelle alongée et la moelle épinière, qui s'étend jusqu'à la cinquième vertèbre lombaire, et dans laquelle le canal central persiste encore. Dans le principe, les nerfs étaient séparés de l'axe cérébro-spinal, mais leur rapprochement et leur réunion immédiate avec cette tige centrale s'effectue insensiblement, mais postérieurement à l'époque où ce centre nerveux devient apparent : Burdach a le premier signalé ce fait pour les nerfs des sens. Enfin, dans le huitième et le neuvième mois, toutes les parties que nous venons d'examiner se prononcent davantage, et la substance grise devient plus distincte; elle n'a commencé à se former que du troisième au quatrième mois.

Le développement successif des diverses portions du système nerveux ne paraît point être dépendant de celui des artères qui s'y distribuent, ainsi que l'admet M. Serres; il est vrai que le système vasculaire et le canal intestinal se forment totalement ou presque totalement en même temps que le système nerveux. Mais si l'on remarque qu'il y a beaucoup de faits bien constatés qui démontrent que des parties du cerveau peuvent manquer, quoique les artères qui leur correspondent dans l'état normal existent dans toute leur intégrité, on aura quelque raison de douter de la réalité de cette propriété génératrice du système vasculaire. Ainsi, on a vu toutes les branches des artères carotides exister dans des cas où l'on ne put trouver aucun vestige des lobes cérébraux. J'ai moi-même observé récemment plusieurs faits de ce genre : dans l'un, les lobes cérébraux étaient réduits à leur moitié postérieure : ils se terminaient brusquement en avant par des circonvolutions arrondies, laissant ainsi à découvert les couches optiques et les corps striés, et l'on pût constater cependant la présence de toutes les branches des cérébrales antérieures, qui se ramifiaient dans l'épaisseur de la pie-mère bien au-delà de ces lobes rudimentaires.

La loi de formation excentrique du même auteur n'est pas non plus susceptible d'une application rigoureuse à l'ensemble du système nerveux; on sait que suivant ce principe d'organogénie tous les nerfs se portent de la circonférence au centre, fait signalé depuis long-temps. Il est vrai, qu'isolés d'abord de l'axe cérébro-spinal, il s'y réunissent plus tard, de telle sorte que le système nerveux est formé dans le commencement de parties isolées les unes des autres, qui se touchent ensuite, puis se confondent, et l'on voit ainsi ce vaste appareil se centraliser à mesure que l'organisation se perfectionne. Néanmoins, je dis que cette marche excentrique des nerfs n'est pas généralement vraie; car, comme il est certain que tous se forment dans les parties qu'ils doivent animer plus tard, il est évident que là où les membres se développeront, et où il n'existe qu'un tubercule à peine visible, ils se trouvent réduits alors à un point presque imperceptible, et peut-être aux seuls ganglions intervertébraux; mais à mesure que les membres s'alongent et se forment, les nerfs suivent la même progression que ces parties, de sorte qu'ils s'étendent ainsi du centre à la circonférence, et non de la circonférence au centre. Les nerfs des membres forment donc au moins une exception à cette loi de développement.

§ V. *Organes des sensations.* — Les changemens que présentent les divers appareils des sensations étant très-nombreux, nous nous contenterons de rappeler ici les principaux.

1° L'œil est le premier que nous allons examiner. Les paupières sont généralement agglutinées jusqu'au septième mois. La sclérotique est tellement mince et transparente dans le principe, qu'on peut distinguer au travers la choroïde. La cornée, très-précoce dans son apparition, est molle, épaisse et opaque jusqu'au sixième mois : elle touche médiatement la face antérieure du cristallin : elle s'amincit ensuite graduellement, et acquiert de la transparence et de la densité. L'ouverture de l'iris est fermée par la membrane pupillaire qui est visible depuis le troisième mois jusqu'au septième : cette membrane se rompt alors dans sa partie moyenne, s'écarte et s'efface par la rétraction de ses vaisseaux qui sont disposés en anses opposées et non adhérentes entre elles; l'explication de ce phénomène a été très-bien donnée par Blumenbach et M. Jules Cloquet. Jusqu'à sept mois, l'humeur vitrée est rougeâtre. Suivant MM. Edwards et Ribes, l'humeur aqueuse, qui est trouble dans le fœtus, n'existe d'abord que derrière l'iris; elle ne passe dans la chambre antérieure qu'à l'époque où la membrane pupillaire se rompt, et où cette cavité se forme par l'accumulation graduée de cette humeur, et par l'amincissement progressif de la cornée : MM. Meckel et J. Cloquet ont démontré, au contraire, que dès le commencement l'humeur aqueuse existe également dans la chambre antérieure et la chambre postérieure. Dans le principe, le cristallin est tout-à-fait fluide : sa consistance augmente peu à peu, et vers le milieu de la vie intrà-utérine, il est sphérique. Cette forme change insensiblement; il se déprime d'avant en arrière, et à l'époque de la naissance il est déjà un peu lenticulaire : la rétine est bien plus épaisse dans les premières que dans les dernières périodes de la vie intrà-utérine; ce surcroît d'épaisseur résulte, suivant M. Meckel, de la quantité plus considérable alors de la substance médullaire qui forme cette membrane.

2° L'oreille offre dans son développement des phénomènes non moins variés dans les différentes parties qui la constituent. Dans sa portion interne, les parois du labyrinthe sont d'abord membraneuses et cartilagineuses; Béclard a reconnu qu'elles commencent à s'ossifier de deux mois et demi à trois mois; l'ossification apparaît d'abord dans le promontoire, et de trois mois à cent jours elle a envahi la fenêtre ronde, le milieu du canal demi-circulaire supérieur, et le contour de la fenêtre ovale. Vers trois mois et demi, le limaçon est entièrement ossifié, de même que le canal supérieur, le vestibule et le conduit auditif interne. A quatre mois environ, le canal demi-circulaire postérieur, puis l'externe, s'ossifient successivement dans l'épaisseur du rocher : l'ossification, en s'étendant, constitue la région mastoïdienne; la portion pierreuse se solidifie aussi successivement, elle enveloppe les parties saillantes du labyrinthe, dont la cavité est exactement remplie par une sérosité rougeâtre et sanguinolente, comme l'a reconnu M. Ribes, et forme des conduits autour de l'artère carotide, du nerf facial, etc. Le cadre du tympan commence à s'ossifier par sa partie antérieure, de cinquante à soixante jours. Ce cercle est complètement achevé à six mois; à sept mois ses extrémités se croisent, et quelque temps avant la naissance, il se soude avec la portion zygomatique du temporal. La cavité du tympan, qui est à peu près nulle dans le principe, s'élargit à mesure que la base du rocher s'ossifie. Quant aux osselets de l'ouïe, leur ossification commence de trois mois et demi à quatre mois, et est achevée à quatre mois et demi. Le conduit auditif est encore tout cartilagineux à la naissance.

On commence à apercevoir la partie externe de l'organe auditif, vers le milieu du second mois environ, sous la forme d'une légère saillie triangulaire dont la base est tournée en haut et le sommet en bas, et dans le milieu de laquelle on distingue une fente longitudinale de même forme, qui devient plus profonde, et qui se rétrécit successivement de haut en bas. La partie postérieure de cette saillie cutanée devient plus proéminente, s'amincit, la fossette médiane en devient plus manifeste; peu après on voit à la partie antérieure de la saillie une échancrure transversale qui la divise en deux moitiés dont l'inférieure est l'antitragus, et la supérieure le commencement de l'hélix. En même temps, toute l'oricule s'élargit, et s'écarte davantage de la face latérale de la tête : au troisième mois, le tragus et l'anthélix se développent; le lobule est la partie de l'oreille externe qu'on voit paraître la dernière; l'oreille est d'ailleurs d'autant plus petite, relativement à la tête, que le fœtus est moins éloigné du commencement de sa formation. Le prolongement cutané qui pénètre dans le conduit auditif est d'un tissu plus mou, son épaisseur est plus grande, et il est tout formé de bonne heure dans l'embryon; il offre alors l'aspect d'une large bourse, en bas du cadre du tympan. Le cartilage de l'oreille se développe dès le troisième mois, mais son accroissement ne se fait que lentement, et la portion cartilagineuse du conduit est proportionnellement d'autant plus petite, comme la totalité de l'oreille externe.

3° En étudiant le développement du fœtus en général (art. 2, § I), nous avons déjà décrit celui du nez en particulier, dont les ailes et le dos sont distincts à trois mois environ, époque à laquelle les cartilages qui le composent commencent à se prononcer. Jusqu'à la fin du second mois, la cavité nasale communique avec la cavité buccale; elle est d'abord fort étroite de haut en bas et de droite à gauche, proportionnellement à la largeur relative plus considérable de la cloison. Dès la fin du second mois, les canaux nasaux sont produits par les saillies encore membraneuses des cornets. Relativement aux autres parties de l'appareil olfactif, on remarque que les lobes latéraux de l'ethmoïde commencent à s'ossifier par la lame orbitaire, vers le milieu de la vie intrà-utérine; les lames nasales se forment quelques jours plus tard, mais la partie médiane de l'ethmoïde est encore cartilagineuse à la naissance : les sinus n'existent point non plus.

4° Nous avons également indiqué précédemment les périodes d'accroissement de la cavité buccale, qui communique avec la cavité nasale pendant les premières périodes de la vie intrà-utérine. Cette communication, qui résulte alors de la non-formation de la voûte palatine, cesse d'exister par le rapprochement d'avant en arrière des portions palatines des os maxillaires; leur réunion n'est guère complète que vers le commencement du troisième mois. Avant que les portions molles du voile du palais soient tout-à-fait unies, la luette se détache de leur partie moyenne, et descend entre-elles sous la forme d'un appendice distinct et séparé : quand cet appendice n'est pas encore apparent, le voile du palais est large, divisé en deux moitiés latérales qui se joignent entre-elles et avec la luette, au milieu ou à la fin du quatrième mois, mais la luette reste bifurquée jusqu'au cinquième mois. Nous avons dit que la fente assez grande que présente en avant la cavité buccale commence à se former vers deux mois et demi ou trois mois, par suite du développement des lèvres : la supérieure offre deux échancrures latérales et un lobe moyen, tandis que l'inférieure est divisée par une échancrure moyenne. C'est à la persistance de ces scissions naturelles et temporaires, que sont dues les diverses espèces de BEC DE LIÈVRE. La langue a une formation très-précoce, on l'appeçoit vers cinq à six semaines; d'abord, elle est pendante hors de la cavité buccale, et elle y rentre à mesure que cette cavité s'accroît d'avant en arrière : on y distingue des papilles à quatre mois. Enfin, les os maxillaires sont, après la clavicule, ceux dont le développement s'opère le plus tôt. Les germes ou rudimens des dents qu'ils renferment sont déjà visibles dans l'embryon d'un à deux mois : ce sont de petites vésicules membraneuses, miliaires, suspendues aux nerfs et aux vaisseaux. Plus tard, on aperçoit un follicule membraneux, formé de deux lames, enveloppant une espèce de bulbe ou de papille nerveuse et vasculaire. Le follicule adhère par une extrémité à la gencive, et par l'autre au pédicule vasculaire et nerveux qui pénètre dans le bulbe. L'ossification s'y développe vers le troisième mois, et d'abord dans la première incisive : ensuite, successivement et à des intervalles à peu près égaux, dans la seconde incisive, la première molaire, la canine et la seconde molaire; cette dernière ne s'ossifie que vers le sixième mois. L'ossification commence pour chaque dent de la mâchoire inférieure, quelques jours plus tôt que pour la dent correspondante de la mâchoire supérieure. Nous ne décrirons pas ici la série des autres phénomènes que présente le développement des dents dont les détails ont été exposés dans un autre article (*voy.* DENTITION).

§ II. *Appareil digestif.* — L'examen des organes qui contribuent à l'exécution de l'acte préparatoire à la digestion nous conduit naturellement à étudier l'accroissement successif de l'appareil intestinal : ce sujet important ayant été traité dans un autre article (*voy.* INTESTIN), nous nous bornerons à rappeler ici que, soit qu'on admette ou non que le canal alimentaire procède de la vésicule ombilicale (art. I, § VI), l'intestin n'en est pas moins de tout ce canal la partie la première formée; que la vésicule oblongue qui le constitue, s'alongeant en même temps vers l'extrémité céphalique et l'extrémité coccygienne du torse de l'embryon, forme ainsi d'abord un canal imperforé aux deux bouts, lesquels s'ouvrent ensuite à la bouche et à l'anus, et que ce canal devient, par les prolongemens rameux qu'il fournit latéralement, et leurs connexions avec les vaisseaux sanguins, l'origine des glandes qui dépendent de l'appareil digestif. D'après ce mode de développement, on voit donc qu'on ne peut pas non plus appliquer au canal intestinal les lois de symétrie et de conjugaison de M. Serres, puisqu'il y a ici production d'un organe par suite de l'alongement progressif d'une vésicule, et non pas consécutivement au rapprochement de deux moitiés latérales. Dans le commencement, le canal intestinal est situé contre la colonne vertébrale, et aussitôt que le cordon se forme, il en occupe la base. Suivant M. Velpeau, il est primitivement renfermé dans un des renflemens du cordon, où on le trouve enveloppé d'un fluide séreux, limpide, au milieu duquel on voit aussi une petite quantité de matière jaunâtre, réunie en masse ou divisée en petits grains, ayant l'apparence d'un jaune d'œuf cuit; il résulte de cette disposition, que ce canal ne se courbe point de derrière en devant, comme Wolf, Meckel, etc. le disent, en formant un angle plus ou moins aigu pour se porter dans le cordon par l'ouverture ombilicale. Cet anatomiste rejette aussi l'opinion de Rolando, qui pense que le canal intestinal se forme par portions isolées qui se réunissent ensuite, puisque, dit-il, son accroissement consiste dans un véritable déroulement; qu'ainsi, on ne peut pas non plus le considérer comme étant d'abord un demi-canal dont les bords se relèvent en avant pour s'unir au vitellus, qui complèterait de cette manière le cylindre creux. Il pense que les circonvolutions ne se forment pas dans l'abdomen; mais qu'elles existent probablement dès le principe du développement dans le renflement du cordon, car il les y a trouvées chez un embryon qui avait moins de six lignes de longueur. M. Velpeau n'admet pas davantage, que l'appendice cœcal résulte de la séparation du canal intestinal et de la vésicule ombilicale lorsque le premier rentre dans le ventre de l'embryon, puisqu'il a vu cet appendice très-développé chez les embryons les plus jeunes qu'il a examinés, et que loin d'être dirigé du côté du placenta, avec lequel il devrait adhérer par l'intermédiaire du canal de la vésicule ombilicale ou de filamens vasculaires, il est, au contraire, retourné vers l'anneau ombilical, et appuyé sur les anses de l'intestin.

§ VII. *Appareil locomoteur.* — Cet appareil comprend à la fois le système musculaire et le système osseux. Nous avons déjà dit que les muscles ne sont, dans le principe, que des masses jaunâtres de globules, réunis par un tissu cellulaire qui n'est encore qu'un fluide visqueux. C'est à trois mois que leurs formes se dessinent; ils sont alors mous et blanchâtres, leur structure fibreuse devient manifeste à quatre mois et demi, aussi commencent-ils à produire des mouvemens notables à cette époque. A cinq mois, les tendons qui les terminent sont distincts, et depuis ce moment leur consistance et l'intensité de leur couleur augmentent progressivement jusqu'à la naissance.

Béclard, qui a déterminé par des observations exactes l'époque à laquelle se forment les divers points osseux, soit principaux et primitifs, soit secondaires ou épiphysaires; a reconnu que l'ossification commence vers la cinquième ou la sixième semaine, d'abord dans la clavicule, puis dans les os maxillaires, et successivement, à quelques jours d'intervalle, dans l'humérus et le fémur, le tibia, les os de l'avant-bras, le péroné, etc., etc. Le rachis s'ossifie quinze jours après la clavicule; l'ossification a lieu d'abord dans les masses apophysaires, et quelques jours après dans le corps des vertèbres. Elle procède dans les masses apophysaires, successivement de la première à la dernière; au milieu du quatrième mois environ, elle a lieu dans les vertèbres du sacrum, et à huit mois dans la dernière de ces vertèbres. A terme, l'anneau des six premières dorsales est fermé en arrière par la réunion des lames postérieures. L'ossification du corps des vertèbres commence par un point impair pour chacune, au bas de la région dorsale, et s'étend de là dans les autres vers les deux extrémités du rachis. Ces points osseux uniques, et non pas doubles, prouvent que le développement de cette tige osseuse ne consiste pas dans le rapprochement de deux moitiés latérales, ainsi que M. Serres l'admet pour appuyer la théorie dont nous avons déjà parlé. A quatre mois et demi, le corps des deux vertèbres supérieures du cou et de la dernière du sacrum est encore cartilagineux; à six mois, la seconde cervicale commence à s'ossifier par deux points verticaux, et la dernière du sacrum par un point unique comme toutes les autres; à la naissance, l'arc antérieur de l'atlas a commencé à s'ossifier. On voit donc que le rachis s'ossifie dans sa partie tubulée de haut en bas, et dans sa partie solide ou pleine, du milieu vers les deux extrémités. Dès le commencement du troisième mois de la vie intrà-utérine, la septième vertèbre cervicale offre un point d'ossification costiforme devant le pédicule de son apophyse transverse. Les trois premières vertèbres sacrées, présentent successivement à six, sept, huit ou neuf mois, chacune un point osseux particulier, situé également devant le pédicule de la masse apophysaire.

Le thorax s'ossifie assez promptement latéralement, et bien plus tard antérieurement. L'ossification des côtes a lieu une semaine environ après celle de la clavicule, et autant avant celle des vertèbres : en quelque jours, elle existe dans toutes. Le sternum est cartilagineux jusqu'à quatre mois et demi environ; alors, des cinq pièces principales qui le composent, l'une des trois supérieures s'ossifie, et à six mois, elles le sont toutes les trois; la quatrième commence de six à sept mois, et la cinquième avant ou après la naissance. La première pièce se développe par deux points osseux impairs ou médians, la seconde, ordinairement par un point, et rarement par deux points latéraux : les troisième, quatrième et cinquième pièces offrent le plus souvent deux points latéraux. L'appendice xyphoïde ne s'ossifie pas chez le fœtus.

Les os de la tête ont un développement très-compliqué dont nous ne noterons que les points principaux. L'occipital, qui commence à s'ossifier quelques jours avant le rachis, présente plusieurs points osseux isolés (*voy.* OCCIPITAL). Dans le sphénoïde postérieur, l'ossification procède par la grande aile, autour du nerf maxillaire supérieur, et en même temps que le rachis. Six ou quinze jours plus tard, deux germes latéraux indiquent le corps de l'os, et se réunissent au bout de six semaines environ. Vers cette époque, paraît l'apophyse ptérygoïde interne, et elle se soude avec l'aile externe à trois ou quatre mois : le corps et les grandes ailes ne sont pas encore réunies à la naissance. Le sphénoïde antérieur s'ossifie d'abord par l'aile orbitaire, autour du nerf optique, après la grande aile et avant le corps du sphénoïde postérieur. Quant au corps du sphénoïde antérieur, il résulte quelquefois de la réunion des deux ailes, ou bien il se forme par un point particulier, vers sept mois, époque à laquelle on aperçoit le commencement du cornet de Bertin. Enfin, à huit mois, les diverses parties du sphénoïde antérieur s'unissent entre elles et avec le sphénoïde postérieur. Nous avons décrit l'ethmoïde en parlant des fosses nasales et de l'organe de l'odorat; le vomer commence à se former peu de jours après l'occipital, le sphénoïde postérieur et le rachis. C'est également quinze jours environ après la clavicule, que les frontaux commencent à s'ossifier (*voy.* FRONTAL) par l'arcade orbitaire, les pariétaux par leur milieu, et la portion écailleuse du temporal par la base de l'apophyse zygomatique. Les os MAXILLAIRES supérieurs, les os de la pommette, du palais, les os nasaux, paraisssent aussi successivement quelques jours après la clavicule. On ne voit les os lacrymaux qu'après deux mois, les cornets sous ethmoïdaux qu'à quatre mois et demi : l'hyoïde, l'apophyse styloïde et les os cartilagineux du larynx ne s'ossifient point dans le fœtus.

Les os des membres présentent de grandes différences dans leur développement : la clavicule paraît être le premier qui s'ossifie ; le scapulum, une semaine et demie plus tard, et l'os COXAL, quelques jours après le scapulum. L'humérus commence à s'ossifier peu de jours après la clavicule, le fémur en même temps que ce dernier os, et conséquemment plusieurs jours avant l'humérus. A la naissance, le cartilage de l'extrémité inférieure du fémur a un noyau osseux pisiforme ; et comme c'est le seul os long qui ait à cette époque un commencement d'ossification épiphysaire, cette circonstance doit être notée avec soin, puisqu'elle peut servir à déterminer d'une manière précise l'âge du fœtus. Les os de l'avant-bras s'ossifient à peu près en même temps que l'humérus, le tibia à la même époque que le fémur, et le péroné après les os de l'avant-bras. Tous les os du carpe sont encore cartilagineux à la naissance. Dans le tarse, le calcanéum commence à s'ossifier à quatre mois et demi, et l'astragale un mois plus tard ; à la naissance le cuboïde offre les indices d'une ossification prochaine. Les os métacarpiens et quelques jours plus tard les os métatarsiens s'ossifient peu de jours après le péroné, deux semaines ou trois semaines environ après le commencement de l'ossification ; les premières et secondes phalanges commencent à s'ossifier en même temps, tandis que les troisièmes phalanges ne s'ossifient à la main qu'après deux mois, et au pied que vers quatre mois et demi.

Il résulte de cet examen que les os les plus précoces sont les os longs des membres, les os maxillaires, les vertèbres et les os de la base du crâne.

§ VIII. *Organes glanduleux* ou *glandiformes*. — Suivant M. Meckel, le foie, qui est l'un des principaux organes de l'embryon et du fœtus, commence à paraître dès la première semaine, tandis qu'il n'est visible, d'après Walther, que dans la troisième. Vers la fin du premier mois, cet organe occupe presque tout l'abdomen dont il soulève la paroi antérieure ; son poids égale alors la totalité du reste du corps de l'embryon, et dans le fœtus à terme, il n'en est plus que la dix-huitième ou la vingtième partie. Sa face convexe est tournée en avant, l'autre en arrière embrasse les viscères sous-jacens, excepté la vessie ; il se prolonge jusqu'à la base du bassin où le cordon est alors implanté. Haller, Meckel, disent que ses deux lobes sont alors symétriques, mais suivant Walter ils sont déjà inégaux. La proportion considérable du foie diminue progressivement depuis la fin du quatrième mois, à mesure que les intestins s'accroissent, et occupent une plus grande partie de l'abdomen; de là, le redressement du foie et l'élévation successive de l'ombilic, au niveau duquel cet organe descend pendant toute la gestation. A la naissance, il remplit encore la moitié environ de la cavité abdominale. A la fin du premier mois, le tissu du foie est presque diffluent; il est mou et pulpeux à trois mois et demi : sa couleur et sa consistance sont analogues à celles de la substance nerveuse grise. Il devient ensuite d'un rouge foncé, plus ferme et granuleux du cinquième au sixième mois. La vésicule biliaire a commencé à paraître dans le quatrième mois : elle est alors filiforme, sans cavité bien distincte; au cinquième mois, elle renferme un peu de mucus qui est remplacé par une bile jaune du sixième au septième mois, et ses parois offrent intérieurement les premiers rudimens de rides et de cellules; dans le huitième, elle est remplie de fluide biliaire.

La rate ne devient distincte que dans le deuxième mois de la vie embryonnaire. Dans le principe, cet organe est très-petit relativement au corps, et surtout au foie; elle est située plus en devant que chez l'adulte. Le pancréas est rougeâtre, mat, et proportionnellement plus volumineux qu'il ne doit l'être ultérieurement. Meckel a observé que son conduit excréteur est d'abord double, c'est-à-dire, qu'outre celui qui doit rester à demeure, il en existe un second qui s'ouvre séparément dans le duodénum.

Le corps thyroïde est proportionnellement plus volumineux chez le fœtus que chez l'adulte; il est d'abord formé de deux lobes isolés l'un de l'autre; son tissu est plus mou, plus abreuvé de sang, et conséquemment plus rouge. Son prolongement est surtout beaucoup plus considérable qu'au moment de la naissance.

Le thymus commence à paraître dans le courant du troisième mois : il est primitivement très-petit, et s'accroît beaucoup jusqu'au neuvième mois. Il se développe de la partie inférieure vers la supérieure : il continue d'augmenter de volume pendant deux ans environ après la naissance; mais après cette époque il s'atrophie successivement, de sorte qu'il disparaît vers l'âge de douze ans : ce rapetissement résulte de la diminution graduelle du calibre de ses vaisseaux.

Les mamelles sont déjà assez développées chez le fœtus à terme, et dans les deux sexes, elles sont remplies d'un liquide lactescent (*voy.* MAMELLE). On croit que ce liquide est destiné à la nutrition.

Dès le deuxième mois de la conception, les capsules surrénales ont un volume relatif assez considérable. Ce volume diminue peu à peu depuis leur apparition, mais leur grandeur absolue augmente véritablement jusqu'à la naissance; dans le principe, elles sont lobulées, molles, et remplies d'un fluide visqueux, filant et albumineux. A la fin du troisième mois, elles sont encore plus grosses et plus pesantes que les reins dont elles égalent le volume au quatrième mois, mais en cessant d'avoir autant de pesanteur qu'eux. A six mois, elles n'ont plus que la moitié de la grosseur et du poids des reins, et à terme, elles n'en ont plus que le tiers.

Quand on considère le développement de ces différens organes chez le fœtus, le grand nombre de vaisseaux qu'ils reçoivent, leur voisinage de la veine cave, etc., il paraît probable qu'ils concourent à la nutrition, en contribuant spécialement à la sanguification.

Lorsque les reins commencent à paraître, leur forme est très-irrégulière : ils sont formés par la réunion de lobules nombreux. Leur volume est d'autant plus considérable proportionnellement, que l'embryon est plus jeune. Le nombre des lobules diminue à mesure qu'ils se rapprochent et se confondent. Dans le principe, ils sont seulement réunis par leur sommet qui aboutit à un bassinet commun; ils sont liés entre eux dans le reste de leur étendue par un tissu cellulaire muqueux : insensiblement, ils adhèrent plus intimement les uns aux autres, de leur sommet vers leur base. On ne commence à distinguer la substance corticale qu'au sixième mois, et la structure lobulée est apparente à la naissance : on peut encore distinguer dans chaque rein quinze à seize lobules. La vessie, qu'on reconnait très-bien dès la quatrième semaine, est d'abord alongée, cylindrique, et ne forme qu'un seul canal avec l'ouraque qu'on peut suivre au-delà de la moitié du cordon ombilical. Comme le bassin est fort étroit pendant toute la vie intrà-utérine, la vessie est constamment située hors de cette cavité, de sorte qu'elle reste oblongue, étroite, et analogue à un renflement de l'ouraque, qui forme un canal d'autant plus considérable, que le fœtus est plus jeune. Nous avons examiné précédemment (art. 1, § VII) les rapports qui paraissaient exister entre cette partie et l'allantoïde.

§ IX. *Organes de la génération.*—Les premiers changemens que présentent les organes génitaux extérieurs ont été déjà indiqués. C'est dans la quatorzième semaine que le sexe devient distinct : chez quelques embryons, les bords de la fente qui occupe le périnée se réunissent en formant un urètre, chez quelques autres, au contraire, les nymphes se développent successivement; il existe à cette époque, tout le long du pénis et du clitoris, une gouttière urétrale qui se convertit en un canal dans le pénis vers la quinzième ou la seizième semaine, tandis qu'elle s'efface dans le clitoris. On n'a pas de données bien précises sur le mode primitif du développement des parties internes de la génération; Alb. Meckel pense qu'elles se forment presque en même temps que l'intestin : que dans les oiseaux, leur accroissement s'opère avant celui de l'intestin, tandis qu'il ne commence qu'après lui dans les mammifères; suivant cet anatomiste, elles sont d'abord ouvertes en devant, et comme l'intestin, elles se ferment ensuite en formant un canal continu par l'ouraque avec l'allantoïde. Suivant Tiedemann, le sexe femelle n'est que le sexe mâle arrêté à un degré inférieur d'organisation, et M. Geoffroy Saint-Hilaire, qui admet, comme M. Serres, une propriété formatrice et toute spéciale au système artériel, attribue la différence des sexes au mode variable de distribution des deux branches de l'artère spermatique, opinion qui ne nous paraît rien moins que fondée. Quoi qu'il en soit, à une époque très-rapprochée du moment de la conception, on aperçoit le long de la région lombaire deux corps assez volumineux alongés, vermiformes, aboutissant à l'ouraque, que Meckel regarde comme les rudimens des reins, des capsules surrénales et des organes génitaux; ils constituent, d'après Oken, les rudimens des cornes de l'utérus et des conduits déférens, tandis que ceux du rein et des capsules surrénales sont situés derrière eux. Plus tard, on voit paraître les ovaires et les testicules au-dessus du rein et à l'extrémité de ce corps vermiforme qui se développe le premier. L'utérus et les vésicules séminales n'existent pas dans le principe : leur formation date ordinairement de la huitième, neuvième ou dixième semaine : cette dernière circonstance a fait admettre par plusieurs auteurs, que l'embryon n'est d'abord d'aucun sexe déterminé. Toujours est-il que l'utérus est encore bicorne du troisième au quatrième mois.

Les observations de Rosenmueller prouvent qu'à neuf semaines l'ovaire, qui est situé obliquement au dessous et en dedans du rein dont il égale le volume, est ovoïde, très-alongé, plus gros que l'utérus et la vessie, recouvert et maintenu par le péritoine : il tient à l'une des cornes de l'utérus par deux ligamens fixés à ses deux extrémités. A quatorze semaines, le fond de l'utérus s'est agrandi et touche l'ovaire qui n'a pas changé de forme et de situation, et qui est uni à la trompe par son extrémité externe. A terme, l'extrémité externe de l'ovaire est située au-dessus du détroit supérieur, tandis que l'extrémité interne est plongée dans le bassin. La trompe qui l'entoure et dépasse son extrémité externe, y adhère toujours par un ligament. Il existe, en outre, entre la trompe et l'ovaire, une partie que Rosenmueller a décrite le premier, qu'il nomme *corps conique*, et qui est encore très-visible quelques mois après la naissance : ce corps paraît formé de la réunion d'une vingtaine de canalicules tortueux et contournés qui se confondent en un seul point fixé à l'ovaire. Cet anatomiste se demande si ce corps ne serait pas l'analogue de l'épididyme et du canal déférent. Jusqu'à trois mois environ, l'utérus n'a point de corps, il consiste en un col très-gros et deux cornes qui donnent attache à l'ovaire et au ligament rond. A trois mois et demi, les cornes sont moins distinctes, et le corps de l'utérus plus prononcé; les trompes commencent alors à paraître. Au neuvième mois, le corps de l'utérus est encore plus mince que le col, le vagin est très-ample, les cornes n'existent plus, les trompes sont longues, tortueuses, et les franges du pavillon, visibles. Il paraît que ces différens organes descendent de la région lombaire dans le bassin, par l'effet de la contraction du ligament rond qui forme le canal de Nuck en entraînant un prolongement du péritoine à travers l'anneau, canal dont l'existence est constante au moment de la naissance.

Les testicules sont d'abord situés au-dessous des reins, derrière le colon, devant les muscles psoas, et recouverts antérieurement et latéralement par le péritoine qui leur adhère intimement; leurs vaisseaux s'insèrent à leur partie postérieure qui n'est point enveloppée par la membrane séreuse. De la partie inférieure de chaque testicule, il part un repli péritonéal qui se rend à l'anneau inguinal, et qui renferme le ligament conique que Hunter a nommé *gubernaculum*. Ce ligament, plus épais en bas qu'en haut, composé de fibres musculaires et d'un tissu cellulaire élastique, adhère supérieurement à la partie postérieure et inférieure du testicule et de l'épididyme; inférieurement, il se confond en partie avec les muscles oblique et transverse qui concourent à le former, et se fixe en même temps à l'arcade du pubis. Comme le repli du péritoine qui entoure ce ligament lui adhère intimement, il est entraîné hors du ventre à travers l'anneau avant le testicule, forme la tunique vaginale, qui communique ainsi d'abord avec la cavité péritonéale dont elle n'est qu'un prolongement, et derrière laquelle les vaisseaux du testicule se trouvent placés : le dartos est produit par le tissu cellulaire élastique du gubernaculum, suivant Ackermann et M. Lobstein, et ses fibres musculaires constituent le cremaster. Quand le testicule, qui est descendu progressivement par l'effet de la contraction du gubernaculum, est parvenu dans le scrotum, l'anneau inguinal se resserre, et le prolongement de la tunique vaginale s'oblitère insensiblement dans toute son étendue jusqu'au dessus du testicule, par suite de la contraction commune a tous les canaux vides. Le testicule ne franchit ordinairement l'anneau que du sixième au septième mois; quelquefois, mais rarement, on le trouve dans le scrotum à cinq mois, ordinairement il en occupe le fond au neuvième mois. L'époque où s'effectue ce phénomène, de même que l'oblitération du prolongement supérieur de la tunique vaginale, présente parfois des différences assez notables. Quant aux vésicules séminales, elles sont très-petites dans le fœtus, rougeâtres, et placées plus haut qu'elles ne le sont chez l'adulte.

Article troisième. *Des fonctions du fœtus.*—On a pu voir d'après cet exposé rapide des phénomènes nombreux que présente l'embryogénie, qu'il est assez probable, ainsi que nous l'avons dit précédemment, que le développement du fœtus ne consiste pas dans une simple évolution des parties qui le constituent, mais bien dans la complication successive de son organisation qui, primitivement, est très-simple, de sorte que l'embryon offre dans sa structure, à diverses époques de son accroissement, comme Harvey, Wolf, Oken, etc., l'ont fait remarquer, une analogie réelle avec celle qui caractérise les animaux des classes inférieures. La rapidité de ses métamorphoses et l'augmentation si prompte de son volume et de sa pesanteur, prouvent évidemment que *la nutrition* est la fonction la plus énergique dans le germe fécondé, et qu'elle a lieu aux dépens de toutes les autres. Cet acte organique, qui résulte de l'absorption et de la circulation, s'opère donc dès le principe dans l'embryon humain, lequel jouit ainsi d'une vie propre et indépendante, en ce sens que ses rapports avec la mère sont de la même nature que ceux qui existent après la naissance entre l'enfant et le monde extérieur dans lequel celui-ci puise les matériaux propres à entretenir la vie. Les fonctions nutritives paraissent d'ailleurs s'exercer d'une manière identique avant et après la naissance.

Il est bien reconnu que le corps de la mère est la source première des élémens nutritifs qui alimentent le fœtus, mais tous les physiosogistes ne sont pas également d'accord sur la manière dont s'effectue leur introduction dans l'intérieur du produit de la conception. Les uns admettent plusieurs voies de nutrition, comme la peau, les membranes muqueuses, etc., tandis que les autres, tels qu'Hippocrate, Aristote, Galien, Monro, Danz, n'en voient pas d'autre que la veine ombilicale. Les partisans de la première opinion pensent que l'eau de l'amnios contient une substance nutritive, mais ils expliquent différemment comment elle parvient au fœtus; ainsi, d'après Kaaw, Diemerbroeck, Hoboken, Vieussens, Buffon, Levret, Lamotte, etc., et parmi les modernes, Vos, Brugmans, Van den Bosch et Osiander, ce liquide est absorbé par la peau; au contraire, selon Harvey, De La Courvée, Haller, Trew, Darwin, il l'est exclusivement par le canal intestinal. D'un autre côté, les poumons seuls sont chargés de cette fonction, suivant Scheel; Lobstein pense que les organes génitaux y concourent également, tandis que Oken admet dans les glandes mammaires une force absorbante en vertu de laquelle elles reçoivent le fluide amniotique, lui font subir une élaboration particulière, le transmettent par les vaisseaux lymphatiques dans le thymus, et de là, dans le canal thoracique. Enfin, on a considéré encore comme autant de sources qui fournissent les matériaux de la nutrition du fœtus, soit simultanément, soit successivement à diverses époques de la vie intrautérine, le liquide de la vésicule ombilicale, celui de l'allantoïde et l'humeur gélatiniforme du cordon ombilical; examinons rapidement ces diverses opinions.

Ce qui a fait considérer les eaux de l'amnios comme une des sources de l'alimentation du fœtus, c'est qu'elles paraissent contenir une substance animale qui y existe en plus grande proportion au commencement de la gestation, et dont la quantité diminue dans les derniers mois, ainsi que celle de ce liquide avec lequel on a pu nourrir de jeunes animaux pendant plusieurs semaines; à ces argumens en faveur des qualités nutritives du fluide amniotique, on ajoute des exemples de fœtus astômes ou privés de bouche et dépourvus de cordon, qui ont cependant acquis un développement considérable.

Les partisans de l'absorption cutanée s'appuient des observations de fœtus astômes pour nier l'action absorbante des cavités muqueuses, et apportent en preuve les expériences de Van den Bosch qui dit avoir trouvé les vaisseaux lymphatiques de la peau remplis par l'eau de l'amnios, en séparant cette membrane sur un fœtus de mammifère retiré à l'instant même du ventre de sa mère; après avoir ouvert l'œuf, ce physiologiste a appliqué des ligatures sur les membres d'un fœtus, et a trouvé les vaisseaux lymphatiques distendus; quand, après avoir lié les membres, il les plongeait dans l'eau de l'amnios, ces vaisseaux se remplissaient et se distendaient beaucoup. Quant aux développemens de fœtus sans cordon ombilical, les observations qui ont été publiées à ce sujet ne sont pas assez authentiques pour qu'on doive les citer à l'appui de cette opinion. Les auteurs qui pensent que l'introduction du fluide amniotique a lieu par la bouche et le canal alimentaire, disent qu'on a reconnu cette eau à ses qualités physiques dans le pharynx et dans l'estomac du fœtus, où on en a quelquefois trouvé une grande quantité; que d'ailleurs Heister a vu sur un fœtus de vache qui était morte et gelée, un glaçon continu depuis le liquide amniotique jusque dans l'estomac : enfin, on s'appuie de la présence des poils soyeux dans le MÉCONIUM, poils qui sont en tout semblables à ceux qu'on remarque à la surface de la peau du fœtus. Quant aux mouvemens du bec qu'on a observés dans le poussin et ceux de la bouche dans les fœtus de mammifères, ils paraissent plutôt dépendre de la respiration que de la déglutition. L'existence du méconium dans le canal alimentaire ne peut être invoquée comme une preuve de la déglutition de l'eau par la bouche et de sa digestion, puisqu'on en trouve dans les acéphales : ici, on pourrait tout au plus supposer qu'elle a pénétré par le gros intestin, et encore il en contient dans certains cas où il y a imperforation de l'anus. J'ai exposé dans un autre article (*voyez* MÉCONIUM) les diverses opinions relatives à la production de cette matière excrémentitielle. En admettant que les poumons seuls étaient chargés de l'absorption du liquide amniotique, Scheel a déduit sa théorie d'un fait observé depuis long-temps : c'est que cette eau pénètre dans les voies aëriennes et qu'on la retrouve dans les cavités nasales, trachéenne et bronchiques du fœtus, ainsi que Rœderer, Winslow et beaucoup d'autres anatomistes l'ont constaté; Béclard, entre autres, s'en est assuré par des expériences directes : nous rapporterons les observations qu'il a faites sur ce sujet, en parlant de la respiration du fœtus. Quoi qu'il en soit, on ne connaît point encore les usages de l'eau de l'amnios introduite dans les voies respiratoires, et tous ceux que Scheel lui attribue sont autant d'hypothèses.

On objecte aux divers argumens que nous venons de présenter d'après les physiologistes qui pensent que l'eau de l'amnios fournit des élémens nutritifs au fœtus, que cette eau est sécrétée par le fœtus, qu'elle est peu nutritive, qu'elle peut être altérée sans nuire au fœtus, qu'il peut continuer de vivre encore long temps après qu'elle est entièrement écoulée, que sa quantité ne diminue pas vers la fin de la grossesse comme on le dit, et qu'au contraire, elle est souvent alors très-considérable. Quant à son absorption par la peau, Haller fait quelques objections de peu de valeur : ainsi, il allègue la présence de l'enduit caséeux qui recouvre sa surface, la stagnation que le liquide éprouverait dans le tissu cellulaire après avoir pénétré, la viscosité de ce liquide, qui le rend peu propre à pénétrer dans la peau. D'un autre côté, on oppose aux partisans de la pénétration de l'eau par la bouche la différence du liquide des cavités muqueuses avec celui de l'amnios, l'occlusion ordinaire de la bouche pendant un certain temps, l'impossibilité de la déglutition sans la respiration, les mouvemens de déglutition et de respiration qui n'ont pas lieu pendant toute la vie intrà-utérine : quant aux poils du méconium, ils peuvent s'être formés dans l'intestin, et l'existence du liquide amniotique dans l'estomac est une circonstance éventuelle qui ne peut résulter que d'une forte pression; enfin, on ajoute encore les autres circonstances que j'ai relatées il n'y a qu'un instant.

En décrivant la vésicule ombilicale (art. 1, § VI), j'ai fait voir qu'il était très-vraisemblable que le liquide qu'elle contient sert à la nutrition de l'embryon dans les premiers temps de sa formation; tout, au contraire, semble démontrer que le liquide de l'allantoïde y est étranger (art. 1, § VII). Quant à la propriétété nutritive de la matière gélatiniforme du cordon, MM. Lobstein et Meckel citent comme preuves, la grosseur du cordon dans le commencement qui n'est due qu'à la présence de cette matière, la grande perméabilité de son tissu et le développement du système absorbant, à partir de l'ombilic vers le médiastin antérieur. M. Geoffroy-St-Hilaire pense que le mucus contenu dans les voies alimentaires du fœtus est trop abondant pour n'avoir d'autre usage que celui de lubrifier ces surfaces; il le regarde comme l'aliment sur lequel agit d'abord la digestion, de sorte que ce mucus absorbé par les vaisseaux chylifères devient la source du fluide nutritif qui afflue sans cesse dans l'appareil circulatoire. Cette hypothèse, d'après laquelle le canal alimentaire sécréterait, d'une part, du mucus, et de l'autre, le convertirait en chyle, n'a aucune espèce de fondement, et l'on ne peut admettre que l'appareil digestif exerce ainsi, dans le principe, deux actions totalement différentes.

Enfin, les physiologistes qui pensent que la nutrition s'opère exclusivement par la veine ombilicale, se fondent sur l'existence constante et générale du cordon ombilical, du chorion et du placenta, sur la structure particulière de ces organes et leurs connexions avec le fœtus; sur la précocité de leur développement, l'existence des veines ombilicales avant les artères, circonstance qui prouve, suivant M. Lobstein, que ces vaisseaux ne peuvent avoir d'autres fonctions que d'absorber; enfin, sur la mort du fœtus qui arrive constamment s'il y a interruption de la circulation du sang à travers le cordon ombilical avant l'époque où la vie du fœtus peut se continuer indépendamment de la mère. J'ai eu l'occasion d'observer récemment un œuf abortif de cinq semaines environ, dont l'expulsion prématurée a été produite par la mort de l'embryon, laquelle a eu lieu par suite de la rupture du cordon à son insertion à l'abdomen. L'extrémité libre du cordon était comme contractée sur un petit caillot de sang rougeâtre; il y avait dans la cavité de l'amnios une petite masse globuleuse libre, également rougeâtre, et qui paraissait n'être aussi qu'un caillot fibrineux concret, résultant de l'hémorrhagie qui avait dû nécessairement exister au moment de la séparation du cordon.

Si l'on examine avec attention les argumens avancés pour ou contre les diverses opinions que nous exposons, on voit qu'aucun d'eux ne prouve d'une manière convaincante que l'eau de l'amnios ne sert pas à la nutrition, et ne soit pas absorbée, soit par la peau, soit par une partie des membranes muqueuses; qu'ainsi, ce mode de nutrition est assez vraisemblable, et que le fluide de la vésicule ombilicale paraît avoir un usage analogue dans les premiers temps de la vie embryonnaire : mais cette propriété nutritive me paraît au moins douteuse pour la matière gélatineuse du cordon. Indépendamment des communications vasculaires de l'utérus avec le placenta, M. Lobstein admet que les radicules veineuses ne puisent des sucs nourriciers blancs dans la mère, que tant que les artères ne sont pas développées; mais que lorsque les artères sont formées et anastomosées avec les veines, il n'y a plus de circulation entre l'utérus et le placenta, de manière que la nutrition se ferait, suivant cet auteur, par la vésicule, par l'eau de l'amnios, et par la gélatine du cordon, les veines n'y servant que dans les premiers mois. Les expériences du docteur David Williams, dont nous avons rapporté les résultats (art. I, § IV), ne viennent pas à l'appui de cette théorie, et tendent à prouver, au contraire, que la circulation de l'utérus au placenta a lieu librement et sans interruption dans son cours pendant toute la gestation.

Les recherches récentes de M. Lauth fils (*répert. gén. d'anat. et de physiol.*, etc.), donnent l'explication anatomique des résultats que présentent les expériences de M. David Williams, de Liverpool. Cet anatomiste a reconnu qu'il existe évidemment des canaux vasculaires, continus et intermédiaires à ceux de l'utérus et du placenta. En examinant avec soin un placenta encore recouvert par la lame membraneuse qui, suivant quelques anatomistes, est une continuation de la caduque utérine, on voit que cette membrane et le placenta sont unis par une multitude de petits vaisseaux transparens qui se dirigent de l'une vers l'autre. Ces vaisseaux ne peuvent être injectés ni par ceux du placenta, ni par ceux du feuillet membraneux qui le recouvre; mais un tube très-fin introduit dans l'un ou l'autre d'entre eux, permet de remplir tantôt les vaisseaux de cette membrane, tantôt ceux du placenta. Il résulte de là, suivant M. Lauth, 1° que ces vaisseaux sont de deux ordres, les uns appartenant au feuillet membraneux et conséquemment à l'utérus, et les autres au placenta; 2° qu'ils ne sont pas des vaisseaux sanguins; 3° enfin, qu'ils se terminent, les uns dans les vaisseaux sanguins de la membrane caduque, et les autres dans ceux du placenta par des orifices garnis de valvules qui empêchent de les injecter par voie rétrograde. D'après cette disposition, il considère ces vaisseaux comme autant de radicules lymphatiques qui diffèrent seulement de ce genre de vaisseaux en ce qu'ils ne sont pas liés au système lymphatique général, étant greffés sur des organes temporaires avec lesquels ils sont expulsés lors de la délivrance. M. Lauth a cherché inutilement à découvrir d'une manière directe les portions fœtale et utérine du placenta décrites par les auteurs, et que nous avons signalées précédemment (art. 1, § IV); mais toutes ses dissections l'ont conduit à admettre que le placenta n'est composé que de la division successive des artères ombilicales sur le chorion, artères qui, parvenues à l'extrémité des villosités qui le recouvrent, se replient sur elles-mêmes pour donner naissance aux veines.

Il paraît donc résulter de ces recherches, d'après cet anatomiste, que le placenta est uni à l'utérus par des vaisseaux qui ont de l'analogie avec les lymphatiques, et qu'ainsi la circulation de la mère à l'enfant n'est qu'un acte d'absorption. Sans discuter ici avec détail le degré de fondement de cette opinion, je me bornerai à faire remarquer qu'il est toujours certain d'après ces faits que des vaisseaux non interrompus existent entre l'appareil circulatoire de la mère et celui du fœtus; et si l'on s'appuie des exemples nombreux recueillis sur la formation accidentelle des vaisseaux, il semblera peut-être plus probable que ces radicules vasculaires sont des veines, genre de vaisseaux qui, comme on sait, est celui dont le développement s'opère le plus rapidement dans les productions organiques animales. J'ajouterai encore que cette manière de voir est appuyée même sur la description que M. Lauth donne de ces vaisseaux, qui paraissent avoir la plus grande analogie de structure avec ceux que Giovanni Rossi (*Annali univ. di med.*, janvier 1826) vient de décrire, sans avoir d'ailleurs aucune analogie de fonctions avec ces derniers.

D'après toutes les considérations que nous venons d'exposer, on peut admettre, ainsi que le pensait Béclard, que dans les premières semaines, la nutrition de l'embryon a vraisemblablement lieu par l'absorption du fluide contenu dans la vésicule ombilicale; que dans la première moitié de la vie intrà-utérine, l'eau de l'amnios sert probablement aussi à sa nutrition; que le liquide de l'allantoïde y est probablement étranger, et je pense qu'il en est de même de la matière gélatiniforme du cordon; mais que pendant toute la durée de la gestation, dès le moment où l'œuf devient villeux, et surtout dès l'époque où le sang commence à paraître dans l'embryon, les vaisseaux ombilicaux sont la source principale par laquelle celui-ci puise dans le sang de sa mère sa nourriture, et renouvelle continuellement cette nourriture.

Plusieurs *sécrétions* s'opèrent de très-bonne heure dans le fœtus : déjà nous avons signalé la grande activité de l'appareil urinaire en parlant de l'allantoïde (art. 1, § VII). Les fonctions des membranes muqueuses et de la peau n'ont pas moins d'énergie, mais à des époques différentes; ainsi, le canal intestinal renferme dès les premiers mois un liquide dont les propriétés changent successivement jusqu'à la naissance, et qui paraît être exclusivement excrémentitiel (*voyez* MÉCONIUM). La peau est enduite d'un vernis gras, visqueux, qui a beaucoup d'analogie avec la graisse, et qui se forme vers le sixième mois : suivant MM. Vauquelin et Buniva, sa source est non pas dans le fœtus, mais dans la matière albumineuse que contient l'eau de l'amnios; la plupart des physiologistes pensent, au contraire, qu'il est le résultat d'une sécrétion du fœtus, car il paraît à l'époque où les follicules sébacées se développent, et on le rencontre abondamment là où ces follicules sont nombreux : il a d'ailleurs beaucoup d'analogie avec la matière sébacée du gland et de la vulve, et l'on n'en trouve jamais, ni sur le cordon, ni sur l'amnios, parties qui sont, en effet, dépourvues de follicules. Nous avons examiné la formation de la bile, en décrivant le développement du foie (art. 2, § VIII.).

La respiration s'exerce-t-elle chez le fœtus? Vésale a vu des fœtus de mammifères exécuter des mouvemens de respiration dans l'eau de l'amnios; Rœderer, Winslow, Harvey, Haller ont observé le même phénomène. En ouvrant des femelles de chien, de chat et de lapin, qui portaient depuis quelque temps, Béclard a vu distinctement dans les fœtus, à travers les membranes et l'eau de l'amnios, des mouvemens respiratoires consistant dans l'ouverture de la bouche, l'agrandissement des narines et l'élévation simultanée des parois du thorax. Ces mouvemens se répètent à des intervalles assez régulièrement égaux, et sont généralement plus lents que les mouvemens respiratoires de la vie extrà-utérine chez ces mêmes animaux; ils deviennent plus étendus, plus rapprochés à mesure que, par le resserrement progressif de l'utérus, la circulation entre la mère et le fœtus devient plus imparfaite, et ressemblent très-bien aux mouvemens respiratoires rares et profonds que font les fœtus nés dans l'état de faiblesse et d'apnée qu'on appelle l'asphyxie des nouveaux nés; la ressemblance est frappante. Ces mouvemens mécaniques de la respiration dans le fœtus sont ainsi particulièrement sensibles quand la circulation de la mère éprouve des obstacles, et conséquemment que celle du fœtus est gênée. On ignore d'ailleurs s'il existe une action chimique entre l'eau de l'amnios et le sang qui traverse les poumons, action qui serait en proportion d'autant plus grande que l'époque de la naissance serait plus prochaine; il est toujours bien certain, d'après les expériences de Béclard, que ce liquide pénètre assez profondément dans l'appareil respiratoire du fœtus.

Plusieurs physiologistes admettent un autre mode respiratoire dont le placenta, qu'ils comparent au poumon, est l'agent spécial. On allègue en faveur de l'existence de cette fonction du placenta correspondante à la respiration : d'abord, la généralité du besoin de respirer qui ne paraît pas pouvoir être satisfait d'une autre manière; en second lieu, l'analogie de la circulation pulmonaire et de la circulation placentaire, car dans l'une et l'autre, les deux organes, le placenta et le poumon, reçoivent le sang qui a circulé dans tout le corps, et qui a par conséquent besoin d'être renouvelé; de là, une espèce de ressemblance entre les animaux qui respirent par des branchies, dont les poumons des fœtus mammifères seraient alors les analogues, de même qu'avec les oiseaux et les reptiles, chez lesquels les vaisseaux ombilicaux servent réellement à la respiration à travers la coquille de l'œuf; enfin, la rapidité avec laquelle meurt le fœtus, quand la circulation à travers le placenta est interrompue.

On admettrait ainsi, d'après cette opinion, que le sang du fœtus éprouve dans le placenta un changement analogue à celui qu'il subit dans le poumon, et que le sang artériel de la mère remplace l'action de l'air atmosphérique, en cédant au sang du fœtus une portion de son oxygène qui en opère la revivification, et le rend propre à la nutrition : ce changement résulterait d'une perspiration et d'une absorption. Schreger a voulu expliquer le mécanisme de cette respiration en disant qu'il y a une exhalation et une absorption séreuses entre l'utérus et le placenta; mais rien ne vient à l'appui de cette hypothèse. M. Lobstein qui pense, comme nous l'avons dit plus haut, qu'il n'y a plus de circulation entre l'utérus et le placenta dans les derniers mois, compare l'action du sang de la mère sur celui du fœtus à celle de l'air sur le sang des vaisseaux pulmonaires de la première, et dit qu'elle a lieu dans les deux cas à travers les parois des vaisseaux; d'où il suit que plus tard le placenta ne sert plus qu'à la respiration, que l'oxygénation du sang s'opère dans son intérieur, tandis que les diverses excrétions du fœtus sont le résultat de la dépuration de ce fluide. Mais les communications vasculaires directes qui existent jusqu'à la fin entre l'utérus et le placenta, comme le prouvent les expériences de David Williams et les recherches de M. Lauth, fils, démontrent que si cet organe sert réellement à la revivification du sang, il n'en est pas moins en même temps, jusqu'à la fin, le principal agent de transmission des élémens nutritifs du fœtus. Cette revivification du sang dans le placenta n'apporte point dans sa couleur de changement semblable à celui qui a lieu après la naissance. Il résulte, en effet, des observations de Haller, Hunter, etc., et des expériences d'Autenrieth, que ce liquide est également foncé dans tous les vaisseaux du fœtus et que son aspect est le même que celui du sang veineux de la mère. Cette identité des deux espèces de sang dans le fœtus, n'est qu'apparente, et ne consiste que dans la couleur, car Schutz et Zimmermann ont trouvé que ce sang contient une grande proportion de sérum et très-peu de globules; en outre, il paraît, d'après des observations microscopiques récentes que ces globules diffèrent des globules du sang de la mère; la température de ce liquide, de même que celle du fœtus en général, est inférieure de deux ou trois degrés à celle de la mère, et l'on n'a pu y découvrir aucune trace d'acide phosphorique. M. Schweighœuser pense que le placenta a pour fonction de convertir, au contraire, en sang veineux la portion encore artérielle de celui qui lui est apporté par les artères ombilicales, afin de le rendre propre à la sécrétion de la bile et à la formation de parties solides, du système nerveux, entre autres. Cette hypothèse n'est pas plus fondée que le mécanisme de la respiration placentaire adopté par Schreger. D'un autre côté, M. Lauth, fils, admet que la fonction du placenta n'est qu'un acte d'absorption qui s'exécute au moyen des vaisseaux lymphatiques, les seuls, suivant lui, qui soient susceptibles de modifier le sang de la mère de manière à l'accommoder aux besoins du fœtus : de sorte que le placenta remplirait dans le fœtus les fonctions que doit exécuter plus tard le canal intestinal, plutôt que celles des poumons qu'on lui attribue assez généralement. Enfin, suivant M. Geoffroy Saint-Hilaire, le fœtus respire encore par tous ses pores, comme les insectes aquatiques, il sépare l'air des eaux ambiantes, et l'utérus fait office du ventricule droit en poussant le fluide amniotique sur tous les points tégumentaires du corps. S'il en est ainsi le fœtus absorbe de l'acide carbonique ou de l'azote, puisque les expériences récentes de MM. Chevreul et Lassaigne n'ont démontré que la présence de ces deux gaz dans l'eau de l'amnios, et non pas de l'oxygène comme Scheel l'avait annoncé d'abord, et comme M. Lassaigne l'avait publié lui-même dans ces derniers temps. Les résultats de cette analyse ne me paraissent pas propres à appuyer l'opinion de M. Geoffroy.

La circulation du fœtus présente, dans les diverses périodes de son développement, des différences qui résultent nécessairement des changemens successifs que subit le système vasculaire. Le développement graduel des vaisseaux, qu'on a surtout étudié dans le poulet, a fait reconnaître que le sang paraît d'abord dans la veine de la membrane vitellaire, qui constitue la première origine de la veine-porte à l'extrémité de laquelle on aperçoit peu à peu les rudimens du cœur et de l'aorte, de sorte qu'il n'y a d'abord qu'une circulation simple, et que le sang ne parcourt qu'un seul cercle. Vers le quatrième jour, les rudimens de la veine allantoïdienne ou ombilicale apparaissent, et le tronc de ce vaisseau nouveau s'unit à la veine-porte; plus tard, l'aorte s'étant prolongée en artères ombilicales ou allantoïdiennes, la circulation devient un peu plus étendue, mais sans être beaucoup plus compliquée. Le sang décrit alors dans son cours deux cercles confondus dans une partie de leur circonférence, c'est-à-dire le cercle des vaisseaux vitellaires et celui des vaisseaux allantoïdiens, qui sont réunis dans le corps en un seul tronc veineux, une seule oreillette, un seul ventricule et un seul tronc artériel. La circulation ne devient compliquée qu'à l'époque où les branches ascendantes de l'aorte deviennent distinctes, où l'oreillette se divise en deux, et quand le ventricule devient double et que le foie se forme.

Les premiers phénomènes de la circulation dans l'embryon des mammifères ne sont pas connus, et l'on ignore comment elle s'opère isolément d'abord dans les vaisseaux de la vésicule ombilicale. Elle ne devient distincte qu'au moment où les veines ombilicales apparaissent; mais bientôt le cœur et le système vasculaire ont acquis un développement assez considérable, et alors la circulation s'effectue de la manière suivante : le sang apporté par la veine ombilicale traverse le foie, arrive par le canal veineux (art. I, §. IV) dans la veine cave qui le porte dans l'oreillette droite, d'où il passe dans l'oreillette gauche en traversant le trou de Botal (*voy.* COEUR) : cette oreillette en se contractant le pousse dans le ventricule gauche, celui-là le transmet par l'aorte dans toutes les parties du corps, et notamment par les artères ombilicales dans le placenta : peut-être une partie de ce sang est-elle alors reprise par les veines utérines, ainsi que tendent à le prouver les injections faites par MM. Ribes et Chaussier, tandis que l'autre portion passe des artères dans les veines du placenta et se mêle avec le sang de la mère qui y est absorbé de nouveau par les radicules de la veine ombilicale; les mêmes expériences des deux savans anatomistes que je viens de citer démontrent d'ailleurs d'une manière évidente qu'il existe une communication facile des artères ombilicales avec les rameaux de la veine dans l'intérieur du placenta. Quant au sang du fœtus, il est ramené au cœur par les deux veines caves ; celui qui revient des membres inférieurs, des intestins et du foie, se mêle avant son arrivée dans l'oreillette droite avec le sang qui afflue dans la veine cave inférieure par le canal veineux, et qu'apporte le placenta; d'un autre côté, la veine cave supérieure transmet en même temps aussi dans l'oreillette droite le sang des parties supérieures du fœtus. Une partie du sang de l'oreillette droite, et surtout celui de la veine cave supérieure, passe dans le ventricule droit, est chassé par ce ventricule dans l'artère pulmonaire qui en distribue une petite portion aux poumons ; le reste va par le canal artériel dans l'aorte descendante, de là aux membres inférieurs et au placenta par les artères ombilicales.

Quand nous avons décrit rapidement le développement des organes glanduleux et glandiformes du fœtus, nous avons fait remarquer quel volume énorme ils offraient chez lui, et quelle quantité de vaisseaux se ramifiaient dans leur intérieur, comparativement à ce qu'on observe après la naissance. M. Broussais, s'appuyant sur ces faits, et rappelant, en outre, que les capillaires en général impriment au sang un mouvement indépendant de l'impulsion du cœur, et qu'on doit ainsi les considérer comme le *vis à tergo* des veines, pense que les capillaires du placenta constituent la première force impulsive du sang qui se rend au fœtus, mais que cette force, se perdant en partie dans le long trajet de la veine ombilicale, c'est afin de renouveler cette impulsion que la nature a versé ce sang dans les capillaires du foie, d'où il est poussé avec plus d'énergie dans les cavités droites du cœur. Si cette hypothèse ne repose pas sur des expériences directes, elle n'en est pas moins fort ingénieuse. De plus, le grand nombre de vaisseaux qui se distribuent aux glandes du fœtus et à certains corps glandiformes a fait admettre au même auteur que les capsules surrénales ont pour usage de détourner le sang du rein pendant la gestation, et que la thyroïde et le thymus sont les déviateurs du sang qui doit dans la suite donner plus d'activité au larynx, à la trachée, aux bronches, au diaphragme et aux muscles intercostaux.

On ne connaît point encore d'une manière précise quelle est l'influence des organes du fœtus sur la coloration du sang : d'après l'analogie avec les oiseaux, ce fluide paraîtrait être formé par le fœtus lui-même. Quant à sa température, elle est inférieure de quelques degrés à celle du sang de la mère, ainsi que nous venons de le dire, et la chaleur du fœtus est également moindre de quelques degrés : on l'a trouvée à 27°, celle de la mère étant à 30°.

Les mouvemens musculaires du fœtus, qui sont généralement faibles, ne deviennent distincts que vers le milieu de la vie intrà-utérine, mais on ne doit pas conclure de cette observation que les muscles ne commencent à agir qu'à cette époque; l'on conçoit, en effet, que leur faiblesse, nécessairement plus grande dans le commencement, et la masse plus considérable de liquide autour du fœtus qui est très-petit, sont autant de circonstances qui doivent empêcher que les mouvemens soient alors perceptibles.

Enfin, c'est habituellement après neuf mois de trente jours, que le fœtus a acquis le développement suffisant pour vivre séparé de sa mère, et se nourrir par la digestion : alors a lieu la naissance. La durée de la vie utérine présente d'ailleurs des variétés dont il est bien difficile de déterminer les limites; et comme il est le plus souvent impossible de constater l'instant de la conception dans l'espèce humaine, on conçoit qu'on ne peut pas préciser d'une manière rigoureuse la durée de la gestation. La loi civile en France a fixé au 380e et au 300e jour les limites entre lesquelles se trouvent renfermées la terminaison de la gestation et la viabilité du fœtus. L'accouchement peut avoir lieu avant la première limite, et l'enfant peut vivre : on a rapporté des exemples de fœtus de six mois et même de cinq qui avaient continué d'exister. Mais de semblables faits sont rares, et le plus ordinairement même l'enfant succombe quand l'accouchement a lieu au sixième mois. Quant aux causes qui peuvent prolonger la gestation et déterminer les naissances tardives, on ne peut rien dire de plausible à ce sujet. Quoi qu'il en soit, au terme de la grossesse, la parturition a lieu, et résulte de la contraction de l'utérus aidée de l'action simultanée des muscles de l'abdomen : le mécanisme de cette fonction a été examiné en détail dans un autre article (*voy.* ACCOUCHEMENT). 999 fois sur 1,000, l'œuf se rompt pendant l'accouchement, de sorte que le fœtus est expulsé avec une partie du liquide qui l'entourait avant ses enveloppes membraneuses. (C. P. OLLIVIER.)

OEUF (*Pathologie*). L'histoire du produit de la conception sous le point de vue anatomique et physiologique vient d'être exposée; je dois actuellement m'occuper de l'histoire de ce produit, lorsqu'il s'écarte de l'état normal ou naturel, ce qui peut avoir lieu de deux manières : en effet, l'œuf peut présenter ces altérations de forme ou de structure qui constituent les *monstruosités;* ou bien les parties qui le composent, c'est-à-dire le fœtus et ses enveloppes, peuvent être affectées de maladies. C'est de ces dernières seules qu'il sera question ici, sans examiner si ce n'est pas aussi un véritable état de maladie qui est la cause d'un certain nombre de monstruosités. *Voyez* DÉVIATIONS.

Les maladies de l'œuf se partagent naturellement en deux

grandes divisions; 1° les maladies qui affectent les enveloppes, 2° celles qui affectent le fœtus lui-même. Pour classer les faits qui se rapportent à ces deux divisions, je suivrai, à quelques modifications près, la classification proposée par M. Richerand, et adoptée à l'article LÉSIONS de ce dictionnaire, n'attachant aux dénominations des principales divisions que le sens que l'auteur lui-même de cet article y attache. Ainsi, j'examinerai successivement les lésions vitales, les lésions physiques, les lésions organiques. A ces trois ordres j'en ajouterai un quatrième qui comprendra les entozoaires. Cette classification est plus anatomique que pathologique, et c'est pour cela même qu'elle me paraît mieux convenir ici. En effet, le sujet de ces altérations pathologiques est soustrait de toutes parts à l'action de nos sens; la plupart de ces altérations échappent pendant leur durée à tous nos moyens d'investigation ; à peine pouvons-nous en signaler quelques-unes avec quelque degré de probabilité, jamais avec certitude; nous n'avons pas même de signes certains de la mort du fœtus, qui est le résultat le plus ordinaire de ses maladies. Ce n'est qu'après qu'il a été expulsé du sein de sa mère, que nous pouvons constater sa mort, reconnaître ses maladies; et le plus ordinairement elles ne sont pour nous que l'objet d'une étude d'anatomie pathologique. Nous verrons cependant que quelques-unes se prolongent au-delà de la naissance, et sont susceptibles de guérison. Sous ce dernier point de vue ces maladies mériteraient déjà toute notre attention. Elles en seraient encore dignes comme simple objet d'anatomie pathologique, à cause de ses rapports avec la pathologie de l'homme né, et comme un complément nécessaire de la philosophie anatomique et pathologique. Mais qui peut limiter les résultats possibles de cette étude quand on s'y sera livré avec tout le soin qu'on apporte dans les autres parties de l'étude des maladies? Qui oserait dire qu'on ne parviendra pas à établir le diagnostic de ces maladies, à reconnaître leurs causes, à prévenir leur développement ou à obtenir leur guérison? Jusqu'à présent, il est vrai, rien ne légitime de si belles espérances, mais aussi à peine s'en est-on occupé, à peine a-t-on soupçonné que le fœtus pût être malade, lui prémuni avec tant de soins contre l'action des causes extérieures, lui qui est si loin encore de ressentir ces affections morales, ces passions, sources de tant de maux pendant le cours de la vie, lui dont les organes, essayant à peine l'exercice de leurs fonctions, n'ont pas encore éprouvé les effets de la fatigue ou de l'épuisement. La pathologie de l'œuf humain est trop peu avancée pour qu'il soit possible de la réduire à des considérations générales; ainsi, il me faudra présenter isolément le résumé des observations relatives aux diverses altérations qui se rapportent aux grandes divisions que j'ai adoptées, recherchant quelles peuvent être les causes de chacune d'elles, exposant quels sont leurs effets, quelles espérances de guérison elles peuvent offrir. On a cependant voulu aller plus loin. Hoffmann et OEhler cherchent à indiquer les causes générales des maladies de l'embryon. Le premier les regarde comme transmises de la mère au fœtus, soit par le suc nourricier qu'elle lui fournit, soit par les impressions de l'âme, c'est-à-dire, suivant lui, de cette substance fluide très-ténue, d'un mouvement très-vif, qui forme, meut et conserve le corps des animaux. Le second nous donne ainsi une idée générale de sa manière de voir sur les sources d'où dérivent les altérations de l'œuf : « Nous avons considéré, dit-il, physiologiquement l'œuf *contenu dans les ovaires, animé par le père, conservé et nourri par la mère, et jouissant cependant toujours d'une vie propre ;* toutes ces circonstances méritent certainement à bon droit toute notre attention par rapport à la pathologie de l'embryon. » Quoique j'adopte volontiers ces vues générales sur l'étiologie de ces maladies, je ne suivrai pas cet auteur dans les courts développemens qu'il donne à son opinion, car ce que je dirais ici d'une manière générale, je serais obligé de le répéter avec plus de détails en parlant de chaque état pathologique; et je passe immédiatement à l'exposition de chacun de ces états.

1° *Maladies des enveloppes.*—Les phénomènes de la vie sont très-obscurs dans les enveloppes du fœtus : elles se nourrissent et croissent, c'est à cela que se réduisent les actes vitaux apparens; aussi, à peine a-t-on pu rarement y signaler quelque lésion vitale. L'adhérence morbide du placenta à l'utérus paraît cependant indiquer l'existence antérieure d'une inflammation adhésive, comme il a été dit à l'article DÉLIVRANCE; et l'inflammation des membranes paraît prouvée par quelques faits, dont il a été parlé à l'article HYDROMÈTRE, et par les adhérences qu'elles contractent quelquefois avec diverses parties du corps du fœtus, et les brides membraneuses qui en résultent. Ces adhérences ont été observées par P. Portal, Ruisch, Jadelot et autres, et M. Geoffroy Saint-Hilaire les regarde comme une cause fréquente des vices de conformation du fœtus. C'est aussi à l'inflammation que quelques pathologistes pourront rapporter les lésions organiques que je vais décrire; mais leur mode de formation est encore inconnu, et je ne sais pas adopter d'opinions qui ne soient assises sur une série de faits bien observés.

Les enveloppes du fœtus peuvent être le siége d'un petit nombre de lésions physiques. Elles peuvent être intéressées dans les plaies de l'utérus. Des violences extérieures, des secousses violentes imprimées au corps de la mère, déterminent quelquefois le décollement du placenta, la déchirure du tissu de ce corps, celle des membranes. L'hémorrhagie, dans les premiers cas, l'écoulement de l'eau de l'amnios et l'avortement dans le second, sont les suites de cette lésion. On rapporte des exemples rares de rupture du cordon ombilical par les mêmes causes; le plus souvent, une altération du tissu du cordon avait précédé la rupture. L'hémorrhagie est aussi l'effet de cet accident, mais elle se fait dans l'intérieur des membranes. (*Voy.* MÉTRORRHAGIE.) Au même article, il a été traité du décollement et de la déchirure du placenta qui ont lieu lorsque ce corps est implanté sur le col de l'utérus.

Les lésions organiques sont plus nombreuses que les précédentes; je vais les examiner successivement dans le placenta, le cordon ombilical et les membranes. On trouve assez souvent dans le tissu du placenta de petites aiguilles osseuses en nombre quelquefois considérable, dont l'origine n'est pas encore bien connue. M. Lobstein pense qu'elles sont produites par l'ossification des ramuscules des vaisseaux ombilicaux; cette opinion me semble assez probable. La membrane qui recouvre la face utérine du placenta, ou peut-être le tissu cellulaire sous-jacent, est souvent le siége de concrétions calcaires. Ruisch et d'autres observateurs rapportent des exemples de semblables concrétions. J'ai vu une fois ces concrétions former une couche qui recouvrait entièrement la face utérine du placenta. Puzos, qui les a observées plusieurs fois, dit avoir même trouvé quelquefois des pierres d'un volume considérable. De Haller cite, d'après Schurig, une pierre qui pesait une livre. Wrisberg, Lobstein et OEhler ont décrit des filamens blancs et tendineux que l'on trouve dans la substance du placenta. Ces deux derniers auteurs les regardent comme des vaisseaux oblitérés et changés en ligamens.

Il est souvent fait mention dans les auteurs de placenta squirrheux; mais on ne trouve pas de description exacte de cette dégénérescence. Ruisch a décrit et fait représenter un placenta dont la surface fœtale est toute recouverte de tubercules durs, arrondis, de diverses grandeurs. Mais il est rare de trouver une semblable altération, tandis qu'il est commun de rencontrer celle que je vais décrire. C'est à elle qu'il faut sûrement rapporter cette dénomination de *squirrhe*. Le tissu du placenta est converti en une substance de couleur blanc-jaunâtre, semblable à celle des ligamens jaunes. Cette substance est d'une consistance assez considérable, moindre que celle du squirrhe; elle est d'une apparence homogène, et n'offre aucune trace d'organisation. Dans son plus haut degré de développement, tous les vaisseaux ont disparu, même les grosses branches qui rampent sur la surface fœtale. Lorsque la transformation est moins avancée, on trouve encore dans son intérieur et à sa surface quelques branches vasculaires dont le calibre est sensiblement diminué. Cette substance forme des masses en général orbiculaires, qui se trouvent d'abord sur la surface fœtale, mais ensuite envahissent toute l'épaisseur de la masse du placenta. Ces masses en se réunissant perdent leur forme première et en revêtent d'irrégulières. Elles sont quelquefois très-considérables. J'ai vu des placentas de fœtus à terme, qui étaient presque totalement transformés en cette substance, de sorte qu'il était difficile de concevoir comment la vie avait pu continuer de s'entretenir. Aux endroits où cette substance perce jusqu'à la surface utérine, l'adhérence du placenta à l'utérus paraît, sinon totalement détruite, au moins très-affaiblie. Les causes de cette dégénérescence sont inconnues. Ses effets relativement au fœtus sont en raison de son étendue; il ne paraît pas en souffrir tant qu'elle n'occupe qu'une petite portion de la masse du placenta, mais il est constamment faible et maigre quand elle en occupe une grande partie. A une époque peu avancée de la grossesse, elle détermine la mort du fœtus et l'avortement.

Je ne sais si je dois placer ici l'histoire d'une lésion organique du placenta, dont la nature est encore un sujet de doute pour les médecins et les naturalistes; je veux dire la formation d'un nombre plus ou moins considérable de vésicules ou *hydatides* qui envahissent et quelquefois font disparaître presque entièrement le tissu de ce corps. Nous pouvons suivre dans les observateurs le développement progressif de cette affection. Ruisch et albinus ont fait représenter des placentas d'embryon dont les villosités vasculaires offrent des vésicules très-petites qu'ils regardent comme une dégénérescence des extrémités des vaisseaux. La planche de Ruisch, en outre, montre de ces vésicules de différens volumes, depuis celui d'un grain de millet jusqu'à celui d'un grain de raisin. Dans un autre endroit, il décrit un placenta dont une portion seule est dégénérée en hydatides. On trouve dans une dissertation de Burdach la figure d'un œuf dont toute la surface est couverte d'hydatides. P. Portal rapporte avoir disséqué une masse charnue et membraneuse au milieu de laquelle il trouva une vessie transparente fort déliée, de la grosseur d'une noisette, remplie d'une liqueur claire et limpide, où il nageait un petit corps ayant la forme d'un embryon de la grosseur et longueur d'une mouche. Il remarqua dans cette masse, outre cette vésicule, quantité de petites vésicules, semblables à celles qui se rencontrent dans les poules, ou en forme de petite grappe de raisin. Pechlin, Lanzoni et d'autres auteurs citent des exemples de l'existence de ces masses hydatiques dans l'utérus en même temps qu'un fœtus. M. de Blainville cite une figure de Grégorini, qui représente une très-grande môle vésiculaire, dans laquelle est contenu un fœtus. On ne peut donc douter que le placenta ne soit souvent le siége des hydatides qui sont contenues dans l'utérus. Je pense qu'il faut rapporter à cette espèce de dégénérescence, portée à l'excès, ces masses énormes d'hydatides, dont on trouve des observations nombreuses dans les auteurs, et qui pesaient trois, quatre, jusqu'à neuf, et même seize livres, suivant une observation de Valisnieri. Une de ces masses que j'ai vu expulser remplissait une grande cuvette; elle était, comme la plupart de celles qui sont représentées dans les recueils d'observations, composée d'un grand nombre de grappes de vésicules transparentes, remplies d'un fluide incolore, offrant depuis la grosseur d'un grain de chenevi jusqu'à celle d'une grosse noix, et attachées à un pédicule très-délié, simple ou ramifié. Les filamens qui unissaient ces séries de vésicules se rendaient à une masse rougeâtre, de consistance charnue et ayant quelque ressemblance avec un placenta. M. H. Cloquet décrit ainsi ces masses; ces filamens, au reste, en se croisant mille et mille fois, constituent une sorte de trame aréolaire, formée de plusieurs couches superposées et réunies à une masse centrale, d'un tissu mou, jaunâtre, granuleux et spongieux tout à la fois, et facile à déchirer. Le nombre des vésicules qui forment ces masses est souvent fort considérable. Lanzoni cite, d'après Valisnieri, une observation dans laquelle on pouvait estimer que ce nombre s'élevait à six mille. Suivant la plupart des observateurs, le liquide contenu dans ces hydatides est incolore, légèrement visqueux, il s'épaissit par l'ébullition et blanchit un peu. Rudolphi prétend cependant qu'il n'est ni coagulé ni troublé par le feu ou l'alcohol, et qu'il est purement aqueux. Ordinairement, ces amas d'hydatides ne sont pas renfermés dans une membrane commune; mais il paraît qu'ils le sont quelquefois, comme on peut le conjecturer d'observations de P. Portal, de Chr. à Vega, de Ch. Richa; et comme une observation de Helm, rapportée par Bremser, semble le démontrer. Percy parle aussi d'un sac au-dedans duquel il trouva des milliers de petites bourses vides et quelques hydatides pleines suspendues encore par leur pédoncule. Quoique ces masses hydatidiques doivent le plus souvent être attribuées à une dégénérescence de l'œuf et surtout du placenta, quelques observations portent à croire qu'elles peuvent aussi se développer indépendamment de la conception. M. Percy rapporte l'histoire d'une fille de 26 ans, qu'on accusait à tort d'être enceinte et qui cependant ne rendit, après neuf mois de souffrances, qu'une masse d'hydatides. Le même auteur et d'autres médecins citent aussi des exemples de cette affection chez des femmes qui avaient passé l'âge de la fécondité. Peut-être pourrait-on soupçonner que le premier cas n'est pas entièrement concluant, et que dans les autres le développement des hydatides avait été très-lent, et qu'elles s'étaient conservées plusieurs années dans l'utérus? Mais les hydatides ne forment pas toujours des amas aussi considérables. On a vu des femmes en rejeter seulement une petite quantité, soit qu'elles fussent réunies en grappe, soit qu'elles fussent isolées. Ce sont sûrement ces dernières qu'Aristote et les anciens médecins et naturalistes désignaient sous le nom *d'œufs clairs* (*ova subventanea*, ὠὰ ὑπηνέμια). On peut, dans quelques cas douter si ces hydatides isolées ne sont pas de véritables œufs, mais la présence d'un reste de pédoncule à l'extérieur, et l'absence de l'embryon ou de ses débris à l'intérieur, doit mettre leur nature en évidence. Ces hydatides paraissent susceptibles de diverses altérations : Schurig en a vu qui étaient pleines d'une eau jaune, comme mucilagineuse. Le liquide qui les remplit est quelquefois sanguinolent, d'autres fois purulent. On les a trouvées quelquefois nageant dans le fluide dont l'utérus était distendu. Souvent une partie est déjà déchirée lorsqu'elles sortent de l'utérus, et il ne s'écoule qu'un liquide légèrement visqueux et mêlé de débris de membranes minces et pellucides. Les premiers observateurs ont regardé ces vésicules comme le produit de la dégénérescence de l'œuf dont l'organisation était dérangée par une cause quelconque, comme le produit de la dilatation des extrémités des vaisseaux sanguins. Ruisch et de Haller adoptent cette idée, et un anatomiste très-distingué l'a reproduite plus récemment en remarquant que les vaisseaux du placenta, offrant dans les dernières ramifications une suite de renflemens et d'étranglemens, sont par cela même fort disposés à dégénérer en hydatides. Schréger dit que ces hydatides pédicellées sont des varices des vaisseaux lymphatiques du placenta. D'un autre côté, des naturalistes les ont regardées comme des vers vésiculaires, des êtres existans par eux-mêmes, et les ont désignées sous le nom de *tœnia hydatigena*, *hydatoïdea*, *vesicularis*. M. Laennec fait des hydatides un genre particulier sous le nom d'*acephalocystes;* et M. H. Cloquet, qui a trouvé des différences remarquables entre l'hydatide de l'utérus et celle des autres parties, en fait une espèce à part qu'il appelle *acephalocystis racemosa*, acéphalocyste en grappes. Bremser, après avoir exclu du rang des êtres doués d'une vie individuelle les hydatides qui ne sont pas libres dans un kyste, admet cependant plus loin que celles dont nous nous occupons sont des être animés, et forment une espèce qui diffère sous plus d'un rapport de l'échinocoque; cependant il ajoute : « Je ne prétends pas que l'on doive ranger dorénavant ces vessies, d'après ma seule autorité, parmi les intestinaux; c'est par cette raison que je fais placer la figure qui représente une petite partie de la mole examinée par moi parmi les pseudo-helminthes ». Rudolphi, en rapportant l'opinion de Bremser sur l'animalité des hydatides, dit positivement qu'il ne peut l'adopter, et n'admet pas ces vésicules au nombre des entozoaires dont il donne la description. Cuvier ne les admet pas non plus dans son tableau du règne animal. D'autres naturalistes et médecins suivent la même manière de voir, et regardent les hydatides comme de simples corps vésiculaires. Mais ils ne paraissent pas avoir eu occasion de les examiner à l'instant de leur sortie lorsqu'elles pouvaient encore être douées de la vie, ou avoir apporté dans cet examen toute l'attention nécessaire. Je ne prétends pas décider la question de l'animalité des hydatides dont il est question. Celles que j'ai vues, bien qu'expulsées en grande masse et depuis peu de temps, ne m'ont présenté aucun signe de vie; mais peut-être étaient-elles déjà mortes, ou ne les ai-je pas assez scrupuleusement examinées. Je crois que c'est un point de pathologie qui demande de nouvelles recherches, et pour les diriger je vais rapporter les faits sur lesquels on établit l'animalité des hydatides de l'utérus et les objections dont l'explication de ces faits me paraît susceptible. Percy est le premier qui ait eu l'idée de cette animalité, voici le fait qui fixa ses idées et son jugement à cet égard : « Tout à coup, dit-il, une colonne d'eau lança du fond de ce viscère (l'utérus) plusieurs bulles aqueuses de la grosseur de ces globules de marbre avec lesquels jouent les enfans. C'était des hydatides, et des hydatides qui s'agitèrent un instant dans ma main. » Ce fait, dont je suis loin de contester la réalité, fait naître plusieurs doutes : d'abord il semble qu'ici il s'agit d'hydatides isolées, nageant dans un liquide, et non d'hydatides pédicellées. Or l'animalité des premières est bien moins contestée que celle des secondes, et il paraît d'après quelques faits qu'elles peuvent aussi se développer dans l'utérus. Il est vrai que dans le reste de l'observation il est aussi question de paquets d'hydatides, mais il n'y est pas fait mention de cette masse, qui forme le lien commun des hydatides en grappes. Une autre objection me semble pouvoir se tirer des mouvemens qui ne me paraissent pas assez bien caractérisés par l'observateur pour mettre hors de doute l'animalité de ces vésicules. Bremser s'appuye sur l'observation que les filamens qui unissent les hydatides sont solides, ce dont on s'assure en mettant dans la vessie du mercure qui ne passe jamais dans le pédoncule, pour prouver que ces hydatides ne tirent pas leur origine de la dilatation des ramuscules vasculaires; mais ceux qui admettent cette étiologie admettent en même temps que la cavité des vaisseaux doit être oblitérée au-dessus et au-dessous du lieu où se fait l'accumulation du liquide. Suivant M. H. Cloquet, on serait bientôt détrompé en reconnaissant que les vésicules ne sont point disposées à la suite les unes des autres, comme le seraient les varices des vaisseaux lymphatiques séparées par les valvules; mais qu'elles naissent latéralement et d'une manière alterne, à droite, à gauche, en avant et en arrière du pédoncule commun. L'observation est fort exacte et judicieuse; la conclusion est spécieuse, elle paraît péremptoire. Cependant on pourrait encore objecter que les vésicules peuvent être formées par les ramuscules latéraux, que la figure si nette, donnée par Albinus dont l'exactitude est connue, représente précisément la disposition que je viens de supposer. En vérifiant ce fait sur des œufs d'un mois ou six semaines qui sont dans la collection de M. Velpeau, j'ai reconnu, soit à l'œil nu, soit avec une loupe dont le grossissement est du double, que l'extrémité d'une infinité de ramuscules latéraux présente un renflement subit, arrondi ou oval, qui offre l'apparence d'une vésicule; que ces renflemens existent aussi en grand nombre sur la continuité de ces ramuscules, de sorte que ces rameaux vasculaires présentent l'aspect d'une grappe de groseille, ou pour mieux dire, d'une des grappes de vésicules dont l'ensemble compose la mole hydatidique; qu'en certaines parties la surface de ces œufs ressemble complétement, mais en infiniment petit à ces grosses moles hydatidiques dont j'ai donné la description; que cette disposition est si fréquente qu'on seroit tenté de la regarder comme naturelle à cette époque du développement de l'œuf. Ces renflemens paraissent bien formés par les vaisseaux eux-mêmes, et ne peuvent être regardés comme des hydatides, jeunes encore, adhérentes aux vaisseaux ou à des pédoncules qui leur seraient propres. L'examen de ces pièces fait naturellement naître l'idée que la mole hydatidique n'est que le produit de cette disposition, soit naturelle, soit morbide, portée au plus haut point de développement. Si l'on admettait cette étiologie, qui est la plus anciennement proposée, il resterait une grande difficulté, c'est celle qui résulte de l'existence des moles hydatidiques chez des femmes qui n'ont pu concevoir; mais nous avons vu que les faits connus ne sont pas absolument concluans; et, s'il se présente de nouveaux faits analogues, il faudra les étudier attentivement dans toutes leurs circonstances, et voir s'ils se rapportent à l'affection dont il est ici question, ou s'ils ont rapport à des hydatides isolées ou à des kystes remplis d'hydatides.

Quelles que soient la nature et l'origine de l'affection que je viens de décrire, c'est elle qui est désignée dans les auteurs sous les noms de *mole vésiculaire*, *hydatique* ou *hydatidique*, *mole en grappe*, *graviditas vesicularis*, *gravidité hydatique*, *hydrometra hydatica*, *hydrops uteri vesicosus*. Les causes qui donnent lieu au développement de cette affection ne sont point connues. « Cependant, dit M. H. Cloquet, on peut croire que généralement elle paraît devoir sa naissance à une leucorrhée habituelle, à un tempérament lymphatique, à un coup, à une chute sur la région de l'utérus, à un accouchement laborieux, à une suppression des menstrues, à un état de débilité et de cacochymie. » Il est superflu de dire que le développement de ces masses d'hydatides est le plus souvent, si non toujours, la suite de la conception. Les signes de cette affection ne sont guère mieux déterminés que les causes. Dans les commencemens, il est impossible de la distinguer de la grossesse; ou, pour mieux dire, la grossesse existe avec tous ses phénomènes, et il est impossible de saisir l'époque où la dégénérescence hydatique se fait. A une époque plus avancée, la distinction est encore fort difficile. La plupart des signes que l'on a donnés, ou appartiennent également à la grossesse, ou sont insignifians; tels sont la légèreté du ventre, sa dilatation en largeur, des mouvemens différens des mouvemens ordinaires, développés quand la malade se tourne d'un côté sur l'autre, et accompagnés d'un bruit semblable au gazouillement. Mougeot indique, d'après Percy, deux symptômes qui semblent appartenir spécialement à cette affection; c'est d'abord l'alternative de petites pertes rouges et aqueuses qui commencent chez la plupart des femmes dès le deuxième mois, et continuent à des intervalles plus ou moins longs jusqu'à l'expulsion de la masse hydatidique; et ensuite la manière d'être de l'orifice de la matrice qui, dans ce cas plus que dans aucun autre, reste constamment béant et ne change qu'à peine de forme et de place. Ce dernier signe n'a pas autant de valeur que le premier; Desgranges a trouvé l'orifice fermé chez une femme qui portait une mole hydatidique. Baudelocque dit expressément que l'on ne peut rien inférer dans ces cas de l'état du col de l'utérus. L'issue de quelques hydatides fournirait le signe pathognomonique le plus certain. A cela, il faut ajouter que, lorsque l'utérus est entré en travail pour se débarrasser de cette masse, en portant le doigt à l'orifice de cet organe, on sent la masse comprimée qui l'occupe et quelquefois le dépasse déjà, et qui se fait reconnaître à sa mollesse et à sa fluctuation. Les signes qui viennent d'être exposés serviraient aussi à faire distinguer cette affection de l'hydropisie de l'utérus. Cette affection est en général peu grave; elle peut cependant le devenir à cause de l'hémorrhagie qui l'accompagne dans sa dernière période et à l'époque de l'expulsion de la masse d'hydatides. Cette expulsion se fait par un mécanisme et avec un ensemble de phénomènes semblables à ceux de l'accouchement; elle a lieu le plus souvent du troisième au cinquième mois, mais quelquefois plus tard. Ces masses hydatiques peuvent même être conservées dans l'utérus pendant plusieurs années. Leur séjour n'altère pas la constitution de cet organe; une fois qu'il s'en est débarrassé, il revient à son état antérieur, et la femme est, comme après toute grossesse, susceptible de devenir mère. Par rapport au fœtus, le développement des hydatides est plus fâcheux; il en détermine la mort ordinairement à une époque peu avancée de la grossesse, mais quelquefois cependant à une époque plus avancée, et lorsqu'il est déjà trop volumineux pour se décomposer et disparaître. Tant que les hydatides existent dans l'utérus sans occasioner d'accidens, elles n'attirent pas l'attention, on ne soupçonne pas le plus souvent leur existence, on reste dans la sécurité, on ne peut rien faire pour en délivrer la femme; et, quand même on aurait reconnu leur existence, il faudrait encore attendre que la nature opérât leur expulsion; mais, quand il survient une hémorrhagie utérine, accident qui le plus ordinairement complique la présence des hydatides et précède leur expulsion, il faut s'assurer de la cause de cette hémorrhagie, et la combattre comme celle qui précède l'avortement. Si malgré les moyens employés elle met en danger les jours de la femme, il faut solliciter la terminaison de cette espèce d'accouchement, soit en cherchant à exciter les contractions de l'utérus, soit en saisissant cette masse avec la main ou avec la pince à faux germe de *Levret*, dans le cas où le col de l'utérus serait assez dilaté pour le permettre. Percy, dans la vue de faire périr les hydatides et de procurer leur expulsion, propose d'injecter dans l'utérus de l'eau saturée de sel commun (hydrochlorate de soude) sur une livre de laquelle il ajoute environ trois onces de vinaigre. Il a mis plusieurs fois ce procédé en usage, et toujours avec un succès complet. Quoique je regarde ce moyen seulement comme excitant les contractions utérines, je crois qu'il faudrait y avoir recours dans un cas pressant. On a recommandé contre cette affection des drastiques, des diurétiques, comme dans les hydropisies, et des mercuriaux, comme anthelmintiques; mais il est facile de voir que ces remèdes ne peuvent être ici d'aucune utilité.

Levret parle de placentas *variqueux*, et d'autres en qui on trouve des *anévrysmes vrais*. Je ne sais si c'est à une lésion de cette nature qu'il faut rapporter ces vésicules pleines d'un sang coagulé qui faisaient saillies sur la surface fœtale du placenta d'un embryon d'un mois, et dont parle Vater dans sa dissertation intitulée : *Mola prægnans*. On peut regarder comme étant dans un véritable état d'*atrophie*, ces placentas trop petits, flétris, desséchés, qui sont rejetés avec des fœtus maigres, flétris et privés de sucs, quand cette altération n'est pas le produit du long séjour de l'œuf dans l'utérus après sa mort. Cette lésion, dont la cause est souvent inconnue, est quelquefois aussi la suite d'hémorrhagies utérines qui se sont renouvelées à diverses reprises pendant la grossesse. On la regarde avec raison comme causant l'atrophie et même la mort du fœtus.

Une autre lésion qui me paraît plus fréquente est l'*hypertrophie* du placenta, car je crois pouvoir donner ce nom à un état du placenta que je vais décrire et dont on rencontre quelquefois des exemples. Ce corps est plus épais que dans l'état naturel, son tissu est plus dense, plus dur, mais d'ailleurs sa texture ne paraît pas altérée; on n'y trouve ni épanchement, ni infiltration de sang. Ainsi, en 1813, j'ai extrait un placenta, dont un des bords présentait près de deux pouces d'épaisseur et plus de densité que le reste. Un autre placenta avait cette épaisseur et cette densité dans toute son étendue. Sur un autre, cette disposition était jointe à la dégénérescence jaune que j'ai décrite plus haut, de manière à lui donner une conformation toute particulière. La face fœtale, beaucoup plus rétrécie que l'utérine, semblait s'être retirée sur elle-même, et son bord s'être raccourci, comme celui d'une bourse à jetons dont on tire les cordons, par l'effet de la dégénérescence en substance jaune qui existait par plaque sur cette face, et surtout vers le bord. Vers un des côtés, ce bord était replié sur la face fœtale, de manière à former un cul-de-sac en forme de croissant, d'un pouce de profondeur. Tout autour du bord, la substance du placenta faisait une saillie remarquable qui, vers le cul-de-sac, était d'au moins deux pouces et demi, de sorte qu'une portion de la face utérine était tournée du même côté que la face fœtale. Cette portion paraissait avoir été recouverte par les membranes, mais sans adhérence. Il n'y avait pas eu d'hémorrhagies, ni d'accidens pendant la grossesse; l'enfant était bien portant, quoique d'un volume médiocre. Ruisch et un grand nombre d'autres observateurs nous font connaître des placentas dont le volume, hors de proportion avec celui du fœtus, leur a paru la cause de la mort de ce dernier. L'altération que je viens de décrire me paraît aussi être celle qui constitue la dégénérescence du placenta que les auteurs désignent sous le nom de *mole charnue*, de *faux germe*, de *germe dégénéré*. Tous, en effet, s'accordent à regarder cette espèce de mole comme le résultat de la dégénérescence du produit de la conception et surtout du placenta. La grandeur du corps qui constitue ces moles comparativement à celle du fœtus, quand il existe encore, son épaisseur, sa densité permettent d'autant moins de méconnaître un état d'hypertrophie que l'on y distingue toujours une organisation analogue à celle du placenta. On y trouve toujours aussi une cavité, ordinairement ovalaire, à parois lisses et tapissées de membranes, semblables à la face fœtale du placenta. Quelquefois même cette cavité contient encore le fœtus; dans ce dernier cas on a donné à ces masses le nom de *mole embryonée*. Souvent on ne trouve plus le fœtus, mais seulement quelque vestige du cordon ombilical. Quelquefois autour de ces placentas dégénérés il existe une ou plusieurs couches de caillots plus ou moins altérées, et commençant même déjà à s'organiser, suivant l'ordre d'ancienneté de leur formation. Ces couches reconnaissent pour causes les hémorrhagies qui ont précédé l'expulsion de ces masses. Il est évident que les moles charnues dont je parle sont le produit de la conception; c'est un fait dont tous les auteurs conviennent. Cependant les vierges, les femmes qui n'ont eu aucun rapport avec un homme, et même des femmes mariées et jouissant des droits du mariage, rendent quelquefois des masses de même apparence, mais d'une nature différente : ce sont des concrétions fibrineuses, dont il sera traité ailleurs en même temps que des autres concrétions qui se forment dans la cavité de l'utérus (*Voyez* UTÉRUS.). Lorsque l'hypertrophie du placenta survient à une époque avancée de la grossesse, et pendant la vie du fœtus, on conçoit facilement la formation de cette dégénérescence, de cet excès de nutrition dans un organe qui appartient au fœtus et qui participe à ses propriétés vitales. Mais il est plus difficile de comprendre comment elle peut avoir lieu ou continuer de se développer après la mort du fœtus, ou dans les commencemens de la gestation, lorsque la quantité de sucs nécessaires au développement et à l'accroissement de cette masse n'est pas en proportion avec celle que le fœtus peut lui fournir; c'est cependant alors qu'il est le plus ordinaire de la rencontrer. Il faut nécessairement admettre, avec Levret, de Gorter et la plupart des auteurs, que le placenta se nourrit, par une sorte d'imbibition, des sucs qu'il reçoit des vaisseaux utérins, qu'il jouit d'une vie végétative qui lui est propre, ou bien, avec quelques autres, qu'il reçoit dans son tissu des vaisseaux provenant de la surface utérine, et que ce sont ces vaisseaux qui fournissent à sa nutrition; mais, dans cette dernière hypothèse, ces ramuscules vasculaires ne se développeraient-ils pas à mesure que la masse placentaire prendrait plus de volume, comme on le voit arriver aux vaisseaux qui se rendent à toutes les tumeurs, et le placenta ne tiendrait-il pas d'autant plus solidement à l'utérus, que sa dégénérescence serait plus avancée? Or, c'est le contraire de ce qu'on observe. Cette dégénérescence a été observée dans des grossesses doubles. On trouve, dans les *Mémoires de l'Académie des Curieux de la Nature*, l'exemple d'une mole qui contenait deux fœtus séparés par leurs membranes. Ces masses existent quelquefois dans l'utérus, en même temps qu'un fœtus régulièrement développé, soit que leur présence dans l'utérus ne soit pas toujours un obstacle à la conception, soit qu'elles résultent de l'altération de l'un des deux germes fécondés en même temps, ce qui est le plus probable pour tous les cas, et ce qui est évident pour le plus grand nombre. Il reste à examiner si l'altération du placenta est la suite de la mort du fœtus, ou si elle n'est pas plutôt la cause de cette mort. Les cas d'hypertrophie du placenta que j'ai d'abord cités montrent cette affection primitive et indépendante de la santé des fœtus qui, dans un de ces cas, n'a paru avoir souffert qu'à cause de l'imperméabilité du tissu du placenta. Dans la plupart des cas où cette affection s'est développée dès le commencement de la grossesse, il me paraît naturel d'admettre que c'est le développement excessif de l'hypertrophie qui a produit la mort du fœtus, dont le corps, ou s'est conservé entier, ou est tombé en déliquium et s'est confondu avec le liquide amniotique, ou s'est échappé par l'effet de la rupture accidentelle des membranes, le placenta continuant de croître après la mort du fœtus. Mais, dans quelques cas où l'expulsion du fœtus a été accidentelle, il paraît qu'elle a précédé le commencement de la dégénérescence du placenta. Le placenta qui reste dans l'utérus après la sortie du fœtus ne subit cependant pas toujours cette dégénérescence ou toute autre; souvent il n'éprouve d'autre altération que le changement de forme et de solidité qui résulte de la pression exercée par l'utérus; il peut aussi, dans ce cas, n'être expulsé qu'après un espace de plusieurs mois. De semblables placentas ont souvent été désignés sous le nom de mole.

On est généralement d'accord sur la difficulté, je dirai même l'impossibilité d'établir le diagnostic de cette affection. Dans les commencemens elle se confond avec la grossesse, ou pour mieux dire, la grossesse existe, le produit de la conception n'est pas encore altéré. Quand il est dégénéré, les signes de la grossesse continuent, mais les mouvemens de l'enfant ne se font pas sentir, le développement de l'utérus ne suit pas sa progression régulière. Tout porte à croire que l'utérus contient un corps étranger. La présomption devient plus grande, si le séjour se prolonge pendant plusieurs mois; mais on manque de signes pour en déterminer la nature. L'hydropisie et la tympanite de l'utérus ont leurs signes, les hydatides en ont aussi qui à une certaine époque cessent d'être absolument obscurs; il n'y en a pas qui puissent faire distinguer le placenta hypertrophié d'un caillot de sang formé lentement dans l'utérus. Il est même souvent difficile de distinguer ces deux corps après leur sortie. La structure vasculaire, la présence d'une cavité tapissée de membranes, et surtout celle du fœtus caractérisent le premier; mais il faut une dissection fort attentive pour les reconnaître. Van Swieten dit avoir eu besoin de trois heures pour découvrir l'embryon dans une semblable mole expulsée huit semaines après la conception. Je croirais superflu de discuter la valeur de quelques signes donnés par certains auteurs, qui manquent souvent dans les cas dont je parle, et qui, quand ils existent, peuvent être communs à beaucoup d'autres affections. L'obscurité qui règne par rapport au diagnostic d'une affection qui par elle-même est exempte de danger, est un puissant motif pour déterminer à en attendre la solution des seuls efforts de la nature. Des observations rapportées par Morgagni, auxquelles il serait facile d'en ajouter beaucoup d'autres, montrent quelles fâcheuses méprises ont été commises lorsque l'on a voulu sortir de cette prudente expectation. D'ailleurs, les moyens que l'on a proposés pour provoquer l'expulsion de ces corps devenus étrangers, tels que les lavemens âcres, les médicamens purgatifs et irritans administrés par la bouche, les succussions produites par la promenade dans une voiture rude et sur un chemin raboteux, peuvent n'être pas sans inconvéniens. L'expulsion de ces corps se fait par l'action contractile de la matrice avec des douleurs et un ensemble de phénomènes semblables à ceux de l'accouchement; c'est un avortement qui se fait long-temps après la mort du fœtus. Elle est ordinairement précédée et accompagnée d'une hémorrhagie utérine qui, dans quelques cas, est assez abondante pour inspirer de justes craintes; c'est cette hémorrhagie qui doit attirer toute l'attention du médecin. Elle résiste le plus ordinairement au traitement qu'on lui oppose tant que la matrice n'est pas débarrassée du corps qu'elle contient. Si l'orifice de l'utérus est suffisamment dilaté, ce corps s'y présente, et doit être saisi avec les doigts ou avec un petit forceps inventé par Levret pour cet usage, et qu'il a nommé *pince à faux germe*. Ce grand praticien cite des cas dans lesquels la seule introduction de sa pince dans le col de la matrice a suffi pour exciter la contraction de cette organe et procurer la sortie de la mole sans faire de tractions. Si l'orifice de la matrice n'était pas suffisamment dilaté, et que l'hémorrhagie ne permît pas d'attendre, il faudrait tamponner le vagin, comme dans les cas d'avortement; on devrait peut-être aussi tenter l'usage du seigle ergoté.

Le cordon ombilical est le siége de diverses lésions organiques. Je ne parlerai pas de sa brièveté ou de sa longueur excessives qu'on a regardée comme causes d'avortement: ce sont des vices de conformation dont je ne dois pas m'occuper ici. Ce n'est pas non plus ici le lieu d'examiner si le cordon peut manquer totalement, comme quelques observateurs l'ont prétendu, ni s'il peut être complétement oblitéré par un nœud. Ruisch décrit une tumeur située dans l'épaisseur du cordon près de l'ombilic ; après l'avoir incisée il n'y trouva qu'une substance, en partie charnue hétérogène, en partie mêlée de liquide : cette tumeur n'avait nui en rien à la nutrition du fœtus. Cette description incomplète ne nous éclaire guère sur la nature de cette affection. Dans une thèse de M. Voisin, nous trouvons une description plus exacte d'une affection du cordon. Sur un fœtus de six mois, venu mort et dans un état de putréfaction, on trouva que le cordon ombilical, depuis ses principales bifurcations dans le placenta, jusqu'à environ six lignes de son insertion abdominale, était gonflé tellement dans toute son étendue, qu'il offrait environ trois fois le volume qu'il doit avoir à cette époque. Cette espèce d'engorgement, qui paraissait d'une nature strumeuse, était formé par une humeur épaisse, visqueuse, infiltrée dans le tissu cellulaire qui unit les vaisseaux ombilicaux. En lisant cette observation, on doute si c'est bien réellement à cette affection qu'il faut attribuer la mort du fœtus; car on trouve assez souvent le cordon deux ou trois fois plus épais que dans l'état ordinaire chez des fœtus à terme bien portans. Le resserrement des vaisseaux ombilicaux, qui étaient exsanguins, peut bien avoir été la suite de la mort du fœtus, et non l'effet de la compression produite par cette infiltration. On trouve dans Ruisch, Albinus et d'autres observateurs des exemples de cordons ombilicaux très-gros, relativement au volume des embryons; et ils regardent cette disproportion comme la cause de la mort de ces embryons et de l'avortement. Mais on ne sait, dans la plupart des cas, si cette augmentation de volume est due à la présence des intestins, à une infiltration, ou à des hydatides. Le premier de ces auteurs cite un cordon rempli de tant d'hydatides qu'il paraissait tout formé par un enchaînement de vésicules pleines de liquide. Dans un grand nombre d'observations de vésicules, grosses comme des têtes d'épingles ou plus grosses, trouvées dans le cordon, il est probable qu'on aura pris une disposition naturelle pour une maladie. Plusieurs auteurs rapportent des exemples de cordons ombilicaux très-minces, privés de sucs, flétris, putréfiés, et attribuent à ces lésions la mort du fœtus et l'avortement; mais on voit dans ces observations que le placenta et le fœtus étaient dans le même état, et on peut bien croire que la lésion du cordon était survenue en même temps que celle des autres parties, et a été consécutive à la mort du fœtus. J'ai cité, d'après de la Motte, un cas d'ulcération du cordon. (*V.* MÉTRORRHAGIE). Ruisch parle de cordons qui, près de leur insertion à l'abdomen, étaient dénudés de la peau. Ces cas semblent revenir à cette même espèce de lésion.

Les membranes présentent peu de lésions organiques : j'ai parlé ailleurs (*accouchement*, *dystocie*) de la texture trop frêle ou trop serrée des membranes, de leur ténuité et de leur épaisseur. Cette manière d'être ne peut guère être rangée parmi les lésions dont il est ici question. Il arrive quelquefois que la femme enceinte perd pendant le cours de sa grossesse, et surtout pendant les deux derniers mois, une certaine quantité de fluide aqueux qui s'échappe, non par portions, mais en masse, et ne continuent pas moins de parcourir heureusement le cours de leur grossesse. J'ai vu une jeune dame qui, après une chute, éprouva des symptômes qui annonçaient un avortement prochain, rendit une quantité assez considérable d'eau, et cependant accoucha six semaines après, d'un enfant bien portant, et qui était accompagné de la quantité ordinaire d'eau de l'amnios. Cet écoulement est ce que quelques accoucheurs ont appelé de *fausses eaux*. Il règne à cet égard deux opinions : les uns regardent ce liquide comme une portion d'eau de l'amnios, qui s'écoule par l'effet d'une rupture prématurée des membranes qui se ferait en un lieu éloigné de l'orifice de l'utérus; les autres pensent que ce liquide provient d'une collection séreuse qui aurait existé entre le chorion et l'amnios. Il serait facile de s'assurer dans ces cas si, lors de l'accouchement, les deux membranes sont séparées. C'est cependant ce qui n'a pas encore été fait de manière à lever tous les doutes. Il paraît bien constant que, dans le premier mois de la grossesse, et même jusque dans le second, il existe entre le chorion et l'amnios un espace fort considérable, l'amnios formant un sac beaucoup moins étendu que celui que forme le chorion. Cet espace, que M. Dutrochet regarde comme la cavité de l'allantoïde, est rempli d'un fluide. J'ai vu plusieurs fois manifestement cet écartement sur des œufs d'un mois à six semaines. M. Lobstein ne l'a pas observé sur deux œufs du second et du troisième mois de la grossesse qu'il a obtenus entiers. Il l'a trouvé, au contraire, sur deux œufs, dont l'un était de quatre et l'autre de cinq mois; mais le liquide n'était pas contenu dans une cavité unique, il était infiltré dans le tissu qui unit les deux membranes. Cette observation tend à prouver que cet espace peut se conserver jusqu'à une certaine époque de la grossesse, et à confirmer, au moins pour un certain nombre de cas, l'opinion des physiologistes et des accoucheurs qui regardent ces *fausses eaux* comme le résultat de cette collection aqueuse entre le chorion et l'amnios, conservée et accrue pendant tout le cours de la grossesse. M. Deneux a vu, sur des œufs de six semaines à deux mois, un amas de sang coagulé entre le chorion et l'amnios. Dans un cas, les couches fibrineuses étaient déjà fort denses. M. de Kergaradec a trouvé une concrétion fibrineuse entre le chorion et l'amnios vers l'insertion du cordon au placenta, probablement dans cette même cavité dont il vient d'être fait mention.

2° *Maladies du fœtus.*—La plupart des maladies de la mère peuvent se communiquer au fœtus; mais en outre, il peut être affecté de maladies qui ne paraissent pas lui être communiquées par sa mère, car souvent la santé de celle-ci n'a pas été troublée pendant le cours de sa grossesse. Un grand nombre d'observateurs disent que le fœtus peut être affecté de la fièvre dans le sein de sa mère : ils donnent pour preuve qu'on a vu des femmes affectées de fièvres de diverse nature, mettre au monde des enfans faibles et d'une pâleur semblable à celle des fébricitans; que, lorsque la mère a la fièvre, les mouvemens du fœtus sont plus faibles et plus lents. Ils auraient pu ajouter que la mort et l'expulsion prématurée du fœtus sont assez souvent la suite de fièvres violentes éprouvées par la mère. Ces assertions sont probables; les observations suivantes sont tout-à-fait concluantes. Schurig rappporte qu'une femme, enceinte pour la troisième fois, fut dans le second mois de sa grossesse prise d'une fièvre quarte très-rebelle. Dans le dernier mois, avant et après le paroxysme, elle sentait le fœtus agité, tremblottant, se rouler manifestement d'un côté à l'autre; enfin, après un très-fort paroxysme, elle accoucha d'une fille qui à la même heure que sa mère, était prise d'accès de fièvre très-forts qu'elle supporta pendant sept semaines. F. Hoffmann et Russel ont été témoins de faits semblables. Les phénomènes qui viennent d'être indiqués ne peuvent donner que des indices fort incertains de l'existence d'une maladie fébrile chez le fœtus. L'auscultation médiate pourrait, dans un grand nombre de cas, éclaircir le diagnostic. Des observations de MM. de Kergaradec et Laennec ont fait connaître que les mouvemens du cœur du fœtus acquièrent quelquefois, sans cause apparente, une vitesse extraordinaire, et montrent quel parti on pourrait tirer de l'auscultation par rapport à la physiologie et à la pathologie du fœtus. Les exemples de maladies éruptives chez le fœtus sont très-fréquens. La variole est celle que l'on a observée le plus souvent : on a vu des enfans naître à terme ou prématurément, avec le corps couvert de pustules varioliques à divers degrés de développement, et même avec des cicatrices bien caractérisées, chez des femmes atteintes de cette maladie pendant leur grossesse. De ces enfans, les uns étaient morts dans l'utérus, les autres sont venus vivans, mais sont morts bientôt après, d'autres enfin ont continué de vivre. On a même vu des femmes qui avaient eu la variole depuis long-temps, et qui n'en avaient éprouvé aucun symptôme pendant leur grossesse, mettre au monde des enfans varioleux; telle fut la mère de Mauriceau; elle avait soigné l'aîné de ses enfans qui mourut de la variole, et le lendemain de la mort de cet enfant, elle accoucha de Mauriceau, qui, au dire de ses parens, apporta en naissant cinq à six grains effectifs de petite vérole. Hagendorn raconte qu'une femme qui, pendant sa grossesse, n'avait pas eu la petite vérole, accoucha d'une fille qui était couverte des boutons de cette maladie. Ettmuller et d'autres rapportent des observations semblables. La même chose a été observée pour la rougeole; des mères qui accouchaient pendant le cours de cette maladie ont donné le jour à des enfans dont la peau était marquée de taches rouges semblables à celles de la rougeole. C'est peut-être de cas semblables qu'ont entendu parler les auteurs qui ont donné les taches rouges et livides dont quelques enfans naissans étaient couverts, comme une preuve que ces enfans avaient eu la fièvre dans le sein de leur mère; ou peut-être n'est-il question que de ces plaques rouges ou violacées que le froid ou le commencement de l'induration du tissu cellulaire font naître. OEhler décrit un exanthème particulier qu'il a observé. Des vésicules semblables à celles du pemphigus occupaient toute la peau, mais surtout les intervalles du doigt et des orteils. Ces vésicules atteignaient la grosseur d'un pois; au commencement, elles étaient entourées d'un cercle rouge, elles s'emplissaient en même temps d'un liquide séreux qui se changeait bientôt en véritable pus, puis elles se déchiraient. Le cours de cet exanthême ne fut que de quarante-huit heures, ce qui le distinguait de la variole. Il me semble qu'on reconnaîtra dans cet exanthème plutôt une varicelle qu'un pemphigus. Gœckel et Ledel ont rapporté dans les *Mémoires des Curieux de la Nature* des observations d'enfans dont la peau était couverte de pustules ou vésicules remplies de sérosité, et se trouva ensuite complétement excoriée. C'est sûrement à quelque éruption pemphigoïde semblable qu'il faut attribuer la séparation complète de l'épiderme chez des fœtus qui sont venus au monde entièrement privés de cette membrane, comme Albinus et d'autres en citent des exemples, séparation que quelques médecins ont attribuée à l'usage des acides pendant la grossesse.

Il n'est pas rare que le fœtus soit attaqué de mouvemens convulsifs, soit lorsque la mère elle-même éprouve une affection semblable, soit à la suite de quelque impression vive reçue par la mère ou de l'explosion de quelque passion violente; quelquefois aussi ces convulsions surviennent sans cause connue : elles peuvent se renouveler et durer pendant un temps considérable. Il arrive aussi, dans certains cas, qu'elles cessent tout à coup, ainsi que les mouvemens du fœtus, soit qu'elles aient causé sa mort, soit qu'elles aient seulement signalé son agonie. On n'a pas reconnu de conditions organiques qui leur aient donné naissance. Elles se manifestent par des mouvemens brusques et désordonnés que la mère perçoit très-bien, et qui quelquefois aussi peuvent être reconnus par les assistans. La saignée et les antispasmodiques pourraient peut-être, suivant l'état de la mère, être employés avec quelque utilité.

Le fœtus, dans le sein de sa mère, est passible de toute espèce de lésions physiques. Il peut recevoir des plaies de tout genre, lorsque la matrice elle-même est blessée, et que l'instrument vulnérant pénètre jusqu'à lui. Il a même quelquefois été blessé par un instrument porté sur lui dans des intentions coupables à travers les ouvertures naturelles. L'impression d'un coup violent porté sur les parois de l'abdomen peut, même sans intéresser le tissu de ces parois ni celui de l'utérus, produire des contusions graves chez le fœtus, la déchirure du tissu de ses organes et principalement du foie, des ecchymoses plus ou moins étendues, des épanchemens de sang, des hernies, des fractures, des luxations. De fortes secousses imprimées au corps ont aussi causé la plupart de ces lésions : on prétend même que des impressions de l'âme extrêmement vives ont pu avoir cet effet. Le cas le plus remarquable est celui d'un fœtus dont tous les os longs offraient chacun une ou plusieurs fractures, dont les unes étaient récentes, les autres commençaient à se consolider, et les autres étaient complétement réunies; le nombre total de ces fractures était de cent treize. M. Chaussier, qui a observé ce fait, en a donné l'histoire dans un mémoire fort curieux inséré au tome IIIe du *Bulletin de la Faculté de médecine*. Ces lésions ont été anciennement, et sont encore quelquefois, attribuées au pouvoir de l'imagination des mères. On connaît l'histoire de ce jeune homme, dont parle Malebranche, qui avait les os rompus dans les endroits où on rompt les criminels, et une autre semblable rapportée par Muys. Les mères avaient, dit-on, assisté au supplice de criminels, et leur imagination avait réfléchi sur le corps du fœtus les effets dont elle avait été vivement frappée. En admettant même la réalité de la succession de ces deux effets, on ne pourrait admettre leur enchaînement et leur explication. Dans le cas cité plus haut et dans un autre, que M. Chaussier a consigné dans le même mémoire, les mères n'avaient éprouvé aucun accident, n'avaient été frappées d'aucune impression vive pendant leur grossesse. Les hernies sont les lésions physiques les plus fréquentes que l'on rencontre chez le fœtus, et parmi celles-ci, les hernies ombilicales. Elles ont été observées à tout âge. Albinus a fait représenter un fœtus d'environ six semaines, dont le cordon ombilical contenait une hernie. Ruisch et beaucoup d'autres anatomistes citent des exemples semblables. Chez des fœtus à terme on a vu ces hernies présenter un volume énorme, renfermer la plus grande partie des intestins et même le foie en partie ou en totalité. L'existence fréquente de ces hernies dès les premiers mois de la vie, et leur persistance à une époque plus avancée, tiennent au mode de développement des parois abdominales et même de l'intestin qui paraît commencer à se développer dans le cordon et ne rentrer qu'ensuite dans l'abdomen. Ainsi, dans la plupart des cas, ces hernies seraient une disposition naturelle, conservée au delà de son terme ordinaire et souvent portée à un plus grand degré. On n'en peut pas dire autant des hernies inguinales qu'on a aussi observées, et quelquefois très-volumineuses. Une violence extérieure portée sur l'abdomen de la mère, une forte secousse en ont quelquefois semblé être les causes. D'autres fois on les a attribuées à l'action d'une vive impression morale, et même à l'influence de l'imagination. Il suffirait de citer les observations où l'on reconnaît l'effet de cette dernière cause, pour faire voir le peu de solidité de cette explication.

Le nombre des *lésions organiques* que l'on a observées chez le fœtus est très-considérable. Pour suivre l'ordre que j'ai adopté, je vais d'abord parler des épanchemens de sérosité. L'hydrorachis, l'hydrocéphale, l'hydrothorax, l'ascite, l'anasarque, diverses hydropisies enkystées, et des kystes séreux plus ou moins volumineux ont souvent été rencontrés. Je n'ai rien à ajouter à ce qui en a été dit aux articles qui traitent de ces maladies, et à ce que j'en ai dit à l'article DYSTOCIE. Nous ignorons les causes de ces maladies, et nous manquons de signes pour reconnaître leur existence avant le temps de l'accouchement. M. Lobstein vient de décrire dans un mémoire spécial, sous le nom de *kirronose*, une maladie de l'embryon et du fœtus dans laquelle les membranes séreuses et transparentes sont teintes d'une belle couleur de jaune doré. Sur quelques sujets la pulpe cérébrale, celle de la moelle épinière et du nerf grand sympathique participaient à cette couleur. On trouve beaucoup d'observations d'enfans nés avec un ictère, dont les mères, il est vrai, étaient affectées de la même maladie. Kerckring a disséqué un fœtus venu mort et ictérique au huitième mois de la grossesse, et a trouvé sur ce sujet, au lieu de sang, un liquide jaune comme de la bile; les os étaient imprégnés de la même couleur jaune. Une petite fille à terme, que j'ai reçue à sa naissance, était très-maigre et faible, et avait la peau d'une couleur jaune verdâtre, comme celle de la surface du jaune d'un œuf durci. L'eau de l'amnios était fortement teinte de cette couleur, et teignit en jaune les linges sur lesquels elle s'épancha. Cet enfant reprit au bout de quelque temps une couleur naturelle et une bonne santé. Des observations d'Amatus Lusitanus, de J. Heurnius, d'Henr. ab Heers semblent établir que la couleur jaune peut aussi dépendre de l'usage que la mère a fait du safran pendant sa grossesse. Ferd. Hertodt a fait sur une chienne une expérience qui a confirmé ce fait. On a vu aussi des fœtus avoir la peau colorée en noir; mais les exemples qu'on en rapporte ne sont pas assez détaillés pour qu'on puisse se faire une idée exacte de la cause de cette coloration, qui peut être due à une large ecchymose, à une véritable mélanose, à l'influence secrète d'un nègre dans la conception. Un enfant, en venant au monde, dit Mauriceau, avait toutes les parties charnues de son corps, qui était fort gros, très-dures et comme squirrheuses, et tout le ventre fort tendu, comme s'il eût été hydropique, ou bien, comme si le foie, qui est ordinairement grand aux enfans, eût été une fois plus tuméfié qu'il ne devait être. Uzembezius a vu et décrit un enfant qui, en naissant, avait le corps roide et d'une dureté tout extraordinaire et comme ligneuse, ou semblable à celle de chair fortement séchée et endurcie à la fumée. Quand on l'approchait du feu, il s'échauffait comme un morceau de bois, et se refroidissait dès qu'on l'éloignait. On ne peut méconnaître dans cette dernière observation, et même dans la première, un endurcissement du tissu cellulaire de même nature que celui qu'on observe après la naissance. Ce serait ici le lieu de parler des fœtus endurcis, desséchés, convertis en une substance semblable au *gras des cadavres* ou pétrifiés, dont il est souvent fait mention dans les auteurs; mais ces altérations sont survenues après la mort du fœtus, et sont dues au long séjour de ces petits cadavres dans l'utérus ou dans toute autre cavité.

Diverses observations montrent que des calculs peuvent se former dans les réservoirs où il s'en forme après la naissance. Fr. Hoffmann en rapporte un exemple fort remarquable : une princesse d'Allemagne souffrait de grandes douleurs de la présence d'un calcul rénal; elle mit au jour une fille, qui, bientôt après sa naissance, éprouva des douleurs atroces, surtout en urinant, et mourut la troisième semaine. A l'ouverture du corps, on trouva dans la vessie un calcul du volume d'un gros noyau de pêche. Il n'y avait pas de doute que la formation de ce calcul avait précédé la naissance. OEhler a vu des concrétions lymphatiques dans les gros vaisseaux et même dans les ventricules du cœur. Elles avaient la grosseur d'une petite fève, et elles adhéraient aux parois du cœur et des vaisseaux comme par des fibres; ce qui lui semble démontrer qu'elles s'étaient formées avant la mort. Ces concrétions existaient chez des enfans gras et bien nourris, et chez d'autres qui avaient en même temps les glandes du mésentère dures, altérées et scrofuleuses.

L'existence de tubercules dans divers organes et à divers degrés de développement chez le fœtus a été constatée un grand nombre de fois. Dernièrement encore, M. Husson a rapporté à l'Académie de Médecine avoir disséqué deux enfans, l'un né mort au septième mois de la grossesse, l'autre qui ne vécut que huit jours, et qui ont présenté des tubercules ramollis et déjà en suppuration, le premier dans le poumon, quoiqu'il provînt d'une mère bien portante et non phthisique, et le second dans le foie. MM. Dupuy et Andral fils ont trouvé des tubercules, le premier dans le foie de fœtus de brebis, le second dans le foie d'un fœtus de lapin; le tissu de l'organe autour de ces tubercules était tout-à-fait sain. OEhler a trouvé les glandes du mésentère tuméfiées, dures, adipiformes, en un mot, scrofuleuses, non-seulement chez des fœtus nés de mères scrofuleuses, mais encore chez quelques uns dont les mères n'offraient aucune trace de cette maladie. La thèse de M. Voisin contient la description d'une tumeur que je ne sais trop comment classer : cette tumeur, du volume d'un gros pain à café, couvrait toute la partie antérieure de la face, depuis les narines jusqu'au menton, et depuis l'un des angles de la mâchoire jusqu'à l'autre. La bouche en était tellement remplie, que la mâchoire inférieure était tout-à-fait abaissée et les lèvres écartées à l'excès. La narine gauche était remplie dans toute son étendue d'une excroissance qui paraissait de même nature que la tumeur. Celle-ci avait une couleur violette à peu près comme les tumeurs variqueuses; elle était divisée en quatre lobules séparés par des scissures profondes; c'était le développement d'un tubercule volumineux qui remplissait exactement la bouche, et avait plusieurs appendices. Elle tirait son origine des fosses nasales postérieures, avait contracté des adhérences avec la langue et la voûte du palais. Elle fut enlevée avec beaucoup de difficultés, mais avec un plein succès. L'auteur du rapport sur cette observation, qui fut présentée à l'Académie royale de chirurgie, décrit ainsi la tumeur : c'est une masse polypeuse qui contient près de sa base un os informe et anguleux de la grosseur d'une noix ordinaire. La portion qui semble lui servir de pédicule paraît cartilagineuse et garnie de poils assez longs; le reste de la tumeur est comme membraneux et comme en partie charnu. En lisant cette description, je serais presque tenté de ranger ce cas parmi ceux de fœtus ou de débris de fœtus, plus ou moins altérés, contenus dans d'autres fœtus ou adhérens à leur surface. Plusieurs faits tirés de l'histoire des monstruosités me semblent autoriser cette conjecture.

Parmi les modifications de tissu on doit citer une dilatation assez grande des uretères unie à l'induration des tuniques de la vessie, qu'OEhler a observée sans pouvoir s'en expliquer la cause. Des altérations de tissu, les plus remarquables et les plus fréquentes sont celles qui sont l'effet de l'inflammation. J'ai déjà noté les adhérences du fœtus avec la membrane amnios, indice certain de l'inflammation dont sa peau a été le siége. Toutes les autres parties de son corps paraissent susceptibles d'inflammation. M. le D. Véron a présenté, l'année dernière, à l'Académie de Médecine, trois observations sur ce sujet : la première a pour objet un enfant qui ne vécut que douze à quinze heures, et offrit, à l'ouverture de son cadavre, les altérations qui décèlent une pleurésie : épanchement d'un liquide purulent dans le thorax, formation de fausses membranes sur la plèvre, rougeur et injection sanguine de cette membrane. Le sujet de la seconde présenta les traces d'une péritonite; celui de la troisième, une inflammation du thymus avec formation de pus dans l'intérieur de cet organe. J'ai soigné, il y a quelques années, un enfant né d'une mère dont la santé avait été florissante pendant toute sa grossesse, et qui vint au monde extrêmement maigre, ayant la surface du corps d'un blanc jaunâtre, avec une expression de douleur et comme de vieillesse fortement empreinte sur le visage. Ce petit malade avait l'abdomen gonflé, dur et sensible; les circonvolutions intestinales se dessinaient sous les tégumens; tout annonçait une entérite intense et déjà ancienne. Il fut confié à une bonne nourrice, et, malgré son excessive faiblesse, il a pu recevoir d'abord quelques gouttes de lait, et ensuite tetter. Il est depuis devenu un très-bel enfant, et est encore bien portant. Plusieurs membres de l'Académie ont, à l'occasion du Mémoire de M. Véron, cité des faits qui montrent que les inflammations ne doivent pas être très-rares chez les fœtus. C'est peut-être à des inflammations locales qu'il faut attribuer l'occlusion des ouvertures naturelles, l'oblitération du canal alimentaire et des autres conduits, la gangrène des membres, les ulcérations qui ont dû déterminer la séparation des portions de membres qu'on a trouvées isolées dans l'eau de l'amnios, sortes d'amputations spontanées dont on trouve quelques exemples dans les observateurs, et que j'ai eu occasion de voir parmi les pièces que mon père avait rassemblées.

A tant de maladies dont le fœtus peut être atteint, il faut encore ajouter la syphilis, dont l'infection lui est transmise par ses parens. Les observations de fœtus qui ont apporté en naissant des pustules et autres symptômes syphilitiques, sont tellement vulgaires, qu'il est superflu d'en citer; et d'ailleurs l'histoire de la syphilis chez le fœtus, se confondant avec celle de cette maladie après la naissance, je dois renvoyer à l'article spécial où il en sera traité.

Pour completter, autant qu'il est actuellement possible de le faire, le tableau des maladies des fœtus, il faut dire un mot des entozoaires qui ont été observés. J. Dolœus parle d'un fœtus, mort en naissant, dans les intestins duquel il trouva un peloton de vers. C. Schrœter rapporte un fait semblable. Il paraît que dans ces deux cas il serait question d'ascarides lombricoïdes. Bremser dit, d'après Hippocrate et Brendel, que l'on rencontre des tœnias dans les enfans nouveau-nés et même dans les fœtus.

Il me reste à parler de la mort du fœtus, qui est le résultat le plus ordinaire des lésions dont il vient d'être parlé; mais qui peut aussi être la suite d'une impression morale, d'une violence extérieure ou d'une maladie aiguë, sans qu'on trouve de traces sensibles de lésions produites sur le fœtus par l'effet de l'action de ces causes chez la mère. La mort du fœtus peut arriver pendant tout le cours de son séjour dans l'utérus. Ses suites ont été appréciées aux articles *avortement*, *accouchement*. J'ajouterai seulement que dans beaucoup de cas il serait intéressant d'avoir des signes certains qui pussent faire reconnaître que la vie a cessé d'exister, quand, par exemple, la grossesse est compliquée d'accidens tels que la vie de la mère court de grands risques, ou quand l'accouchement rencontre des obstacles tels qu'il faut se déterminer à pratiquer l'embryotomie, ou à avoir recours soit à la section de la symphyse des pubis, soit à l'opération césarienne. La mort du fœtus étant reconnue, on n'hésiterait pas dans le premier cas à chercher les moyens de débarrasser l'utérus du poids inutile qui le surcharge, et dans le second à diviser le corps du fœtus pour l'extraire, au lieu de soumettre la mère à une opération très-dangereuse. Si dans quelques cas il est difficile de prononcer affirmativement sur la réalité de la mort d'un sujet dont le corps est soumis à tous nos moyens d'investigation, on sent combien doivent être incertains les signes de la mort du fœtus. Leur degré de certitude variera nécessairement suivant que l'on cherchera à reconnaître la mort pendant la grossesse ou pendant l'accouchement. On a donné comme signes de la mort du fœtus pendant la grossesse la cessation de ses mouvemens, l'affaissement du ventre, la mobilité de la matrice, qui se porte d'un ou d'autre côté ou pèse dans le fond du bassin comme un poids inerte, la détumescence des mamelles, un écoulement fétide et cadavéreux par le vagin, le réfroidissement de la surface de l'abdomen, la couleur pâle et plombée du visage, la langueur du regard, la fétidité de l'haleine. Les derniers de ces signes sont bien vagues, ils peuvent dépendre du mauvais état de la santé de la mère, exister sans que le fœtus soit mort ni même malade, et ne pas exister quand il est mort. J'ai observé ces deux cas. Les premiers ont plus de valeur, surtout quand ils sont réunis; cependant on convient généralement qu'ils sont loin de nous donner une certitude complète. Après avoir existé pendant un certain temps, ils peuvent disparaître peu à peu, et la grossesse reprendre ses phénomènes et son cours réguliers. On est alors porté à croire que le fœtus n'a éprouvé qu'un affaiblissement passager. C'est ce qui a lieu aussi dans les grossesses doubles, quand un des fœtus meurt, et que l'autre reste en vie, comme les auteurs l'ont noté et comme je l'ai observé. La cessation des mouvemens aura plus de valeur comme signe, si elle succède immédiatement à des mouvemens violens et convulsifs; si, deux jours après, les mamelles se gonflent, comme dans la fièvre de lait, pour s'affaisser ensuite, et si en même temps il survient de la fièvre, du malaise qui cessent ordinairement au bout de quelques jours. L'écoulement d'une sanie brunâtre et fétide peut tenir à la décomposition d'un caillot, ce que j'ai vu dans un cas où le placenta était implanté sur le col de l'utérus. Pendant l'accouchement, on a encore indiqué la plupart des signes ci-dessus, et de plus les suivans : le corps du fœtus est froid, on ne sent pas les pulsations de la fontanelle et des artères; le cordon, quand il est sorti, est également froid et sans pulsation; le crâne est mou, ses os sont mobiles les uns sur les autres; il ne s'est point formé de tumeur à sa surface quoique la tête soit depuis long-temps à l'orifice de l'utérus, ou la tumeur qui existait cesse d'augmenter et se ramollit; l'épiderme se sépare facilement de la surface du corps que l'on atteint avec le doigt; les membres et la langue sont sans mouvemens; le méconium s'écoule au dehors. Je vais apprécier successivement en peu de mots la valeur de chacun de ces signes. L'enfant, mort dans le sein de sa mère, reçoit d'elle sa chaleur comme un corps inerte, et il est impossible de distinguer cette chaleur communiquée de la chaleur propre au fœtus vivant. Les pulsations de la fontanelle antérieure n'ont pas lieu dans l'utérus; elles ne se développent qu'après la naissance. Celles des artères ou du cœur ne pourraient être senties qu'autant que l'on porterait la main dans l'utérus, ou qu'un des membres serait sorti de cet organe; encore dans ce dernier cas la compression exercée sur la partie supérieure du membre, par l'orifice de l'utérus, pourrait suspendre ou affaiblir la circulation dans ce membre. Le réfroidissement du cordon et la cessation des pulsations des artères ombilicales, fournissent un signe certain, quand ces phénomènes existent depuis quelque temps; mais on ne peut percevoir ce signe que dans quelques cas. La mollesse du crâne et la mobilité des os sont le produit d'un état de décomposition avancée, et ne peuvent faire reconnaître la mort récente. L'absence de la tumeur n'est pas un signe absolu de la mort, car on la voit quelquefois ne se former que lorsque la tête a été long-temps arrêtée dans un des points du canal qu'elle doit traverser; son ramollissement tient souvent à ce que le fluide qui la forme a rompu les fibrilles du tissu cellulaire, et se trouve épanché dans un vaste foyer, au lieu d'être infiltré dans les aréoles de ce tissu. D'ailleurs on voit quelquefois la tumeur rester dure, quoique le fœtus soit mort depuis long-temps. Je crois que cela dépend de la forte pression que l'enfant éprouve de la part de l'utérus. La séparation de l'épiderme est ordinairement le produit de la décomposition avancée du cadavre du fœtus; mais diverses circonstances peuvent en imposer. Je rappellerai les cas cités plus haut d'épiderme détachée chez des fœtus vivans et qui ont continué de vivre après leur naissance. Quand la tumeur développée sur le crâne existe depuis long-temps, et surtout quand elle a été fatiguée par un toucher réitéré, elle se couvre quelquefois de phlyctènes qui soulèvent et détachent l'épiderme. La même chose a lieu aussi, quand un membre est depuis long-temps hors de l'utérus, et que celui-ci est fortement contracté sur le corps du fœtus. Ce membre peut être couvert de phlyctènes, il peut même être sphacélé, sans que le fœtus soit mort. L'immobilité des membres et de la langue ne peut être constatée que dans quelque cas particuliers, et ne prouve rien. L'écoulement du méconium a lieu toutes les fois que le siége du fœtus se présente à l'orifice de l'utérus, mais alors il s'échappe sous forme de masses allongées, et n'est pas mêlé à l'eau de l'amnios. Quand il sort délayé dans ce fluide, cela prouve seulement que le fœtus est fortement comprimé ou qu'il est dans un grand état de faiblesse; c'est l'indice du danger qu'il court, mais non la preuve de sa mort. Tous les accoucheurs sont d'accord sur ce point, et l'observation montre tous les jours la vérité de leur opinion. Il résulte de ces remarques que les signes les plus certains de la mort du fœtus sont des phénomènes de décomposition qui ne se manifestent que long-temps après la mort, que les autres pris isolément présentent beaucoup d'incertitude, que le doute diminue à mesure que ces signes se groupent en plus grande quantité; mais que bien rarement on peut acquérir la certitude de cette mort. Aussi est-il plus prudent de n'employer les procédés qui intéressent l'intégrité des parties du fœtus que quand il est bien reconnu que les autres sont insuffisans pour terminer l'accouchement. Je pense que alors la supposition bien légère de la possibilité que le fœtus soit vivant ne devrait pas nous engager à recourir à une opération dangereuse pour la mère. Je ne parlerai pas ici des indications qui résultent de la mort du fœtus; j'en ai traité aux articles, AVORTEMENT, DYSTOCIE. (DESORMEAUX.)

OEUF DE POULE. Cette partie organique a, comme chacun le sait, des usages nombreux et comme aliment et comme corps et surtout intermède médicamenteux. Nous devons donc l'examiner sous le rapport de sa composition chimique. L'œuf est composé de la *coquille*, dont la forme ellipsoïde bien connue, sert de type de comparaison; d'une *membrane mince*, d'un blanc sémi-opaque, qui revêt la face interne de la coquille; de *ligamens glaireux* appelée *chalazes*, moyens d'adhérence entre la coquille et les parties qu'elle contient; du *blanc*, liqueur transparente, dont la couleur tire sur le serein; du *jaune*, masse globuleuse, jaune, opaque et molle, enveloppée d'une membrane très-fine et suspendue au milieu du blanc; enfin de la *cicatricule*, ou rudiment de l'oiseau, embryon, petit corps blanc adhérent à un des points du jaune, qui pendant vingt et un jour d'incubation se développe aux dépens du jaune et du blanc, et sort après ce temps sous la forme du poulet.

La coquille de l'œuf est composée, d'après l'analyse faite par M. Vauquelin, de carbonate de chaux, qui en constitue la plus grande partie, d'un peu de carbonate de magnésie, de phosphate de chaux, d'oxyde de fer, de soufre et de matière animale qui sert à lier ces diverses substances.—La membrane interne de la coquille est formée, suivant le même chimiste, d'une substance albumineuse soluble dans les alcalis, et d'un atome de soufre. — Le blanc d'œuf contient, suivant M. John, beaucoup d'eau et d'albumine, un peu de gélatine, de la soude, du sulfate de soude, du phosphate de chaux, et peut-être de l'oxyde de fer.—Le jaune d'œuf est formé d'eau, d'huile douce jaune, de gélatine, de substance albumineuse modifiée en très-grande quantité, qui lui donne la propriété de se durcir comme le blanc par la chaleur, quoiqu'à un moindre degré, enfin de soufre, d'un atome d'acide libre qui est peut-être de l'acide phosphorique, et d'une très-petite quantité de matière brune rougeâtre, soluble dans l'éther, dans l'alcohol, et qui n'est pas de la graisse. Les ligamens et la cicatricule de l'œuf n'ont pas éte encore analysés.

Nous n'avons point à parler des usages et des propriétés alimentaires des œufs de poule, parce qu'il en a été fait mention à l'article aliment. Nous indiquerons seulement ici les ressources que le pharmacologiste peut en retirer. On se servait autrefois de la coquille d'œuf calcinée et pulvérisée comme absorbant. Elle n'est plus guère employée aujourd'hui dans ce but. Le blanc, formé en grande partie d'albumine, sert en pharmacie à clarifier les sirops et beaucoup d'autres liqueurs; ce qui a lieu en raison de la coagulation qu'il éprouve par le moyen de la chaleur ou par l'action des liqueurs alcoholiques et acides avec lesquelles il est en contact. En se condensant, il forme comme un réseau qui entraîne à la surface ou au fond les substances impures. M. Orfila a reconnu que le blanc d'œuf délayé dans de l'eau était le meilleur contre-poison du sublimé corrosif et des autres poisons mercuriels; la même boisson albumineuse décompose les préparations de cuivre. *Voyez* EMPOISONNEMENT.

Le jaune d'œuf délayé dans de l'eau très-chaude sucrée et

aromatisée, forme une émulsion adoucissante et agréable, qu'on appelle vulgairement lait de poule. On l'administre avec avantage dans les phlegmasies aiguës et chroniques des organes de la respiration. Le jaune entre aussi dans la composition de certains loochs. (*Voyez* LOOCH.) La propriété qu'ont les principes du jaune de se diviser parfaitement dans l'eau, fait qu'on s'en sert pour suspendre dans des liquides aqueux du camphre, des huiles ou des résines. Enfin, on retire par expression du jaune une huile très-douce qui sert principalement comme cosmétique, et qu'on emploie avec avantage dans le traitement des gerçures des mamelles.

OFFICINAL, adj., *officinalis*, de *officina*, boutique; on désigne ainsi les médicamens composés qu'on trouve tout préparés chez les pharmaciens, par opposition avec les médicamens magistraux ou extemporanés, qui sont composés sur-le-champ d'après l'ordonnance d'un médecin. *Voyez* MÉDICAMENT.

OGNON ou OIGNON, s. m., *allium cepa*. L. Rich. *Bot. méd.* 1, pag. 91. Plante bulbeuse, de la famille des Liliacées et de l'Hexandrie monogynie, appartenant au même genre que l'ail. (*Voyez* ce mot.) Son bulbe, dont la forme et la grosseur varient beaucoup, est tantôt ovoïde, globuleux, tantôt déprimé, de la grosseur du pouce à celle de la tête d'un enfant, recouvert extérieurement de tuniques ou membranes minces, lâches, sèches, scarieuses, jaunes, rouges ou blanches, selon les variétés. Ses feuilles sont creuses, cylindriques, pointues à leur sommet, plus courtes que la hampe; celle-ci est droite, cylindrique, fistuleuse, un peu renflée dans sa partie moyenne, et terminée par une ombelle simple de fleurs blanches.

L'ognon des cuisines est abondamment cultivé dans les jardins comme plante potagère. Toutes ses parties, mais surtout son bulbe, répandent une odeur extrêmement forte, piquante, qui, lorsqu'on les entame, produit une irritation assez vive dans la membrane conjonctive et la pituitaire, pour donner lieu à un écoulement abondant de larmes et exciter l'éternuement. Sa saveur est âcre, mais légèrement sucrée; et par la cuisson, l'âcreté se perd presque en totalité, et la saveur sucrée se trouve en quelque sorte mise plus à découvert. D'après l'analyse qui en a été faite par Fourcroy et Vauquelin, les bulbes de l'ognon commun contiennent : 1° une huile volatile, blanche, âcre, tenant en dissolution du soufre qui lui donne une odeur fétide; 2° une matière végéto-animale, analogue au gluten, et susceptible de se concreter par la chaleur; 3° beaucoup de sucre incristallisable; 4° beaucoup de mucilage semblable à la gomme arabique; 5° de l'acide phosphorique soit libre, soit en combinaison avec la chaux, et enfin de l'acide acétique, du citrate de chaux et de la fibre végétale.

C'est l'huile volatile qu'il contient qui donne à l'ognon cette saveur et cette odeur âcres et piquantes. C'est elle aussi qui lui communique une action irritante assez énergique pour rubéfier la peau, lorsqu'on laisse de l'ognon pilé appliqué pendant quelque temps sur un point de la surface du corps. Lorsqu'au contraire, on l'a fait cuire, il perd cette âcreté, et les principes gommeux et sucrés y sont alors tellement abondans, que la pulpe d'ognon forme un excellent topique émollient et résolutif, que l'on peut appliquer sur les tumeurs inflammatoires.

Les anciens, même dans les temps les plus reculés, faisaient usage de l'ognon, non-seulement comme aliment, mais comme médicament. C'est principalement contre les maladies des voies urinaires qu'on l'a employé. Mais son action est fort différente, suivant qu'on l'administre cru ou cuit. Dans le premier cas, donné à petite dose, il est, ainsi que la scille qui appartient à la même famille que lui, un puissant stimulant de la sécrétion de l'urine; mais on ne doit y recourir que dans le cas où la rétention de l'urine est due ou accompagnée d'un état de faiblesse locale ou générale. Dans le second cas, c'est-à-dire quand l'ognon a perdu par sa cuisson son principe irritant, on peut l'employer même dans les maladies inflammatoires de l'appareil urinaire, tels que le catarrhe vésical, l'ischurie, etc.

Comme aliment, chacun sait l'usage que l'on fait journellement de l'ognon dans nos cuisines. Les habitans des contrées méridionales en font une plus grande consommation que ceux des régions du nord. En Espagne, en Égypte, et même dans le midi de la France, les gens des campagnes les mangent tout crus et en abondance. Il est vrai qu'il faut remarquer que plus on approche du midi et plus les ognons deviennent doux et sucrés et perdent en grande partie leur âcreté. C'est ainsi qu'à Naples, par exemple, les ognons et les poireaux, qui appartiennent au même genre, sont tellement doux, qu'on mange ces derniers surtout, crus et comme hors-d'œuvres, au commencement du dîner. L'ognon est un aliment que beaucoup de personnes ne digèrent que lentement. Il cause de fréquentes éructations et laisse souvent dans l'arrière bouche un goût désagréable, qui, chez quelques individus, se fait encore sentir plusieurs jours après qu'ils ont mangé de l'ognon.

Nous ne parlerons pas ici de la vertu antiseptique que l'on accorde vulgairement à l'ognon. La même propriété a été attribuée à l'ail, aux liqueurs alcoholiques, et, en général, à la plupart des substances énergiques et stimulantes.

OGNON DE LYS. *Voyez* LYS.

OGNON DE SCILLE. *Voyez* SCILLE. (A. RICHARD.)

OLÉATE, s. m.; genre de sels, formé d'une base et d'acide oléique. *Voyez* ce mot.

OLÉCRANE, s. m., *olecranum*. Éminence qu'on remarque à l'extrémité supérieure du CUBITUS, et qui forme la saillie du coude.

OLÉCRANIEN, NNE, adj.; qui est relatif à l'olécrâne.

OLÉCRANIENNE (cavité). *Voyez* CUBITUS. (MARJOLIN.)

OLÉINE, synonyme d'ÉLAINE. *Voyez* ce mot.

OLÉIQUE. Acide ainsi nommé d'*oléum*, huile, parce qu'il en a l'aspect, et que l'oléine en fournit beaucoup plus que la stéarine. Il est particulièrement le résultat de la décomposition des corps gras par les alcalis ou par la chaleur (*voy.* MARGARIQUE): toutefois, il existe dans la coque du levant. Il ressemble à une huile incolore; il rougit le tournesol; son odeur et sa saveur sont légèrement rances; il se congèle en aiguilles blanches à quelques degrés au-dessous de zéro; il est décomposé par le feu, quoiqu'il puisse se volatiliser dans le vide sans éprouver d'altération; il brûle à l'air comme les huiles grasses; il est insoluble dans l'eau et soluble dans l'alcohol; il décompose les sous-carbonates et forme des *oléates*. Celui de potasse est pulvérulent, incolore, d'une saveur amère et alcaline, décomposable par l'eau en *sur-oléate* gélatineux insoluble et en potasse. Cent parties d'acide oléique sec, contiennent 7, 699 d'oxygène, 80, 342 de carbone et 11, 359 d'hydrogène. Il a été découvert par M. Chevreul. On l'obtient, en formant avec la potasse, de l'eau et de la graisse de mouton, de bœuf ou de porc, un savon dans lequel se trouvent les acides margarique, stéarique et oléique (*voy.* GRAISSE); on décompose ce savon par l'eau qui fournit du sur-margarate, du sur-stéarate et du sur-oléate de potasse insoluble, et un liquide contenant de l'*oléate* de potasse, de la potasse, des acides margarique, stéarique, une huile volatile et un corps orangé : on concentre ce liquide, et on y verse de l'acide tartarique qui s'empare de la potasse et précipite les acides oléique, stéarique et margarique : ceux-ci sont de nouveau transformés en savon à l'aide de la potasse; on délaie ce savon dans beaucoup d'eau qui précipite les acides margarique et stéarique à l'état de sur-sels, et laisse en dissolution l'oléate de potasse : on sature la potasse par l'acide tartarique, et l'acide *oléique* se dépose à l'état de pureté. L'acide oléique n'a point d'usages.

(ORFILA.)

OLÉO-SACCHARUM, s. m., de *oleum*, huile, et de *saccharum*, sucre; mélange de sucre et d'une huile volatile, dont on se sert quelquefois pour édulcorer et aromatiser à la fois certains médicamens. L'oléo-saccharum se fait en frottant un morceau de sucre sur l'écorce fraîche d'un citron ou d'une orange. Le zeste se réduit en pulpe, et l'huile volatile qui y est contenue est absorbée par le sucre. On compose encore plus facilement un oléo-saccharum en triturant du sucre pulpérisé avec une certaine quantité de l'huile volatile extraite de l'écorce de l'orange ou du citron.

OLFACTIF, IVE, adj., *olfactivus*, qui a rapport à l'olfaction, à l'odorat.

OLFACTIVE (membrane). On donne ce nom à la membrane muqueuse des fosses NASALES.

OLFACTIFS (nerfs). On ne doit appeler nerfs olfactifs, que les filets mous et grisâtres qui se détachent de la face inférieure des deux lobules ou renflemens médullaires situés sur la lame criblée de l'ethmoïde, des deux côtés de l'apophyse crista-galli. Ces deux renflemens qu'on nomme lobes olfactifs, et qui sont continus avec la moelle alongée par un pédicule triangulaire, ont été long-temps et à tort désignés comme le tronc des nerfs olfactifs. Chaque pédicule olfactif communique avec l'axe cérébro-spinal par deux prolongemens. L'un se réunit avec le corps strié par un et quelquefois deux filets médullaires, et correspond conséquemment à la portion pyramidale du pédoncule cérébral : l'autre prolongement du pédicule olfactif est uni au lobe de l'hypocampe dans le sillon de Sylvius, de sorte qu'il se trouve, comme le fait remarquer M. Laurencet, sur le trajet des faisceaux postérieurs de la moelle, puisque la corne d'Ammon fait immédiatement suite aux piliers postérieurs de la voûte.

Telles sont les communications des lobes olfactifs avec la moelle alongée. Ces deux prolongemens se réunissent en circonscrivant un espace triangulaire, et forment le pédicule qui est également triangulaire et logé dans un sillon longitudinal creusé à la face inférieure du lobe cérébral antérieur : ce pédicule se porte d'arrière en avant en obliquant légèrement en dedans, de sorte qu'il est plus rapproché de celui du côté opposé, antérieurement que postérieurement. Il s'élargit insensiblement, et constitue en avant un lobe assez volumineux, d'une couleur grisâtre, d'une forme ovale et alongée. Ce lobule repose immédiatement sur la lame criblée de l'ethmoïde : il est creux ainsi que son pédicule dans quelques animaux.

De la face inférieure du lobe olfactif se séparent les filets nerveux dont le nombre, le volume et la direction sont très-variables, et qu'on peut diviser en internes, externes et moyens. Les premiers se distribuent à la membrane muqueuse qui revêt la cloison des fosses nasales, et se répandent entre la couche fibreuse de cette membrane et les os : les plus postérieurs sont plus longs que les antérieurs, et se portent en grand nombre sur les parois des sinus sphénoïdaux : ceux du milieu descendent jusqu'au bas de la cloison, tandis que ceux qui sont situés antérieurement ne s'étendent pas au-delà de son milieu. Les seconds filets olfactifs ou externes se distribuent à tous les points de la paroi externe des fosses nasales, à l'exception de la surface concave du cornet qui répond aux cellules ethmoïdales; aucun ne se rend d'une manière sensible à la membrane qui tapisse ces cellules, non plus qu'au cornet inférieur. Les filets moyens se perdent dans la membrane pituitaire qui tapisse la voûte des fosses nasales, aussitôt qu'ils ont traversé les ouvertures de la lame criblée de l'ethmoïde.

OLFACTIFS (trous). Nom sous lequel on désigne les ouvertures de la lame criblée de l'ETHMOÏDE. (MARJOLIN.)

OLFACTION, s. f., *olfactus*. Nom proposé dans ces derniers temps pour désigner l'action organique composée par laquelle les odeurs sont perçues. Ce terme manquait, en effet, à notre langue médicale. Le mot *odoration* a quelquefois été employé pour exprimer la même idée. L'olfaction est à l'odorat ce que la vision est à la vue. *Voyez* ODORAT.

OLIBAN, s. m., *thus*. On appelle ainsi une substance gommo-résineuse, plus communément connue sous le nom d'encens.

Cette matière résineuse, qui nous vient de l'Afrique septentrionale et du Levant, est en morceaux ou larmes irrégulières, peu volumineuses, tantôt simples et isolées, tantôt réunies et agglomérées en masses, d'une couleur jaune pâle, recouvertes d'une poussière blanchâtre, demi-transparentes, fragiles, à cassure terne; son odeur est résineuse et assez agréable, sa saveur est aromatique et un peu camphrée. L'oliban est soluble en partie dans l'eau et en partie dans l'alcohol; il brûle quand on l'approche de la flamme d'une bougie et répand une flamme blanche et très-pure. D'après l'analyse qu'en a publiée M. Braconnot de Nancy, cette substance se compose, sur cent parties, de : résine soluble dans l'alcohol, 56,0; gomme soluble dans l'eau, 30,8; résidu insoluble dans l'eau et dans l'alcohol, contenant probablement une résine insoluble dans ce dernier, 5,2; huile volatile et perte, 8,0.

Les anciens auteurs de matière médicale distinguaient deux sortes d'encens; l'un *mâle*, composé de larmes plus grosses, plus nettes et plus pures; l'autre *femelle*, formé de larmes plus petites et souvent réunies en masses irrégulières. Cette distinction n'est d'aucune importance, et a été justement abandonnée.

On ne sait point encore positivement aujourd'hui quel est l'arbre qui produit l'oliban. La plupart des naturalistes et des voyageurs pensent qu'il découle d'une espèce de génévrier. Les uns croient que c'est le *Juniperus phœnicea*, d'autres le *Juniperus lycia*, ou le *Juniperus thurifera*; quelques autres comme Adanson pensaient que cette gomme résine se recueillait sur une espèce du genre *Amyris*, auquel on doit aussi la résine *élémi*. Enfin, dans l'Inde on a publié, il y a quelques années, la description de l'arbre qui, dans cette partie du monde, fournit l'*encens*. Cet arbre, qui appartient à la famille des Térébinthacées, a été appelé *Boswallia serrata* par Roxburgh. Mais il est de toute évidence que ce n'est pas ce végétal indien qui produit l'encens qu'on recueille en Afrique. Ce qui paraît certain d'après ce qui précède, c'est que très-probablement plusieurs végétaux différens produisent une substance résineuse et balsamique que l'on a désignée sous le nom d'encens. Mais il reste encore à savoir positivement quel est l'arbre dont on retire l'oliban ou l'encens africain.

Cette substance est peu intéressante sous le rapport médical. Comme toutes les autres gommes résines, elle est fortement stimulante. Mais aujourd'hui les praticiens en ont abandonné l'emploi; cependant, elle fait encore partie de quelques préparations officinales, tels que la thériaque, le baume de Fioraventi, et plusieurs emplâtres. Mais l'usage le plus général de l'*encens*, et celui d'où il tire son nom (*incendere*), c'est qu'on le brûle dans les temples pendant les cérémonies religieuses. Cet usage s'est transmis des Hébreux jusqu'à nous : quelques auteurs ont cru qu'il avait son origine dans l'habitude où étaient les peuples de l'antiquité d'immoler des animaux à leurs divinités, et dans la nécessité de masquer par des vapeurs aromatiques l'odeur souvent peu suave que ces matières animales devaient finir par développer. Mais il vaut mieux en chercher l'origine dans la mollesse des peuples de l'Orient et dans leur goût passionné pour les parfums. D'ailleurs, qui n'a pas remarqué que l'influence de l'odeur de l'encens, la pompe des cérémonies religieuses, et la majesté des temples, disposent l'âme aux sentimens de recueillement et d'enthousiasme, si propres à la religion. (A. RICHARD.)

OLIVAIRE, adj., *olivaris*, qui ressemble à une olive. Nom donné à deux saillies qu'on remarque sur la face antérieure de la MOELLE ALONGÉE. (MARJOLIN.)

OLIVE, s. f., fruit de l'olivier. *Voyez* ce mot. (A. R.)

OLIVIER, s. m., *olea europœa*. L. Rich. *Bot. méd.* 1, p. 305. L'olivier, que les botanistes ont rangé dans la famille des Jasminées et dans la Diandrie monogynie, est un arbre originaire de l'Asie-Mineure, d'où il fut transporté en Europe par les Phocéens, lorsqu'ils vinrent fonder leurs colonies dans le midi de la France. Depuis ce temps l'olivier est cultivé dans toutes les contrées méridionales de l'Europe. Il peut quelquefois acquérir une hauteur et une grosseur considérables; mais généralement c'est un petit arbre de douze à quinze pieds, ayant des feuilles opposées, persistantes, lancéolées, aiguës ou quelquefois obtuses, surtout dans les individus sauvages, et d'une teinte grise et monotone. Les fleurs sont petites, blanches, disposées en grappes axillaires. A ces fleurs on voit succéder des fruits qui sont des drupes charnues ovoïdes, renfermant un noyau très-dur, alongé en pointe à ses deux extrémités et contenant une seule graine. Ces fruits, généralement verts, sont quelquefois rougeâtres ou violacés suivant les variétés.

L'olivier, que l'on cultive en abondance dans les départemens des Bouches-du-Rhône, de l'Hérault, de Vaucluse, dont il fait l'une des plus grandes richesses, se voit rarement en pleine terre au-delà d'une ligne qui s'étendrait de la base des Pyrennées entre Narbonne et Bagnères du Luchon, et traverserait obliquement le midi de la France de l'ouest à l'est jusqu'au pied des Alpes, à la hauteur du Petit-Saint-Bernard. Toute la partie du bassin de la Méditerranée placée au midi de cette ligne porte le nom de *Région des Oliviers*. Au-delà de cette ligne, ces arbres ne peuvent être cultivés en pleine terre avec avantage. L'olivier craint le froid, et il y a peu d'années que la plupart des oliviers de la Provence ont été presque entièrement détruits par un froid de neuf à dix degrés, qui n'a cependant duré que très-peu de jours.

Au moment où l'on fait la récolte des olives, c'est-à-dire aux mois de novembre et de décembre, ces fruits ont une saveur excessivement âpre et désagréable. Dans cet état, le principe huileux y est encore peu développé. Avant de les soumettre à la presse pour en extraire l'huile, on les met en tas, afin qu'elles se ramollissent et subissent un premier degré de fermentation. L'olivier est du très-petit nombre des végétaux dont le péricarpe charnu renferme une huile grasse; cette particularité, qui n'avait été remarquée généralement que pour le seul olivier, s'observe également dans le cornouiller sanguin, et dans la plupart des Laurinées.

L'huile d'olives est la meilleure et la plus recherchée de toutes les huiles pour l'usage de la table et pour l'éclairage. C'est elle aussi que l'on emploie plus spécialement pour toutes les prescriptions médicamenteuses, tels que les linimens, les embrocations, etc. Nous renvoyons au mot *huile* en général, pour les caractères, et les usages de l'huile d'olives, comme aliment et comme médicament.

Les olives, lorsqu'elles ont été conservées pendant quelque temps dans l'eau salée, perdent la saveur âpre et désagréable qu'elles avaient au moment où on les avait cueillies. C'est dans cet état qu'on les sert sur nos tables, comme hors-d'œuvre. Quelquefois on les laisse se sécher sur l'arbre : les Italiens en mangent beaucoup conservées de cette dernière façon.

Les feuilles de l'olivier ont une saveur très-âpre, et paraissent contenir une assez grande proportion de tannin et d'acide gallique. M. le docteur Bidot, médecin de l'hôpital militaire de

Longwi, les a récemment proposées comme un des meilleurs succédannées indigènes du quinquina dans le traitement des fièvres intermittentes. Quelques essais tentés à l'hôpital de La Charité, à Paris, ont prouvé que ces feuilles sèches et réduites en poudre n'étaient pas sans quelque action sur les fièvres périodiques. Mais ce médicament est loin d'être aussi efficace que le prétend M. Bidot; et quoique ce remède soit assez fréquemment employé en Provence, cependant les praticiens en font généralement peu usage. La gentiane, l'écorce de chêne et plusieurs autres, sont d'autres toniques indigènes beaucoup plus actifs et d'une action plus certaine.

Il découle de l'olivier, surtout dans l'état sauvage et dans les régions les plus méridionales, une gomme résine d'un brun rougeâtre, en larmes irrégulières ou en masses plus ou moins volumineuses, offrant des points plus clairs, de manière à ressembler au benjoin amygdaloïde. Sa cassure est résineuse conchoïde, d'un aspect gras; projetée sur des charbons ardens, elle se gonfle, se fond et répand une odeur agréable de vanille. M. Pelletier, qui en a fait l'analyse, l'a trouvée composée de deux substances, l'une ayant une grande analogie avec les matières résineuses, l'autre se rapprochant des gommes, qu'il considère comme un principe immédiat nouveau, auquel il a donné le nom d'*olivile*. Il a de plus constaté dans cette gomme résine l'existence de l'acide benzoïque. Cette substance, autrefois fort employée comme stimulante, est aujourd'hui à peu près inusitée. Cependant quelques médecins ont proposé de la substituer au benjoin. (A. RICHARD.)

OLIVILE, s. f., nom donné par M. Pelletier à un principe particulier non azoté, qui existe dans la gomme d'olivier, et qui est blanc pulvérulent, brillant, inodore, d'une saveur amère, sucrée et aromatique, soluble dans l'eau, dans l'alcohol et dans les huiles fixes et volatiles à l'aide de la chaleur, presque insoluble dans ces liquides froids, sans action sur l'éther, soluble à froid dans l'acide nitrique qui se colore en rouge foncé, soluble dans les alcalis et précipitable en flocons très-blancs par le sous-acétate de plomb, lorsqu'il a été dissous dans l'eau bouillante. Il n'a point d'usages. On l'obtient en traitant la gomme olivier par l'alcohol rectifié. (ORFILA.)

OMBELLIFÈRES, s. f. pl., *umbelliferæ*. C'est le nom d'une des familles de plantes les plus naturelles du règne végétal et une des plus anciennement établies. Elle appartient à la classe des Dicotyledons polypétales à étamines épigynes. Son nom est tiré de la disposition générale de ses fleurs, qui dans le plus grand nombre des genres, forment des ombelles. Ces fleurs, généralement blanches ou jaunes, offrent un calice adhérent avec l'ovaire infère et dont le limbe quelquefois à peine distinct offre ordinairement cinq petites dents; la corolle se compose de cinq pétales, étalés en rose, roulés sur leur longueur, dans quelques genres, ou bifides à leur sommet; les cinq étamines sont alternes avec les pétales et insérées comme ces derniers en dehors d'un disque épigyne jaunâtre qui garnit le sommet de l'ovaire. Celui-ci est à deux loges, contenant chacune un seul ovule, et se termine supérieurement par deux styles divergens portant chacun un stigmate simple. Le fruit se compose de deux coques monospermes indéhiscentes, se séparant l'une de l'autre à l'époque de leur maturité. Chacune de ces coques est généralement marquée d'un nombre de côtes, de stries, ou d'appendices saillans en formes de lames, qui servent principalement de caractères pour la formation et la distinction des genres nombreux qui composent cette tribu naturelle.

Les fleurs, ainsi que nous l'avons dit, sont disposées en ombelles; à la base de chaque ombelle on trouve dans un grand nombre de genres une réunion de folioles disposées d'une manière régulière et qu'on nomme *involucre;* on appelle *involucelles* les petits involucres particuliers que l'on remarque au-dessous de chaque ombellule ou division de l'ombelle. Les plantes qui forment la famille des Ombellifères sont pour la plupart herbacées, annuelles ou vivaces. On ne trouve dans ce groupe ni arbres, ni arbrisseaux, quelque unes forment des arbustes peu élevés. Leurs feuilles sont alternes, pétiolées, embrassantes à leurs base, généralement découpées en un nombre quelquefois très-considérable de folioles ou de lanières. Considérée sous le point de vue médical, la famille des Ombellifères ne présente pas l'uniformité que l'on remarque dans ses caractères botaniques. En effet elle renferme des plantes essentiellement vénéneuses, telles que les diverses espèces de ciguë, d'OEnanthe et de Phellandre; des médicamens énergiques mais non vénéneux, telles que l'Asa-fœtida, la gomme Ammoniaque, l'Opopanax, les graines de Cumin, d'Anis, de Fenouil, etc., et enfin des alimens sains et très-usités, comme la Carotte, le

Panais, le Céleri, le Cerfeuil, le Persil et une foule d'autres. De cet aperçu général il semblerait résulter que cette famille, que l'on peut citer comme l'une des plus naturelles de la série végétale, se soustrairait à cette loi de l'analogie des propriétés médicales, que nous avons vue être généralement la conséquence de l'uniformité des caractères botaniques. Mais un examen plus attentif démontre que cette différence dans le mode d'action des ombellifères peut être ramenée à des lois générales, et que par conséquent elle est plus apparente que réelle.

En examinant avec attention la composition chimique des ombellifères, on voit que leurs propriétés diverses sont dues à deux principes de nature différente, et par conséquent n'exerçant pas la même action sur l'économie animale. L'un de ces principes est résineux, c'est tantôt une résine, tantôt une huile volatile, donnant aux végétaux qui la contiennent une odeur aromatique et pénétrante, une saveur chaude et âcre. L'autre est une matière extractive, le plus souvent vireuse et nauséabonde. C'est à la présence de l'un de ces deux principes que les plantes de la famille des ombellifères doivent leurs propriétés. Ainsi toutes celles dans lesquelles existe le principe résineux sont odorantes, aromatiques, excitantes et nullement vénéneuses; tels sont l'Anis, le Cumin, le Fenouil, le Coriandre, l'Angélique, etc. Si au contraire c'est le principe extractif qui domine, les ombellifères sont narcotiques, vireuses et souvent très-délétères, ainsi que le prouvent les diverses espèces de Ciguë, d'OEnanthe, etc. Ajoutons encore que la diversité des localités, dans lesquelles croissent les plantes de cette famille semble exercer une influence marquée sur la nature du principe qui prédomine en elles. Ainsi toutes celles qui croissent dans les régions méridionales, dans les lieux secs et bien exposés à l'action du soleil, sont plus particulièrement aromatiques; tandis que c'est surtout dans les espèces qui habitent les régions froides, les lieux bas et humides, que l'on trouve le principe extractif, que nous avons dit être la partie active et vénéneuse des ciguës, des Phellandres, etc.

Quant aux ombellifères qui servent d'aliment, nous ferons remarquer que c'est par suite de l'influence qu'une longue culture a exercée sur elles, qu'elles sont devenues propres à servir à la nourriture de l'homme; ainsi la Carotte, le Panais, le Céleri, sortis de nos jardins potagers, sont des légumes d'une saveur douce et sucrée, dans lesquels le principe aromatique est faiblement marqué, tandis que les mêmes plantes dans l'état sauvage, au lieu de présenter ces racines épaisses et charnues, cette saveur douce et agréable, ont des racines grêles, presque sèches et d'un goût âcre et aromatique insupportable. C'est donc la culture qui développe dans certaines ombellifères, comme au reste dans la plupart des plantes potagères, les qualités qui les rendent propres à être comptées parmi les substances alimentaires.

Ce court exposé des propriétés médicales des ombellifères suffit pour démontrer que malgré des différences assez tranchées les propriétés de la famille peuvent être rapportées à des lois générales, et que par conséquent cette famille doit également être comptée au nombre de celles où l'analogie des caractères botaniques entraîne avec elle l'analogie dans les propriétes médicales. (A. RICHARD.)

OMBILIC, s. m., *umbilicus*, cicatrice arrondie, plus ou moins enfoncée, située vers le milieu de la ligne blanche, et qui résulte de l'oblitération de l'ouverture qui livraît passage aux parties qui constituaient le cordon ombilical dans le FOETUS. Le contour de cette cicatrice, qui est d'autant plus profonde que l'individu est plus avancé en âge et plus gras, est épais, très-dur, et formé par quatre plans de fibres qui s'entre-croisent par leurs extrémités. L'anneau ombilical résulte du rétrécissement progressif de l'ouverture large qui est due primitivement à l'écartement des parties correspondantes de la ligne blanche, ouverture dans laquelle était engagée une partie des intestins qui se trouvaient ainsi contenus dans la base du cordon. Quelquefois, cette ouverture première n'est fermée qu'incomplètement à la naissance, et une partie des organes abdominaux se trouve au dehors de la cavité du ventre : c'est ce qui constitue l'éventration congénitale qu'on ne doit pas confondre avec les hernies de l'ombilic. Ces dernières se forment aussi souvent à travers l'anneau lui-même qui est plus ou moins dilaté, ou au travers des éraillemens qui peuvent exister autour de la circonférence de cette ouverture.

OMBILICAL, adj., *umbilicalis*, qui a rapport à l'ombilic.

OMBILICAL (anneau). *Voyez* OMBILIC.

OMBILICAL (cordon). *Voyez* OEUF HUMAIN (art. 1, § V).

OMBILICALE (hernie). *Voyez* HERNIE.

OMBILICALE (région). Nom donné à la région moyenne du ventre, au centre de laquelle se trouve l'ombilic. Les FLANCS forment les parties latérales de cette région. *Voyez* ABDOMEN.

OMBILICAUX (vaisseaux). *Voyez* OEUF HUMAIN (art. I, § V).

OMBILICALE (vésicule). *Voyez* OEUF HUMAIN (art. I, § VI).

OMBILICO-MÉSENTÉRIQUES (vaisseaux). *Voyez* OMPHALO-MÉSENTÉRIQUES. (MARJOLIN.)

OMENTITE, s. f., *omentitis*, de *omentum*, épiploon; inflammation de l'épiploon. Quelques auteurs ont pensé que cette portion du péritoine pourrait être le siége d'une inflammation qui ne s'étendrait pas au reste de cette membrane. Il arrive en effet quelquefois que l'étranglement d'une petite portion de l'épiploon dans une hernie donne lieu à l'inflammation de la partie étranglée; mais hors ce cas, qui rentre dans l'histoire des hernies (*voyez* ce mot), l'inflammation n'est point ou ne reste pas bornée à l'épiploon; elle occupe le plus souvent la totalité du péritoine; ou, quand elle est partielle, elle affecte un autre mode de circonscription. *Voyez* PÉRITONITE. (CHOMEL.)

OMO-CLAVICULAIRE, adj., synonime de CORACO-CLAVICULAIRE.

OMOPLAT-HYOIDIEN, adj., *omo-hyoideus*, qui a rapport à l'omoplate et à la clavicule.

OMOPLAT-HYOÏDIEN (le muscle), nommé encore coraco-hyoïdien, est étendu obliquement entre la partie latérale du bord inférieur de l'os hyoïde et la partie du bord supérieur du scapulum située derrière l'échancrure coracoïdienne; il est grêle, fort alongé et aplati. En se dirigeant de bas en haut, en avant et en dedans, il passe derrière la clavicule, correspond à l'intervalle triangulaire compris entre le trapèze et le sterno-mastoïdien dont il croise la direction, en se portant au-dessous de lui. Là, ses fibres sont interrompues ordinairement par un tendon plus ou moins long qui se continue supérieurement avec l'autre portion des fibres charnues qui suivent la direction primitive du muscle, en cotoyant le muscle sterno-hyoïdien jusqu'à leur insertion au bord inférieur du corps de l'os hyoïde. Cette insertion, de même que celle des fibres au bord coracoïdien de l'omoplate, a lieu par de courtes fibres aponévrotiques.

Ce muscle correspond aux scalènes, aux nerfs cervicaux, à l'artère carotide, à la veine jugulaire interne, aux vaisseaux thyroïdiens supérieurs, aux muscles sterno-hyoïdien et thyro-hyoïdien; il est recouvert par le peaucier, le sterno-cléido-mastoïdien, la clavicule et le trapèze.

Ses usages sont d'abaisser l'os hyoïde en le portant un peu en arrière et de côté; mais quand il agit simultanément avec celui du côté opposé, l'os hyoïde est abaissé directement et tiré obliquement en arrière : il concourt aussi à l'abaissement de la mâchoire quand elle est fixée par ses muscles respectifs sur l'os hyoïde.

OMOPLATE, s. f., *omoplata*, *scapulum* : os irrégulier, large, aplati, de forme triangulaire, placé à la partie postérieure de l'épaule, et divisé en deux faces et trois bords. La face postérieure ou dorsale présente, dans son tiers supérieur, l'épine de l'omoplate, éminence triangulaire, aplatie de haut en bas, dirigée transversalement, bornée en arrière par un bord épais qui se termine du côté interne par une surface sur laquelle glisse le muscle trapèze; ce même bord donne attache à ce muscle dans sa partie supérieure, et au deltoïde dans sa partie inférieure. L'épine de l'omoplate est bornée en dehors par un bord concave, et se réunit avec le bord postérieur à un angle saillant, nommé apophyse acromion, contourné de telle sorte qu'il est aplati en sens inverse de l'épine de l'omoplate, recouvert en dehors par la peau, répondant en dedans au muscle sus-épineux, donnant attache au trapèze en haut, en bas au deltoïde, et s'articulant avec la clavicule par une petite facette recouverte de cartilage. Au-dessus de l'épine de l'omoplate, la face postérieure de cet os offre la fosse sus-épineuse, large en arrière, plus étroite en avant, et dont les deux tiers postérieurs donnent attache aux fibres du muscle sus-épineux qui la remplit. Au-dessous d'elle est la fosse sous-épineuse, recouverte par le muscle sous-épineux, et présentant en dehors une crête longitudinale à laquelle se fixe une aponévrose commune aux muscles sous-épineux, petit rond et grand rond; en dehors de cette crête osseuse, existe une surface étroite, alongée, séparée elle-même par une saillie analogue en deux parties, dont la supérieure donne insertion au muscle petit rond, et l'inférieure au muscle grand rond.

La face antérieure ou thoracique de l'omoplate est concave, nommée fosse sous-scapulaire, recouverte par le muscle de ce nom, dont les fibres s'implantent aux deux tiers de cette surface,

En arrière, elle donne attache supérieurement et inférieurement au muscle grand dentelé.

Le bord supérieur de l'omoplate fournit des points d'insertion en arrière au muscle sus-épineux, en avant au sous-scapulaire, dans sa partie moyenne à l'omoplat-hyoïdien; il offre en dehors une échancrure convertie en trou par un faisceau ligamenteux, et que traverse le nerf sus-scapulaire. Ce bord se termine en dehors par une apophyse, nommée coracoïde, qui est alongée, recourbée, donnant attache supérieurement aux ligamens coraco-claviculaires, antérieurement au petit pectoral, en arrière au ligament acromio-coracoïdien, en dehors et à son sommet aux muscles biceps et coraco-brachial. Le bord interne, qu'on nomme encore base de l'omoplate, fournit aussi des points d'attache à différens muscles : en arrière, aux muscles sus-épineux et sous-épineux, en avant au muscle grand dentelé, et dans sa partie moyenne au muscle rhomboïde. L'angle qu'il forme en se réunissant avec le bord supérieur, donne attache au muscle angulaire. Le bord externe ou côte de l'omoplate présente supérieurement une petite gouttière dans laquelle se fixe la longue portion du muscle triceps, et en arrière des inégalités où s'insère le petit rond; en avant, il donne attache au sous-scapulaire, et en bas au grand rond dont les fibres s'implantent aussi, ainsi que quelques-unes de celles du grand dorsal, à l'angle inférieur formé par la réunion de ce bord avec la base ou le bord interne de l'os. Ce même bord externe offre, à sa jonction avec le bord supérieur, la cavité glénoïde; cette surface articulaire, qui est continue avec le reste de l'os par une partie plus rétrécie qu'on nomme col, et à laquelle s'insère la capsule fibreuse de l'articulation scapulo-humérale, est ovale, légèrement concave, entourée par un bourrelet fibro-cartilagineux qui en augmente un peu la profondeur, et elle reçoit en partie la tête de l'humérus : la circonférence de cette surface articulaire donne attache supérieurement au tendon de la longue portion du muscle biceps.

Cet os se développe par plusieurs points d'ossification, et paraît vers la fin du second mois sous la forme d'un os aplati et irrégulièrement quadrilatère. L'épine de l'omoplate ne devient manifeste qu'à trois mois, et résulte non d'un point osseux particulier, mais d'un prolongement en arrière de la face postérieure de l'os. A terme, on voit déjà un germe osseux distinct dans l'apophyse coracoïde, qui ne se réunit au reste de l'os que vers douze ou quinze ans, époque à laquelle on remarque dans l'endroit de la réunion, à la partie supérieure de la base de l'apophyse coracoïde, un noyau osseux arrondi qui reste longtemps distinct. On voit également des germes osseux particuliers pour la partie supérieure de l'acromion, pour l'angle inférieur et pour la base de l'os, qui ne se réunissent que lorsque la période d'accroissement de l'individu est passée.

Quelquefois l'apophyse acromion reste isolée de l'omoplate toute la vie, et ne lui est unie que par un cartilage épiphysaire. Il n'est pas rare non plus que l'ossification reste imparfaite dans un point de la fosse sous-épineuse, de sorte que le centre de l'os est cartilagineux, comme on le voit chez plusieurs mammifères, les pachydermes, par exemple.

Cet os concourt à former une partie de la région de l'épaule, ainsi que l'articulation scapulo-humérale. (MARJOLIN.)

OMPHALOCÈLE, s. f., *omphalocèle*, de ὀμφαλος, nombril, et de κήλη, tumeur; hernie ombilicale. *Voyez* HERNIE.

OMPHALOMANCIE, s. f., de ὀμφαλός, nombril, et de μαντεία, divination. On a désigné ainsi l'art prétendu de connaître le nombre d'enfans qu'aura une femme d'après le nombre de nœuds qu'offre le cordon ombilical de son premier né. Il suffit de signaler cette prétention de quelques matrones crédules pour en faire sentir toute l'absurdité.

OMPHALO-MÉSENTÉRIQUES (vaisseaux). *Voyez* OEUF HUMAIN (art. I, § V).

OMPHALORRHAGIE, s. f. Mot formé pour désigner l'hémorrhagie qui a lieu par l'ombilic, soit avant la chute du cordon ombilical, soit à l'instant de la séparation du cordon, soit dans le reste de la vie. J'ai vu une hémorrhagie assez inquiétante survenir parce que l'on avait coupé le cordon ombilical au niveau de la surface de l'abdomen. Une autre fois le cordon était séparé à l'exception de deux filamens étroits que l'on crut pouvoir couper. Ces filamens étaient les artères ombilicales non encore oblitérées, et leur section donna lieu à une légère hémorrhagie qu'il fut facile d'arrêter. On a vu les menstrues dévoyées se faire jour par la cicatrice ombilicale. Hœchstetter rapporte l'observation d'une jeune fille de douze ans, qui rendait habituellement quelques gouttelettes de sang par l'ombilic depuis sa naissance. La santé de cette jeune fille n'était pas dérangée. Cet écoulement s'arrêta par l'usage de légers astringens. Fabrice de Hilden raconte qu'un apothicaire de Soleure, s'étant fort échauffé en travaillant, perdit par l'ombilic une livre et demie de sang; l'hémorrhagie cessa spontanément. J. Lanzoni donne l'histoire d'une semblable hémorrhagie qui survint le onzième jour d'une fièvre continue, et paraît avoir décidé la guérison de la maladie. Il serait superflu de parler plus au long de semblables hémorrhagies, qui n'offrent de particulier que le lieu par lequel elles se font jour, et peut être la circonstance de la conservation de la perméabilité des vaisseaux ombilicaux. Celle qui a lieu chez l'enfant nouveau-né, parce que la ligature appliquée sur le cordon n'a pas été suffisamment serrée, ou parce que, le cordon s'étant affaissé, la ligature est devenue trop lâche, est d'autant plus dangereuse que le sang s'épanche dans le maillot de l'enfant et ne peut se faire jour au dehors à cause de l'épaisseur et de la densité des tissus qui forment ce maillot. Souvent la pâleur et la faiblesse de l'enfant sont les seuls indices qui décèlent la perte de sang. On a vu des enfans périr victimes de la sécurité trompeuse où l'on restait. Pour prévenir de semblables malheurs, outre le soin que je mets à faire convenablement la ligature du cordon, je recommande encore de démaillotter l'enfant de temps à autre pour s'assurer qu'il ne survient pas d'hémorrhagie. (DESORMEAUX.)

OMPHALOTOMIE, s. f., section du cordon ombilical. Cette petite opération demande quelques précautions. Pour la faire, il faut tenir l'anse de cordon dans la paume de la main gauche, en serrant les deux extrémités de cette anse, d'une part, entre le petit doigt et l'annulaire, et d'autre part, entre le pouce et l'indicateur, et dirigeant la pointe des ciseaux vers la base de la main. De cette manière, on empêche qu'à l'instant de la section, le sang ne jaillisse au loin et salisse les objets voisins, et on évite le risque de blesser les doigts de l'enfant qui, pendant les mouvemens qu'il fait fort souvent, pourraient se présenter au devant de l'instrument. On a conseillé de se servir d'un bistouri pour ne pas contondre les vaisseaux. On recommande d'éviter avec beaucoup de soin que les ciseaux dont on se sert ne soient sales ou rouillés. Aucune observation digne d'attention ne justifie ces craintes exagérées. Si cette opération, très-simple, qui est pratiquée sur une partie dont la sensibilité est fort obtuse, et dont la vitalité ne tarde pas à s'éteindre, a été suivie d'accidens, cela tenait très-probablement à des causes étrangères au procédé opératoire, et je dirai aussi à la ligature du cordon. (DESORMEAUX.)

ONANISME, synonyme de *masturbation ;* ces mots n'ont pas besoin de définition. La pratique de l'onanisme est beaucoup plus répandue qu'on ne pense communément, chez les enfans et les adolescens de l'un et l'autre sexe; elle n'est pas très-rare aux autres époques de la vie. Des enfans qui ont à peine deux ou trois ans s'y livrent déjà; c'est une habitude presque générale dans les pensions et les colléges, et il ne faut pas croire que tous les enfans qui vivent isolés dans leur famille en soient exempts. La connaissance en est acquise ordinairement de neuf à douze ans, soit par la communication avec des enfans qui y sont déjà adonnés, soit par une circonstance fortuite, par une sorte de mouvement instinctif. Le moraliste et le médecin découvrent difficilement la vérité à ce sujet. Les mères se font ordinairement illusion sur l'innocence prétendue de leurs enfans, surtout de leurs filles; les coupables avouent difficilement leur faute, s'ils ne sont pris sur le fait, ou si le dépérissement de leur santé ne leur inspire pas des craintes. Nous avons vu des mères refuser de croire à l'existence de l'habitude de l'onanisme chez de petites filles de sept à huit ans, jusqu'à ce que l'examen des organes génitaux leur fît voir une vive inflammation vers le clitoris, résultat d'un frottement souvent réitéré.

La plupart des auteurs qui ont écrit sur l'onanisme, et Tissot en particulier, en ont généralement exagéré les fâcheux résultats, en présentant comme des effets ordinaires les accidens les plus graves, qu'on n'observe réellement que chez le plus petit nombre de ceux qui s'y livrent. La lecture de ces ouvrages est pernicieuse, et loin de corriger les onanistes ou d'instruire les parens, elle persuade aux premiers qu'on a voulu seulement les effrayer, puisqu'ils sont loin de ressentir les maux dont on les menace, et ils continuent leur funeste pratique; elle laisse les parens dans une sécurité trompeuse, tant que la santé de leurs enfans n'est pas menacée d'accidens graves, et ceux-ci restent sans surveillance lorsqu'elle serait le plus nécessaire.

Les effets les plus légers résultant de l'habitude de l'onanisme sont : la maigreur générale malgré un excellent appétit et des repas copieux, la pâleur de la face, une sorte de paresse intellectuelle et d'inaptitude au travail, une susceptibilité nerveuse, avec palpitation, étouffemens, penchant à la mélancolie et recherche de la solitude, céphalalgie, gastralgie. Ces phénomènes ne se présentent point tous ainsi réunis chez le même individu, et leur existence isolée est souvent inaperçue des parens, ou n'excite point leur attention, surtout dans le commencement. La santé ne tarde pas à se rétablir aussitôt que la cause qui la détruit cesse d'exercer son influence. Si l'onaniste, restant sourd à ces premiers avertissemens, continue de se livrer avec excès à sa funeste habitude, il peut arriver à un état plus grave, qui présente en plus ou moins grand nombre les phénomènes suivans : langueur générale, intelligence affaiblie, momens d'absence, mémoire infidèle, vertiges, yeux entourés d'un cercle livide, pupilles habituellement dilatées, indifférence et aversion pour les objets qui excitent l'attention des autres, pour les individus du sexe opposé en particulier, palpitations fatigantes, sommeil troublé par des rêves voluptueux, par des érections et des pollutions nocturnes, syncopes faciles, flaccidité des organes génitaux chez l'homme, urétrite chronique qu'on a prise pour une spermatorrhée, irritation du clitoris et du vagin chez la femme, flueurs blanches. Enfin, les excès de l'onanisme causent des maladies déterminées, toujours difficiles à guérir, et souvent incurables, telles sont : l'espèce de folie appelée démence, l'épilepsie, l'hypocondrie, l'hystérie, des phlegmasies chroniques de divers organes qui se terminent par le marasme, le *tabes dorsalis* et la mort.

La plupart des accidens et des maladies que produit l'abus de l'onanisme ont leur siége dans le système nerveux, et sont les mêmes que ceux qui résultent de l'excès du coït chez les individus qui ont atteint l'âge de puberté. (*Voyez* COÏT.)

Il est très-important de prévenir ces désordres, ou au moins de les combattre dès leur apparition, car lorsque l'organisme a reçu de profondes atteintes par suite des excès de l'onanisme, l'individu recouvre rarement tout entières les forces qu'il a perdues ; et souvent, d'ailleurs, il finit par être tellement poussé par le penchant destructeur qui le domine, que rien ne peut l'arrêter, pas même l'image de la mort qui le frappe d'épouvante.

Pour prévenir l'habitude de l'onanisme chez les enfans, les parens doivent les observer de bonne heure, les surveiller sans qu'ils s'en doutent, et dès qu'on peut soupçonner quelque chose, rendre plus active la surveillance ; ne point laisser les enfans seuls, ne les faire coucher que lorsqu'ils ont envie de dormir, et les faire lever dès qu'ils sont éveillés, tenir devant eux des discours qu'ils n'entendront point s'ils sont innocens, et qui leur inspireront des craintes sur les effets de l'onanisme s'ils savent déjà ce que c'est. Dans les colléges, les maîtres doivent surtout ne point perdre de vue les écoliers qui, dans les récréations, s'isolent de leurs camarades et recherchent les lieux solitaires. Lorsque les enfans ressentent quelques-uns des effets de l'onanisme, les parens doivent prévenir le médecin, qui, ayant l'air de deviner la cause du mal, cherchera à frapper l'imagination des malades par des discours, et prescrira d'un ton sévère une surveillance rigoureuse et l'usage de différens moyens. Ceux-ci sont particulièrement : l'exercice musculaire porté jusqu'à la fatigue, surtout avant le coucher; l'occupation continuelle de l'esprit, la distraction, les voyages, l'éloignement des livres et des spectacles qui pourraient exciter des désirs; l'usage des bains dans l'eau courante avec l'exercice de la natation, les bains de siége froids répétés plusieurs fois chaque jour, et même la nuit pour faire cesser des érections fatigantes; des alimens doux, composés de viandes blanches et de légumes peu épicés; des boissons aqueuses; peu ou point de vin, de café ni de liqueurs; le dernier repas doit être pris plusieurs heures avant le coucher.

Enfin, lorsque la surveillance, les conseils et le régime n'ont pu rompre l'habitude de l'onanisme, si l'on a affaire à des enfans ou à des personnes qui ont perdu la raison, on a recours, surtout pendant la nuit, à des moyens de contrainte propres à empêcher ces malheureux d'abuser d'eux-mêmes. On retient les mains de manière à ce qu'elles ne puissent se porter aux organes génitaux, ou bien on retient chaque main fermée dans une sorte de gant sans doigts, fait avec de la toile écrue et rude au toucher; on pourrait, au besoin, se servir du gilet de force. On a aussi imaginé divers moyens mécaniques pour soustraire les organes génitaux aux attouchemens, moyens plus utiles le jour, où l'on ne peut pas empêcher les enfans de se servir de leurs mains. Ce sont en général des ceintures avec des sous-cuisses, auxquels on fixe une espèce de grillage en argent ou en platine destiné à emprisonner la verge ou l'orifice de la vulve. Je ne sais si l'on a retiré des avantages marqués de ces machines, et si l'usage n'en est pas fort incommode. Ces moyens de contrainte sont souvent infructueux chez les filles; il en est qui se masturbent seulement en croisant et remuant les cuisses, en appuyant les parties externes de la génération sur le coin d'une table ou sur le pied d'une chaise, ou même par de simples contractions des muscles du périnée et des roidissemens de tout le corps.

M. Gall a proposé de faire des saignées et des applications de glace à la nuque pour calmer l'irritation du cervelet.

Nous ne devons point parler ici du traitement des maladies provenant de l'abus de l'onanisme. (GEORGET.)

ONCTION, s. f., *onctio*, *illitio*. On désigne ainsi en thérapeutique l'action par laquelle on frotte légèrement quelque partie du corps avec des substances grasses, huileuses. Les médicamens, plus ou moins composés, dont on se sert pour faire des onctions, ont reçu le nom de LINIMENT : *Voyez* ce mot.

ONDULANT, ONDOYANT, adj., *undulans*; de *unda*, onde, flot. Epithète que l'on donne au pouls, lorsqu'il est grand, plein, mais continuellement inégal, de manière à déterminer sur les doigts qui touchent l'artère une sensation qu'on a comparée à celle que produirait l'ondulation d'un liquide. *Voyez* POULS.

ONDULATION, s. f. *Voyez* FLUCTUATION.

ONEIRODYNIE, s. f., *oneirodynia*; de ὄνειρος, songe, et ὀδύνη, douleur. Cullen a compris sous ce nom le somnambulisme, qu'il appelle oneirodynie active, sommeil morbide pendant lequel on se livre à divers mouvemens, et le cauchemar, ou oneirodynie gravative, sommeil pendant lequel les malades semblent oppressés par un poids qui comprime particulièrement la poitrine. *Voy.* CAUCHEMAR et SOMNAMBULISME.

ONGLE, s. m., *unguis*. On donne ce nom à de larges plaques dures, oblongues, recourbées suivant leur largeur, situées à l'extrémité de la face dorsale des doigts et des orteils qu'elles dépassent plus ou moins en devant et des deux côtés, recouvrant ainsi la partie antérieure de la troisième phalange : on distingue dans l'ongle trois parties, la racine, le corps et l'extrémité libre. La racine est la partie la plus mince de l'ongle, et forme la cinquième ou sixième partie de sa longueur; elle est blanche et logée dans un sillon de la peau. La partie moyenne, ou le corps, est plus épaisse; sa surface extérieure est libre, lisse, sillonnée longitudinalement par de légères dépressions linéaires. Comme le tissu de l'ongle est diaphane, il offre dans cette partie une teinte rosée, due à la couleur du derme sous-jacent : c'est à cette même cause qu'est due la nuance qu'il offre dans les races colorées; postérieurement, il est blanchâtre dans une étendue d'autant plus considérable qu'on l'examine du petit doigt vers le pouce : cette partie blanchâtre est semi-lunaire, et a reçu le nom de lunule. La face interne de l'ongle adhère entièrement à la peau. L'extrémité libre est la portion la plus épaisse : abandonnée à elle-même, elle devient très-longue, pointue, et augmente d'épaisseur.

Quand on examine le derme sous-jacent à l'ongle, on voit qu'il est épais, rouge, hérissé de papilles qui sont très-nombreuses sous le corps de l'ongle, peu distinctes sous la lunule, et disposées en séries linéaires et longitudinales très-rapprochées les unes des autres. La partie correspondante de la face interne de l'ongle est molle, pulpeuse, traversée de sillons longitudinaux qui correspondent aux papilles avec lesquelles elle est intimement unie pendant la vie. La racine est aussi très-molle, fort mince, reçue dans un pli du derme dépourvu d'épiderme. Ce qui prouve que les papilles du derme sont les organes sécréteurs des ongles, c'est que dans les ongles petits et déformés sur lesquels on ne distingue aucune trace de sillons longitudinaux, les papilles sont irrégulièrement disséminées et non dispersées en séries linéaires. Lorsque l'épiderme s'est réfléchi dans le sillon du derme qui reçoit la racine de l'ongle, il passe au-dessus de cette dernière qu'il recouvre, tandis que le derme passe au-dessous d'elle. L'épiderme se continue ainsi sur la face externe de l'ongle jusqu'à son extrémité libre, sous la forme d'une lamelle très-mince, et la face interne de l'extrémité libre est recouverte par un prolongement de l'épiderme du bout du doigt : le derme et l'épiderme offrent une disposition analogue sur les côtés de l'ongle.

Quelques anatomistes considèrent les ongles comme formés par l'agglutination de poils placés parallèlement les uns à côté des autres; d'autres admettent qu'ils résultent de la superposition de lames successivement décroissantes de l'extrémité libre vers la racine, de sorte que la plus superficielle est la plus longue et s'étend d'une extrémité à l'autre. Mais ces différentes opinions sont moins le résultat de l'observation directe que l'expression de l'idée qu'on peut avoir du mode de formation des ongles. Ces productions consistent simplement en un tissu corné, résistant, sec à l'extérieur et mou du côté de son adhérence avec le derme; c'est évidemment une couche épaisse et cornée du corps muqueux de la peau : on n'y aperçoit aucune ramification vasculaire ou nerveuse. Les ongles sont flexibles, élastiques, se déchirent en travers malgré leur apparence fibreuse dans le sens opposé. Ils ont les mêmes propriétés chimiques que l'albumine coagulée, et paraissent contenir une petite proportion de phosphore. Le seul phénomène organique et vital qu'ils présentent, consiste dans une force de formation très-grande, et encore cet accroissement résulte-t-il simplement de la superposition continuelle des molécules sécrétées et excrétées par le derme qu'on nomme pour cela la matrice de l'ongle, lesquelles se concrètent à mesure qu'elles sont déposées à la surface adhérente de l'ongle; de sorte que cette nouvelle matière, s'ajoutant incessamment à celle qui a été formée d'abord, pousse cette dernière au devant d'elle, et cette justà-position produit ainsi l'alongement de l'ongle.

Les ongles, qui sont encore très-imparfaits au moment de la naissance, commencent à se former du quatrième au cinquième mois de la vie intrà-utérine. Leurs usages sont de garantir l'extrémité des doigts et des orteils du froissement des corps durs; ceux des doigts aident aussi à saisir, à pincer les corps les moins volumineux, et à diviser ceux qui n'ont que peu de consistance : les ongles des orteils servent à affermir les pieds dans les mouvemens de progression. Dans certains animaux, ils sont des armes souvent dangereuses, et chez beaucoup d'entre eux le tissu de l'ongle est évidemment coloré. Quelquefois les ongles des orteils de l'homme s'alongent, se recourbent, et acquièrent ainsi une forme analogue à celle des griffes.

Les ongles peuvent manquer entièrement ou n'être que très-incomplétement développés : ce vice de conformation paraît, dans certains cas, être héréditaire; quelquefois ils sont bifurqués. Les ongles présentent aussi des altérations variées dans certaines maladies générales ou locales de la peau, comme le ramollissement, la carnification de leur tissu qui devient parfois sec, cassant; ils végètent aussi irrégulièrement, se recouvrent d'excroissances ou s'atrophient. Il est inutile de faire remarquer, je crois, que ces altérations du tissu corné des ongles ne sont que le résultat de l'affection du derme ou de leur matrice. C'est l'inflammation de cette partie, à laquelle on a donné le nom d'*onyxis*, qui a été décrite par Wardrop sous celui d'*ony-*

chia maligna. Cette inflammation peut occuper une partie seulement ou la totalité de la matrice de l'ongle. Dans certaines professions, le contact habituel des acides ou des alcalis les altère aussi diversement. Ed. Blech, auquel on doit une dissertation très-intéressante sur les maladies des ongles (*de mutationibus unguium morbosis*, Berlin; 1816), cite des exemples nombreux des divers changemens que ces organes peuvent subir, sous le rapport de la forme, de la couleur, de la situation, etc., ainsi que dans quelques maladies, comme la phthisie, où vers la fin leur partie antérieure se recourbe et s'applique sur l'extrémité des doigts; dans la paralysie où l'on a vu quelquefois leur accroissement cesser d'avoir lieu, etc. etc. Mais, je le repète, on ne doit pas entendre par maladie de l'ongle une altération résidant dans leur tissu puisqu'il est inorganique et le produit d'une excrétion de la matrice ou du derme sous-jacent: c'est cette dernière partie qui est véritablement le siége de l'altération. (C. P. OLLIVIER.)

ONGLET, s. m., synonyme de ptéryrion. *Voyez* ce mot.

ONGUENT, s. m. *unguentum*, de *ungere*, oindre. On a décrit, sous le nom d'onguent, beaucoup de préparations qui diffèrent essentiellement sous le rapport de leur composition, et qui n'ont de commun que l'usage qu'on en faisait dans le traitement des plaies et des ulcères; aujourd'hui l'on a mieux précisé l'acception du mot, et l'on est généralement convenu de comprendre sous le nom d'onguent tout médicament composé de corps gras et résineux, et d'une consistance assez molle pour se liquéfier à la chaleur de la partie sur laquelle on les applique. Les onguens diffèrent des emplâtres par la consistance plus grande que présentent ceux-ci et qui leur est donnée par une plus grande proportion de cire et de résine ou par la présence d'un oxyde métallique. Ils se distinguent des pommades en ce que les dernières ne contiennent pas de résine. La différence tirée de la consistance et de l'odeur est peu exacte. En effet, beaucoup de pommades ne sont pas mois consistantes que des onguens, et n'ont pas une odeur plus agréable. Du reste, il faut l'avouer, la ligne de démarcation entre les pommades et les onguens n'est pas très-tranchée, et on pourrait les réunir sans beaucoup d'inconvéniens. Quoi qu'il en soit, d'après les caractères déterminés ci-dessus, plusieurs préparations qui portaient jadis le nom d'*onguent* seront rapportées aux pommades ou aux emplâtres; telles sont, l'onguent rosat, l'onguent blanc de Rhazès ou blanc rhasis, l'onguent citrin, l'onguent gris ou mercuriel, l'onguent populéum, etc., qui sont tous des *pommades* (*voyez* ce mot.); d'un autre côté, l'onguent de la mère, l'onguent de canet, l'onguent pompholix, sont des emplâtres ou du moins des onguens emplastiques. *Voyez* EMPLATRES. Quelques onguens ont reçu le nom de baume, parce qu'il y entrait des huiles volatiles. Mais ce n'est pas une raison suffisante pour les séparer des autres; et d'ailleurs la dénomination de baume comprend des préparations trop différentes, et ne doit plus être conservée en pharmacie pour désigner autre chose que les sucs naturels des végétaux, concrets ou liquides, qui contiennent de l'acide benzoïque. Ainsi les baumes d'Arcœus, de Geneviève, le baume nerval, sont des onguens *Voyez* l'article BAUME, où il en a été fait mention.

Il n'entre pas dans la nature de cet ouvrage d'exposer les règles qui doivent présider à la préparation des onguens. En général, ce sont des médicamens officinaux, plus faciles à conserver que les pommades et les cérats, et qui s'altèrent d'autant moins qu'il entre plus de résine dans leur composition. Les substances avec lesquelles on prépare les onguens sont toutes plus ou moins excitantes, de sorte que ceux-ci participent nécessairement de ces propriétés excitantes. Malgré l'étymologie du mot, ils sont moins employés que les pommades pour faire des frictions, des onctions; leur consistance ordinairement plus grande, la cire et les résines qu'ils contiennent en plus grande proportion les rendent peu propres aux frictions. On s'en sert plutôt comme topique, en application sur les plaies, les ulcères, les trajets fistuleux. Mais sous ce rapport, l'usage qu'on en faisait jadis est considérablement tombé, depuis qu'on a observé que les plaies et ulcères parviennent plus promptement à la cicatrisation à l'aide de topiques moins irritans que les onguens. Ceux-ci, en effet, lorsqu'ils sont appliqués long-temps sur des surfaces dénudées, donnent lieu, par l'irritation continuelle qu'ils déterminent, au développement de bourgeons charnus fongueux, pâles, mollasses, exubérans, à des endurcissemens et des callosités. (*Voyez* PLAIES et ULCÈRES.) Toutefois, on est peut-être tombé dans un excès opposé, en proscrivant trop rigoureusement l'emploi des onguens. Il est plusieurs fois arrivé que des ulcères de mauvaise nature n'ont pu être amenés à la guérison qu'après l'application d'onguens irritans, détersifs, comme on les caractérisait.

Les principaux onguens dont on se sert encore quelquefois sont; l'onguent *digestif*, qui est composé de jaunes d'œufs, d'huile et de térébenthine, et qui est légèrement excitant. On le rend plus irritant en y ajoutant un peu de miel égyptiac ou d'onguent d'Arcœus.—L'onguent composé de *styrax*, dont le nom indique la principale substance qui entre dans sa composition, et qui est très-excitant, qu'on emploie comme tel dans le traitement des plaies et ulcères qui donnent une mauvaise suppuration, qui tendent à se gangréner, ou bien pour exciter l'inflammation propre à obtenir la séparation d'escarres. — L'onguent *basilicum*, ou *tétrapharmacum*, composé de colophone, de poix noire, de cire jaune et d'huile d'olive liquéfiés ensemble, et qui est regardé comme suppuratif. On l'incorpore souvent dans des cataplasmes, dits maturatifs, pour déterminer la suppuration de tumeurs. L'onguent basilicum prend le nom d'onguent brun, lorsqu'on y ajoute du précipité rouge de mercure. Il devient alors plus irritant, plus détersif. — L'onguent d'*althœa* ou de *guimauve*, composé d'huile de lin ou de mucilage unie à de la cire jaune, de la poix-résine et de la térébenthine. Il n'est que légèrement excitant. On le regardait autrefois comme résolutif et adoucissant, probablement parcequ'il n'était pas aussi irritant que la plupart des autres onguens. — L'onguent d'*arthanita*, l'onguent *mondificatif d'ache*, l'onguent *martiatum*, préparations monstrueuses, dans lesquelles il entre un grand nombre de substances aromatiques stimulantes unies aux matières résineuses, et qui sont abandonnées totalement aujourd'hui.

ONONIS, s. m., nom latin de la bugrane. *Voyez* ce mot.

OPACITÉ, s. f. État d'un corps que la lumière ne peut pas traverser ou ne peut traverser qu'incomplétement. Certaines parties de l'œil doivent être perméables à la lumière pour que la vision puisse s'opérer. L'opacité de ces parties constitue dès lors des maladies. C'est ainsi que la cornée devient opaque à divers degrés ou dans une étendue variable. *Voyez* OPHTHALMIE, ALBUGO, LEUCOMA, TAIE; et que l'opacité du cristallin ou de la membrane cristalline, forme ce qu'on appelle la CATARACTE.

OPÉRATION, s. f., *operatio* : d'*opus*, ouvrage. Ce mot qui, en général, signifie action est très-fréquemment employé en chirurgie pour désigner un mode de traitement très-efficace et très-énergique, qui consiste dans l'application méthodique de la main seule ou armée d'instrumens sur le corps de l'homme pour prévenir, pallier, guérir une maladie, ou faire disparaître une difformité. Toutes les maladies chirurgicales ne réclament pas l'emploi de l'opération. On doit considérer ce grand agent thérapeutique comme un moyens extrême, comme une dernière ressource qu'il n'est permis de mettre en usage qu'après avoir épuisé tous les secours tirés du régime et des médicamens. *Quæ medicamenta non sanant, ferrum sanat; ea quæ ferrum non sanat, ea ignis sanat* (Hippocrate). L'opération la plus simple étant toujours douloureuse et pouvant donner lieu à des accidens graves, même à la mort, on ne doit jamais l'entreprendre sans une impérieuse nécessité. Le chirurgien doit bien se persuader qu'il y a beaucoup plus de mérite à guérir, par exemple, une fracture comminutive, une luxation compliquée, qu'à faire l'amputation du membre lésé; et que la véritable gloire consiste moins dans l'habileté à opérer que dans l'appréciation des circonstances où la nature peut se suffire à elle-même et dans la connaissance des cas qui indiquent ou contre-indiquent une opération.

Si on a malheureusement abusé quelquefois de ce mode de guérison, si on peut reprocher à certains praticiens d'avoir mutilé quelques individus sans une nécessité absolue, et d'en avoir fait périr d'autres qu'on aurait pu conserver par une pratique plus douce, il est juste de dire aussi que quelques médecins ont porté trop loin la crainte des opérations et qu'ils ont voulu proscrire mal-à-propos un moyen douloureux, et parfois cruel, il est vrai, mais à l'emploi duquel est souvent attaché le salut du malade.

On a, dans tous les temps, cherché à distribuer méthodiquement les opérations. Les anciens les avaient divisées en quatre classes; savoir : la *synthèse* ou réunion, la *diérèse* ou division, l'*exérèse* ou extraction, et la *prothèse* ou addition. Cette classification, admise pendant long-temps dans nos écoles, a été abandonnée. En effet, ces quatre classes ne comprennent pas l'ensemble des opérations; la plupart appartiennent à la fois à deux ou trois de ces divisions. On peut justifier ce reproche en rappelant à la pensée ce qui se pratique dans l'opération de la cataracte par extraction, dans l'opération de la lithotomie, etc. On a dit avec raison que la prothèse ne pouvait pas constituer une opération proprement dite, mais bien une action au moyen de laquelle on remédiait aux mutilations qui sont la suite, le résultat de certaines opérations et de quelques maladies : plus tard on a eu égard, dans la distribution des opérations, tantôt aux parties sur lesquelles on les pratique, et tantôt aux maladies qui réclament leur emploi ; ainsi les uns ont considéré successivement les opérations qu'on pratique sur la tête, le cou, la poitrine, le ventre et les extrémités ; les autres ont étudié les opérations exigées par les plaies, les tumeurs, les déplacemens, etc., etc. Ces méthodes exposent à des répétitions nombreuses. M. Richerand a divisé les opérations en trois classes. La première comprend les opérations au moyen desquelles on se propose de changer l'état des propriétés vitales dans les individus sur lesquels on les pratique ; à la seconde se rattachent les opérations au moyen desquelles on retranche une partie dans laquelle les propriétés vitales sont éteintes, l'organisation détruite, ou dont la conservation compromettrait les jours du malade. M. Richerand groupe dans la dernière classe les opérations qui ont pour but de remédier à un dérangement mécanique. M. Roux a suivi la classification des anciens ; seulement il a substitué la dilatation à la prothèse ; on lui reproche de ne pas avoir fait figurer dans son cadre la compression, mode opératoire très-important et fréquemment employé. Peu satisfait de toutes ces distributions systématiques qui présentent le grave inconvénient de rapprocher des procédés qui n'ont presque aucune analogie entre eux, je n'en adopterai aucune dans cet article, et je me bornerai à dire que presque toutes les opérations consistent à réunir les parties divisées, à diviser les parties réunies contre le vœu de la nature, à évacuer les liquides infiltrés ou épanchés, à extraire les corps étrangers ou les substances nuisibles, à oblitérer les vaisseaux qui laissent échapper le sang, à dilater les conduits rétrécis ou obstrués, à retrancher les organes dont la conservation ne saurait être compatible avec la santé ou même avec la vie, etc., etc.

Les opérations sont tantôt simples et tantôt compliquées : les premières, qui se composent d'une seule ou d'un petit nombre d'actions, n'exigent qu'un seul instrument et la succession d'un plus ou moins grand nombre d'actions partielles.

Les opérations que l'on pratique sur des tissus sains et dont la structure, la situation et les rapports sont constamment les mêmes, peuvent être soumises à des règles fixes ; celles, au contraire, que l'on exécute sur des parties malades ou pour des lésions qui impriment aux organes des dispositions variables semblent se refuser à toutes les règles. En effet, ces opérations, qui ne sont presque jamais semblables à elles-mêmes, mettent sans cesse le praticien dans la nécessité de trouver dans son esprit des ressources contre une foule de modifications morbides qu'il n'a pas pu prévoir d'avance. Il existe enfin quelques opérations rares, insolites, qu'on oppose à des maladies considérées jusque-là comme incurables ; on sent bien que ces sortes d'opérations ne sont encore soumises qu'à un très-petit nombre de préceptes généraux.

Avant d'entreprendre une opération, il faut examiner si son exécution est possible, et si les avantages que le malade en retirera contrebalanceront les douleurs, le danger et la mutilation qui peuvent en être la suite. En général on doit s'abstenir de toute tentative lorsqu'on n'a pas l'espoir de guérir ou du moins d'améliorer la situation du malade.

On ne doit se décider à pratiquer une opération grave et à emporter surtout des parties qui sont le siége de suppurations abondantes qu'après avoir étudié avec soin la constitution du malade et avoir cherché à apprécier l'état des principaux viscères. Une opération pourrait avoir les suites les plus fâcheuses si elle était pratiquée sous l'influence d'une inflammation interne. Il est donc bien nécessaire d'interroger isolément les principales fonctions et tous les organes intérieurs, afin de s'assurer s'ils offrent quelques symptômes d'irritation. On doit se refuser à l'opération ou du moins faire connaître combien il est incertain qu'elle réussisse toutes les fois qu'il se manifeste des accidens qui peuvent faire craindre la lésion des poumons ou des viscères abdominaux. L'emploi des dérivatifs et des moyens généraux propres à arrêter les progrès de la maladie peuvent éloigner dans ce cas quelques-unes des chances défavorables à l'opération. Chez les sujets atteints de scorbut, de scrofule, de syphilis, etc., etc., il ne faut, en général, songer à opérer qu'après avoir combattu la disposition intérieure qui accompagne la maladie locale.

L'âge du sujet mérite un examen attentif. On peut opérer l'enfant qui a atteint l'âge de quatre, de cinq ou de six ans. Il faut toujours, à cette époque de la vie, surveiller la présence des vers et avoir égard aux dentitions. Plusieurs praticiens pensent qu'une grande vieillesse n'est pas toujours un obstacle au succès des opérations. Employé depuis vingt-cinq ans dans des hospices de vieillards (la Salpêtrière et Bicêtre), j'ai eu cependant de fréquentes occasions de m'assurer que les personnes avancées en âge succombent le plus souvent aux suites d'une opération qu'elles auraient très-bien supportée dans leur jeunesse. On doit donc, chez les individus usés et décrépits, renoncer à pratiquer les opérations que leur état de faiblesse et d'épuisement ne leur permettrait pas de supporter.

L'expérience apprend que les femmes subissent, en général, avec un grand courage les opérations les plus cruelles et qu'elles ont moins besoin que les hommes d'être soumises à des préparations particulières; mais avant d'opérer, il faut s'informer soigneusement si le moment choisi pour l'opération n'est pas celui de l'écoulement périodique auquel elles sont sujettes. L'oubli de ce précepte a fait plusieurs victimes.

La faiblesse ne peut pas être considérée comme une circonstance favorable aux opérations toutes les fois que, naturelle à l'individu, elle a empreint ses caractères sur sa constitution cacochyme; que la fibre est molle, lâche, et que la maladie est une suite de cette disposition; mais si le malade primitivement doué d'une constitution vigoureuse n'a perdu qu'accidentellement une partie de son énergie vitale; si la faiblesse est le résultat des douleurs et des autres pertes que lui a fait éprouver sa maladie, alors cette faiblesse, loin d'être une disposition fâcheuse, assure en partie le succès de l'opération, parce qu'elle met le malade à l'abri des accidens qui pourraient résulter d'un trop haut degré de force et d'énergie. Le marasme lui-même ne doit pas toujours être regardé comme une contre-indication absolue. Ici les toniques administrés avant l'opération sont peu utiles. L'opération est le seul moyen efficace, parce qu'elle détruit la source du désordre.

On sait que les personnes qui viennent de subir une opération sont très-susceptibles de contracter les maladies régnantes: il faut donc ne pratiquer, pendant que ces maladies se font observer, que les opérations indispensables. On doit user de la même réserve, lorsqu'il règne des maladies qu'elles sont elles-mêmes susceptibles de provoquer. On doit éviter d'opérer dans des lieux qui sont ravagés par des maladies endémiques, dans les pays humides et marécageux. L'humidité unie à la chaleur et probablement à la surabondance de l'électricité, favorise le développement des fièvres de mauvais caractère, de la pourriture d'hôpital : aussi les malades que l'on opère pendant que ces états atmosphériques exercent leur influence, sont placés dans les conditions les moins favorables. Je dois dire enfin qu'on doit ajourner les opérations lorsqu'il se manifeste des variations brusques et continuelles dans l'atmosphère. Il est plus important qu'on ne pense pour le malade et peut-être aussi pour le chirurgien, qu'un jour d'opération le temps soit clair et serein. Toutefois je ne veux pas faire de cette condition atmosphérique un précepte duquel il ne faille pas s'écarter quelquefois.

Lorsque le succès d'une opération est douteux, soit à raison de l'extrême affaiblissement du sujet, soit parce que quelques-uns des principaux viscères sont affectés, on doit faire connaître aux personnes qui s'intéressent au malade l'incertitude que l'on éprouve, afin de ne pas laisser des espérances qu'on n'a pas, et afin de ne pas être accusé des résultats funestes qui peuvent être la suite de l'opération.

La nécessité de pratiquer l'opération étant reconnue, il faut disposer tout ce qui peut faciliter et assurer son exécution. Pour procéder avec ordre, je vais tracer ici quelques règles générales sur la conduite qu'on doit tenir avant, pendant et après l'opération.

Avant l'opération. L'opération étant résolue, on doit déterminer le temps et le lieu où elle doit être pratiquée, préparer le malade, disposer l'appareil ainsi que tout ce qui peut assurer l'exécution et le succès de l'opération, faire choix de la méthode et du procédé qu'on juge le plus convenable.

L'époque pour opérer doit toujours être subordonnée à la gravité de la lésion qui exige l'opération, à l'état général du sujet, et aux circonstances environnantes. Beaucoup de maladies chirurgicales permettent des délais, et laissent au praticien le choix d'une saison favorable. Le printemps et l'automne sont en général celles qui conviennent le mieux. On doit au contraire opérer dans toutes les saisons lorsque l'opération a pour but de remédier à des lésions ou à des accidens qui compromettent la vie du malade. Lorsqu'on peut choisir l'époque de l'opération, et que la gravité ou la foiblesse du malade font présumer une convalescence longue, il faut préférer le printemps à l'automne. Dans les hôpitaux, on doit, autant que possible, éviter d'opérer dans les salles où les malades sont rassemblés en grand nombre; et dans la pratique civile, il ne faut admettre qu'avec beaucoup de réserve à l'opération les parens et les amis des malades.

La région du corps sur laquelle on doit pratiquer l'opération n'est pas toujours déterminée par la nature de la maladie qui la nécessite : on est quelquefois obligé d'agir sur le siége même de la maladie; d'autres fois on peut porter l'instrument à des distances plus ou moins grandes de la partie affectée.

Les opérations légères ne demandent aucune préparation ; il n'en est pas de même lorsqu'elles présentent quelques caractères de gravité. On sait que ces dernières excitent un trouble plus ou moins grand dans toute l'économie, et donnent lieu à un état de spasme et d'irritation qu'accompagne ordinairement la fièvre. Cet état de maladie emprunte divers caractères, et arrive à des terminaisons différentes, suivant la prédisposition générale du sujet. La connaissance de cette prédisposition conduit le praticien à employer des moyens propres à en prévenir ou à en atténuer les effets autant que possible. Les préparations auxquelles on assujétit le malade ont rapport tout à la fois au moral et au physique.

Tout le monde sait que l'imagination exerce la plus grande influence sur les opérations et peut en accroître le danger. On doit donc, dans le plus grand nombre des cas, accoutumer le malade à l'idée de l'opération; il faut surtout chercher à lui persuader qu'elle est nécessaire, que c'est la seule voie de guérison, que son exécution sera prompte, facile, non douloureuse, et que le résultat en sera heureux. Au reste, l'art de persuader les malades exige beaucoup de tact et de pénétration. Si on parvient le plus souvent à les convaincre par la douceur et la patience, d'autrefois il faut parler avec fermeté, mais toujours avec assurance. Ceux qui ont exercé la chirurgie dans les grands hôpitaux savent que les opérations réussissent rarement sur les malades pusillanimes, irrésolus, qui s'exagèrent d'avance les souffrances et les suites de l'opération, tandis qu'on est fondé à espérer des résultats favorables chez ceux qui savent s'y résigner et qui l'envisagent comme le terme de leurs souffrances. Si, au moment où l'opération va être pratiquée, le malade éprouve un spasme violent, la prudence exige, pourvu toutefois que la nature de la maladie le permette, de remettre l'opération au lendemain.

Avant de pratiquer une opération, on était autrefois dans l'usage de saigner, de faire vomir et de purger. Les préparations sont devenues aujourd'hui plus méthodiques et plus rationnelles. Les moyens, qui servent à préparer les individus chez lesquels les principales fonctions sont en harmonie, sont très-simples; on prescrit, pendant les derniers jours qui précèdent l'opération, un ou deux bains, un purgatif doux, des boissons délayantes, des alimens légers et moins abondans. On joint à ces moyens les antispasmodiques et les calmans, si le malade est irritable; on fait précéder leur usage par une ou deux saignées, si la constitution est trop forte; si le malade est au contraire dans un état de faiblesse considérable, on combat cet état long-temps avant l'opération par l'administration des toniques, des amers, des ferrugineux et par un régime analeptique. L'embarras gastrique constitue un état maladif qui mérite toute l'attention du chirurgien. On sait qu'il indique une disposition à contracter des fièvres graves. Avant d'entreprendre une opération, on ne saurait donc interroger avec trop de soin l'état de la muqueuse gastro-intestinale. Personne n'ignore aujourd'hui que, lorsque l'embarras gastrique s'accompagne de symptômes d'irritation, on prescrit des sangsues sur l'épigastre et sur l'abdomen, des boissons délayantes, une diète sévère, et que l'on doit préférer les vomitifs et les purgatifs dans les cas de simple embarras saburral. Lorsqu'on soupçonne la présence des vers dans les intestins, on doit faire cesser cette complication par l'administration des anthelmintiques.

La partie sur laquelle on doit opérer réclame quelquefois une attention spéciale et l'emploi de quelques préparations appropriées à son état; ainsi il faut, dans quelques cas, combattre l'excès d'inflammation, dont elle est le siége et que l'opération doit nécessairement accroître. On applique d'autrefois des substances médicamenteuses douées de vertus particulières; dans d'autres cas on accoutume d'avance la partie malade aux conditions nouvelles dans lesquelles l'opération doit la placer. Lorsqu'on veut éviter certains conduits placés au voisinage de la maladie, on les comprime ou on les vide afin d'éloigner leurs parois du trajet de l'instrument. Il est nécessaire de raser la partie sur laquelle on veut opérer toutes les fois qu'elle est garnie de poils, et de la nettoyer au moyen de lotions répétées si elle est sale. Il existe encore d'autres préparations qui ont pour but de déterminer une irritation éloignée ou d'établir au loin une suppuration artificielle.

On doit préparer soi-même ou faire préparer, par un aide exercé et intelligent, l'appareil nécessaire à l'opération. Cet appareil se compose des instrumens dont on aura besoin avant, pendant et après l'opération, des objets qui doivent servir au pansement et contribuer au succès de l'opération; les instrumens sont rangés sur un plateau dans l'ordre suivant lequel on doit les employer; on a le soin de les couvrir avec un linge pour en dérober la vue au malade; quelques-uns d'entre eux doivent être doubles ou multiples parce qu'ils peuvent s'émousser, se briser pendant l'opération, ou parce qu'il est quelquefois nécessaire d'en employer en même temps plusieurs du même genre.

Le local dans lequel on opère doit être grand et bien éclairé; on a le soin de le chauffer convenablement si c'est en hyver. Les opérations se pratiquent à la lumière naturelle ou artificielle; la première est sans contredit la plus favorable; mais lorsque le malade est dans son lit, on est obligé le plus souvent de recourir à la seconde. Lorsqu'on se sert de cette dernière, il faut, autant que cela est possible, employer des bougies; on donne la préférence à celles qui sont minces, flexibles, et dont la mèche assez grosse a été trempée dans l'alcohol.

Dans presque toutes les opérations on a besoin de quelques aides; leur choix est très-important; chacun d'eux doit savoir d'avance la tâche qu'il doit remplir pendant l'opération. Il n'est pas nécessaire que toutes les personnes que le chirurgien utilise alors appartiennent à l'art de guérir; plusieurs fonctions peuvent être confiées à des hommes étrangers à notre art; mais on doit exiger d'eux une certaine force, de la fermeté et du sang-froid.

Le choix de la méthode ou du procédé opératoire doit exciter toute la sollicitude du médecin opérant; il faut, toutes choses égales d'ailleurs, préférer le mode qui permet d'opérer avec le plus de sûreté et qui laisse à sa suite les parties les mieux disposées pour être exactement et promptement réunies.

Avant de commencer une opération, on doit bien s'assurer qu'on possède les moyens de prévenir ou d'arrêter les hémorrhagies auxquelles elle peut donner lieu; enfin il faut s'assurer aussi que le malade n'a pas mangé.

Pendant l'opération. Le succès d'une opération dépendant beaucoup de son mode d'exécution, le chirurgien doit être tout entier à l'objet qu'il s'est proposé d'atteindre. Après avoir examiné l'appareil et avoir acquis la certitude qu'il a sous sa main tous les objets qui peuvent lui devenir nécessaires, il doit donner au malade une situation convenable, disposer les aides dont il aura besoin, suspendre le cours du sang dans la partie sur laquelle il va opérer, et enfin se placer lui-même de la manière la plus commode.

La situation du malade varie suivant l'espèce d'opération qu'on pratique, suivant la région qu'occupe l'organe affecté, l'état des forces du sujet et quelquefois aussi suivant l'habitude contractée par le chirurgien. Le malade est tantôt couché dans son lit, tantôt il est assis; on sait que certaines opérations réclament une position particulière. Dans quelque situation qu'on place le malade, il doit y être le plus commodément possible et pouvoir y rester sans gêne et sans souffrance pendant tout le temps necessaire à l'exécution de l'opération. Il importe surtout que la région du corps du malade sur laquelle on va agir soit bien découverte et dirigée vers l'opérateur. La situation des aides varie aussi suivant la nature de l'opération. Ceux qui sont chargés de contenir le malade doivent se borner à réprimer, par une opposition légère, les mouvemens faibles, et n'agir avec énergie que lorsqu'il se livre à des mouvemens violens et inconsidérés; ils doivent surtout éviter de le fatiguer par des pressions douloureuses. On ne se sert plus de lacs ni des autres moyens contentifs. La lithotomie est maintenant la seule opération qui nécessite l'emploi des liens. La position que doit prendre le chirurgien varie non-seulement pour chaque opération, mais encore dans certains cas, suivant les différens temps d'une même opération, elle doit être la plus commode possible; il faut que rien ne gêne ses mouvemens et qu'il ait toujours autour de lui un certain espace pour pouvoir agir avec liberté. Ordinairement il est debout, quelquefois assis ou agenouillé selon que chacune de ces positions lui est plus commode; il se place tantôt devant, tantôt à côté, d'autrefois derrière le malade selon la nature de l'opération.

On se rend maître du cours du sang par la compression ou par la ligature. Le premier moyen est le plus usité; mais il faut, pour pouvoir l'exercer avec succès, que les artères qu'on veut soumettre à la compression soient superficielles et placées dans le voisinage d'un os ou de substances assez résistantes pour fournir un point d'appui. On fait comprimer les artères avant l'opération par les doigts d'un aide fort et intelligent, ou par des instrumens mécaniques (*voyez* GARROT, TOURNIQUET). Lorsque les moyens connus d'arrêter les hémorrhagies ne peuvent pas être employés, on doit lier les vaisseaux à mesure qu'on les divise, ou ne couper les branches vasculaires qu'entre deux ligatures faites préalablement. Quelquefois on commence par lier le tronc artériel dont les divisions pourraient donner du sang ; d'autrefois, au contraire, on réserve la section du vaisseau principal pour le dernier temps de l'opération; et on a soin de ne le diviser qu'au devant des doigts d'un aide qui le saisit et le comprime. Je dois dire enfin qu'on peut agir sur les artères les plus considérables (carotide primitive, sous-clavière, iliaque externe) sans avoir arrêté le cours du sang dans ces vaisseaux lorsqu'on se propose seulement de les mettre à découvert et d'en faire la ligature.

La douleur est toujours un objet d'épouvante pour les malades qui vont subir une opération. Effectivement elle est souvent affreuse et tellement vive qu'elle a causé plusieurs fois la mort pendant l'opération. Il n'est donc pas étonnant qu'on ait cherché de tout temps les moyens de la diminuer. Les anciens administraient dans cette intention les narcotiques à haute dose, serraient violemment les parties sur lesquelles on allait agir, ou les recouvraient de topiques stupéfians. Ces précautions presque toujours insuffisantes sont rejetées aujourd'hui. On peut en dire autant de la compression exercée sur les nerfs principaux qui se distribuent dans la partie malade. Le bistouri que l'on a conseillé de tremper dans l'huile avant de s'en servir n'offre que peu ou point d'avantages. La meilleure manière d'abréger la douleur et de diminuer sa violence consiste à se servir d'instrumens bien tranchans et à diviser les tissus avec méthode et promptitude.

En opérant, on ne doit jamais oublier qu'on agit sur des organes sensibles, irritables, et qu'il faut tout faire, tout disposer pour que l'opération soit faite promptement, sûrement et avec le moins de douleur possible. Ces trois conditions répondent aux mots *tutò, citò* et *jucundè*, employés par tous les auteurs classiques.

Les douleurs étant toujours très-vives, on doit pratiquer l'opération le plus promptement possible. Je veux dire qu'il faut éviter d'augmenter et de prolonger les douleurs en coupant avec lenteur et en plusieurs fois ce qu'on peut diviser en une seule. La célérité convient surtout lorsque l'individu qu'on opère est nerveux, faible, et qu'il importe de prévenir l'épuisement en arrêtant promptement l'hémorrhagie; lorsqu'on extirpe des tumeurs fongueuses, carcinomateuses, le sang qui s'écoule quelquefois alors par vingt ou trente orifices à la fois épuiserait bientôt le malade si l'on ne se hâtait de terminer l'opération.

Une sage lenteur présente, au contraire, des avantages toutes les fois qu'on opère au milieu de parties délicates dont la lésion peut être suivie d'accidens graves et mêmes mortels; ainsi on ne saurait agir avec trop de lenteur lorsqu'on pratique l'opération de la hernie étranglée, qu'on fait la ligature d'un gros tronc artériel, lorsqu'on opère au milieu de gros vaisseaux, de nerfs nombreux, sur les parois d'une cavité qu'il serait dangereux d'ouvrir, en un mot, sur des parties qu'il importe beaucoup de ménager : en général, on doit plutôt s'attacher à faire *bien* qu'à faire *vite*.

Les principaux accidens qui peuvent compliquer une opération sont la syncope, les convulsions et l'hémorrhagie. La syncope peut être l'effet de la crainte, d'une douleur excessive ou d'un saisissement qu'éprouve le malade à l'aspect de son sang. On est quelquefois obligé de suspendre l'opération jusqu'à ce que le malade ait repris des forces. On combat cet accident par les moyens usités en pareil cas. (*Voyez* SYNCOPE.)

Les convulsions exigent toujours que l'on suspende l'opération et qu'on attende pour la continuer que le calme soit rétabli; on donne quelques cuillerées d'une potion anodyne et antispasmodique; on console le malade, on raffermit son courage.

L'hémorrhagie doit être considérée comme l'accident le plus grave qui puisse compliquer une opération. Le sang est fourni pas la lésion des artères ou des veines. On doit attribuer les causes de l'hémorrhagie artérielle à la compression mal exercée, à la section d'artères dans lesquelles il n'a pas été possible de suspendre la circulation, à l'ouverture inattendue d'un vaisseau que l'on voulait éviter. Si, au moment où l'on divise un gros vaisseau, le sang jaillit au loin, et si son écoulement continue, il faut suspendre l'opération, placer les premiers doigts d'une main sur le trajet de l'artère lésée pour suspendre l'effusion du sang, et rétablir les moyens de compression avec la main opposée. Lorsque le sang est fourni par plusieurs petites artères, et que la compression ne peut pas interrompre la circulation, quelques chirurgiens ont proposé de placer les extrémités des doigts d'un ou de plusieurs aides sur les orifices des artères pour s'opposer à l'écoulement du sang jusqu'à ce que l'opération soit terminée; d'autres pensent qu'on doit lier les vaisseaux à mesure qu'on les divise.

L'hémorrhagie veineuse n'a fixé l'attention des praticiens d'une manière spéciale que dans ces derniers temps. Toutes les personnes qui ont pratiqué ou vu pratiquer les opérations savent qu'à l'instant où l'on divise les parties dans lesquelles le cours du sang a été arrêté par la compression, on voit s'écouler de la plaie un flot de ce liquide, qui a une teinte noirâtre. On n'y met, en général, aucune importance, parce que cet écoulement cesse ordinairement bientôt; il n'en est pas de même lorsqu'on opère sur des parties pourvues de beaucoup de veines et dans lesquelles la circulation n'a pu être interrompue; le sang continue quelquefois de s'échapper. Si de grosses veines ont été divisées, ce liquide coule quelquefois à flot, le malade pâlit, et semble devoir succomber à l'instant même. L'écoulement du sang noir dépend moins du volume des veines divisées, que des efforts faits par le malade. Suspendant, pendant l'opération, les mouvemens de la respiration, et le sang ne pouvant pas traverser les poumons s'arrête dans les veines caves, distend ces vaisseaux, et ne trouve bientôt plus pour s'échapper que les veines ouvertes par l'opération. Le moyen le plus rationnel de faire cesser cette espèce d'hémorrhagie consiste à faire respirer le malade afin de rétablir la circulation veineuse.

Après l'opération. Lorsque l'opération est terminée, le chirurgien doit nettoyer la plaie, la débarrasser du sang fluide ou concret qui la recouvre. Il se sert pour cela d'une éponge fine et mollette, médiocrement imbibée d'eau tiède; il l'applique légèrement, à diverses reprises sur les chairs, afin de mettre à nu les points de la plaie d'où le sang s'écoule; il s'occupe ensuite d'arrêter le cours du sang dans les vaisseaux qui ont été ouverts pendant l'opération. Les moyens proposés contre les hémorrhagies sont, dans l'ordre de leur efficacité, les réfrigérans, les absorbans, les astringens, les escarrotiques, le cautère actuel, la compression et la ligature. (*Voyez* ces différens articles.) L'écoulement du sang étant définitivement arrêté, il faut de nouveau nettoyer la surface de la plaie, laver ses bords ainsi que les parties éloignées et les sécher ensuite avec soin. Tantôt on se propose de rapprocher et même de réunir les bords de la plaie; tantôt au contraire on laisse la surface de cette plaie à découvert dans l'intention de la faire suppurer. Quel que soit le parti qu'on prenne, on doit appliquer mollement le premier appareil et avoir la précaution de peu serrer les pièces qui le composent, afin de faciliter le gonflement qui doit se manifester dans les parties divisées. (*Voyez* PANSEMENT et PLAIE.)

Lorsque le pansement est fait, on transporte le malade dans son lit et on l'y place de la manière la plus commode possible, celle qui exige les déplacemens les moins nombreux. La situation de la partie sur laquelle l'opération a été faite demande une grande attention : soutenue par des oreillers, libre de toute compression, elle ne doit pas éprouver la plus légère fatigue. Plusieurs praticiens donnent une potion calmante et antispasmodique au malade qu'ils viennent d'opérer. Cette potion achève de dissiper le tumulte excité par l'opération dans tout l'organisme; elle convient spécialement chez les sujets nerveux, irritables, et lorsque l'opération a été longue et très-douloureuse. Si le malade est âgé, s'il a perdu beaucoup de sang pendant l'opération, et s'il se trouve très-affaibli après l'application du premier appareil, on peut lui faire donner une ou deux cuillerées de vin vieux; mais dans le plus grand nombre des cas, il convient de s'abstenir de tout moyen excitant. Le repos le plus absolu est presque toujours indispensable à la suite des opérations, surtout pendant la période de fièvre et d'irritation, le sommeil est utile; il faut même le provoquer.

Après les opérations qui ont vivement agité le système nerveux, on doit donc recommander le calme et éloigner du malade tout ce qui peut porter du trouble dans son ame. L'administration de nos hôpitaux devrait interdire au public l'entrée des salles où sont placés les opérés : ce serait une mesure pleine de sagesse et de philanthropie. La chambre qu'on destine au malade après l'opération, doit être vaste, bien aérée, et éloignée de tout bruit : elle sera, autant que possible, située au nord en été, et au midi en hiver; on doit y entretenir la plus grande propreté, une température médiocrement élevée, et en renouveler l'air très-souvent. La température de la chambre sera de dix à douze degrés seulement, si l'on craint une hémorrhagie; on la maintient de quatorze à seize pendant tout le temps que dure la période d'irritation; enfin, on peut l'élever de seize à dix-huit, lorsqu'on n'a plus à craindre l'inflammation.

Le succès d'une opération dépend beaucoup du régime auquel le malade est soumis. Ce régime doit différer suivant la nature de la maladie et l'espèce d'opération qu'elle a nécessitée. Le malade qui a subi une opération grave doit être considéré et traité comme s'il était affecté d'une phlegmasie aiguë. On prescrit des boissons délayantes, rafraîchissantes, et l'abstinence de toute espèce de nourriture. On continue ce régime durant les premiers jours, c'est-à-dire pendant tout le temps qu'il y a une irritation vive et de la fièvre. On rend la diète moins sévère à mesure que ces phénomènes se dissipent; on permet d'abord quelques bouillons, et successivement des alimens plus consistans et plus abondans. Les sujets affaiblis par les souffrances, les privations, les chagrins, ont besoin de recevoir des alimens plutôt que ceux qui se trouvent dans des conditions opposées. Lorsque l'opération ne doit être suivie que d'une fièvre à peine sensible et d'une suppuration peu abondante, il ne faut pas tenir le malade à une abstinence rigoureuse et prolongée.

Lorsqu'il y a à craindre une hémorrhagie, on doit laisser un ou plusieurs aides intelligens auprès du malade.

La régularité des diverses fonctions et excrétions est très-importante pour le succès des opérations; on doit donc les entretenir quand elles se font bien, et chercher à les rétablir ou à les suppléer lorsqu'elles sont supprimées.

Bonnefoy croit que les bains chauds sont d'un secours très-efficace après certaines opérations. On sait que Celse faisait mettre dans un demi-bain les individus qu'il avait taillés. Peut-être négligeons-nous trop ce moyen à la suite de la lithotomie et de l'opération de la hernie étranglée.

Les accidens les plus redoutables à la suite des opérations sont : la douleur, les convulsions, une inflammation trop vive, l'hémorrhagie. La douleur est quelquefois si forte qu'elle donne lieu à des symptômes généraux alarmans. Cet accident peut dépendre de la présence d'un corps étranger, de la lésion incomplète d'un filet nerveux, d'un pansement mal fait, d'un bandage trop serré qui exerce une compression inégale, de la stagnation du sang, du pus dans la plaie, etc., etc. On sent qu'il faut remonter à la cause pour faire cesser l'effet. On peut en dire autant des convulsions qui se manifestent à la suite des opérations. Le spasme qui résulte de la douleur doit toujours fixer l'attention du chirurgien. On le calme ordinairement par les antispasmodiques, et surtout par l'opium donné à une dose convenable; on a recours aux saignées générales et locales, et on insiste sur les boissons tempérantes, lorsqu'on a à craindre une inflammation trop forte. Je ne dois rien dire ici du dernier accident. La manière de le prévenir ou de le faire cesser quand il a lieu, a été indiquée ailleurs. (*Voyez* HÉMORRHAGIE, PLAIE.) et il en sera question à mesure qu'on s'occupera de chaque opération en particulier. (MURAT.)

OPHIASIS, s. f., *ophiasis*, en grec, ὀφίασις, d'ὄφις, serpent; espèce d'alopécie commune à l'homme et à beaucoup d'animaux, dans laquelle les cheveux et les poils tombent par places plus ou moins étendues, ce qui fait que le corps de celui qui en est affecté, est tacheté comme la peau d'un serpent. *Voyez* ALOPÉCIE.

(L. V. LAGNEAU.)

OPHIOSTOME, s. m., *Ophiostoma*. M. Rudolphi, le célèbre helminthologiste, a donné ce nom, qui signifie en grec *bouche de serpent*, à un genre d'animaux entozoaires, qui offrent, pour caractères communs, un corps cylindrique, alongé, rétréci en arrière, et une bouche munie de deux lèvres, l'une supérieure, l'autre inférieure. La première des espèces qui le composent a été découverte dans la vessie natatoire de la truite, par le savant Fischer, qui l'avait nommée *cystidicola farionis* dans un mémoire publié dans les *Archives de Physiologie* de Reil. Toutes les espèces ajoutées successivement à ce genre, jusqu'en 1821, habitaient dans des animaux autres que l'homme. Mais à cette époque, avec une complaisance toute particulière, M. le chevalier Varéliaud me mit à même de décrire un ophiostome, vomi sous les yeux du docteur Raymond Pontier, d'Uzerches, par un cultivateur des environs de cette ville, qui avait été depuis plusieurs années sujet à des attaques d'épilepsie et qui en fut dès lors totalement délivré.

L'individu que j'ai été appelé à examiner, et que je conserve dans de l'esprit de vin, est long de neuf pouces et n'a qu'une demi-ligne d'épaisseur dans son plus grand diamètre, ce qui le fait ressembler à une moyenne corde de violon. Il est brun, finement annelé de cercles plus clairs. Sa bouche est manifestement bilabiée; la lèvre inférieure est plus longue que la supérieure. J'en ai, dans le temps, communiqué la description aux Sociétés philomatique et d'Histoire naturelle de Paris, et, en raison de son origine, j'ai proposé de l'inscrire dans les Répertoires helminthologiques, sous la dénomination d'*Ophiostoma Ponterii*, et comme une espèce encore inconnue des médecins et des zoologistes. (HIPP. CLOQUET.)

OPHTHALGIE, s. f., *ophthalgia;* de ὀφθαλμὸς, œil, et de ἄλγος, douleur. On donne ce nom à toute espèce de douleur de l'œil, mais il vaut mieux le réserver à la névralgie oculaire, maladie assez rare, mais qui peut se reconnaître aux symptômes suivans : le malade éprouve, dans le globe de l'œil, ou dans les paupières, tantôt des douleurs vives lancinantes, sans que l'on aperçoive aucune trace d'inflammation sur ces parties, tantôt de l'engourdissement et un sentiment successif de chaleur et de froid. La lumière est douloureuse, il y a souvent épiphora, contraction involontaire et permanente des paupières; les élancemens les plus vifs s'étendent dans toute la région orbitaire, et quelquefois dans toute la partie correspondante de la tête.

Le traitement de l'ophthalgie, en général, varie suivant la cause qui l'entretient; quant à celui de l'ophthalgie nerveuse, il est le même que celui de toutes les autres névralgies. *Voyez* ce mot. (J. CLOQUET.)

OPHTHALMIE, s. f., *ophthalmia* (de ὀφθαλμὸς, œil). C'est le nom qu'on donne à l'inflammation de l'œil, sans distinction précise de la partie malade. L'ophthalmie est une des maladies les plus fréquentes qui afflige l'espèce humaine. Tantôt elle est si peu intense qu'elle incommode à peine l'individu qui en est atteint; tantôt, au contraire, elle a un tel degré de gravité qu'elle donne des craintes pour l'organe qu'elle attaque, et même pour la vie du malade. Quelquefois elle ne dure que deux à trois septenaires, tandis qu'on la voit d'autres fois durer des mois, des années entières, et même toute la vie.

L'ophthalmie a généralement son siége sur la conjonctive oculaire ou palpébrale, qu'elle envahit en entier ou seulement en partie; dans ce dernier cas on la voit se porter tantôt vers l'un, et tantôt vers l'autre angle de l'œil. La connaissance de la structure de l'œil doit faire aisément concevoir que l'inflammation se borne rarement à la conjonctive oculaire. Il n'est pas nécessaire en effet qu'elle soit très-intense pour qu'on la voie se propager de proche en proche à la conjonctive palpébrale et aux parties environnantes.

L'ophthalmie peut aussi avoir son siége dans le tissu cellulaire qui entoure le globe de l'œil, dans la sclérotique, la cornée transparente, dans les membranes internes de l'œil, comme la choroïde, l'hyaloïde, l'iris, la rétine.

L'opthalmie offre des différences dans sa marche, dans son

siége et ses symptômes. On peut la diviser en ophthalmie *aiguë* et *chronique*, et en ophthalmie *externe* et *interne*.

Quoiqu'il soit rare qu'un œil soit parfaitement sain quand l'autre est malade, il est reconnu que l'ophthalmie n'envahit pas toujours les deux yeux à la fois. Une chose qui arrive fréquemment, c'est de voir l'inflammation se porter alternativement de l'un à l'autre œil, au point qu'il faut presque toujours traiter les deux yeux en même temps.

Les causes de l'ophthalmie, extrêmement nombreuses, sont externes ou internes.

La présence d'un corps étranger entre les paupières et le globe de l'œil, surtout si ce corps a des propriétés irritantes, est une cause fréquente d'ophthalmie. Les cils, dans le renversement en dedans des bords des paupières, les poils de la caroncule lacrymale, lorsqu'ils sont trop longs, doivent être rangés parmi les corps étrangers dont la présence peut causer l'ophthalmie. Les contusions, les plaies du globe de l'œil ou des parties voisines, donnent souvent lieu à cette inflammation. Il faut y joindre l'impression prolongée d'un vent froid et humide, l'action continue d'une lumière vive, réfléchie par les corps blancs ou venant directement d'un foyer d'ignition. On a vu l'ophthalmie dépendre de la carie d'une dent. La fréquence des ophthalmies dans certaines années doit faire penser qu'il existe des constitutions atmosphériques favorables au développement de cette maladie, comme cela s'observe pour d'autres inflammations : il n'est pas rare de voir l'ophthalmie venir compliquer les dysenteries, et cesser quand finit l'inflammation épidémique du conduit alimentaire. Cette maladie est encore souvent causée par un refroidissement subit de la tête, occasionné par le passage brusque du chaud au froid ; par un vent du nord intense, par des voyages pendant la saison chaude dans des lieux humides et malsains.

Un exercice trop soutenu de l'organe de la vue est encore une cause fréquente de son inflammation. Cette cause comprend les veilles prolongées, les lectures répétées et long-temps soutenues, surtout à la lumière trop vive des lampes, une exposition trop fréquente à l'action de la fumée, à la chaleur et à la lumière fournies par certains fourneaux, à celle des courans d'air chargés de poussières extrêmement fines, de vapeurs ammoniacales ou acides. On voit fréquemment les ouvriers employés dans les verreries et dans les fabriques de porcelaine, les fondeurs, les serruriers, les tailleurs de pierres, les boulangers, les meuniers, les amidonniers, les teinturiers, les chimistes, les vidangeurs, les horlogers, les naturalistes et quelques hommes de lettres, être extrêmement sujets aux ophthalmies. Les habitans des régions glacées de notre globe, qui reçoivent sans cesse la lumière réfléchie par les neiges, et ceux qui peuplent ces contrées où la lumière solaire est réfléchie par un sable brûlant, et qui à cause de sa ténuité est tenu fréquemment en suspension dans l'air, sont également très-sujets aux ophthalmies. Les troupes françaises et anglaises qui firent la guerre d'Égypte furent cruellement tourmentées par cette maladie, que l'on a décrite sous le nom d'*ophthalmie d'Égypte*.

Parmi les causes internes de l'ophthalmie, il faut mettre en première ligne l'abus des liqueurs spiritueuses et des alimens excitans. Souvent l'ophthalmie n'est que le symptôme d'une inflammation chronique du tube intestinal; on remontera aisément à cette cause par un examen attentif du malade, par la connaissance de ses habitudes, de sa manière de vivre : il éprouvera de la répugnance pour les substances animales; il accusera des douleurs de tête, la langue sera saburrale, l'haleine fétide, la digestion lente et pénible. Souvent encore l'ophthalmie est produite par la suppression de quelque écoulement habituel ou périodique, la guérison intempestive d'un exutoire ou d'un ulcère invétéré, la répercussion d'une dartre, ou de quelqu'autre exanthème, de la gale, etc. Certaines maladies s'accompagnent fréquemment d'ophthalmie ou la produisent. La variole est surtout dans le premier cas; les scrofules, les dartres et la syphilis sont souvent causes d'ophthalmies qui ont des caractères particuliers. Il en est enfin des ophthalmies comme de beaucoup d'autres maladies, c'est-à-dire qu'on les voit souvent se déclarer sans causes appréciables.

Les symptômes de l'ophthalmie varient par leur intensité, l'ordre qu'ils suivent, leur durée plus ou moins grande. Cette inflammation s'annonce généralement par une légère rougeur de la conjonctive, avec un sentiment de tension et de chaleur, et de vives cuissons que le malade rapporte à la présence de corps étrangers qui lui semblent être interposés entre les paupières et le globe de l'œil. Les petits vaisseaux qui rampent sur la conjonctive sont tuméfiés et gorgés de sang; les paupières sont fermées, comme resserrées, et leur écartement est douloureux. Si l'impression de la lumière est supportée difficilement, on a lieu de soupçonner que l'inflammation se propage sur les membranes internes de l'œil. Le plus ordinairement la sécrétion des larmes est supprimée ou du moins beaucoup diminuée, celle des glandes de Meibomius est au contraire augmentée, et le matin les paupières sont agglutinées par une chassie abondante.

Si le malade est doué d'une grande sensibilité, à ces symptômes locaux viennent se joindre l'accélération du pouls, un peu de sécheresse à la peau, la chaleur est augmentée, la tête est pesante, et le malade ressent des frissons irréguliers et passagers.

Ces symptômes, après avoir augmenté d'intensité pendant quatre ou cinq jours, ne tardent point à décroître ; ils diminuent par degrés; la rougeur est le symptôme qui subsiste le plus long-temps. On peut désigner cette première espèce d'ophthalmie par le nom d'ophthalmie *aiguë-bénigne*.

Mais ces symptômes peu graves peuvent acquérir un haut degré d'intensité. Dans ce cas, la rougeur, la douleur vont en augmentant, la conjonctive oculaire et la palpébrale sont également injectées et comme ecchymosées, les paupières sont gonflées et se renversent. Parfois il s'écoule du bord des paupières un liquide limpide, incolore, très-abondant, et qui est tellement âcre qu'il phlogose les parties sur lesquelles il se répand, et sillonne les joues de légères excoriations; les glandes de Meibomius sont affectées ainsi que la glande lacrymale, et les fluides qu'elles sécrètent sont altérés. Tantôt, au contraire, les conjonctives sont sèches et alors l'anxiété est des plus vives. L'impression de la moindre lumière exaspère la douleur, les paupières se ferment et sont fortement retenues l'une contre l'autre par une contraction spasmodique du muscle orbiculaire; les sourcils abaissés se froncent. L'irritation se propage à tous les muscles qui entourent l'orbite; ceux-ci se contractent et semblent tirer vers l'œil malade tous les traits de la face, qui prend alors une expression de souffrance remarquable. La conjonctive tuméfiée forme autour de la cornée transparente un bourrelet (*chémosis*), de sorte que celle-ci ne se voit que dans une sorte d'enfoncement. Souvent alors les vaisseaux gorgés de plus de sang qu'ils n'en peuvent contenir se rompent, ce qui donne lieu à une infiltration de sang dans le tissu cellulaire qui unit la conjonctive à la face antérieure de l'œil.

Tous ces accidens se compliquent d'une fièvre intense, d'une douleur de tête intolérable que le malade rapporte spécialement à la nuque ou à la région sus-orbitaire, d'une insomnie opiniâtre. La pupille est plus resserrée que dans son état habituel, et la vision est troublée.

Quelquefois les accidens sont moins intenses, mais l'inflammation envahit un plus grand nombre de parties. Elle gagne la cornée transparente, qui rougit, se gonfle et même perd sa diaphaneité; de là la phlegmasie se communique jusqu'à la membrane des chambres de l'œil et se termine fréquemment par un *hypopyon* ou épanchement de pus dans l'intérieur de l'œil; accident qui en fait craindre un bien plus grave encore, celui de la suppuration et de la fonte totale de l'œil, et qui amène toujours, au moins, un grand affaiblissement de l'organe de la vue et parfois son abolition. Souvent aussi la phlegmasie se concentre sur plusieurs points de la cornée au lieu de l'envahir en entier. Des vaisseaux engorgés et comme variqueux se dirigent en rayonnant de la conjonctive vers ces points, qui sont autant de petites pustules; les lames les plus antérieures de la cornée sont soulevées par le sang ou la lymphe plastique qui s'épanche au-dessous d'elles. Il est important d'ouvrir ces petites tumeurs avec la lancette. Les taies, l'albugo, le leucoma sont les suites presque inévitables de ces divers accidens, qui produisent même quelquefois l'ulcération de l'iris et l'hypopyon. Parfois presque dès l'invasion de la maladie, il se déclare une fièvre extrêmement intense, et les douleurs de tête sont intolérables; cependant l'inflammation peu intense de la conjonctive et des paupières ne semble pas répondre à la gravité de ces symptômes. C'est alors qu'on peut diagnostiquer avec certitude l'existence d'une ophthalmie interne. Un examen attentif de l'état de l'œil confirme ce jugement. Le malade a une grande aversion pour la lumière même la plus faible. L'iris est rouge; la pupille, rétrécie d'une manière irrégulière, prend souvent une forme ovale, et les objets paraissent autres qu'ils ne sont en effet. L'humeur aqueuse elle-même paraît rouge et troublée. Souvent le bord libre de l'iris contracte des adhérences avec la capsule du cristallin, accident qu'on ne découvre qu'en examinant l'œil avec la plus scrupuleuse attention. On doit présumer que, dans cette phlegmasie, qui du reste ayant son origine dans l'intérieur du globe se propage toujours à l'extérieur, il se fait un épanchement purulent dans les chambres de l'œil ou bien entre la choroïde et la sclérotique. Cette espèce d'ophthalmie doit être considérée comme la plus fâcheuse; si elle ne fait pas tomber l'œil en suppuration, elle détermine presque toujours la perte de la vision. Nous ne devons pas négliger de dire qu'après avoir réussi à combattre l'inflammation interne du globe de l'œil, il faut insister très-long-temps encore sur un grand nombre de précautions essentielles pour combattre la disposition aux rechutes.

Ophthalmie d'Égypte.—Cette ophthalmie régna lors de l'expédition d'Égypte, d'abord dans l'armée française, et ensuite dans l'armée anglaise. Les symptômes en étaient si graves, qu'un grand nombre de soldats perdirent la vue. On reconnut généralement qu'il fallait attribuer cette affection à l'action d'un air brûlant, d'une lumière éclatante, réfléchie et rendue plus vive par des sables blanchâtres; à la présence continuelle d'une poussière fine qui s'élève sans cesse de ces sables, il faut y ajouter la fraîcheur des nuits succédant aux ardeurs brûlantes du jour, et les exhalaisons humides élevées du limon déposé par le Nil. On distingua deux espèces d'ophthalmie, l'une propre à la Basse-Égypte, l'autre, au contraire, qui régnait dans la Haute. La première parut affecter spécialement la conjonctive oculaire et le globe de l'œil; elle s'accompagnait de douleur, de fièvre, de rougeur, et donnait fréquemment lieu au chémosis. La seconde, qu'on supposa causée par l'influence des exhalaisons putrides et humides, parut plutôt avoir son siége sur la conjonctive palpébrale, et dans les glandes de Meibomius; sa marche fut plus lente, elle donna lieu à un écoulement puriforme abondant analogue à celui de l'ophthalmie gonorrhéïque; sa terminaison la plus ordinaire fut l'opacité de la cornée transparente.

L'existence de cette ophthalmie, qui paraît être endémique en Égypte, puisqu'elle attaque les hommes et les animaux, a été l'objet des discussions des médecins de différens pays. On n'a pas décidé si l'ophthalmie dont il vient d'être question est ou n'est pas contagieuse. Les médecins et chirurgiens français la considérèrent seulement comme produite par certaines conditions attachées au pays où elle règne, et ils s'appuyèrent sur ce fait notoire, que nos soldats, de retour en France, n'ont paru y exercer aucune fâcheuse influence sur la population ou sur le reste de l'armée, quoiqu'ils eussent rapporté des ophthalmies chroniques dont plusieurs furent très-graves, puisqu'elles amenèrent la désorganisation de l'œil, le *carcinome* et la perte de cet organe.

Plusieurs médecins anglais et italiens, au contraire, sont parvenus à faire adopter à leurs gouvernemens des idées absolument contraires. Ils ont cherché à établir que l'ophthalmie d'Égypte, qu'ils ont nommée *ophthalmie asiatique*, était passée en Europe, et qu'elle y exerçait depuis ce temps ses ravages. Les traducteurs de Scarpa font observer à ce sujet que les conditions qui donnent lieu en Égypte à des épidémies d'ophthalmies, peuvent fort bien se rencontrer en Europe, et qu'il n'est pas nécessaire d'avoir recours à la contagion pour expliquer l'existence de ces épidémies. Qui n'a point connaissance, en effet, de cette épidémie d'ophthalmies qui, au commencement de ce siècle, a successivement envahi la France, la Hollande et presque tout le nord de l'Europe? Si on eût avancé que cette maladie s'était répandue par *contagion*, cette opinion, toute absurde qu'elle eût été, n'eût pas moins trouvé de nombreux partisans.

Un exemple bien remarquable d'ophthalmie épidémique est celui rapporté par les traducteurs de Scarpa. Cette maladie se déclara à bord d'un vaisseau négrier, après quinze jours de navigation, lorsqu'on approcha de l'équateur; tout l'équipage et les malheureux esclaves jouissaient d'une santé parfaite au moment de l'embarquement. L'opthalmie se montra d'abord parmi les noirs placés à fond de cale. Bientôt la maladie, aggravée par une violente dysenterie, se propagea de la cale à l'entrepont, et bientôt à tout l'équipage. Un seul matelot conserva assez l'usage de ses yeux pour pouvoir tenir le gouvernail.

Cette ophthalmie débutait par une vive démangeaison, bientôt suivie de rougeur et de gonflement des paupières : ces symptômes augmentaient rapidement d'intensité et ne tardaient point à se compliquer de douleurs violentes, d'un écoulement jaunâtre, épais, purulent, qui se manifestait le plus ordinairement du second au troisième jour. La maladie continua ses ravages, malgré tous les moyens employés pour les arrêter; elle ne les cessa que lorsqu'on fut arrivé aux Antilles, où elle céda sous l'influence d'un air plus salubre, et par l'usage d'alimens nouveaux et de l'eau fraîche. Cette ophthalmie, qui avait été si fatale à bord, ne se répandit point parmi les personnes qui communiquèrent avec le vaisseau. Des faits bien plus nombreux pourraient être relatés et établir d'une manière incontestable la non-contagion de l'ophthalmie. Mais nous pensons qu'il suffirait de ce dernier fait emprunté aux mêmes auteurs. Les soldats qui rapportèrent d'Égypte, du temps des croisades, des ophthalmies très-graves, ne les communiquèrent cependant point aux habitans de Paris; et quoique ensuite, rassemblés au nombre de trois cents dans un hôpital fondé à cet effet, ils formassent un véritable foyer d'infection d'où la maladie, si elle eût été contagieuse, eût envahi Paris que son insalubrité rendait alors si favorable à la propagation rapide de toute maladie épidémique, il n'en fut cependant rien.

Nous arrivons maintenant au traitement des diverses ophthalmies aiguës dont nous avons successivement parlé. La connaissance de la cause est d'une grande importance dans le traitement de l'ophthalmie. Si elle a été occasionnée par la présence d'un corps étranger dont l'action irritante soit mécanique ou chimique, il faut faire disparaître cette cause d'irritation; ainsi dans le renversement des paupières en dedans, on est obligé d'avoir recours à l'avulsion des cils dont la présence irrite le globe de l'œil. Lorsque l'ophthalmie est causée par la présence d'un corps étranger, on renverse d'abord la paupière, et souvent un cure-dents, un pinceau ou un petit rouleau de papier suffit pour en faire l'extration. Dans d'autres cas on se sert de petites pinces; si le corps est incrusté dans la conjonctive, il faut même quelquefois enlever un petit lambeau de cette membrane. Quelquefois il faut promener entre la paupière et le globe de l'œil un stylet d'argent plié en forme d'un anneau alongé; on peut aussi pousser une injection d'eau tiède entre le globe de l'œil et les paupières pour entraîner les corps pulvérulens.

Dans le traitement de l'ophthalmie aiguë-bénigne, on aura recours à des lotions fréquentes d'eau de guimauve tiède, à des applications réitérées de cataplasmes d'herbes émollientes bouillies dans du lait récemment trait, et mises entre deux linges très-fins ou mieux encore entre de la gaze très-douce. Ces applications topiques émollientes, qui suffisent rarement, doivent toujours être mises en usage au début de toute ophthalmie. On prescrit au malade des bains de pieds, simples ou sinapisés; on le met à la diète et à l'usage des boissons délayantes. Si les symptômes sont plus intenses, on applique des sangsues aux tempes ou sur le trajet des veines jugulaires. Il faut aussi examiner attentivement l'état général du malade. Si rien ne le contre-indique, on devra administrer quelques légers purgatifs, le tartre émétique en lavage, l'eau de veau avec le sulfate de soude ou de magnésie. Dans tous les cas, on devra entretenir la liberté du ventre par des lavemens pris matin et soir. Si la cause principale de l'ophthalmie réside dans les premières voies, ce qu'on reconnaîtra aisément à la céphalalgie sus-orbitaire, à l'état saburral de la langue, à la fétidité de l'haleine, aux flatulences continuelles, au dégoût des alimens, aux fréquentes envies de vomir qu'il éprouve; on devra administrer le tartre stibié comme vomitif et donner un purgatif le sur-lendemain. Mais on devra bien se garder d'une semblable médication si la langue est rouge à sa pointe et sur ses bords, si l'épigastre est sensible à la pression, s'il y a de la fièvre; alors il faudra mettre le malade à un régime délayant et rafraîchissant. On donnera pour boisson des décoctions d'orge, de riz, de mauve, de l'eau de gomme; le malade sera mis à une diète rigoureuse; plus tard le régime alimentaire devra être adoucissant. Le malade mangera des panades, des soupes aux herbes, des viandes blanches, etc. Si l'ophthalmie est la suite de la suppression de quelques évacuations sanguines périodiques, tels que les hémorrhoïdes, les menstrues, une épistaxis; ou si elle est causée par la métastase d'un rhumatisme, il faut alors, dans le premier cas, rétablir l'évacuation sanguine arrêtée, par une application de sangsues au fondement, à la vulve ou dans l'intérieur des narines; dans le second cas, on devra rappeler la douleur rhumatismale dans le lieu qu'elle a quitté, par des topiques irritans, tels que des frictions avec un liniment ammoniacal, l'application d'un vésicatoire ou de la pommade stibiée. Si la phlegmasie a été occasionnée par une contusion, souvent de simples applications résolutives sont suffisantes.

Sous l'influence de ces médications variées selon la cause de la phlegmasie, le stade inflammatoire cessera ordinairement dans l'espace de quatre à cinq jours; alors à l'ardeur fatiguante des yeux, au sentiment de pesanteur et de resserrement, succédera le calme et une grande facilité à écarter les paupières; l'action de la lumière, à moins qu'elle ne soit cependant par trop vive, n'excitera plus de larmoiement; la chassie deviendra de moins en moins abondante. Cependant si la conjonctive reste rouge, injectée, il faut bien se garder de continuer les applications émollientes; on aura au contraire recours à des collyres toniques, ou légèrement astringens. On emploie généralement ceux préparés avec le sulfate de zinc, le sulfate de cuivre ou l'acétate de plomb. Le véhicule le plus ordinaire est l'eau distillée de plantin, de roses. On baigne fréquemment les yeux avec ces collyres, et l'ophthalmie ne tarde point à se dissiper entièrement. Plusieurs de ces ophthalmies sont si bénignes que le traitement local suffit. Il se borne à des applications révulsives, comme l'eau froide, le blanc d'œuf battu dans l'eau de roses à laquelle on ajoute un peu de sulfate d'alumine. Mais pour procéder ainsi, il faut que l'inflammation soit peu intense.

Le traitement de l'ophthalmie aiguë grave a beaucoup d'analogie avec celui que nous venons d'indiquer. On a recours aux mêmes moyens, mais il faut agir avec une bien plus grande activité. Il ne faut pas craindre d'avoir souvent recours aux saignées du bras, du pied, de la jugulaire et même à l'artériotomie. On doit craindre dans ce cas le chémosis, résultat presque certain des ophthalmies graves, ainsi que la suppuration et la fonte du globe de l'œil, l'épanchement d'une lymphe concrescible sous la conjonctive, ou au moins une ophthalmie chronique, ophthalmie qui résiste souvent à tous les efforts de la médecine. Il faut presque toujours faire suivre les saignées générales de saignées locales, pratiquées aux tempes, derrière les oreilles, dans l'intérieur des narines et même sur la conjonctive palpébrale. On pourra aussi retirer de grands avantages des ventouses scarifiées appliquées derrière les oreilles, à l'occiput, à la partie supérieure du dos. Une chose avantageuse encore, est de faire suivre ces dernières émissions sanguines de l'application de vésicatoires derrière les oreilles, à la nuque. Nous pensons que, dans bien des cas, il faut préférer le séton aux mêmes endroits, quelque gênant qu'il soit. Quand le malade ne consentira pas au séton, on le remplacera par un morceau de potasse caustique de manière à avoir une escarre d'un pouce de diamètre. Nous avons encore vu retirer des avantages de l'application de moxas, réitérée tous les dix à douze jours. Il sera prudent, quand on sera près de la guérison, d'appliquer un vésicatoire au bras avant de supprimer les autres exutoires; car cette suppression peut être suivie, sans cette précaution, du retour de l'ophthalmie. Nous avons aussi retiré de grands avantages de frictions faites le long de la colonne vertébrale, avec la pommade stibiée.

Souvent les moyens énergiques sont insuffisans et n'empêchent pas la formation du chémosis; il faut, dans ce cas, donner promptement issue au sang extravasé dans le tissu cellulaire, situé sous la conjonctive, et qui par sa présence distend et soulève cette membrane. On y parvient en enlevant avec des ciseaux courbes sur leur plat toute la portion proéminente de la conjonctive : Scarpa préfère ce mode d'opérer aux scarifications employées, dans le même but, par la plupart des chirurgiens. Les traducteurs de Scarpa ont employé souvent ce moyen dans la campagne d'Espagne, où des causes analogues produisirent parmi les soldats Français des ophthalmies semblables à celle que nous avons décrite sous le nom d'ophthalmie d'Égypte. Cette ophthalmie se caractérisait par la formation prompte du chémosis, et ils ont toujours réussi, par le moyen que nous avons indiqué, à conserver la vue à ceux qu'ils opérèrent ainsi dans les vingt-quatre ou trente-six premières heures de l'invasion; tandis que la plupart de ceux qui ne furent point traités de cette manière perdirent la vue, plusieurs même périrent. Cependant les scarifications faites légèrement avec une lancette sur la conjonctive, quand elle n'est que variqueuse, peuvent offrir de grands avantages.

On ne doit point se borner à tirer du sang, il faut encore avoir recours tantôt aux laxatifs doux, tels que la pulpe de tamarin, le sirop de pommes composé, le sirop de chicorée, ou plusieurs sels, dont l'action sur l'estomac est peu irritante, comme le tartrate de potasse, les sulfates de soude, de magnésie. Scarpa conseille l'usage prolongé de deux gros du premier sel, et d'un grain de tartrate antimonié de potasse, dissous dans une livre de décoction de racine de chiendent ou de petit lait clarifié.

Il peut encore être avantageux d'appeler une forte irritation sur tout le tube intestinal, par l'emploi de purgatifs plus violens ou seulement sur l'intestin rectum, par des lavemens drastiques.

Les pédiluves peuvent être répétés deux fois par jour avec avantage : on les rendra plus stimulans par l'addition de farine de moutarde, de muriate de soude, d'acide muriatique. Le malade sera couché la tête élevée, dans l'obscurité, et le plus grand silence devra régner autour de lui; il gardera la diète la plus absolue; la température de sa chambre sera modérée. On ne devra pas non plus négliger les applications topiques locales. On baignera fréquemment les yeux avec du lait récemment trait, coupé avec de l'eau de laitue, ou avec de la décoction de racine de guimauve et de têtes de pavots. Scarpa recommande encore d'introduire dans l'œil, en soulevant légèrement les paupières, du blanc d'œuf frais ou des mucilages adoucissans; de diriger vers les yeux des vapeurs émollientes à l'aide d'un entonnoir, pendant au moins quinze minutes, de deux en deux heures. La vapeur doit en arrivant sur l'œil faire éprouver un léger sentiment de froid. Nous préférons les lotions fréquemment répétées et les fumigations, aux applications de cataplasmes que nous réservons pour les momens de sommeil. On fera ces cataplasmes avec la mie de pain, la décoction de guimauve et la pulpe de pommes douces cuites. On bandera toujours les deux yeux, même quand il n'y en aurait qu'un d'affecté. Certains malades sont tellement irritables qu'ils ne sauraient même supporter les plus légères compresses. Dans ce cas il pourra être avantageux, si l'état de l'estomac le permet, d'administrer quelques préparations calmantes opiacées, surtout s'il n'y a pas de sommeil, comme cela arrive le plus ordinairement.

Si l'ophthalmie cède aux moyens que nous venons d'indiquer, on voit cesser la période inflammatoire, le cinquième, le septième ou le onzième jour. La fièvre tombe, et le malade n'éprouve plus la chaleur ardente et les douleurs aiguës qui le tourmentaient; les paupières s'affaissent et cessent de sécréter une humeur irritante; elles fournissent au contraire un mucus puriforme dont la présence soulage le malade qui a recouvré le calme et le sommeil ainsi que l'appétit. Cependant tous les accidens locaux n'ont pas disparu; plusieurs persistent, mais il faut se garder de continuer de les combattre par les moyens qui ont été jusque ici employés avec avantage. On débiliterait le malade, et on pourrait lui occasionner une ophthalmie chronique. Il faut alors remplacer les lotions, les fumigations, les cataplasmes émolliens, par des lotions légèrement excitantes et astringentes, telles que les infusions de mélilot, les eaux distillées de roses, de plantain, de fenouil, avec addition de quelques grains de sulfate de zinc, de cuivre, d'acétate de plomb, et plus simplement encore avec de l'eau froide aiguisée avec un peu d'eau-de-vie simple ou camphrée, ou un peu de laudanum. Les fumigations, si on veut les continuer, seront aromatiques; les cataplasmes seront tout-à-fait abandonnés. Scarpa fait grand usage, dans cette période de l'ophthalmie, de l'emploi de la teinture thébaïque de la pharmacopée de Londres; dans quelques hôpitaux de Paris on la remplace par le laudanum liquide. On en verse d'une à trois gouttes dans l'angle interne de l'œil; la première impression de ce médicament est douloureuse, mais le lendemain matin l'œil est dans un meilleur état : quand le malade en sera à ce point il faudra le faire sortir à pied ou en voiture, vers la fin de la journée, afin de lui éviter l'impression trop vive du soleil.

Cette médication secondaire ne sera point employée dans les cas où l'on aura pratiqué l'excision de la conjonctive pour arrêter les progrès du chémosis. On aura alors une plaie avec perte de substance à soigner, et on devra continuer les lotions adoucissantes. La suppuration se manifestera sous la forme d'un enduit muqueux étendue sur la zone circulaire et blanchâtre formée par la section de la conjonctive; la plaie se resserrera successivement et se cicatrisera sans laisser de vestiges.

Enfin on cessera tout médicament quand l'œil supportera facilement l'impression de la lumière, qu'il faudra encore cependant éviter quand elle sera trop vive. On amènera progressivement le malade à supporter impunément le grand jour en faisant entrer tous les jours une plus grande quantité de lumière dans sa chambre. Malgré ces précautions, souvent l'œil conserve pendant long-temps une sensibilité trop grande à l'impression de cet agent, qui pourrait devenir une cause de rechute, si on n'usait pas de certaines précautions. Ce qui nous a toujours réussi c'est l'usage de verres plans verts ou bleus, dont la teinte varie selon le degré de sensibilité.

Nous n'aurons rien à ajouter à ce que nous avons dit au sujet de l'ophthalmie dite d'Égypte, dont le traitement n'a rien de particulier. Le traitement de l'ophthalmie blennorrhagique et de l'ophthalmie puriforme des enfans nouveau-nés sera exposé à l'article consacré à ces deux variétés de la maladie.

Nous arrivons enfin à l'*ophthalmie chronique*. Nous l'avons séparée de la première, parce qu'elle est souvent primitive; elle a spécialement son siége sur la conjonctive palpébrale. De plus, l'ophthalmie chronique nous offrira des complications qu'il est important d'étudier séparément. C'est ici, en effet, que nous rencontrerons des ophthalmies qui sont le résultat de certaines causes spécifiques.

Parlons d'abord de l'ophthalmie chronique qui vient souvent à la suite des ophthalmies aiguës. Plus la phlegmasie a été intense pendant la période inflammatoire, plus on a à craindre l'ophthalmie chronique consécutive. Les vaisseaux qui ont été distendus par un grand afflux de sang ont perdu leur ressort; ils ne peuvent plus résorber le sang extravasé. Aussi la conjonctive reste rouge, tuméfiée, comme boursouflée, surtout vers les angles de l'œil; une infinité de vaisseaux gorgés de sang rampent à sa surface, l'œil a conservé une susceptibilité extrême pour la lumière, et le malade est encore parfois menacé d'une désorganisation lente de cet organe. Dans ce cas, les topiques astringens et fortifians sont souvent sans effet ou font mal. Un air froid et humide, la moindre application au travail, l'impression d'une lumière plus vive que d'habitude renouvelle les accidens. Souvent la constitution débile et irritable du malade entretient la maladie qui se complique alors de fréquentes migraines.

C'est ici qu'il est important d'examiner si quelque cause mécanique n'entretient point la maladie. Quelques poils des paupières ou de la caroncule lacrymale, quelque petit abcès dans un point de la cornée, la procidence d'une portion de l'iris, l'ulcération dartreuse des bords des paupières, quelquefois même la présence du *pediculus pubis*, niché dans les cils et dans les sourcils, peuvent être la cause permanente d'une ophthalmie chronique.

Quand l'ophthalmie est entretenue par la mauvaise constitution du malade, il faut avoir recours à une médication interne fortifiante. On administrera le quinquina uni à la valériane. La nourriture sera substantielle, mais de facile digestion. Le malade fera un usage modéré du vin, prendra le plus souvent possible un léger exercice dans des lieux où règne un air sain et tempéré : on prescrira l'usage des bains froids par immersion, surtout ceux d'eau de mer. On dirigera sur l'œil malade des fumigations aromatiques spiritueuses. On employera des lotions froides; on aura au contraire recours à des lotions faites avec des infusions de plantes aromatiques. Dans des ophthalmies de ce genre, il faut éviter soigneusement les lectures soutenues, une lumière trop vive ou trop faible. Quant aux ophthalmies chroniques qui reconnaissent les causes que nous avons indiquées, l'indication est d'enlever ces causes, et l'ophthalmie guérira. On aura recours à l'avulsion des poils, à l'ouverture et au traitement des petits abcès de la cornée, on traitera les affections dartreuses des paupières, on détruira le *pediculus pubis* avec l'onguent mercuriel.

L'ophthalmie chronique primitive débute par une douleur et une rougeur à peine sensibles, diminue et augmente sans causes connues ou par des causes appréciables. On observe quelquefois dans les exacerbations une sorte de régularité. Abandonnée à elle-même, cette ophthalmie est rarement susceptible de guérison, et cependant se guérit quelquefois spontanément après avoir résisté à un traitement méthodique.

Cette phlegmasie est souvent fort grave ; elle peut produire le *ptérygion*, les *taies* de la cornée, l'*albugo*, quelquefois la perte complète de la vue et l'atrophie même du globe de l'œil. Cette dernière terminaison est heureusement rare.

La première indication dans cette ophthalmie est de soustraire le malade à la cause qui l'a produite. Quelquefois cette cause n'existe plus, mais une autre l'entretient. L'organe est affaibli, un vice interne entretient la phlegmasie. Il faut avoir recours dans le premier cas à la médication que nous venons d'indiquer; dans le second il faut combattre le vice interne.

Passons maintenant à quelques ophthalmies chroniques causées par des causes spécifiques. Nous allons successivement passer en revue les ophthalmies qui sont causées par les scrofules, la variole, le scorbut, les dartres.

Ophthalmie scrofuleuse. Cette ophthalmie, quoique lente dans sa marche, n'en a pas moins, quand elle est abandonnée à elle-même, de fort tristes résultats. C'est une des maladies les plus difficiles à combattre. Elle se montre la plupart du temps chez de jeunes sujets comme premier symptôme des scrofules ; d'autres fois elle est précédée de l'engorgement des glandes du cou. On remarque d'abord une espèce de lenteur dans les mouvemens du globe de l'œil, auquel succède une inflammation légère de la conjonctive, accompagnée de gêne plutôt que de douleur. Le regard est stupide. Cet état dure d'une semaine à un mois et même plus. La conjonctive acquiert subitement, souvent sans cause appréciable, une rougeur intense, accompagnée d'un épiphora continuel. Les malades ne sauraient supporter la clarté du jour et même la lumière la plus faible. Les paupières se froncent et se contractent avec une telle force que ce n'est souvent qu'avec beaucoup de peine qu'on parvient à les entr'ouvrir ; leurs bords libres se gouflent et sont enduits d'une chassie épaisse ; on trouve la cornée boursoufflée et formant une espèce de bourrelet, au centre duquel on entrevoit à peine l'ouverture de la pupille; la cornée et la conjonctive sont couvertes de pustules blanchâtres, miliaires, isolées les unes des autres, qui se rompent et donnent lieu à des ulcères très-petits d'abord, mais qui ne tardent point à s'étendre et à se confondre pour en former de plus grands. Les glandes du cou s'engorgent insensiblement. Les jeunes malades ont toujours la tête basse; les ailes du nez, les lèvres sont plus ou moins gonflées, rouges et luisantes.

Selon MM. Scarpa et Niel, les saignées générales et locales, les topiques, les vésicatoires et le séton exaspèrent cette maladie, de sorte que, selon le premier il, n'y aurait d'autre traitement à faire que de proscrire tout ce qui peut augmenter le mal. Ainsi on ne saurait trop s'abstenir d'alimens d'une digestion difficile, comme les viandes noires, fumées, salées et grasses; des végétaux crus, des fruits acerbes, des pommes de terre, et des autres légumes farineux. Les études soutenues, la vie sédentaire, le séjour dans des lieux humides et marécageux, ne peuvent qu'entretenir et augmenter l'ophthalmie scrofuleuse.

Nous conseillons dans ce cas, si l'état de l'estomac le permet, l'usage de la rhubarbe, du tartrate de potasse uni au tartre de potasse antimonié administré à petites doses. Si l'ophthalmie n'est pas trop intense, on retirera des avantages de l'administration du quinquina en poudre ou en décoction ou en infusion à froid; du gayac, soit qu'on administre la gomme de gayac ou qu'on aiguise la décoction de quinquina avec la teinture volatile de ce bois sudorifique; on pourra encore essayer le sulfure d'antimoine, l'extrait de ciguë uni à l'extrait de quinquina, le deutoxyde de fer antimonié depuis un demi-grain jusqu'à vingt grains par jour, les pilules de *Bressant* composées avec le muriate mercuriel simple et le cinnabre artificiel. On administre aussi l'eau de chaux à la dose de trois onces par jour le matin à jeun, mêlée avec une quantité égale de bouillon de poulet. Les bains de mer dans la saison chaude, les frictions sèches faites avec la flanelle, offrent de grands avantages. Enfin nous signalerons, pour opposer à l'ophthalmie scrofuleuse, les préparations d'or du Dr Chrétien dont M. Niel a toujours retiré de grands avantages, puisqu'il affirme avoir toujours guéri avec ses préparations.

Ces différentes médications s'accompagneront toujours de plusieurs soins. On lavera fréquemment les yeux avec une décoction de feuilles de jusquiame et de guimauve bouillies dans du lait, avec addition de quelques gouttes d'eau végéto-minérale. La teinture thébaïque, les pommades avec l'oxyde de zinc, le bol d'Arménie et l'aloès ne seront pas sans avantage, si elles sont appliquées en temps opportun. On ne chargera les yeux d'aucun bandage, on placera le malade dans un lieu où il respire un air pur, où la lumière soit modérée et où il puisse prendre de l'exercice.

Ces diverses médications seraient non-seulement sans avantage, mais seraient nuisibles si l'ophthalmie était symptomatique du carreau. On ne pourrait s'occuper de la phlegmasie des yeux que lorsqu'on aurait calmé les accidens du côté du ventre.

La variole, la rougeole, la scarlatine donnent aussi assez souvent lieu à des ophthalmies qui ne sont pas moins difficiles à guérir que celles dont nous venons de parler. Ces ophthalmies, cependant, en diffèrent en ce qu'elles ont leur période inflammatoire bien marquée, période qu'il faut combattre par les moyens que nous avons indiqués pour les ophthalmies aiguës. Sitôt cette période passée, le moyen qui réussira le mieux sera le séton au cou, qu'il faudra entretenir pendant plusieurs mois. De plus on tiendra le ventre très-libre avec des purgatifs doux comme le calomélas; souvent on est forcé d'administrer quelques préparations opiacées à cause de la grande sensibilité du malade. On dirigera sur les yeux des vapeurs aromatiques; on baignera fréquemment ces organes avec de l'eau de plantain avec addition d'acétate de plomb et d'une petite quantité d'esprit de vin camphré. C'est encore un cas où l'on emploîra avec succès la pommade ophthalmique de Janin. En général dans le traitement des ophthalmies chroniques, on retirera de grands avantages des douches de vapeurs et des bains locaux légèrement excitans.

Souvent après avoir réussi à guérir plusieurs de ces ophthalmies chroniques, on voit le bord des paupières rester le siége d'une irritation gênante pour le malade; et si on examine avec attention, on voit que cela tient à l'existence de petits ulcères. Il faut toucher ces ulcères avec le nitrate d'argent fondu; on préserve le globe de l'œil du caustique, en recouvrant les escarres d'une couche d'huile. Si ces ulcères ont leur siége autour du bulbe des cils, on devra préalablement avoir recours à leur évulsion; et après avoir fait pendant quelques jours des fomentations pour calmer l'irritation et faciliter la suppuration que cette opération excite, on cautérisera toute l'étendue de la surface malade, en usant des mêmes précautions que nous avons indiquées.

Le scorbut peut encore donner lieu à l'ophthalmie; dans ce cas, les vaisseaux injectés de la conjonctive ne sont pas roses, ils sont violets ou d'un rouge blafard tirant sur un jaune légèrement noirâtre. Le malade offre simultanément tous les symptômes généraux du scorbut. Cette phlegmasie est très-rebelle, elle ne cède qu'à l'emploi long-temps prolongé des différens médicamens prescrits habituellement pour combattre le scorbut.

L'ophthalmie dartreuse ne se montre que chez les personnes tourmentées par une diathèse dartreuse. Elle s'accompagne toujours d'une légère ulcération du bord des paupières qui entraîne la chute des cils; le nez est luisant, rempli de croûtes. La conjonctive est du reste peu rouge, le malade supporte assez facilement la lumière, mais il est tourmenté par un prurit insupportable. La marche de cette ophthalmie est parfois aiguë, plus souvent chronique, mais elle a surtout ce caractère bien marqué d'offrir de temps à autre des exacerbations. C'est une des ophthalmies les plus rebelles, elle résiste au traitement local comme au traitement général. C'est surtout dans cette espèce d'ophthalmie qu'il faut avoir recours au séton et aux autres moyens locaux et généraux qu'on met en usage dans le traitement des dartres. (J. CLOQUET.)

OPHTHALMIE BLENNORRHAGIQUE. — Elle se manifeste communément après la suppression d'une gonorrhée, quand cet écoulement n'a pas encore parcouru ses périodes d'une manière régulière, et s'observe dans les deux sexes, quoique plus particulièrement chez l'homme. Les causes les plus ordinaires de cet accident sont l'impression brusque du froid, surtout lorsque les parties génitales y sont exposées, celle d'une vive lumière, les veilles prolongées, de graves erreurs dans le régime, des coups sur l'œil, des maladies habituelles de cet organe, et la suppression d'un écoulement par des injections astringentes ou des purgatifs irritans. Quelquefois, mais ce cas est plus rare, l'ophthalmie est le résultat d'une inoculation directe, et alors elle se développe avant que l'urétrite ait éprouvé la moindre dimination ; c'est lorsqu'un doigt, ou tout autre corps chargé de matière blennorrhagique ou de la suppuration d'un chancre, a été porté sur la conjonctive.

Les symptômes de cette maladie sont ceux d'une ophthalmie aiguë grave au plus haut degré. Elle est surtout caractérisée, dès le premier ou le second jour, par un bourrelet très-volumineux que forme la conjonctive enflammée autour de la cornée transparente, tuméfaction qu'on n'observe dans les ophthalmies violentes non blennorrhagiques, lorsqu'elles atteignent le degré de chémosis, qu'après un laps de temps infiniment plus long; la matière que rend l'œil affecté devient promptement abondante, visqueuse, jaune ou verdâtre, comme l'écoulement urétral lui-même, et son âcreté laisse des traces d'irritation sur la peau des joues et du nez; les paupières se gonflent, se renversent souvent, l'œil ne peut plus supporter la lumière, et l'inflammation faisant toujours des progrès rapides, il se forme quelquefois un hypopyon; la cornée s'obscurcit bientôt, se désorganise dans toute son épaisseur, et la cécité est inévitable, soit que les humeurs de l'œil s'échappent à travers les lames ulcérées de son hémisphère antérieur, cas auquel on ne peut remédier, et toujours bien imparfaitement, qu'en adaptant au moignon un œil artificiel; soit que l'opacité qui succède souvent à cet accident s'oppose tout-à-fait à ce que les rayons lumineux arrivent jusque sur la rétine. Ce fâcheux résultat a quelquefois lieu dans les vingt-quatre heures; mais le plus ordinairement ce n'est qu'après quatre ou cinq jours au moins. D'autres fois aussi, mais bien plus rarement, les symptômes sont modérés; l'ophthalmie est alors chronique, et l'on peut espérer de la guérir, tout en prévenant la désorganisation du globe de l'œil. Dans des circonstances non moins rares, les accidens de l'ophthalmie gonorrhéique, après s'être montrés d'une intensité extrême, se calment brusquement par le retour de la blennorrhagie ou l'apparition d'un bubon à l'aine. L'écoulement de l'urètre est, en effet, presque toujours supprimé, ou tout au moins sensiblement diminué, chez les individus affectés de cette espèce d'ophthalmie.

Le premier soin du médecin dans le traitement de cette affection, doit être de chercher à rappeler l'irritation du canal de l'urètre, soit que le flux blennorrhagique ait totalement disparu, ou qu'il n'ait fait que diminuer dans une proportion quelconque. Le moyen le plus simple pour y parvenir, est l'introduction plus ou moins répétée de bougies, ou de sondes de gomme élastique dans l'urètre. Quelques praticiens, qui ne comptent pas assez sur la seule action stimulante de la sonde comme corps étranger, la trempent préliminairement dans un peu de la matière que fournit la conjonctive enflammée. Sans accorder trop de confiance à cette précaution, car j'ai vu plusieurs fois l'écoulement reparaître par la présence seule d'une sonde tout-à-fait sèche, je ne crois pas qu'elle puisse avoir d'inconvéniens, et par conséquent rien ne me paraît s'opposer à ce qu'on l'observe. M. Tarbés, ancien professeur de chirurgie à Toulouse, est le premier qui l'ait mise en usage, en 1788; il a été depuis imité par M. Pérolle, de la même ville, par M. Yvan, et plusieurs autres praticiens très-recommandables. On peut aussi, dans la vue de hâter le retour de la sécrétion morbide de l'urètre, faire chaque jour, à l'exemple de Scarpa, quelques injections alcalines dans ce conduit. Le traitement antiphlogistique le plus actif est indispensable dans ce genre d'ophthalmie: les saignées du pied et les sangsues, soit à l'anus, soit aux paupières elles mêmes, ne doivent pas être ménagées, quoiqu'en ayant toujours égard à la violence et à l'opiniâtreté des accidens; des mouchetures, et même des excisions, peuvent être pratiquées avec avantage sur plusieurs points du bourrelet de la conjonctive, pour opérer une déplétion plus directe; le malade est tenu dans l'obscurité; l'œil affecté est fréquemment lavé avec une décoction émolliente, afin d'entraîner les mucosités puriformes dont le séjour augmenterait encore l'inflammation; on applique un large vésicatoire à la nuque; enfin les boissons délayantes légèrement nitrées, les remèdes laxatifs, les bains chauds et les pédiluves irritans complètent la médication requise par cette grave maladie.

L'administration des mercuriaux est de rigueur pour terminer ce traitement, quand la maladie primitive a été reconnue syphilitique; mais quelle que soit la préparation adoptée dans cette circonstance, on ne doit en commencer l'usage que lorsque les accidens inflammatoires sont apaisés. La salivation doit être évitée avec un soin extrême, cet incident pouvant reporter vers la tête une irritation que tous nos efforts doivent tendre à appeler vers les régions inférieures.

Quand il se forme un amas de pus entre les lames de la cornée, on doit lui donner issue au moyen d'une petite incision pratiquée avec la pointe d'une lancette ou le couteau de Wenzel.

Lorsqu'à la suite des ophthalmies blennorrhagiques il subsiste de la rougeur aux paupières, ou quelques taches à la cornée, on entretient un exutoire au bras ou entre les épaules, et l'on stimule légèrement l'œil par l'insufflation, pratiquée matin et soir, du calomélas, du sucre candi et de la tuthie réduits en poudre impalpable, ou bien par l'usage d'une pommade appropriée, comme celles de Desault, de Janin ou de Grandjean. On doit s'abstenir de ces moyens locaux toutes les fois que l'œil conserve beaucoup de sensibilité, état qui dure parfois plusieurs mois après ces sortes d'inflammations.

Les nouveau-nés sont quelquefois atteints d'une ophthalmie blennorrhagique, qu'ils contractent immédiatement, lors du passage, par le contact des conjonctives avec des parties abreuvées d'un écoulement contagieux. Elle se développe dans la deuxième semaine de la naissance et attaque rarement un seul côté. Comme la précédente, elle occasione souvent la perte de la vue dans l'œil affecté. La matière sécrétée est, dans ce cas, extrêmement abondante, et les paupières, qui sont très-gonflées, offrent à leur face cutanée (comme dans l'ophthalmie palpébrale puriforme, à laquelle les enfans sains d'ailleurs, ou tout au moins exempts d'infection, sont aussi très-sujets) une couleur rougeâtre et livide très-distincte de celle du reste du visage.

Le traitement de cette blennorrhagie oculaire est à peu près le même que celui qui vient d'être indiqué. On insistera pourtant encore plus, s'il est possible, sur les soins de propreté, afin d'empêcher le séjour de la mucosité purulente sur le globe de l'œil. Les émissions sanguines se borneront à l'application de sangsues aux tempes, ou près des malléoles. Je me suis aussi parfaitement bien trouvé d'en poser une sur le centre de chaque paupière, et d'en laisser abondamment saigner les piqûres. Le traitement anti-vénérien est également indispensable dans cette maladie, qui, quelquefois pourtant, n'est pas tout-à-fait aussi violente, et offre, en conséquence, beaucoup plus de chances de guérison.

Ophthalmie syphilitique proprement dite. — Cette affection, qu'on doit bien se garder de confondre avec l'ophthalmie blennorrhagique, est toujours due à une cause vénérienne ancienne et constitutionnelle. Elle se distingue en général de cette dernière inflammation, en ce que sa marche est un peu moins rapide, qu'elle est même quelquefois tout-à-fait chronique, bien que de vives douleurs l'accompagnent presque toujours, principalement le soir et pendant la nuit, ainsi qu'on l'observe dans la plupart des symptômes de la syphilis confirmée. Elle en diffère encore en cela, que la matière fournie par la conjonctive n'est jamais aussi abondante dans la blennorrhagie oculaire.

Il résulte des observations que j'ai recueillies sur cet objet, que les ophthalmies essentiellement syphilitiques peuvent se partager en deux classes : dans l'une se rangent celles où l'inflammation n'attaque que la conjonctive; dans la deuxième se placent celles où elle pénètre jusqu'à l'intérieur de l'œil et affecte plus particulièrement l'iris.

La première espèce, tout en ayant son siége à la conjonctive oculaire, paraît cependant quelquefois attaquer, comme par prédilection, la portion de cette membrane qui tapisse les paupières, sur les bords libres desquelles il se forme souvent des ulcérations, qui occasionent l'éraillement de ces voiles membraneux et la chute des cils. Quand l'inflammation est plus spécialement fixée sur celle qui recouvre le glôbe de l'œil, elle occasione aussi parfois des ulcères, c'est-à-dire de vrais chancres, sur les cornées, quoique le plus souvent le désordre se borne à la perte plus ou moins complète de la transparence qui distingue l'une d'elles. D'ailleurs, il est assez digne de remarque qu'on n'observe pas le plus ordinairement autour de cette dernière l'énorme bourrelet qui, ainsi qu'il a été dit plus haut, est tout-à-fait caractéristique des ophthalmies blennorrhagiques. Dans ces deux variétés de la maladie, la marche de l'inflammation est le plus souvent lente et chronique, ce qui est bien propre à inspirer une sécurité trompeuse aux personnes qui en sont atteintes. Les médecins eux-mêmes en ignorent quelquefois pendant long-temps la cause réelle, surtout si elle se manifeste seule, et sans aucune complication de symptômes d'infection moins équivoques. Enfin son opiniâtreté finissant par attirer l'attention, on en soupçonne la vraie nature, on s'informe des antécédens, et l'on tarde peu, dès lors, à se convaincre que la seule continuation des antiphlogistiques ne saurait en amener la guérison. Il faut en conséquence se hâter d'administrer les préparations mercurielles combinées avec les sudorifiques exotiques, remèdes dont les bons effets se font communément très-peu attendre, mais auxquels on aurait tort de renoncer trop promptement; car lorsque, par leur moyen, on est parvenu à dissiper les accidens et à remédier aux désordres qui en sont souvent la suite, ils doivent encore être employés longuement, afin de détruire toute disposition intérieure capable d'occasioner des récidives. Le traitement local consistera en de légères frictions mercurielles sur les paupières, auxquelles on peut faire succéder l'insuflation du calomélas sur le globe de l'œil, ou des injections animées par l'addition d'un grain de deuto-chlorure de mercure sur huit ou dix onces d'un véhicule émollient.

La seconde espèce d'ophthalmie syphilitique consécutive est principalement caractérisée par l'inflammation de l'iris. Quelquefois ce voile membraneux s'affecte le premier, et ce n'est que subséquemment, et par les progrès de la maladie, que la phlegmasie, qui alors même n'est jamais bien vive, se propage jusqu'à la cornée, qui devient seulement rosée, tandis qu'elle gagne habituellement la portion de la conjonctive qui recouvre la sclérotique, lieu où elle offre beaucoup plus d'intensité. Le plus fréquemment le mal débute comme un ophthalmie simple, et l'iritis ne se manifeste qu'après coup, mais toujours avec assez de vivacité, et avec empêchement plus ou moins prononcé dans la vision. Néanmoins, dans beaucoup de cas on ne peut saisir avec précision le point de départ de l'irritation, qui, du reste, est ordinairement précédée par de violentes douleurs de tête, dont l'exaspération régulière, dès que le soleil est couché, présente le cachet commun à tous les désordres occasionés par le virus vénérien agissant depuis long-temps sur l'économie. Cette dernière circonstance paraît même donner à l'ophthalmie une cause immédiate peu éloignée, je veux dire une inflammation évidemment syphilitique de la portion des méninges qui correspond à la fosse sus-orbitaire. La maladie, elle-même, offre aussi communément cette particularité, que les douleurs qu'elle détermine sont en général très-supportables pendant le jour, tandis qu'elles acquièrent le soir, et surtout pendant la nuit, une violence qui prive de tout repos. Dans cette affection, la pupille est ordinairement resserrée; elle est même quelquefois irrégulièrement contractée, de manière à perdre sa forme arrondie. L'impression de la lumière est alors on ne peut plus fatigante. Elle occasione de vives douleurs dans le globe de l'œil, au sourcil, dans le fond de l'orbite et jusqu'à la partie correspondante du cerveau. Cette inflammation, lorsqu'elle est très-aiguë et violente, ce qui n'est heureusement pas le plus ordinaire, se termine quelquefois par la destruction de l'œil; plus souvent, elle occasione des adhérences de l'iris avec les membranes intérieures de cet organe; mais pour l'ordinaire la résolution s'en opère complétement, et elle ne donne lieu à aucune altération organique ou physiologique consécutive, parce que, dès qu'on est parvenu à en deviner la cause, les moyens propres à la combattre en arrêtent en général assez facilement les progrès.

Le traitement antiphlogistique le plus énergique doit toujours être employé au début de cette maladie; mais son influence ne peut être que bien secondaire. Son utilité se borne à préparer, par un dégorgement local et l'affaiblissement de la réaction du système circulatoire général, l'action bien mieux indiquée des antivénériens, seuls remèdes vraiment efficaces dans cette conjoncture. En effet, je pourrais citer bon nombre de faits dans lesquels l'iritis, que j'avais vainement combattue par les saignées générales répétées, les sangsues aux tempes, aux paupières et à l'anus, les purgatifs dérivatifs, les ventouses, les vésicatoires, et même les sétons à la nuque, a cédé avec une étonnante célérité à l'administration méthodique, mais à haute dose, des antivénériens. Ces médicamens, quoiqu'en disent certains praticiens trop exclusifs, et qui, faciles à se passionner, adoptent sans mûres réflexions des idées bonnes en elles-mêmes, mais à l'application desquelles les hommes sages apportent quelques modifications quand l'expérience leur en fait reconnaître la nécessité, peuvent être considérés, dans ces cas tout-à-fait spéciaux, comme les seuls vrais anti-phlogistiques à employer. Ici je dois répéter, pour ne pas paraître en contradiction avec ce que j'ai dit dans d'autres articles, quoique j'aie eu déjà occasion de le déclarer plusieurs fois, que cette efficacité des mercuriaux contre l'état inflammatoire des symptômes syphilitiques, n'est réelle et constante que pour ceux qui annoncent une infection ancienne et constitutionnelle; que les accidens primitifs, tels que la blennorrhagie, les chancres et les bubons très-inflammatoires, sont en général exaspérés à leur début par ces sortes de remèdes, et qu'on ne doit y avoir recours que lorsque l'irritation a été préliminairement calmée par l'emploi des délayans, des bains, et des émissions sanguines, ces derniers moyens ne pouvant, du reste, être regardés que comme accessoires et tout-à-fait secondaires dans le traitement des symptômes vénériens consécutifs. (L.-V. LAGNEAU.)

OPHTHALMIQUE, adj., *ophthalmicus*, qui est relatif ou qui appartient à l'œil.

OPHTHALMIQUE (l'artère), branche de la carotide interne, pénètre dans l'orbite en traversant le trou optique, située d'abord au côté externe et inférieur du nerf optique : elle remonte ensuite sur ce nerf, passe à son côté interne en étant recouverte par le muscle droit supérieur de l'œil, et se porte ensuite horizontalement le long de la paroi interne de la cavité orbitaire jusqu'à l'angle interne de l'orbite, où elle se termine en se bifurquant. Dans ce trajet, l'artère ophthalmique donne d'abord en dehors du nerf optique deux rameaux, l'un est l'artère lacrymale, et l'autre l'artère centrale de la rétine.

L'artère *lacrymale*, née de l'ophthalmique immédiatement après l'entrée de ce vaisseau dans l'orbite, se porte en dehors entre la paroi externe de cette cavité et le muscle droit externe de l'œil, jusqu'à la glande lacrymale dans laquelle elle se distribue. Elle fournit des ramifications à l'abducteur de l'œil, au droit inférieur, au périoste de l'orbite, à la glande lacrymale, à l'os de la pommette, au temporal et aux paupières.

L'artère *centrale de la rétine* est très-déliée : elle perce obliquement les enveloppes du nerf optique plus ou moins loin de la partie postérieure du globe de l'œil, pénètre dans cet organe, se ramifie sur la face concave de la rétine, et fournit quelques ramuscules au corps vitré et peut-être au crystallin.

En passant au-dessus du nerf optique, l'artère ophthalmique donne successivement naissance à l'artère sus-orbitaire ou sourcilière, aux ciliairees courtes postérieures, aux ciliaires longues, aux ciliaires antérieures, et aux musculaires inférieure et supérieure.

L'artère *sus-orbitaire*, placée dans l'orbite, entre le périoste de cette cavité et le releveur de la paupière supérieure, fournit des rameaux à ce muscle, au droit supérieur, au grand oblique, au périoste, à la sclérotique, se divise sur le front ou dans l'orbite en deux rameaux, l'un interne, l'autre externe, qui donnent eux-mêmes des ramuscules nombreux.

Les artères *ciliaires* sont très-déliées; leur nombre varie de deux à six. Toutes ne naissent pas immédiatement de l'ophthalmique : près de la partie postérieure du globe de l'œil, on les distingue en *courtes* ou *postérieures* et en *ciliaires longues*. Les premières sont les plus nombreuses; après s'être divisées en un grand nombre de rameaux, et avoir formé un cercle autour du nerf optique, elles percent la sclérotique très-près de ce nerf, et vont se distribuer à la choroïde et aux procès ciliaires. Les secondes sont ordinairement au nombre de deux; elles traversent la sclérotique une ligne au-devant des ciliaires courtes, et vont se rendre à la face antérieure de l'iris où elles forment plusieurs cercles par les anastomoses de leurs rameaux.

Les artères *ciliaires antérieures* sont encore spécialement destinées pour l'iris; elles ne naissent pas immédiatement de l'ophthalmique, mais le plus ordinairement de ses rameaux musculaires. Leur nombre varie de six à douze; elles donnent des ramuscules déliés à la conjonctive, à la sclérotique, et percent cette membrane à quelques lignes de sa réunion avec la cornée.

L'artère *musculaire inférieure* est une branche constante qui se distribue aux muscles droit inférieur, droit externe, petit oblique, au périoste et au sac lacrymal.

L'artère *musculaire supérieure* n'existe pas constamment, et se trouve très-souvent remplacée par plusieurs rameaux qui se rendent dans le droit supérieur, le droit interne, le grand oblique de l'œil, muscles auxquels cette artère se distribue quand elle naît directement de l'ophthalmique.

Dans son trajet le long du côté interne du nerf optique, l'artère ophthalmique fournit encore quatre autres branches qui sont, l'*ethmoïdale postérieure*, l'*ethmoïdale antérieure* et les *palpébrales* distinguées en supérieure et inférieure. La première ne naît pas toujours de l'ophthalmique, elle traverse le canal orbitaire interne postérieur, donne quelques ramifications dans les fosses nasales, pénètre ensuite dans le crâne, et se distribue à la dure-mère. L'*ethmoïdale antérieure* naît, au contraire, constamment de l'ophthalmique, traverse le canal orbitaire interne antérieur, se distribue à la dure-mère, et fournit pour la membrane pituitaire des ramuscules nombreux qui s'engagent dans les trous de la lame criblée de l'ethmoïde. Les *palpébrales* supérieure et inférieure naissent de l'ophthalmique près de la poulie cartilagineuse du grand oblique, et sont destinées pour les paupières et pour les parties voisines du grand angle de l'œil; après avoir fourni ces deux rameaux, l'ophtalmique se divise en deux branches de terminaison, la *nasale* et la *frontale*. La première sort de l'orbite au-dessus du tendon du palpébral, donne quelques ramifications au sac lacrymal, s'anastomose avec la dernière extrémité de l'artère faciale, et donne des ramuscules superficiels et profonds aux parties voisines. La seconde sort de la partie supérieure et interne de la base de l'orbite, remonte sur la région frontale, et se distribue aux muscles sourcilier, palpébral, occipito-frontal et à la peau. L'ophthalmique est une des artères qui présente le plus de variétés sous le rapport de la situation de son tronc, et surtout sous le rapport du nombre des rameaux qu'elle fournit et du point d'origine de ces rameaux, ce qui contribue beaucoup à rendre leur étendue difficile. Je n'ai indiqué que celles de ces variétés qui se présentent le plus souvent.

OPHTHALMIQUE (ganglion). *Voy.* MOTEUR OCULAIRE COMMUN.

OPHTHALMIQUE (nerf). Il se sépare de la partie antérieure du bord convexe du plexus, ou renflement gangliforme que la cinquième paire forme dans la fosse moyenne et latérale de la base du crâne. Ce nerf se porte d'arrière en avant, le long de la paroi externe du sinus caverneux, pénètre dans l'orbite par la fente sphénoïdale, reçoit, avant d'y arriver, un filet anastomotique du premier ganglion cervical du grand sympathique, et quand il est près de l'orbite, ou en y entrant, il se divise en trois rameaux : deux d'entre eux sont supérieurs, le troisième est inférieur.

Le nerf *lacrymal* est un des rameaux supérieurs. Ce cordon nerveux, peu volumineux, adhérant fortement à la dure-mère près de son extrémité postérieure, s'avance le long du bord supérieur du muscle droit externe de l'œil vers la glande lacrymale, et après lui avoir fourni plusieurs filets, il va se distribuer dans la paupière supérieure. Le nerf lacrymal donne vers le milieu de son trajet dans l'orbite, un filet *sphéno-maxillaire* qui s'anastomose avec un filet du maxillaire supérieur; un peu plus en avant, le lacrymal fournit encore un ou plusieurs ramuscules anastomotiques nommés *malaires*, parce qu'ils traversent l'os de la pommette; ils se réunissent avec un ou plusieurs filets du nerf facial.

Le nerf *frontal* est le second rameau supérieur; il est plus volumineux et situé plus en dedans que le précédent, au-dessus du muscle élévateur de la paupière supérieure; il se divise en rameau *frontal interne* et en rameau *frontal externe*; celui-ci traverse le trou sus-orbitaire. Ces nerfs fournissent dans l'orbite quelques filets anastomotiques : près de sortir de cette cavité, ils donnent des filets palpébraux, et plusieurs de ceux-ci sont encore anastomotiques. Sorties de la cavité orbitaire, les branches du nerf fontal vont se distribuer aux muscles et aux tégumens des paupières, du sourcil, du front; quelques-uns de leurs rameaux se portent jusque vers l'occiput.

Le rameau inférieur du nerf ophthalmique de Willis est connu sous le nom de nerf *nasal*. Ce rameau pénètre dans l'orbite en passant entre les deux parties du muscle droit externe, placé en dedans du nerf de la troisième paire. De là, il se dirige obliquement en dedans, passe entre le nerf optique et le muscle droit supérieur, et, parvenu sous le grand oblique, il continue son trajet en avant, passe sous la poulie cartilagineuse de ce muscle, et se termine en fournissant de nombreux rameaux aux paupières, au sac lacrymal, à la partie interne du muscle frontal, au pyramidal, à la peau de la racine du nez et du front.

En pénétrant dans l'orbite, le nerf nasal fournit un filet long et grêle, qui côtoye en dehors le nerf optique, et va se rendre dans la partie supérieure et postérieure du ganglion ophthalmique (*Voy.* MOTEUR OCULAIRE). Le nerf nasal donne au-dessus du nerf optique quelques filamens déliés qui se réunissent aux filets ciliaires; plus en dehors, il fournit le rameau ethmoïdal qui pénètre dans le canal orbitaire interne antérieur; et un peu au-delà, il donne un filet anastomotique qui s'avance à la rencontre d'un filet de même nature du rameau interne du nerf frontal.

OPHTHALMIQUE (veine). Elle suit le même trajet, et offre la même distribution que l'artère ophthalmique dont elle accompagne toutes les divisions. Elle sort de l'orbite par la partie interne de la fente sphénoïdale, et s'ouvre dans le sinus caverneux. La branche anastomotique qui réunit la veine faciale avec l'ophthalmique a reçu le nom de veine *ophthalmique faciale*. (MARJOLIN.)

OPHTHALMOBLENNORRHÉE ou *flux puriforme des paupières*. Les causes de cette maladie sont en général spécifiques. On la voit souvent succéder à la disparition d'un rhumatisme ou à la répercussion imprudente d'une affection herpétique, surtout si son siége était à la face ou peu éloigné de cette partie. Le flux palpébral peut encore être causé par une métastase varioleuse, ou dépendre d'une constitution scrofuleuse. Quelquefois, mais rarement, elle peut reconnaître les mêmes causes que l'ophthalmie purulente des enfans ou l'ophthalmie syphilitique. J'ai dit rarement, car le plus souvent la suppression d'une gonorrhée, ou le contact des paupières avec le virus syphilitique donnent lieu à des affections infiniment plus graves que celle dont nous nous occupons.

Dans cette maladie la membrane interne des paupières et les follicules de Meibomius sécrètent une mucosité ténue qui a quelque analogie avec le pus. La liqueur sébacée des glandes est altérée et sécrétée en plus grande abondance. Ce qui avait fait donner à cete maladie, par Rodolphe Vehrens, le nom d'*epiphora sebacea*. Si on renverse la paupière, et surtout la paupière inférieure, on trouve la conjonctive palpébrale d'un rouge livide et comme veloutée dans toute sa longueur. Les bords des paupières sont tuméfiés et recouverts de petites varices; les follicules de Meibomius sont gonflés, et à l'aide d'une bonne loupe on reconnaît qu'ils sont légèrement ulcérés.

La marche de cette maladie est lente, elle se montre quelquefois après une ophthalmie chronique. L'humeur puriforme coule lentement, ce qui rend l'épiphora très-désagréable, en ce que le globe de l'œil est comme incessamment recouvert d'un nuage. Cette maladie donne assez fréquemment lieu à la *tumeur lacrymale* avec laquelle, comme nous l'avons dit en parlant de la *fistule lacrymale* (*voyez* ce mot), Scarpa confond l'ophthalmoblennorrhée.

Le flux palpébral est le plus souvent une maladie facile à guérir, surtout si on ne la laisse pas s'invétérer. Nous avons peu de chose à ajouter pour le traitement à ce qui a été dit en parlant de la tumeur lacrymale à l'article auquel nous avons déjà renvoyé. A la fin du traitement on fera usage de la teinture d'opium, ou mieux encore de la teinture thébaïque. Dans les cas de cause spécifique, c'est cette cause elle-même qu'on devra combattre. On combattra la constitution scrofuleuse; on rappellera la dartre ou la gale répercutée, ou la douleur rhumatismale par des applications irritantes. On provoquera une légère irritation révulsive, s'il n'y a pas contre-indication, sur l'estomac et sur les intestins. Enfin le traitement de cette affection aura la plus grande analogie avec ceux que nous avons indiqués pour les différentes ophthalmies chroniques. Une indication fort importante, c'est de baigner fréquemment les yeux avec des eaux légèrement astringentes, d'en injecter même entre les paupières et le globe de l'œil afin d'empêcher le contact prolongé de la matière purulente sur l'œil. (J. CLOQUET.)

OPHTHALMORRHAGIE, s. f., *ophthalmorrhagia*; de ὀφθαλμὸς, œil, et de ῥέω, je coule ou de ῥήγνυμι, je romps : écoulement de sang par les yeux qui a son siége dans la conjonctive oculaire ou palpébrale. L'ophthalmorrhagie peut être le résultat d'une blessure ou d'une déviation menstruelle : on l'a quelquefois vue en effet reparaître périodiquement dans le cas d'aménorrhée, et remplacer évidemment l'écoulement sanguin des parties génitales. (J. CLOQUET.)

OPHTHALMOSTATE, s. m., de ὀφθαλμὸς, œil et de στάω, je fixe. On a donné ce nom à divers instrumens destinés à fixer l'œil pendant les opérations que l'on pratique sur cet organe. On a également donné à ces instrumens le nom de *speculum oculi*.

Parmi le grand nombre d'ophthalmostates qu'on a inventés, et qu'il serait trop long de citer, les principaux et les moins défectueux sont sans contredit celui connu sous le nom de dard ou de pique de *Pamard* avec ou sans la modification que lui a fait subir Casaamata, et celui de M. Demours fils. Mais on a généralement renoncé à l'usage de ces instrumens, parce qu'ils sont presque toujours nuisibles et souvent dangereux.

Ils sont nuisibles, car quelle que soit la mobilité de l'œil à opérer, quand on a eu soin d'instiller entre les paupières quelques gouttes d'opium de Rousseau, quand on a appliqué sur l'autre œil un bandage un peu serré, et qu'on s'est d'ailleurs emparé de la confiance de son malade par quelques mots d'intérêt, il est rare qu'on ne trouve le moment de plonger l'instrument à travers les membranes, de manière à s'opposer à tout mouvement ultérieur. C'est par ces moyens qu'on parvient à opérer les aveugles cataractés de naissance dont les yeux sont agités d'un mouvement continuel.

Ils sont dangereux, et on le concevra facilement, si l'on réfléchit qu'ils agissent sur la conjonctive, sur cette membrane pourvue d'une si grande sensibilité : or le moindre inconvénient d'enfoncer des instrumens piquans dans ce tissu de vaisseaux et de nerfs, c'est de l'irriter violemment et de provoquer une ophthalmie aiguë, accident que l'on redoute surtout après les opérations sur l'œil. Peut-être même si les mouvemens de cet organe sont étendus, y aura-t-il des déchiremens. Enfin dans l'extraction de la cataracte, on a vu l'œil pressé par l'ophthamostate se vider complétement. Il est donc prudent de n'avoir recours à ces instrumens que quand on ne peut faire autrement. Beaucoup d'habitude de la part du chirurgien oculiste et de son aide, voilà ce que rien ne peut remplacer. (J. CLOQUET.)

OPHTHALMOXYSTRE, s. m., *ophthalmoxystrum*, de ὀφθαλμὸς, œil, et de ξύστρα, étrille, de ξύω, je racle. On nomme ainsi les instrumens dont se servaient les anciens pour scarifier la surface de l'œil et des paupières dans quelques cas d'ophthalmie. Le plus récent et le plus défectueux peut-être est la petite brosse de Woolhouse, qui est faite avec des barbes d'épis d'orge ou de seigle. On a depuis long-temps renoncé à ce mode dangereux de traitement de l'ophthalmie; les ophthalmoxystres ne sont plus employés, mais on les remplace dans quelques cas avec avantage en scarifiant avec la pointe d'une lancette la conjonctive tuméfiée et enflammée. (J. CLOQUET.)

OPIACÉ, adj. et subst., *opiaceus*, qui contient de l'opium. Médicamens opiacées, préparations opiacées. *Voyez* OPIUM.

OPIAT, s. m. *opiatum*; ce nom a d'abord été donné aux électuaires qui contenaient de l'opium. Plus tard il a servi à désigner des électuaires dans la composition desquels cette substance n'entrait pas. C'est une dénomination inutile et qui doit être rejetée du langage pharmaceutique puisque la présence de l'opium dans les électuaires ne modifie en rien les règles de leur préparation. Néanmoins le nouveau Codex a conservé le nom d'opiat en lui redonnant sa première acception. *Voyez* ÉLECTUAIRE.

OPISTHOTONOS, s. m., *opisthotonus*, de ὄπισθεν, en arrière, et de τόνος, tension. Variété du tétanos dans laquelle le corps est renversé en arrière par la contraction permanente des muscles extenseurs de la colonne vertébrale. *Voyez* TÉTANOS.

OPIUM, s. m. Il n'est pas de médicament plus célèbre et sur lequel on ait autant écrit que sur l'opium. La haute antiquité de son introduction dans la matière médicale, l'énergie de son action, la propriété précieuse qu'il possède de calmer la douleur, lors même qu'il ne peut en tarir la source, ont de tout temps été l'objet de l'admiration du vulgaire et des méditations du médecin. Homère, dans ses immortels écrits, parle de l'opium, comme d'une substance alors fort connue dans ses effets, et fréquemment employée. Quelques auteurs pensent même que le fameux népenthes, dont parle le père de la poésie épique, n'est aussi que l'opium, ou du moins qu'un breuvage dans lequel il entrait. *Voyez* NÉPENTHES.

L'OPIUM (ὄπιον ou μηκώνιον des grecs, *opium* ou *meconium* des latins) est un suc épaissi qu'on retire du pavot sommifère, *papaver somniferum* L., qui croît dans l'Asie-Mineure, la Perse, l'Inde et l'Afrique, où il est cultivé avec soin. Depuis un temps presque immémorial, ce pavot est aussi naturalisé et cultivé dans les différentes contrées de l'Europe, soit comme plante d'agrément à cause de la beauté de ses fleurs, soit comme plante économique, parce que ses graines fournissent par expression une huile grasse, qui sert pour les usages de la table et dans les arts. *Voyez* PAVOT. La variété que l'on cultive de préférence en Asie et en Afrique, pour en extraire l'opium, est celle à fleurs et à graines blanches, parce que c'est celle dont les capsules sont les plus grosses et qui contiennent la plus grande quantité de suc propre.

On extrait l'opium de plusieurs manières, qui lui donnent des qualités différentes. Ainsi quelquefois on fait aux capsules du pavot, peu avant l'époque de la maturité, des incisions transversales ou en spirales, avec une sorte de couteau armé de plusieurs lames. Le suc qui en découle est d'abord blanc et laiteux, il ne tarde pas à prendre une teinte jaune, et vingt-quatre heures après il a acquis une couleur brunâtre et forme des larmes à demi concrètes. On les recueille alors, on les met en masses, qui constituent l'*opium* proprement dit, ou *opium en larmes*. Cette espèce est sans contredit la plus pure; elle est beaucoup moins âcre, moins amère et moins vireuse que l'opium du commerce. Elle ne sort pas des pays où on la récolte, et y est achetée et consommée par les habitans riches. C'est pour cette raison que quelques auteurs, et entre autres Lemery, ont dit qu'on n'obtenait plus aujourd'hui d'opium par ce procédé. Mais Olivier, dans son voyage dans l'Asie-Mineure et la Perse, dit qu'il en a vu préparer par cette méthode. Un second procédé, et c'est celui par lequel on en obtient la plus grande quantité, consiste à piler les capsules et la partie supérieure des tiges, pour en extraire le suc propre, que l'on fait ensuite évaporer lentement juqu'à siccité. C'est cet extrait divisé en masses ou pains arrondis et déprimés, du poids de quatre à seize onces et enveloppés dans des feuilles de tabac, de pavot ou de rumex, qui forme l'opium du commerce ou *meconium*. Enfin il en existe encore une troisième espèce inférieure aux deux précédentes et qui n'est que l'extrait des capsules et des tiges du pavot, obtenu par le moyen de l'eau bouillante et évaporé jusqu'à consistance convenable. Cette dernière sorte, la moins estimée des trois, porte le nom de *poust*.

L'opium, de même que tous les médicamens exotiques d'un prix élevé, est très-fréquemment sophistiqué. Il paraît même que tout celui qui nous arrive du Levant par la voie de Marseille subit à son arrivée en France une nouvelle préparation; on y incorpore des substances étrangères, tels que des extraits de laitue vireuse et de réglisse, du sable, de la bouse de vache et plusieurs autres matières qui en altèrent la pureté et en augmentent le poids. Il est donc rigoureusement nécessaire de purifier l'opium avant de l'employer, pour le débarrasser autant que possible des matières étrangères avec lesquelles il a été sophistiqué.

L'opium de bonne qualité doit offrir les caractères suivans : il est en masses ou pains bien secs, se cassant facilement sous le choc du marteau, et offrant une cassure brillante et résineuse, d'une belle couleur brune; son odeur est vireuse et désagréable; sa saveur fort amère, également vireuse et nauséabonde, persistant avec une grande ténacité dans la bouche. Il se ramollit lorsqu'on le malaxe entre les doigts, est soluble dans l'eau et dans l'alcohol, et s'enflamme lorsqu'on l'approche de la flamme d'une bougie.

La majeure partie de l'opium qui se consomme en France nous vient de l'Orient, de la Perse et de l'Égypte. Il paraît même qu'autrefois les anciens estimaient singulièrement celui qu'on récoltait aux environs de Thèbes; de là le nom d'*opium thebaicum* qu'ils donnaient à cette espèce, et que nous avons appliqué, en le détournant de sa signification rigoureuse et primitive, à l'opium le plus pur, qui nous arrive par la voie du commerce, quelle que soit d'ailleurs son origine. Les Anglais tirent la plus grande partie de leur opium de l'Inde, et en particulier du Bengale. Au rapport de Blumenbach, on en exporte chaque année environ six cent mille livres pesant de cette possession anglaise.

Les chimistes se sont beaucoup occupés de l'analyse de l'opium. On disait généralement autrefois qu'il se composait de deux parties principales un extrait gommeux soluble dans l'eau et un extrait résineux insoluble. Ce dernier était considéré comme le plus âcre et le plus excitant. Mais les travaux qui nous ont réellement fait connaître la véritable composition chimique de l'opium sont ceux de MM. Derosne, Séguin, Sertuerner, Robiquet et Robinet. Nous allons faire connaître brièvement les principaux résultats de leurs analyses.

M. Derosne a traité successivement l'opium par l'eau froide et par l'alcohol. Ayant évaporé à plusieurs reprises l'eau dans laquelle avait eu lieu la macération, il a obtenu un précipité d'une *matière cristalline* particulière, et de résine. Par l'alcohol il en a retiré une matière extractive brune, et a eu pour résidu, de l'extractif insoluble, des sulfates de chaux et de potasse, de l'alumine et du fer. En traitant la dissolution aqueuse d'opium par le sous-carbonate de potasse, il se précipite une matière ayant la plupart des propriétés de la matière cristalline, mais dont la saveur est amère, et qui *verdit le sirop de violette.* M. Derosne la considère comme une modification de la première.

Peu de temps après, M. Séguin s'est occupé de l'analyse de l'opium, qu'il a d'abord traité par l'eau froide. En versant de l'ammoniaque dans cette dissolution, il s'est formé un précipité qui, purifié à plusieurs reprises, a donné des marques évidentes d'alcalinité. Mais M. Séguin ne s'est pas prononcé d'une manière positive sur la nature de cette substance. Les résultats de son excellente analyse sont que l'opium se compose; 1° d'acide acétique; 2° de substance alcaline, que M. Sertuerner a nommée plus tard *morphine;* 3° d'un acide particulier, appelé acide méconique par ce dernier chimiste; 4° d'une matière insoluble dans l'eau, mais soluble dans l'alcohol, les acides et les alcalis, et que M. Séguin a nommé principe amer et insoluble de l'opium; 5° d'une substance soluble dans l'eau et dans l'alcohol, appelée principe amer soluble; 6° d'une matière huileuse; 7° d'une substance amilacée; 8° des débris végétaux et de l'eau. M. Sertuerner a répété presque de la même manière l'analyse de

M. Séguin, il est arrivé aux mêmes résultats, et le premier il a prononcé d'une manière affirmative que la matière cristalline et amère obtenue précédemment par MM. Derosne et Séguin était un alcali végétal, qui se trouvait dans l'opium combiné avec un acide qu'il nomma *méconique*, de manière à former deux sels, un sous-méconate peu soluble et un méconate acide très-soluble dans l'eau.

Tel était l'état de nos connaissances sur la nature chimique de l'opium, lorsque M. Robiquet s'occupa de ce sujet important. Cet habile chimiste a, par de nombreuses expériences, démontré que la matière cristalline obtenue par M. Derosne n'était pas la même que celle de M. Séguin, et que par conséquent ce n'était pas du méconate de morphine, ainsi que l'avait pensé M. Serturner. Il fit voir que c'était une substance particulière tout-à-fait distincte de la morphine, et qu'il nomma narcotine. Il parvint le premier à obtenir l'acide méconique pur, et constata ses propriétés.

Enfin, dans ces derniers temps, un jeune chimiste, M. Robinet, a appliqué à l'opium un nouveau mode d'analyse par le moyen des dissolutions salines, et est parvenu à isoler d'une manière plus parfaite qu'on ne l'avait fait jusqu'alors les principes constituans de l'opium. D'après ses premiers essais, M. Robinet avait cru reconnaître dans l'opium un acide nouveau, différent du méconique, et dont M. Robiquet avait également cru entrevoir l'existence dans ses recherches; mais un nouvel examen lui a prouvé que cet acide, qu'il avait nommé *codeique*, n'existait pas réellement, et que le sel qu'il avait obtenu était un hydrochlorate de morphine, produit de la décomposition de l'hydrochlorate de soude, lorsqu'on traite l'opium par cette dissolution saline. M. Robiquet d'abord, et M. Pelletier ensuite, avaient, avant M. Robinet, constaté ce fait.

L'opium étant un médicament exotique d'un prix très-élevé, facile à sophistiquer, un grand nombre de médecins ont cherché à lui trouver un succédané indigène. On a dû nécessairement s'occuper de déterminer s'il ne serait pas possible de retirer du pavot, cultivé en Europe, un extrait analogue à celui qu'il fournit en Orient. Des médecins philantropes se sont occupés de résoudre cette question et les nombreux essais tentés dans le royaume de Naples, en Angleterre, en Allemagne et en France, ont amené à des résultats tellement avantageux, que l'on doit s'étonner qu'on ne leur ait pas donné plus de suite. En France, c'est à M. le docteur Loiseleur Deslongchamps et à M. Dubuc, pharmacien à Rouen, que l'on doit les recherches les plus importantes sur ce sujet, qui se rattache à des considérations d'économie politique. M. Loiseleur Deslongchamps a préparé par différens procédés plusieurs extraits du pavot somnifère, et voici les conséquences qu'il a tirées des essais multipliés qu'il a faits avec ces extraits; 1° l'opium retiré par simple incision des capsules et de la partie supérieure des tiges, lui a paru égal en action à l'extrait gommeux d'opium des pharmacies. Mais le médicament obtenu par ce procédé coûte au moins aussi cher que l'opium que l'on tire du Levant, et par conséquent son extraction en France n'offre pas d'avantages; 2° l'extrait qu'on obtient en exprimant le suc des capsules et de la partie supérieure des tiges, et qu'on fait réduire jusqu'à consistance convenable, jouit des mêmes propriétés que l'opium thébaïque, mais doit être administré à une dose double, pour obtenir les mêmes effets. Il coûte beaucoup moins cher que lui; 3° l'extrait des tiges et des feuilles est moitié moins énergique que celui qu'on obtient des capsules et des pédoncules, et par conséquent il doit être donné à dose double de celui-ci. Quant aux extraits préparés avec les têtes de pavot fraîches ou sèches, ils sont tellement inférieurs à l'opium, qu'il est préférable de ne les pas employer. Il est à remarquer, d'après l'observation de M. Dubuc, que notre opium indigène n'a pas l'odeur vireuse si remarquable dans l'opium oriental. Aussi ce chimiste pense-t-il que l'opium que nous tirons de l'Asie et de l'Afrique est le suc propre, ou l'extractif retiré du pavot blanc et auquel on ajoute la masse vireuse odorante qui provient des tiges, feuilles et capsules vertes, écrasées et abandonnées ensuite à la fermentation, jusqu'à l'instant où l'odeur vireuse et nauséabonde s'y développe.

Plusieurs chimistes, et entre autres le professeur Vauquelin, se sont occupés de l'analyse de l'opium indigène, et y ont démontré l'existence des mêmes principes que dans l'opium oriental, et à des doses qui n'étaient pas sensiblement différentes. Ce fait prouve combien il serait à désirer qu'on encourageât cette branche d'industrie, qui dans certaines circonstances pourrait être d'une si haute importance, en nous affranchissant d'un des nombreux tributs que nous payons à l'étranger. (A. RICHARD.)

OPIUM (*thérapeutique*). — D'après les travaux des chimistes dont on a rendu compte dans l'article précédent, l'opium contient 1° de la morphine, 2° de la narcotine, 3° de l'acide méconique, 4° un autre acide découvert par M. Robiquet et encore peu connu, 5° un principe odorant nauséeux, 6° de l'huile fixe, 7° de la résine, 8° une matière analogue au caoutchouc, mais qui, d'après M. Vauquelin, n'en a pas toutes les propriétés, 9° une matière végéto-animale, 10° du mucilage, 11° enfin de la fécule. Indépendamment de tous ces principes immédiats, on trouve presque toujours dans l'opium brut du commerce des débris de fibres végétales, du sable, de petits cailloux et quelquefois même des morceaux de fer et de plomb.

Parmi les divers principes immédiats qui appartiennent à l'opium, la morphine combinée à l'acide méconique, la narcotine dissoute et suspendue à l'aide de l'huile fixe et le principe odorant sont les seuls qui lui soient propres; ce sont aussi les seuls principes actifs de cet agent médicamenteux. Nous examinerons d'abord les effets immédiats de l'opium; 2° les principales préparations pharmaceutiques opiacées ; 3° enfin leur emploi dans la thérapeutique.

1° *Des effets immédiats de l'opium.* Parmi les principes actifs de l'opium, la morphine occupe sans doute le premier rang. Elle n'est point ordinairement employée dans son état de pureté, parce que sous cette forme elle est trop peu soluble, et son action par conséquent très-incertaine. Dissoute dans l'alcohol, elle agit d'une manière trop énergique : on la combine ordinairement avec les acides sulfurique, hydrochlorique et acétique. Jusqu'à ce jour, on a préféré l'acétate de morphine, parce que ce sel a été connu le premier; mais cette préférence est mal fondée, comme l'observe très-bien M. Pelletier, parce que ce sel n'est jamais parfaitement identique, qu'il absorbe plus ou moins d'eau, et que dans son maximum de dessication il est avec excès de base, et par conséquent en partie insoluble. Il est donc préférable de se servir de l'hydrochlorate et du sulfate de morphine qui n'offrent point les mêmes inconvéniens. Ces divers sels, dont les caractères ont été indiqués à l'article *morphine*, donnés à la dose d'un demi-grain à deux grains, agissent à peu près tous de la même manière sur les systèmes gastro-intestinal et nerveux d'abord, et secondairement sur les autres appareils. Peu de temps après que les sels de morphine ont été introduits dans l'estomac, il survient ordinairement de la sécheresse à la bouche, quelquefois de la soif, de légères nausées, et chez certains individus une sorte d'anxiété précordiale ou de sentiment de défaillance. Dans quelques cas même, on observe des vomissemens, surtout chez ceux dont l'estomac contenait encore des alimens. Il se manifeste toujours plus ou moins de constipation, et si l'individu est affecté de diarrhée, elle est suspendue ordinairement pour une ou plusieurs heures. Tandis que ces premiers effets se passent sur les organes gastro-intestinaux, on observe vers l'appareil nerveux d'autres effets également remarquables, de la céphalalgie ou une certaine pesanteur de tête, des vertiges, du sommeil ou un état de somnolence qui s'accompagne tantôt de rêvasseries plus ou moins fatigantes, tantôt d'un calme parfait, avec un sentiment général de bien-être : pendant cet état, les pupilles sont ordinairement contractées, la face est gonflée et rouge, les membres sont complètement relâchés avec la sensation d'une sorte de lourdeur et d'impuissance de les mouvoir. Le pouls devient plus lent qu'avant l'ingestion de l'opium, et quelquefois moins régulier; la respiration participe à l'influence de l'opium, elle est plus rare, moins étendue, la toux et l'expectoration diminuent : le front, la face et le tronc surtout se couvrent d'une légère moiteur, quelquefois d'un peu de sueur qui s'accompagne presque toujours de picotemens et de démangeaisons à la peau. S'il ne s'établit pas de sueur, ce qui est rare, toute la peau du corps est comme tendue, gonflée et chaude. On ne peut méconnaître ici une congestion cutanée-capillaire bien manifeste; cette congestion se remarque surtout aux lèvres, aux mamelons, et vraisemblablement l'érection du pénis observée sur plusieurs individus tient à la même cause. Les urines sont en général moins abondantes, plus muqueuses et plus colorées : elles contiennent quelquefois une très-grande quantité d'acide urique. Cette action des sels de morphine dure une ou plusieurs heures, suivant la susceptibilité des individus, la quantité de sels de morphine employée et l'état morbide particulier pour lequel ils sont employés. Tel est le tableau des effets ordinaires des sels de morphine pris à petite dose. Cependant quelques individus très-impressionables ou d'une constitution très-débile, après avoir pris un demi-grain ou un grain seulement de sel de morphine, tombent quelquefois dans un grand état de défaillance, avec diminution du pouls, pâleur de la face, dilatation des pupilles et refroidissement des extrémités. Cet état s'accompagne de quelques vertiges et constitue le premier degré de narcotisme. D'autres individus, au contraire, d'un tempérament plus fort, mais plus irritables, sont dans un état continuel d'agitation et d'insomnie; tourmentés de rêves et de vertiges continuels et très-fatigans, leur pouls est accéléré, leur respiration anxieuse pendant toute la durée de l'action des sels de morphine. Si ces sels ont été administrés brusquement à haute dose, les accidens sont encore portés à un plus haut degré, et sont alors ceux de l'empoisonnement par narcotisme. Si les sels de morphine ne sont donnés à haute dose que par degrés et long-temps continués, alors les fonctions digestives s'affaiblissent, l'individu maigrit et tombe dans un état de langueur et de dépérissement.

La narcotine, ou principe de Derosne, a été peu mise en usage par les médecins; les expériences les plus nombreuses ont été faites par M. Bally à l'hôpital de la Pitié. D'après ses observations, la narcotine pure n'a aucun effet remarquable sur l'homme. M. Bally en a donné à des doses énormes, trente, quarante, cinquante, soixante grains et plus. Un jeune homme de dix-neuf ans en a pris cent quarante grains dans un même jour, et n'a éprouvé d'autre inconvénient que quelque légers vertiges passagers. Le même expérimentateur a employé la narcotine dissoute dans l'acide acétique qui, d'après les expériences de MM. Orfila et Magendie, fait ordinairement périr les chiens à la dose de vingt-quatre à trente grains avec des symptômes analogues à ceux que produit le camphre. M. Bally l'a essayée par degrés sur onze individus; plusieurs en ont pris jusqu'à quarante grains; un seul d'entre eux a éprouvé quelques vertiges. M. Bally a également essayé sur l'homme les solutions de narcotine dans l'acide hydrochlorique. Il en a donné jusqu'à soixante-dix grains par jour; la plupart ont ressenti quelques effets à la dose de vingt à trente grains : les yeux étaient brillans, les pupilles contractées, les malades se plaignaient d'avoir des vertiges. L'un d'eux qui avait pris soixante grains de narcotine voyait tous les objets tourner autour de lui, et il se balançait involontairement. Aucun des individus sur lesquels on a employé la narcotine n'a éprouvé de calme ni de somnolence; quelques-uns se sont plaints de sécheresse dans la gorge et de soif, deux ou trois individus ont même vomi peu de temps après avoir pris cette solution opiacée; mais peut-être le vomissement était-il le résultat de l'amertume excessive de la solution. On n'a reconnu aucun effet particulier de la narcotine sur les organes de la circulation et de la respiration. Deux individus, après avoir fait usage de la narcotine, avaient éprouvé un sentiment d'orgasme vers l'appareil génital, ce qui avait fait penser à M. Bally que la narcotine pouvait être la cause de la vertu aphrodisiaque que l'on attribuait à l'opium; mais cet effet n'a pas été assez général et constant pour qu'on puisse en tirer cette conséquence. Il est bon d'observer que toutes les solutions employées par M. Bally étaient peu acides, et que trois gouttes d'acide hydrochlorique dans une once d'eau suffisaient pour opérer la solution de quatre grains de narcotine.

La solution huileuse de narcotine, qui est très-vénéneuse pour les chiens, ne paraît pas agir d'une manière aussi active sur l'homme, au moins d'après quelques tentatives faites par M. Bally : il observe à la vérité qu'il ne faut pas compter sur les simples essais qu'il a pu faire avec cette solution, parce qu'il l'a très-peu employée à cause de l'inconvénient qu'elle présente. La narcotine se précipite facilement dès que l'huile est refroidie.

Du principe nauséeux de l'opium. Lorry avait prétendu que l'eau distillée, chargée du principe odorant de l'opium, avait un effet narcotique. Les essais de Nysten n'avaient point confirmé cette opinion. Les expériences récentes faites par M. Orfila, et qu'il a bien voulu me communiquer, lèvent tous les doutes à cet égard. De l'eau distillée, cohobée et recohobée plusieurs fois sur six livres d'opium par M. Henry, pharmacien en chef des hôpitaux, et qui était aussi chargée que possible du principe nauséeux de l'opium, a été donnée par M. Orfila, à la dose de près de deux livres, à des chiens, sans qu'il ait pu en obtenir aucun effet. Enfin, le docteur Henelle, témoin de ces expériences, s'est décidé à prendre lui-même deux onces d'eau distillée d'opium, et il n'en a pas éprouvé le plus léger inconvénient. Ces expériences positives ne laissent maintenant aucun doute sur l'innocuité du principe nauséeux de l'opium. Il suffit cependant, pour quelques individus très-susceptibles de l'impression des odeurs, d'être exposés pendant un quart-d'heure aux émanations odorantes de l'opium, pour être affectés d'une céphalalgie très-opiniâtre.

L'opium privé complétement de morphine, de narcotine et

du principe nauséeux ne contient plus que des substances absolument inertes, et ce résidu a pu être donné à l'homme et aux animaux à haute dose sans produire aucun effet remarquable.

Il résulte donc de toutes les expériences faites avec les principes immédiats de l'opium, que c'est principalement dans la morphine que réside la propriété calmante de l'opium, et que la narcotine ne produit presque aucun effet narcotique chez l'homme, même à des doses très-élevées. Mais en quoi consiste la propriété narcotique ? Nous ne la connaissons que par ses effets que nous avons décrits en parlant de l'action de la morphine, mais nous ignorons entièrement sa nature. On a longuement discouru pour savoir si l'opium était excitant ou débilitant, si la congestion qu'il produit vers le cerveau, sur les tissus érectiles et les membranes muqueuses, était le résultat d'une simple perturbation des fonctions du système nerveux, ou d'un engorgement passif du système capillaire par suite du ralentissement de la circulation générale. On a donné sur ce fait des explications plus ou moins ingénieuses, mais toutes ces discussions n'ont conduit à aucun résultat, parce que l'opium n'est, pour la plupart des individus, ni irritant ni débilitant, mais il agit d'une manière qui lui est propre et qui n'est réellement comparable à aucune autre. La morphine modifie les fonctions du système nerveux, et par suite celles de tous les autres appareils qui en dépendent, mais avec de grandes différences qui sont toujours relatives à la susceptibilité nerveuse des individus qui sont soumis à ses effets.

2°. *Des préparations pharmaceutiques opiacées.* — D'après ce que nous avons dit précédemment sur les effets immédiats de l'opium, il s'ensuivrait que toutes les préparations pharmaceutiques plus ou moins composées devraient être rejetées de la pratique comme inutiles, et qu'il faudrait s'en tenir seulement aux sels de morphine; mais cette conséquence, qui paraît fondée en théorie, est loin d'être exacte dans la pratique; on observe en effet que la manière d'agir des différentes préparations de l'opium n'est pas toujours en raison de la proportion des sels de morphine qu'elles peuvent contenir; ainsi un grain d'extrait aqueux d'opium calme ordinairement autant qu'un tiers de grain d'acétate de morphine, et cependant il n'y a pas à beaucoup près un tiers de grain de sel de morphine dans un grain d'extrait, ce qui prouve que les sels naturels de morphine sont plus actifs que les sels factices, ou que la narcotine associée aux sels de morphine et aux autres principes de l'opium n'est pas sans effet dans l'emploi des différens extraits d'opium; aussi quoique dans beaucoup de cas les sels de morphine déterminent un effet narcotique très-prompt et très-évident, on observe aussi qu'il sont quelquefois sans effet sur certains individus, et que d'autres fois ils provoquent chez quelques individus un véritable état de narcotisme, tandis que des quantités proportionnées d'extrait d'opium calment sans avoir ces inconvéniens. On remarque aussi que, parmi telle ou telle préparation opiacée, l'une calme beaucoup mieux que l'autre certains individus, sans qu'on puisse rendre d'autres raisons de cette différence que par l'idiosyncasie. Malheureusement nous n'avons point de moyens d'apprécier d'avance la différence de ces effets; mais les résultats n'en sont pas moins incontestables. Il est d'ailleurs quelquefois nécessaire de varier l'emploi des préparations opiacées dans les maladies où il faut faire usage de l'opium pendant long-temps et à fortes doses, parce que les malades s'habituent facilement à l'usage des mêmes moyens. Le praticien ne doit donc pas rejeter légèrement toutes les préparations composées d'opium; mais il doit faire un choix et chercher à saisir les circonstances où une préparation est préférable à telle autre. Ces préparations sont plus ou moins simples ou composées; tantôt elles sont formées avec les sels de morphine seulement, tantôt avec les principes de l'opium réunis, ou bien enfin avec l'opium associé à beaucoup d'autres substances médicamenteuses différentes.

Des préparations pharmaceutiques opiacées qui ont les sels de morphine seuls pour base. — Les sulfate, hydrochlorate et acétate de morphine, qu'on prépare en unissant directement les acides sulfurique, hydrochlorique et acétique à la morphine, comme il a été indiqué à l'article qui concerne cette substance, peuvent être administrés à la même dose, d'un à deux grains, soit sous forme solide et en pilules, soit sous forme liquide, en potion ou en julep, en lavement et par la peau en dissolution dans l'huile. On donne les sels de morphine en pilules, lorsque l'estomac ne peut supporter les liquides, et surtout les liquides amers; mais ils agissent en général plus facilement à l'état liquide, et sont de cette manière plus promptement absorbés.

On prépare avec ces sels un sirop de morphine, en mettant dans une livre de sirop quatre grains d'un des sels de morphine. Ce sirop contient alors un quart de grain de sel de morphine par once. M. Barbier trouve avec raison cette proportion trop petite et désire qu'elle soit doublée. M. Magendie conseille une forte solution de sels de morphine pour remplacer les gouttes de Rousseau; il fait dissoudre seize grains d'acétate de morphine dans une once d'eau distillée, et pour que le sel ne se précipite point, il ajoute à cette solution trois ou quatre gouttes d'acide acétique et un gros d'alcohol; cette solution se donne depuis la dose de six jusqu'à vingt-quatre gouttes. Pour remplacer la préparation du docteur Porter de Bristol, qui est un mélange de citrate de morphine associé à la narcotine et à la plupart des autres principes de l'opium, M. Magendie a proposé un citrate pur de morphine qu'il prépare avec seize grains de morphine et huit grains d'acide citrique dans une once d'eau distillée animée d'alcohol; on donne de six à vingt-quatre gouttes de cette solution dans un liquide non alcalin.

Des diverses préparations opiacées dans lesquelles tous les principes de l'opium sont réunis.—Ces préparations sont ou solides ou liquides. Les solides ou extraits d'opium sont assez nombreux : l'extrait aqueux ordinaire, *laudanum opiatum*, improprement nommé extrait gommeux, se prépare en faisant simplement dissoudre l'opium du commerce dans l'eau; on passe ensuite la liqueur, et on fait évaporer en consistance d'extrait. Dans l'extrait de Cartheuser, après avoir fait dissoudre l'opium dans l'eau, et avoir passé la solution dans une étamine, on laisse reposer deux jours, on filtre sur le papier Joseph pour séparer de l'extrait une pellicule de couleur irisée et d'une odeur nauséeuse; on fait évaporer de nouveau, on filtre encore au papier Joseph, et enfin on évapore en consistance d'extrait : il est presque dépouillé de la partie vireuse de l'opium. Baumé avait conseillé de préparer l'extrait d'opium par digestion, et il faisait pour cet effet chauffer la solution d'opium dans une grande quantité d'eau pendant six mois. L'extrait par digestion était comme le précédent dépourvu de l'arome de l'opium, mais il contenait tous les autres principes, et de plus, une petite quantité de sel calcaire provenant de l'évaporation d'une grande quantité d'eau. L'extrait fermenté de M. Deyeux diffère des précédens, en ce que le méconate de morphine est changé en acétate à cause de la fermentation acétique qui s'établit. Il contient en outre les élémens du ferment de la bierre, qu'on emploie dans ce procédé; on prépare encore dans les pharmacies un autre extrait d'opium par fermentation connu sous le nom de *Langelot*. On fait fermenter pendant un mois six gros d'extrait aqueux d'opium dans deux livres de suc de coing; on filtre et on évapore ensuite le liquide. Tous ces extraits, qui agissent à peu près de la même manière, sont employés depuis la dose d'un demi grain jusqu'à celle de deux ou trois grains.

M. Robiquet, persuadé, d'après M. Magendie, que la partie irritante de l'opium réside principalement dans la narcotine, a pensé qu'en privant l'extrait d'opium de ce principe à l'aide de l'éther, qui le dissout parfaitement, on pourrait obtenir un extrait beaucoup plus calmant. Cet extrait, qui se donne à la même dose que les autres, paraît, en effet, chez quelques individus, jouir de propriétés plus douces, et procurer du sommeil sans agitation; mais cette différence n'est pas constante pour le plus grand nombre : au reste, d'après les expériences de M. Bally, que nous avons rapportées, la narcotine paraît avoir peu d'action sur l'homme, et d'ailleurs, l'extrait de M. Robiquet n'est pas, à beaucoup près, dépouillé entièrement de narcotine, comme l'a très-bien observé M. Pelletier. M. Magendie a essayé le résidu de l'extrait aqueux d'opium traité par la magnésie pour en obtenir la morphine d'après le procédé de M. Robiquet. Ce résidu contient encore une très-petite proportion de morphine, plus, tous les autres principes de l'opium et une sorte de méconate, de magnésie. M. Magendie s'est assuré que, sur l'homme et les animaux, ce résidu n'est point sans action, et il a reconnu que quatre à cinq parties de cet extrait produisent à peu près autant d'effet qu'une partie d'extrait aqueux ordinaire. Ce fait très-remarquable prouve que la narcotine associée à une petite quantité de morphine et aux autres principes contenus dans l'opium, agit beaucoup mieux que la narcotine pure.

Des solutions d'opium.—La solution aqueuse du professeur Chaussier est faite avec une once d'opium brut dissout dans neuf onces d'eau distillée; on filtre et on ajoute un peu d'alcohol : huit à dix gouttes de cette solution contiennent à peu près un grain d'opium.

La teinture d'opium est le résultat de la solution de l'extrait aqueux dans l'alcohol affaibli ; vingt gouttes de cette teinture équivalent à un grain d'opium.

Le vin d'opium par fermentation, connu sous le nom de *laudanum de Rousseau* ou *gouttes de Rousseau*, se prépare avec une forte solution d'opium dans l'eau et du miel, qu'on laisse fermenter pendant un mois. On y ajoute quelquefois du levain de bierre pour faciliter la fermentation. Le laudanum de Rousseau contient toute la morphine, privée du principe nauséeux, et en solution dans un liquide alcoholique. M. Pelletier pense que la narcotine est peut-être en partie décomposée par la fermentation. Les procédés à l'aide desquels on prépare les gouttes de Rousseau ne sont pas tous précisément les mêmes; mais d'après celui du Codex, sept gouttes de cette solution contiennent un grain d'opium. Quelques praticiens conseillent l'eau distillée sur le laudanum de Rousseau, et cette préparation paraît, en effet, jouir de quelques propriétés calmantes, ce qui est dû vraisemblablement à la petite quantité de méconate de morphine que l'alcohol du vin peut entraîner dans la distillation.

Une préparation très-usitée est le sirop d'*opium* ou sirop *diacode* réformé, qu'il ne faut pas confondre avec le sirop de *pavot. Voyez* ce mot. Le sirop d'opium se prépare avec l'opium, l'eau et la cassonade, réduite à l'état de sirop. Une once de ce sirop contient environ deux grains de tous les principes de l'opium ; il prend le nom de sirop de karabé, quand on y ajoute par livre un scrupule d'esprit de succin non rectifié.

Des préparations dans lesquelles l'opium est associé avec d'autres substances médicamenteuses.—On associe l'opium avec des excitans, des toniques ou des astringens, qui en modifient les propriétés. Parmi ces combinaisons, on distingue les pilules dites de cynoglosse, les thériaques, le diascordium et le laudanum de Sydenham. Les pilules de cynoglosse contiennent à peu près un huitième d'extrait d'opium et autant de semences de jusquiame ; parmi les autres substances qui se trouvent en certaine proportion dans ce composé, la racine et le sirop de cynoglosse sont à peu près insignifians; et les autres substances excitantes, telles que l'anis, l'encens, le costus et le safran y entrent dans de si petites quantités, que leur action est à peu près insensible ; quatre grains de cynoglosse contiennent environ un demi-grain d'opium.

La thériaque, quoique réformée, est encore un médicament beaucoup plus composé que le précédent. L'opium y est associé à beaucoup de substances toniques et excitantes, telles que la gentiane, la cannelle, le gingembre, le scordium, le poivre long : il entre dans cette composition informe environ un grain d'opium par gros de thériaque. Le diascordium, autre électuaire composé de substances excitantes et astringentes, amalgamées avec le bol d'Arménie, contient un peu moins d'opium que la thériaque, et est employé comme elle à la dose d'un à deux gros : le laudanum, dit de Sydenham, se prépare en faisant dissoudre et infuser pendant douze à quinze jours de l'opium, du safran, de la cannelle et du girofle dans du vin d'Espagne : on passe ensuite, et on fait filtrer la liqueur. Cette solution contient les sels de morphine, et est dépouillée de la plupart des parties inertes, telles que le caoutchouc, la fécule, de sorte que ce médicament est un des opiacés les plus purs; vingt gouttes de ce laudanum équivalent à peu près à un grain d'opium.

Toutes les préparations pharmaceutiques que nous venons d'indiquer peuvent être administrées seules, ou entrer comme élément dans beaucoup d'autres préparations plus composées. On peut les donner sous forme de pilules, de potions, de linimens, d'injections ou de lavemens.

3° *De l'emploi thérapeutique des préparations opiacées.* — Les avantages thérapeutiques de l'opium, beaucoup trop préconisés par quelques praticiens, mais aussi peut-être infiniment trop décriés par d'autres, sont dus aux effets immédiats que détermine cet agent médicamenteux administré à petites doses. Ces effets peuvent se réduire à trois principaux : l'opium émousse et pervertit la sensibilité, et jette dans un état de calme ou de somnolence. Il diminue les sécrétions des systèmes capillaires intérieurs, et particulièrement les sécrétions des membranes muqueuses; enfin, il augmente l'action de la peau et favorise la transpiration insensible et la sueur. La médication narcotique est essentiellement fondée sur ce triple résultat, et dans les cas mêmes où le médecin se propose de ne mettre en jeu qu'un des effets principaux de l'opium, celui d'émousser, par exemple, la sensibilité, pour produire un état sédatif, cependant il ne peut obtenir ce résultat séparément des deux autres. C'est aussi de ces effets principaux que découlent pour le praticien les indications et les contre-indications générales, dans l'emploi des opiacés.

Comme moyens calmans ils conviennent essentiellement dans toutes les maladies très-douloureuses, qui s'accompagnent de flux excessifs ou de sécrétions trop abondantes. Ils sont également recommandables, comme palliatifs, dans les maladies incurables, avec destruction de tissus accompagnée de douleur. Un des effets principaux des opiacés, en agissant sur le système nerveux, étant de déterminer une sorte de congestion cérébrale, ils sont en général contre-indiqués, chez les individus qui ont le cou court, la face vultueuse, et sont habituellement affectés de céphalalgie. Ils sont, par la même raison, défendus à ceux qui sont sujets à des hémorrhagies nasales, aux apoplectiques, aux épileptiques et aux enfans à grosses têtes, qui sont sous l'influence d'un travail de dentition pénible. Au reste, les indications et contre-indications générales relatives aux opiacés sont, comme pour tous les agens médicamenteux, subordonnées aux cas particuliers, et par conséquent à l'idiosyncrasie et à la nature de la maladie. C'est principalement dans les maladies des organes gastro-intestinaux que l'opium agit avec le plus d'efficacité. Il n'est point de moyens plus recommandables pour arrêter certains vomissemens idiopathiques nerveux; il est même employé avec succès dans les vomissemens qui dépendent du ramollissement de l'estomac. Plusieurs praticiens, et en particulier M. Cruveilhier, le recommandent spécialement dans cette maladie assez commune chez les enfans du premier âge.

On a proposé l'opium dans certaines inflammations aiguës de l'estomac. M. Husson, d'après M. Hernandez, pensait même que ce moyen thérapeutique était très-utile dans la curation des fièvres bilieuses. Il a administré lui-même avec succès le laudanum à la dose de deux gros, dans deux cas de gastrite légère; mais une troisième malade a succombé, dans un état de narcotisme, par suite de l'emploi de ce moyen. Cette expérience malheureuse est donc loin d'être favorable au traitement des fièvres bilieuses par le laudanum. Sans doute quelques gastrites légères, trop souvent prises pour des fièvres bilieuses, peuvent bien, comme des embarras gastriques et comme de légères entérites, céder à l'usage de l'opium; mais cette médication dangereuse n'est pas comparable à la méthode plus sûre, quoique moins prompte, qu'on emploie ordinairement. Quant au traitement des vraies fièvres bilieuses, beaucoup plus rares dans notre climat qu'on ne le pense communément, il n'est pas douteux que la méthode de Stoll est encore la meilleure, et que l'opium, dans ce cas, ne peut qu'être nuisible.

Autant l'opium convient peu dans les fièvres bilieuses, où il est nécessaire d'évaquer, autant il est utile dans la dysenterie, où il est pressant de modifier la sensibilité des organes intestinaux et d'arrêter les évacuations qui en dépendent. Le traitement de la dysenterie par l'opium après l'usage des saignées, ou même dès le début de la maladie, lorsque l'inflammation n'est pas très-intense, méthode déjà employée par Sydenham et par plusieurs anciens praticiens, appuyée de nouveaux faits par le docteur Latour, est maintenant confirmée par la pratique journalière de tous les hommes de l'art. Mais c'est surtout dans les flux gastro-intestinaux, et particulièrement dans le choléra-morbus, la lienterie et la diarrhée non-inflammatoire, qu'on observe les grands avantages de l'opium, et qu'on peut dire que ce médicament héroïque ne peut être remplacé par aucun autre. Cet agent thérapeutique triomphe même souvent des phlegmasies lentes du gros intestin; beaucoup de colites chroniques ne cèdent qu'à ce moyen; j'ai même vu des suppurations abondantes du colon guérir par l'usage seul de l'opium continué à haute dose et pendant long-temps.

Les opiacés ne sont pas moins précieux dans le traitement des névroses et des névralgies intestinales, comme dans la crampe de l'estomac, la colique nerveuse. On associe avec avantage l'opium aux toniques, aux amers, aux astringens, comme dans la thériaque, le diascordium, quand une gastrodynie ou une gastralgie non inflammatoire survient chez un individu faible ou épuisé par un flux diarrhéique ou par des pertes abondantes, comme à la suite des couches.

On doit faire en général une grande attention à l'état des organes de la circulation, lorsqu'on administre l'opium. Un pouls vibrant, accompagné de fréquence et de beaucoup de réaction, ou un pouls très faible et lent s'opposent également à l'emploi de l'opium, même quand il serait indiqué par la nature de la maladie, parce que les opiacés ne peuvent qu'aggraver ces deux états morbides de la circulation. Mais si le pouls est simplement accéléré et serré par suite d'une douleur vive ou d'une cause irritante portée sur le cœur ou sur les gros vaisseaux, c'est alors que l'opium peut être employé avec avantage. Les lésions directes des organes de la circulation réclament rarement par elles-mêmes l'emploi des narcotiques; cependant ils peuvent être très-utiles dans quelques cas d'anévrysme du cœur ou des gros vaisseaux. Lorsque quelques douleurs rhumatismales ou quelques névroses ajoutent à l'anxiété de la respiration et entretiennent une dyspnée douloureuse, on associe alors avec avantage les diverses préparations d'opium, et surtout les sels de morphine, tantôt à la digitale, d'autres fois à l'acétate de plomb. J'ai vu des effets vraiment admirables de cette médication composée. Les opiacés sont au contraire ordinairement nuisibles dans les anévrysmes avec débilité et infiltration séreuse.

Dans les maladies aiguës du poumon, principalement dans le catarrhe et la pneumonie, lorsque les symptômes inflammatoires sont calmés, mais que l'irritation s'oppose à l'expectoration, les préparations d'opium peuvent être employées avec avantage. Elles sont également recommandables dans le catarrhe chronique lorsque l'expectoration est excessive et qu'il est nécessaire de la réprimer et même de la tarir. Mais c'est principalement dans les maladies organiques du poumon que l'opium rend les plus grands services en calmant les angoisses de la toux et en procurant le sommeil. Une foule de sirops décorés du nom pompeux de pectoraux ne doivent leur grande réputation qu'à l'opium qu'ils contiennent.

Les maladies du système nerveux et des sens réclament quelquefois l'emploi des opiacés. Certaines céphalalgies nerveuses sans fièvre cèdent à des frictions opiacées ou à l'extrait aqueux d'opium appliqué aux tempes ou à la nuque. J'ai même vu l'opium réussir dans quelques cas de fièvres ataxiques franches, et calmer alors la céphalalgie et le délire; mais l'emploi de ce moyen thérapeutique exige dans ce cas beaucoup d'expérience et de discernement, et ne peut être employé que lorsque les désordres nerveux sont sans inflammation : il serait évidemment nuisible dans toutes les encéphalites et méningites. On a recours à des collyres opiacés non-seulement pour calmer les douleurs qui accompagnent certaines ophthalmies, mais encore pour réprimer les inflammations de la conjonctive; c'est ainsi qu'on a vu le laudanum de Sydenham triompher quelquefois de certaines ophthalmies rebelles à tous les autres moyens. Les opiacés sont aussi employés avec avantage dans les névralgies de l'oreille, de la face et même dans les stomatites et les otites. Les maladies douloureuses des organes locomoteurs, particulièrement les rhumatismes et la goutte, exigent souvent l'emploi des narcotiques à l'intérieur et à l'extérieur, non-seulement pour engourdir la douleur et procurer du sommeil, mais encore pour faciliter une douce diaphorèse qui contribue à accélérer la solution de la maladie. La poudre de Dower doit sa propriété diaphorétique à l'opium.

L'opium n'est pas moins recommandable tant à l'intérieur qu'à l'extérieur dans les affections douloureuses du système osseux et lymphatique. On ajoute avec beaucoup de succès les médicamens opiacés aux anti-syphilitiques, et cette méthode mixte offre de grands avantages dans quelques cas particuliers.

Parmi les maladies qui nécessitent l'emploi des opiacés, on ne peut oublier les cancers de l'utérus, de la vessie et du rectum. Les douleurs atroces auxquelles sont souvent en proie les malades ne peuvent être modérées que par l'opium administré à l'intérieur, à fortes doses, ou injecté directement dans les cavités malades. Quoique cet agent thérapeutique n'agisse alors que comme palliatif, il n'en est pas moins extrêmement précieux pour le praticien qui doit chercher encore à calmer les douleurs, lors même qu'il ne peut plus se flatter de guérir. C'est vraiment dans ces maladies désespérantes qu'on peut dire avec quelques anciens qu'il faudrait renoncer à l'exercice de l'art si l'opium n'existait pas. (GUERSENT.)

OPOBALSAMUM, s. m. L'un des noms du baume de la Mecque, qui est une véritable térébenthine ou résine fluide, et dont nous traiterons au mot TÉRÉBENTHINES. *V.* ce mot. (A. R.)

OPODELEDOCH, s. m. *Voyez* BAUMES PHARMACEUTIQUES.

OPOPONAX ET OPOPANAX, s. m. On appelle de ce nom une gomme résine, qui nous vient de l'Orient et qu'on obtient du *Pastinaca opopanax* L. Rich. *Bot. méd.*, t. 2, p. 479, grande plante herbacée vivace, de la famille des ombellifères et de la pentandrie digynie. Cette plante croît non-seulement dans l'Asie-Mineure et la Grèce, mais en Italie, en Espagne, en Autriche, et jusque dans le midi de la France. Mais, en général, elle n'y fournit pas de gomme résine. Néanmoins on peut quelquefois en récolter en Italie, lorsqu'on emploie pour sa récolte le même procédé qu'en Orient et qui consiste à pratiquer des incisions profondes à la partie inférieure de la tige. Il s'en écoule d'abord un suc liquide et laiteux, qui par l'effet de l'évaporation se solidifie.

L'opopanax du commerce est en larmes irrégulières opaques, grasses, légères, se rompant assez facilement, d'un brun rougeâtre à l'extérieur, jaune marbré de rouge à leur intérieur. Elles ont une odeur forte et aromatique, une saveur âcre et amère. M. Pelletier, qui en a fait l'analyse, l'a trouvé composé des matériaux suivans : résine 42, 0; gomme, 33, 4; amidon, 4, 2; extractif et acide malique, 4, 4; ligneux, 9, 8; cire, 0, 3; huile volatile et perte, 5, 9. *Total* 100, 0.

Cette gomme résine jouit des mêmes propriétés chimiques et médicales, que toutes les autres substances du même genre. Elle est tonique et excitante, mais aujourd'hui elle est entièrement négligée par les praticiens. Elle fait partie de plusieurs préparations pharmaceutiques et entre autres de la thériaque. (A. RICHARD.)

OPPOSANT, adj., pris substantivement pour désigner deux muscles de la main, l'*opposant du pouce* et l'*opposant du petit doigt*.

Le premier est aplati, à peu près triangulaire, situé dans l'épaisseur de l'éminence thénar. Il se fixe, en dedans, au ligament annulaire antérieur du carpe; en dehors, à l'os trapèze, et plus profondément à une cloison aponévrotique qui le sépare du petit fléchisseur. De ces divers points d'attache, les fibres charnues se portent successivement tout le long du bord externe du premier os du métacarpe, auquel elles s'insèrent, et quelquefois en haut, un peu au tendon du muscle grand abducteur. Ce muscle est recouvert par le petit abducteur, et latéralement par la peau : il recouvre le côté antérieur du premier os du métacarpe et son articulation avec l'os trapèze; il est également appliqué sur le muscle petit fléchisseur avec lequel il est souvent intimement uni. Le muscle opposant du pouce imprime au premier os du métacarpe un mouvement de rotation qui oppose le pouce aux autres doigts.

Le muscle *opposant du petit doigt*, qui est plus petit que le précédent, a d'ailleurs une forme et une disposition analogues; il est situé dans l'éminence hypothénar : ses fibres s'attachent au ligament antérieur du carpe et à l'apophyse unciforme, et se terminent tout le long du bord interne du cinquième os du métacarpe. Ce muscle est recouvert par une expansion aponévrotique du muscle cubital postérieur et par l'adducteur et le court fléchisseur du petit doigt; il est appliqué sur le tendon du fléchisseur commun qui se rend au petit doigt, sur le muscle interosseux correspondant et sur le dernier os du métacarpe. Ses usages sont de porter cet os en devant et en dehors, et d'augmenter ainsi la concavité de la paume de la main.

(MARJOLIN.)

OPPRESSION, s. f., *oppressio;* sensation d'un poids qui empêcherait la dilatation de la poitrine; c'est un synonyme de dyspnée. — On a employé le mot oppression dans un sens métaphorique, en disant *oppression des forces*, pour désigner un état de faiblesse, d'accablement, dans lequel on suppose que les forces sont détruites par leur propre excès, comme dans le cas des fièvres dites inflammatoires, dans le début des phlegmasies aigues. *Voyez* FORCES.

OPTIQUE, s. f., *optice;* partie de la physique qui traite de la LUMIÈRE. *Voyez* ce mot.

OPTIQUE, adj., *opticus*, qui est relatif à l'œil ou à la vision.

OPTIQUES (nerfs). Ces deux cordons nerveux constituent la seconde paire, et sont remarquables par le trajet assez long qu'ils parcourent dans le crâne avant de pénétrer dans l'orbite où ils s'unissent presque immédiatement au globe de l'œil. On a cru long-temps qu'ils tiraient leur origine des couches optiques, mais on sait aujourd'hui que, chez l'homme et tous les mammifères, ils communiquent avec la moelle alongée, d'abord par un filet assez considérable qui remonte des tubercules quadrijumeaux postérieurs jusqu'à une petite saillie nommée corps genouillé interne; en second lieu, par un autre filet qui descend plus extérieurement de la lame superficielle de la couche optique, et qui se termine également à une petite saillie placée en dehors de la précédente, et qu'on nomme *corps genouillé externe*.

Ces deux filets se réunissent pour former le tronc du nerf optique qui se porte en devant et en dedans, en se contournant sur le prolongement antérieur de la protubérance cérébrale; il est d'abord large, aplati, il se rétrécit ensuite, s'arrondit, et au-dessus de la selle turcique, il se réunit à celui du côté opposé en formant une commissure assez large. On a prétendu que les deux nerfs s'entrecroisaient dans ce point, de telle sorte que celui de droite passait à gauche et *vice versâ;* mais cette disposition, qui est à la vérité très-évidente chez les poissons et les reptiles, n'existe pas chez l'homme; il paraît que l'entrecroisement n'est que partiel, et que quelques-unes des fibres du côté interne du nerf effectuent la décussation, de sorte que chaque nerf au-delà de cette décussation est formé d'une partie des filets du nerf du côté opposé, plus de celles qui le composaient primitivement. Les deux nerfs optiques, après leur réunion, se séparent, s'écartent l'un de l'autre, et pénètrent dans la cavité orbitaire par le trou optique avec l'artère ophthalmique; ils se rendent à la partie postérieure du globe oculaire, se rétrécissent en entrant dans cet organe pour former l'expansion nerveuse désignée sous le nom de *rétine.* Suivant Morgagni et certains anatomistes, cette membrane nerveuse n'est pas fournie par le nerf optique.

La structure du nerf optique présente quelques particularités, quoique dans le fond elle soit la même que celle des NERFS en général : M. Home a reconnu que les filamens médullaires dont ce nerf est composé vont en augmentant de nombre, et en diminuant de volume, de l'origine à la terminaison. Indépendamment de son névrilème, ce nerf est enveloppé par un prolongement de la dure-mère, qui le recouvre jusqu'à la partie postérieure du globe de l'œil.

OPTIQUE (trou). Ouverture arrondie, située à la base des petites ailes du sphénoïde, et correspondant au sommet de la cavité orbitaire : elle donne passage au nerf optique et à l'artère ophthalmique. (MARJOLIN.)

OR, s. m., *aurum.* Métal rangé dans la sixième classe (*voy.* MÉTAL) et regardé par les anciens comme le *roi des métaux.* On le trouve particulièrement au Pérou, au Mexique, au Brésil; il existe aussi en moindre quantité en Transylvanie, en Sibérie, en Afrique, près du Sénégal vis-à-vis Madagascar. Il est presque toujours à l'état natif, ou combiné avec un peu d'argent, de cuivre et de fer; on ne le rencontre guère que dans les terrains d'alluvion et le lit des rivières; il est peu de terres qui n'en contiennent quelques atomes, et l'on sait que Berthollet en a retiré une petite quantité de la cendre des végétaux. *Propriétés physiques et chimiques.* L'or est solide, jaune, brillant, excessivement ductile et malléable, peu dur et doué d'une grande ténacité; sa pesanteur spécifique est de 19, 257. Il entre en fusion à 32° du pyromètre de Wedgwood, et peut cristalliser si on le refroidit lentement : il se volatilise si on le chauffe davantage. Il n'agit point sur l'air ni sur les corps simples non métalliques, excepté sur le *phosphore* avec lequel il forme un phosphure, et sur le *chlore* qui le dissout même à froid; il est vrai qu'il existe un *iodure d'or*, mais il n'est pas le résultat de l'action directe de l'iode sur l'or. Aucun des *acides* formés d'oxygène et d'un autre corps, n'attaque l'or; parmi les hydracides, l'acide hydrochlorique pur le dissout lorsqu'il est en feuilles, d'après M. Proust. L'*eau régale* le dissout rapidement. Une partie et 9/10 d'or n'exigent pour se dissoudre, qu'un mélange de 8 parties d'acide hydrochlorique à 22 degrés de l'aréomètre et de 2 parties d'acide nitrique à 40 degrés; il est évident que dans ce cas, l'or est oxydé par l'oxygène de l'acide nitrique, et dissous par l'acide hydrochlorique, aussi se dégage-t-il du gaz deutoxyde d'azote (gaz nitreux).

L'or est susceptible de former des alliages importans. Combiné avec le neuvième de son poids de *cuivre*, et un atome d'argent, qui se trouve naturellement uni à l'or, il constitue la monnaie; les divers instrumens et ustensiles d'or sont également composés de ces deux métaux, mais dans des proportions différentes. Allié à huit fois son poids de *mercure*, il fournit un amalgame mou, qui sert à dorer le cuivre et l'argent; il suffit pour cela, après l'avoir appliqué sur le morceau que l'on veut dorer, de chauffer pour volatiliser le mercure, de frotter sous l'eau la pièce ainsi dorée, et de la polir.

L'*extraction* de l'or se fait par des procédés divers. Si le métal est mêlé avec du sable ou avec une gangue, on le lave sur des planches inclinées; l'eau entraîne toutes les parties terreuses et laisse l'or sur les planches : on l'amalgame avec du mercure pour le séparer d'un peu de sable, et on chauffe dans des vaisseaux fermés; le mercure se volatilise et l'or reste. Si la mine est un *sulfure aurifère*, on la grille pour en séparer le soufre, puis on la soumet à la coupellation après l'avoir fait fondre avec du plomb d'œuvre. Si le sulfure est très-riche en or, on le traite directement par le mercure, et on distille l'amalgame.

OR (oxydes d'). Il existe deux oxydes d'or, suivant plusieurs chimistes. Le *protoxyde* vert, pulvérulent, composé de 100 parties de métal et de 4, 02 d'oxygène, serait le résultat de la décomposition du protochlorure d'or par la potasse. Le *deutoxyde*, celui que l'on emploie en médecine, est brun, composé de 100 parties d'or et de 12 parties d'oxygène, décomposable par la lumière et par la chaleur en or et en oxygène, insoluble ou presque insoluble dans l'acide sulfurique; il se dissout dans l'acide nitrique concentré, d'où il peut être entièrement précipité par l'eau. On le prépare en décomposant l'hydrochlorate d'or par l'eau de baryte, à l'aide de la chaleur.

OR (hydrochlorate d'). Ce sel est le seul qui soit stable parmi ceux que l'oxyde d'or peut former, puisque le sulfate et le nitrate contiennent à peine de l'oxyde et qu'ils le laissent déposer en entier quand on les traite par l'eau. Il cristallise en prismes quadrangulaires aiguillés ou en octaèdres tronqués, d'un jaune foncé, inodores, d'une saveur très-styptique, désagréable, très-déliquescens et très-solubles dans l'eau, décomposables par le feu en acide hydrochlorique, en oxygène et en or.

La dissolution aqueuse d'hydrochlorate d'or, d'un jaune plus ou moins foncé, rougit le tournesol et tache l'épiderme en pourpre foncé : tous les corps avides d'oxygène la décomposent, et en séparent de l'or métallique; tels sont par exemple le phosphore, le gaz hydrogène, les acides hypophosphoreux et phosphoreux, le proto-sulfate de fer, le proto-hydrochlorate d'étain concentré, l'éther sulfurique, les huiles volatiles, etc. Le proto-hydrochlorate d'étain étendu d'eau, versé dans la dissolution d'or peu concentrée fournit un précipité pourpre (*pourpre de Cassius*) composé d'après MM. Proust et Oberkampf, d'or et d'oxyde d'étain. La potasse, la soude, la baryte, la strontiane et la chaux, employées en quantité suffisante, en précipitent le deutoxyde brun, surtout si on élève la température. L'ammoniaque y fait naître un précipité jaune rougeâtre floconneux, qu'un excès d'ammoniaque rend jaune serin, et qui est composé d'oxyde d'or et d'ammoniaque; c'est l'*or fulminant*. L'acide hydrosulfurique et les hydrosulfates en précipitent du sulfure d'or, chocolat foncé. L'hydrocyanate ferruré de potasse ne la trouble point; toutefois la liqueur verdit et laisse déposer au bout d'un certain temps du bleu de Prusse provenant de l'hydrocyanate ferruré. — On obtient l'hydrochlorate d'or, en dissolvant l'or en feuilles dans de l'eau régale, préparée avec 8 parties d'acide hydrochlorique à 22 degrés de l'aréomètre et 2 parties d'acide nitrique à 40; on élève la température et on fait évaporer la liqueur. Ce sel est employé dans les manufactures de porcelaine, pour obtenir le pourpre de Cassius avec lequel on colore en rose ou en violet, et l'or métallique dont on se sert pour dorer.

Propriétés médicales des préparations d'or. — Il y avait déjà long-temps que les médecins avaient renoncé à employer les préparations d'or, tant vantées par les alchimistes, lorsque M. Chrestien proposa d'y recourir de nouveau pour combattre les maladies syphilitiques et lymphatiques : l'or métallique divisé, le deutoxyde brun, le pourpre de Cassius, l'hydrochlorate d'or, seul ou mêlé avec de l'hydrochlorate de soude, telles sont les préparations qui, suivant ce médecin, doivent être mises en usage; toutefois, c'est à l'hydrochlorate qu'il faut donner la préférence. « Ce sel, dit M. Chrestien, est infiniment plus actif que le sublimé corrosif, mais il est moins irritant pour les gencives : administré à la dose d'un dixième de grain par jour, il a occasioné dans un cas une forte fièvre. L'excitation qu'il cause, restreinte dans de justes bornes, ne s'accompagne jamais de lésions notables ou même sensibles des fonctions. La bouche est bonne, la langue humectée, l'appétit se soutient, les déjections alvines n'éprouvent aucun dérangement, il n'y a pour l'ordinaire qu'une augmentation dans les urines et dans la transpiration; mais en poussant la dose trop loin, on court le risque de déterminer un éréthisme général, l'inflammation même de tel ou tel autre organe, suivant les dispositions de l'individu. La fièvre s'annonce par une chaleur insolite et soutenue de la la peau (méthode iatraleptique). » Administré à des doses plus fortes, l'hydrochlorate d'or agit comme un poison irritant (*voyez* POISON). Il résulte de nombreux essais qui ont été faits à l'hôpital des vénériens que, sous l'influence des préparations d'or, les symptômes vénériens dits primitifs ont été tantôt guéris, tantôt seulement diminués, tantôt exaspérés, qu'il n'y a eu que quelques améliorations momentanées des symptômes consécutifs, qui, en général, ont paru beaucoup plus opiniâtres. D'autres médecins ont cité des exemples de carie syphilitique que les composés mercuriels n'avaient point bornée et qui a cédé à l'usage de l'hydrochlorate d'or. Quoi qu'il en soit, ce sel, que l'on a également prôné comme anthelmintique, s'administre à la dose d'un dixième de grain : pour cela, on le mêle à de l'hydrochlorate de soude, on fait évaporer et on obtient un produit que l'on associe à deux fois son poids de poudre de réglisse et d'iris de Florence. Les autres composés d'or sont délayés dans des sirops après avoir été mêlés avec des extraits végétaux ou du sucre. Si on voulait appliquer l'une ou l'autre de ces préparations à l'extérieur, on l'incorporerait dans un corps gras. (ORFILA.)

ORANGE, s. f., *malum aurantiacum* s. *aurantium*. C'est le fruit de l'oranger. (A. R.)

ORANGEADE, s. f. Boisson acidule faite avec le suc de l'orange étendu d'eau et édulcorée. *Voyez* ACIDULE et ORANGER.

ORANGER, s. m., *citrus aurantium* L. Rich. *Bot. méd.* 2, p. 694. C'est un bel arbre, conservant dans toutes les saisons son feuillage toujours vert, et qui, primitivement originaire de la partie orientale de l'Asie, a été successivement introduit dans toutes les contrées chaudes du globe, et jusqu'en Italie et dans le midi de la France, où il végète parfaitement en pleine terre. Plus au nord, l'oranger n'est plus qu'un arbre d'agrément que l'on est obligé d'abriter pendant l'hiver contre les rigueurs du froid, qu'il ne peut supporter impunément. Ses feuilles sont alternes, ovales acuminées, entières, glabres et luisantes sur leurs deux faces, articulées sur un pétiole d'environ un pouce de longueur et ailé sur ses deux côtés. Ces feuilles, observées entre l'œil et la lumière présentent un grand nombre de points translucides, qui sont autant de petites glandes vésiculeuses remplies d'une huile volatile très-odorante. Les fleurs sont blanches ou légèrement lavées de rose en dehors, elles forment des bouquets entremêlés de feuilles à l'extrémité des rameaux. Ces fleurs ont un calice presque plane à cinq dents, une corolle formée de cinq pétales sessiles, des étamines assez nombreuses, réunies par leurs filets en plusieurs faisceaux inégaux. Le fruit, que l'on connaît sous le nom d'*orange*, est globuleux, plus ou moins gros, composé d'une écorce ou enveloppe extérieure jaune, épaisse et rugueuse extérieurement, et d'une partie charnue qui se divise en un nombre variable de portions distinctes les unes des autres, par des cloisons celluleuses et pouvant se séparer facilement. Chacune de ces portions contient une ou plusieurs graines, dans une pulpe charnue, d'une saveur aigrelette et sucrée.

Toutes les parties de l'oranger, à l'exception de la pulpe de son fruit, sont parsemées d'un grand nombre de glandes pleines d'huile volatile, qui leur donne une odeur aromatique très-agréable. Cette odeur est surtout très-intense dans la fleur, qui répand le parfum le plus suave. Aussi, les différentes parties de l'oranger sont-elles de quelque usage dans la pratique médicale; ses feuilles sèches ou fraîches ont une saveur aromatique et amère. Trois ou quatre infusées dans une livre d'eau bouillante forment une boisson d'une saveur légèrement amère et d'une odeur aromatique, que l'on prescrit très-fréquemment, soit comme légèrement diaphorétique, soit comme calmante et antispasmodique; son emploi fréquent dans la pratique doit être attribué beaucoup moins à l'énergie qu'à l'innocuité de son action. Les fleurs de l'oranger exhalent une odeur très-forte et très-suave, que tout le monde connaît. On en retire une eau distillée connue aussi sous le nom de *naphe* et qui est un antispasmodique assez énergique. Elle entre depuis la dose d'une demi-once jusqu'à celle de deux onces dans les potions calmantes et antispasmodiques. On en fait aussi un usage très-fréquent pour aromatiser les crèmes et autres friandises.

Quant aux fruits, il faut bien distinguer l'écorce de l'orange de la chair qu'elle recouvre. La première a une saveur aromatique et amère, et jouit d'une action tonique très-prononcée; on la donne quelquefois en poudre après l'avoir fait sécher. Elle entre dans plusieurs préparations officinales, et entre autres dans le sirop, dit pour cette raison, d'écorces d'oranges, que l'on emploie à la dose d'une à deux onces. C'est avec cette partie du fruit que l'on prépare la liqueur de table, connue sous le nom de *curaçao*. Quant à la partie pulpeuse, sa saveur varie suivant que le fruit n'a pas encore acquis sa maturité ou qu'il est arrivé à son état parfait. Dans le premier cas, elle est acide et peut remplacer les citrons ou limons dans leurs usages économiques ou médicaux. Dans le second cas, l'acide citrique est en moindre quantité ou du moins se trouve tellement masqué par le principe sucré, qu'il est fort peu sensible. Une bonne orange bien mûre de Malte, de Palerme ou des Açores est à peine acidule, et est fort douce. Le suc d'orange est tempérant et rafraîchissant. On l'emploie, soit à faire des boissons analogues aux limonades et qu'on nomme *orangeades*, soit à préparer un sirop très-agréable, qui, convenablement étendu d'eau, forme une tisane très-rafraîchissante, que l'on peut prescrire dans le cas d'inflammation des organes de la digestion. On se sert aussi des oranges dans certaines maladies où il est essentiel de ne pas introduire une quantité marquée de liquide dans les organes de la digestion, comme, par exemple, dans le cas d'engouement ou d'étranglement d'une hernie.

Quelques quartiers d'orange, dont le malade exprime le suc, suffisent pour apaiser la soif en rafraîchissant l'intérieur de la bouche. Le suc de l'orange bien mûre est susceptible de la fermentation alcoholique. Dans les pays où ce fruit est très-abondant, on en prépare une sorte de vin, d'une saveur agréable, mais qui ne peut pas être conservé long-temps. (A. RICHARD.)

ORANGERS (famille des), *Aurantiæ*, s. f., pl. On donne ce nom à un groupe ou famille naturelle de végétaux ayant pour type l'oranger et le citronnier, et appartenant à la classe des plantes dicotylédones, polypétales à étamines hypogynes. Les plantes qui composent cette famille sont des arbres ou des arbrisseaux généralement d'un aspect agréable, et d'un port élégant, dont les feuilles, simples ou composées toujours alternes, persistent sur les branches et y forment une verdure perpétuelle. Dans l'état de nature, les orangers sont souvent munis d'épines acérées, qui ne sont quelquefois que des jeunes rameaux avortés. Les fleurs diversement groupées et réunies à l'extrémité des rameaux sont blanches ou roses, et exhalent dans toutes les espèces ce parfum suave connu de tout le monde sous le nom d'*odeur de fleurs d'oranger.* Elles se composent d'un calice monosépale persistant, quelquefois presque plane, à quatre ou cinq lobes, d'une corolle de quatre à cinq pétales élargis et sessiles à leur base, d'étamines assez nombreuses, quelquefois seulement au nombre de dix, ayant leurs filets réunis en plusieurs faisceaux. Le fruit dans toutes les espèces est charnu, recouvert d'une pellicule épaisse et rugueuse, partagé intérieurement en un nombre variable de loges ou de quartiers séparés par des cloisons celluleuses et pouvant s'isoler les uns des autres. Un caractère important à noter dans cette famille, c'est la présence de glandes vésiculeuses remplies d'une huile volatile odorante, et qui existent dans toutes les parties des orangers, à l'exception de la pulpe du fruit.

Cette famille est très-naturelle, et par le port et par les caractères de la fructification des divers genres qui la composent. Cette analogie générale dans les formes et l'organisation se retrouve aussi dans les propriétés médicales des orangers, considérées d'une manière générale. Ainsi l'huile volatile qui est si abondante dans toutes les parties des orangers et qui y est souvent unie à un principe amer, leur donne des propriétés toniques et stimulantes, et tout ce que nous avons dit précédemment des usages des limons et des oranges peut s'appliquer à une foule d'autres arbres appartenant, comme eux, à la famille des Aurantiées. La pulpe charnue et acidule des fruits forme encore un caractère général et commun à tous les arbres de cette famille.

Le genre Thé, d'abord placé dans la même famille que l'oranger, en a été retiré pour former le type d'une famille distincte sous le nom de Théacées. *Voy.* ce mot. (A. RICHARD.)

ORBICULAIRE, adj., *orbicularis*, qui est en forme de cercle. Nom donné à deux muscles, qui entourent, l'un, l'ouverture des paupières, et l'autre, l'ouverture de la bouche.

L'*orbiculaire des lèvres* ou *labial*, est situé dans l'épaisseur des lèvres : il est composé de deux plans musculeux demi-circulaires, placés dans chacune des lèvres, et dont les extrémités s'entrecroisent entre elles aux commissures des lèvres, en se confondant avec les autres muscles qui viennent s'y terminer. Le muscle orbiculaire des lèvres est recouvert par la peau et un tissu cellulaire très-serré, qui ne contient que quelques vésicules adipeuses; il se trouve appliqué sur la membrane muqueuse de la bouche et sur les glandes buccales. Les fibres charnues les plus extérieures se continuent, à la circonférence du muscle en haut, avec celles de l'élévateur commun, de l'élévateur propre de la lèvre supérieure, du petit zygomatique, et avec quelques fibres nées de l'épine nasale; en bas, avec celles de l'abaisseur de la lèvre inférieure et de l'élévateur du menton, et latéralement avec celles du grand zygomatique, du canin, du buccinateur, et de l'abaisseur de l'angle des lèvres. Les contractions variées de ce muscle concourent à l'exécution des différens mouvemens qu'on observe dans l'ouverture de la bouche dans la préhension des alimens, la déglutition, la mastication et la prononciation.

Le muscle *orbiculaire des paupières* ou *palpébral*, situé au devant de la base de l'orbite et dans l'épaisseur des paupières, occupe presque toute la moitié des côtés de la face; il est très-mince, et formé de fibres concentriques. Ses fibres s'attachent à l'angle orbitaire interne du frontal, au bord antérieur de la gouttière lacrymale, à la partie voisine de l'orbite, et enfin, aux deux bords et à la partie antérieure d'un petit tendon fixé à l'apophyse nasale, et se bifurquent en dehors pour se continuer avec chacun des cartilages tarses. Les fibres les plus extérieures forment un ovale entier; celles qui sont comprises dans l'épaisseur des paupières, décrivent des arcs de cercle concentriques les uns aux autres. Ce muscle est en rapport antérieurement avec la peau, postérieurement avec le contour de l'orbite, le muscle surcilier, l'angle orbitaire externe, l'os de la pommette, l'extrémité du grand zygomatique, l'élévateur de la lèvre supérieure, quelquefois l'élévateur commun. Ce muscle est tout charnu, et ne présente d'autres fibres ligamenteuses que celles qui forment le tendon interne qui est situé au devant du sac lacrymal, et qui correspond dans la partie où il se bifurque avec les faisceaux charnus qui appartiennent au petit muscle observé par Duverney, décrit plus récemment par Hermer et Trasmondi, et qui s'insère au bord postérieur de la gouttière lacrymale, en passant derrière le sac lacrymal. Le muscle orbiculaire, en se contractant, rapproche les paupières l'une de l'autre en faisant rapprocher l'angle externe de l'angle interne de l'œil. (MARJOLIN.)

ORBITAIRE, adj., *orbitarius, orbitalis* : qui est relatif, qui appartient à l'orbite.

ORBITAIRES (les apophyses) ne sont autre chose que les deux extrémités de chaque arcade orbitaire. L'externe, qui s'articule avec l'os de la pommette, est plus saillante que l'interne qui est réunie avec l'os unguis. *Voyez* FRONTAL (os).

ORBITAIRE (arcade). Rebord saillant, concave, et arrondi, qui forme la partie supérieure du contour de l'orbite, et qui sépare la portion inférieure de l'os FRONTAL de la portion supérieure ou verticale du même os.

ORBITAIRE (artère). Nom sous lequel M. Chaussier désigne l'artère OPHTHALMIQUE.

ORBITAIRES (cavités ou fosses). *Voyez* ORBITE.

ORBITAIRES (les fentes) sont distinguées en supérieure et inférieure : la première porte le nom de fente SPHÉNOÏDALE, la seconde celui de fente SPHÉNO-MAXILLAIRE.

ORBITAIRE (nerf). Branche du nerf MAXILLAIRE supérieur, qui pénètre dans l'orbite par la fente spléno-maxillaire.

ORBITAIRE (trou). On désigne sous ce nom plusieurs ouvertures différentes : *le trou orbitaire supérieur*, qui livre passage au nerf frontal, et qui correspond à la réunion du tiers interne avec les deux tiers externes de l'arcade orbitaire. *Les trous orbitaires internes*, situés à la partie supérieure de la paroi interne de la même cavité, formés par la réunion de deux échancrures du frontal avec deux semblables de l'ethmoïde, sont distingués en antérieur et postérieur; le premier donne passage au filet ethmoïdal du nerf nasal et à une artériole; le second ne donne passage qu'à des vaisseaux.

ORBITE, s. m. *orbita;* cavités désignées aussi sous le nom de fosses orbitaires, et dans lesquelles les yeux sont placés. Elles sont au nombre de deux, symétriques, situées de chaque côté du nez, à la partie supérieure de la face. *Voyez* TÊTE.

(MARJOLIN.)

ORCANETTE, s. f. On donne ce nom, dans le commerce, à la racine de plusieurs plantes de la famille des Borraginées, qui fournissent un principe colorant rouge. Celle qui y est le plus généralement répandue appartient à l'*anchusa tinctoria* de Linné, qui croît non-seulement dans le Levant, mais aussi dans les provinces méridionales de la France. Les racines de l'*echium rubrum,* du *lithospermum tinctorium* se trouvent aussi dans le commerce sous le même nom d'orcanette. Cette racine est en général de la grosseur du doigt, composée d'une écorce brune et ridée à l'extérieur, rougeâtre en dedans; le corps ligneux est fibreux et également rougeâtre. L'orcanette n'a ni odeur, ni saveur marquées; son principe colorant, dont la nature a été étudiée par M. Pelletier, est insoluble dans l'eau, soluble dans l'alcohol, l'éther et les corps gras, auxquels il communique une belle couleur rouge. Mais cette couleur a peu de fixité; aussi emploie-t-on fort peu l'orcanette dans la teinture. Son usage se réduit à colorer en rose diverses pommades et entre autres celle qu'on désigne sous le nom d'*onguent rosat.* On l'emploie aussi pour donner une teinte rose à des liqueurs de table et à des sucreries. La racine d'orcanette, lorsqu'elle est fraîche, est mucilagineuse; on pourrait l'employer aux mêmes usages que celles des autres Borraginées.

(A. RICHARD.)

ORCHIDÉES, s. f. pl., *orchideæ.* Famille naturelle de plantes monocotylédones à étamines épigynes, composée de végétaux herbacés, quelquefois parasites et s'élevant en guirlande sur le tronc des autres arbres, et dont les fleurs offrent, dans la disposition de leurs parties, les formes les plus bizarres et les plus variées. Ces fleurs représentent quelquefois une grosse mouche-bourdon, d'autres fois une araignée, ici c'est un papillon, là une sorte de singe, etc. Elles offrent toutes un calice adhérent par son tube avec l'ovaire infère divisé en six sépales, dont trois extérieurs et trois intérieurs; parmi ces derniers, l'intérieur, généralement plus grand a reçu le nom de *labelle* ou *tablier*, et c'est lui qui offre principalement toutes ces variations de forme dont nous venons de parler. Des trois étamines qui sont soudées et forment une sorte de colonne avec le style et le stigmate, les deux latérales avortent constamment, excepté dans le genre *cypripedium*, où c'est l'étamine moyenne qui ne se développe pas. Le fruit est une sorte de capsule, quelquefois charnue intérieurement, à une seule loge s'ouvrant en trois valves, et contenant des graines excessivement petites. Les Orchidées ont leur racine fibreuse accompagnée quelquefois d'un ou deux tubercules blancs et charnus, ovoïdes, arrondis ou plus ou moins divisés.

Cette famille offre assez peu d'intérêt sous le point de vue médical; mais le petit nombre d'espèces que la thérapeutique lui emprunte présentent une très-grande analogie dans leurs propriétés chimiques et médicales. Ainsi les bulbes charnus, dans toutes les espèces qui en offrent, sont essentiellement composés de fécule amylacée et d'un peu de mucilage. Ces tubercules lavés, blanchis, et desséchés, forment le salep qui nous vient d'Orient, mais que nous pouvons parfaitement préparer avec nos espèces indigènes. *Voyez* SALEP. La pulpe contenue dans l'intérieur du fruit des diverses espèces du genre vanille offre l'une des odeurs les plus suaves que l'on connaisse et qui est due à un mélange d'huile volatile et d'acide benzoïque. Cette odeur se retrouve encore dans les fleurs, et jusque dans les feuilles de plusieurs autres plantes de la même famille. *Voyez* VANILLE.

(A. RICHARD.)

ORCHIOCÈLE, s. f., *orchiocele*, de ὄρχις, testicule, et de κήλη, tumeur. On a donné ce nom à plusieurs maladies différentes du testicule et de ses enveloppes et qu'il serait difficile de spécifier.

ORCHIS, s. m. Genre de plantes de la gynandrie monandrie, qui sert de type à la famille des Orchidées. Les bulbes ou tubercules de plusieurs des espèces de ce genre sont employées à faire le salep. *Voyez* ce mot. (A. RICHARD.)

ORDONNANCE, s. f., *præscriptio*. On désigne ainsi l'ensemble des prescriptions écrites ou verbales qu'un médecin a faites à un malade sous le rapport des médicamens et sous celui du régime. Souvent on emploie le mot ordonnance comme synonyme de FORMULE.

OREILLE, s. f., *Auris*. On donne ce nom d'une manière collective à l'ensemble de toutes les parties qui constituent l'organe de l'audition, organe qui se compose d'une série de cavités plus ou moins anfractueuses, dans lesquelles les rayons sonores sont successivement reçus et réfléchis jusqu'à ce qu'ils viennent ébranler la pulpe du nerf auditif, qui est logée dans la plus profonde de ces cavités.

L'oreille est en partie contenue dans l'épaisseur de l'os temporal, et en partie saillante à l'extérieur derrière l'articulation temporo-maxillaire; sa structure est des plus complexes.

On l'a divisée en :

1° OREILLE EXTERNE OU AURICULE, *Auricula*, *Pinna Auriculæ*. On appelle ainsi le pavillon de l'oreille, que M. Chaussier nomme *oricule* et qui occupe, de chaque côté, la partie latérale de la tête, derrière la joue, au-dessous de la tempe, au-devant de l'apophyse mastoïde.

La grandeur de ce pavillon varie suivant les individus, de même que sa forme, qui est fort irrégulière, mais qu'on peut cependant, d'une manière générale, rapporter à celle d'un ovale, dont le grand diamètre serait vertical et dont la grosse extrémité serait tournée en haut. Recourbé en divers sens, comprimé de dehors en dedans, il est libre en haut, en bas et en arrière; mais en avant et en dedans il se continue avec les parties voisines.

La *face externe* du pavillon de l'oreille, ordinairement un peu tournée en avant, présente plusieurs saillies et enfoncemens notables, qui sont, de haut en bas :

A. L'*Hélix*, sorte de repli ou de bourrelet à peu près demi-circulaire, qui commence vers le milieu du pavillon, au-dessus du conduit auditif, et au centre de la conque; il se porte d'abord en avant, puis en haut, et il se recourbe en arrière pour redescendre à la région postérieure de la circonférence du pavillon, qui se trouve ainsi embrassée en grande partie par lui. Assez peu saillant et étroit à ses extrémités, l'hélix offre une largeur remarquable à sa partie moyenne; son extrémité inférieure, qui semble bifurquée, se continue en devant avec une autre éminence appelée anthélix, et en arrière avec le lobule de l'oreille, dont nous allons parler.

B. La *Rainure de l'Hélix*, espèce de sillon plus ou moins profond, plus ou moins rétréci, qui commence dans la conque, suit tout le trajet de l'hélix en dedans et au-dessous de lui, et se termine vers la branche antérieure de sa bifurcation inférieure. Une échancrure sépare d'ailleurs l'hélix du tragus; on la nomme proprement *Échancrure de l'Oreille (Incisura Auris)*.

C. L'*Anthélix*, éminence qui a son principe dans la rainure précédente, au-dessus de la conque, par une extrémité bifurquée, dont l'une des branches est supérieure, large, obtuse et oblique, et l'autre inférieure, étroite, plus saillante et horizontale. Toutes deux se réunissent ensuite pour former une seule saillie plus épaisse, mais moins longue que l'hélix, laquelle décrit une courbe dont la concavité est tournée en avant et en bas, et se termine, en s'amincissant, en arrière et au-dessus de l'antitragus, dont elle est séparée par une légère échancrure.

D. La *Fosse naviculaire* ou *scaphoïde*. C'est l'enfoncement superficiel qui sépare les deux racines de l'anthélix, et que d'autres ont appelé *Fosse innominée*.

E. Le *Tragus*, sorte de petit mamelon placé au-devant de l'orifice du conduit auriculaire, qu'il semble cacher. Sa forme est plate et irrégulièrement triangulaire; sa base se continue en haut et en bas avec le reste du pavillon; son sommet est tourné en arrière et en dehors; son bord supérieur est séparé du commencement de l'hélix par une échancrure.

F. L'*Antitragus*, autre mamelon plus petit que le précédent, situé vis-à-vis de lui en arrière, et au-dessous de l'anthélix. Il est conique; son sommet est tourné en haut et en avant.

G. La *Conque*, cavité profonde, limitée en arrière par l'anthélix, partagée en deux portions inégales par l'hélix, bornée en devant par le tragus, et en bas par l'antitragus. Sa portion supérieure, plus étroite et alongée transversalement, se continue avec la rainure de l'hélix; l'inférieure, plus large, comme triangulaire, se continue en devant et en dedans avec le conduit auriculaire.

H. Le *Lobule*, éminence molle, arrondie, d'une grandeur variable, qui termine inférieurement la circonférence du pavillon de l'oreille, et qu'on a coutume de percer pour y suspendre des anneaux.

La *face interne* du pavillon de l'oreille est inclinée en arrière; elle offre des éminences et des cavités disposées en sens inverse de celles qu'on remarque sur l'externe, à l'exception du tragus et de l'antitragus, qui n'ont rien ici qui leur corresponde. Libre dans une grande partie de son étendue, et séparée de la tête par un intervalle plus ou moins marqué, elle se continue au-devant avec la région temporale.

La peau de cette région présente une grande finesse, particulièrement au niveau des différens replis. Parsemée d'un grand nombre de follicules sébacés, elle est assez adhérente au fibro-cartilage, dont elle est séparée par un tissu cellulaire serré, qui ne contient presque point de graisse, et elle forme à elle seule le lobule. Celui-ci est d'ailleurs rempli par un amas de matière adipeuse très-fine, renfermée dans des cellules fort étroites. Au sommet et sur la face interne du tragus, elle est garnie de poils plus ou moins longs et plus ou moins nombreux, suivant les sujets; ils paraissent destinés à empêcher l'introduction dans l'oreille des corpuscules qui voltigent dans l'air.

Le *Fibro-cartilage du Pavillon de l'oreille*, par son élasticité et sa consistance, détermine les formes de la partie, et en fait véritablement la base. On y voit toutes les éminences et les cavités que nous avons décrites, avec cette différence qu'elles sont bien plus prononcées que lorsque la peau est encore appliquée sur lui : il présente de plus une légère saillie sur l'hélix, au-dessus du tragus, et, entre ces deux parties, il est coupé par une scissure que remplit un ligament, en sorte que la portion qui appartient au tragus est séparée du reste. Il éprouve encore une pareille interruption ou offre une nouvelle incisure entre l'antitragus et les extrémités réunies de l'hélix et de l'anthélix, laquelle est pareillement remplie par une substance fibreuse. En bas, ce fibro cartilage ne se prolonge en aucune façon dans le lobule; mais en dedans il se continue avec le conduit auriculaire, comme nous le dirons.

Ce fibro-cartilage, analogue à ceux des ailes du nez, de la trachée-artère, etc., a un tissu très-fin, une teinte d'un blanc jaunâtre et une grande flexibilité. Il est recouvert par un périchondre, et percé de plusieurs ouvertures pour le passage de vaisseaux sanguins.

Les *Ligamens du Pavillon de l'oreille*, qui servent à fixer le fibro-cartilage à la partie latérale de la tête, sont au nombre de trois : l'un, *supérieur*, attaché derrière la conque, au haut de la convexité qu'elle présente en ce sens, va se terminer en s'élargissant à l'aponévrose épicrânienne; un autre, *antérieur*, part de la base du tragus et de la région voisine de l'hélix, pour aller s'implanter à l'apophyse zygomatique, au-dessus de l'articulation temporo-maxillaire; le troisième, *postérieur*, va de la convexité de la conque s'implanter à la base de l'apophyse mastoïde. Tous les trois, au reste, sont plutôt celluleux que fibreux; ils sont entremêlés un peu avec les fibres charnues des muscles de la région auriculaire.

Les *Muscles du pavillon de l'oreille* sont de deux sortes : les uns, qui ont déjà été décrits au mot AURICULAIRE, servent aux mouvemens généraux de la partie; les autres, dont nous allons parler, sont placés en divers points du pavillon, sur son fibro-cartilage; ils sont toujours fort peu marqués, souvent il en manque un ou plusieurs; quelquefois même on n'en rencontre aucun. Ils déterminent des mouvemens partiels de rapprochement ou d'éloignement entre les diverses régions de l'organe. Au nombre de cinq ordinairement, on les désigne sous les noms de

A. *Muscle du tragus* (*M. tragien*, Chauss.). Assez large, fort apparent, plus constant que les autres, triangulaire, il recouvre presque entièrement la face externe du tragus, naissant de la base et se terminant au sommet de cette éminence.

B. *Muscle de l'antitragus* (*M. antitragien*, Chauss.). Moins large, mais plus épais que le précédent et aussi constant que lui, il occupe l'intervalle qui sépare l'antitragus de l'anthélix : ses fibres sont obliques. En devant, il est recouvert par la couche fibreuse dont nous avons parlé, et en arrière il répond à la peau.

C. *Grand Muscle de l'hélix* (*M. grand hélicien*, Chauss.). Long et grêle, il recouvre, dans l'espace de quelques lignes, l'origine de l'hélix au-dessus du tragus. Il est oblique en devant et plus mince dans ce sens qu'en arrière.

D. *Petit muscle de l'hélix* (*M. petit hélicien*, Chauss.). Très-mince, manquant le plus souvent, il est bien plus grêle que le précédent, et se trouve placé au-dessous et en arrière de lui sur la saillie de l'hélix qui divise la conque en deux parties.

E. *Muscle transversal* (*M. transverse de l'oricule*, Chauss.). Placé derrière le pavillon de l'oreille, il naît de la convexité de la conque, et va se perdre sur la saillie que forme postérieurement la rainure de l'hélix. Il est souvent partagé en trois ou quatre faisceaux distincts.

Les *Artères* de l'oreille externe sont fournies par les branches auriculaire postérieure, temporale et stylo-mastoïdienne. Ses

Veines leur correspondent exactement. Ses *Vaisseaux lymphatiques* se rendent dans les ganglions situés derrière la branche de la mâchoire et sur la face externe du muscle sterno cléïdo-mastoïdien. Ses *Nerfs* sont fournis par les nerfs temporal superficiel, et auriculaire postérieur, par les rameaux temporaux du facial, et mastoïdien et auriculaire du plexus cervical.

Excepté les cétacés, presque tous les mammifères présentent à l'orifice du méat auditif externe l'espèce de pavillon évasé que nous venons de décrire sous le nom de *Conque* ou d'*Auricule*. Cependant la taupe et quelques musaraignes, parmi les carnassiers ; le zemmi et plusieurs rats-taupes, parmi les rongeurs ; les pangolins, parmi les édentés ; le morse et plusieurs phoques, parmi les amphibies, sont privés de cet organe.

Chez les mammifères, au contraire, qui en sont pourvus, on observe, dans cette partie, d'infinies variétés sous le rapport de la grandeur, de la direction, de la figure, des éminences intérieures et des muscles.

2° CONDUIT AURICULAIRE, *Meatus auditorius*, sorte de canal placé entre l'articulation temporo-maxillaire et l'apophyse mastoïde, et qui s'étend depuis le fond de la conque jusqu'à la caisse du tympan dont il est séparé par la membrane du même nom. Sa longueur, qui est d'environ dix à douze lignes chez l'adulte, est toujours un peu plus grande inférieurement que supérieurement. Sa direction est oblique de dehors en dedans et d'arrière en avant; mais il est courbé dans le sens de sa longueur, de manière à présenter une convexité en haut et une concavité en bas. Plus large à ses extrémités qu'à sa partie moyenne, il offre une coupe transversale elliptique. Son extrémité interne est limitée par la membrane du tympan, oblique de haut en bas et de dehors en dedans, et c'est de là que dépend l'étendue plus marquée de sa paroi inférieure.

Le conduit auditif est formé par une portion osseuse qui appartient au temporal, par un prolongement du fibro-cartilage de la conque, et par une sorte de membrane fibreuse; la peau du pavillon se continue dans son intérieur et le tapisse. Sa portion fibro-cartilagineuse est une lame assez large, triangulaire, dont la base se continue avec celle du tragus, et avec la partie antérieure et inférieure de la conque. Recourbée irrégulièrement de bas en haut et d'avant en arrière, elle ne décrit point un cercle entier, et forme une portion de conduit que complète une membrane fibreuse, et qui est moins longue chez l'adulte que la portion osseuse. Son extrémité interne se prolonge inférieurement en pointe et ne tient au temporal que par un tissu fibreux.

Près du tragus, ce fibro-cartilage présente une fente transversale; on en observe une semblable un peu plus loin; quelquefois même, mais rarement, il en existe une troisième. Ces fentes, qu'on nomme les *Incisures de Santorini*, n'occupent qu'une portion de l'étendue de la lame fibro-cartilagineuse, et sont remplies par un tissu cellulaire fibreux; quelquefois aussi elles offrent des fibres charnues; mais on ne peut considérer celles-ci comme formant un muscle à part, ainsi que l'ont prétendu quelques anatomistes.

Une *Portion fibreuse* réunit en haut et en arrière les deux bords du fibro-cartilage, et complète le conduit dans cet endroit. Quelquefois elle est fort peu apparente; mais elle se prolonge toujours entre le fibro-cartilage et le contour du conduit auriculaire osseux, et les lie l'un à l'autre.

La *Peau du conduit auriculaire* est un prolongement de celle qui revêt le pavillon de l'oreille. Offrant d'abord la même teinte et la même épaisseur que celle-ci, elle perd de sa blancheur et de sa force à mesure qu'elle approche de la membrane du tympan, sur laquelle elle se réfléchit en formant une espèce de cul-de-sac. Un petit duvet très-fin la recouvre dans toute son étendue, et à son origine elle est garnie de poils assez longs et fort apparens. Elle présente une grande quantité de porosités, qui sont les orifices excréteurs des glandes cérumineuses. Elle adhère très-foiblement aux parties subjacentes, et leur est unie par un tissu cellulaire lamelleux : cependant son adhérence est plus marquée dans l'endroit où elle revêt la portion osseuse, et surtout en bas; mais elle se détache sans aucun effort de la membrane du tympan.

On rencontre au-dessous de la peau, dans le tissu cellulaire, en haut et en arrière du conduit auriculaire, dans l'endroit où le fibro-cartilage n'existe point, les glandes cérumineuses. Elles ont une forme sphérique ou ellipsoïde, une couleur orangée et une densité assez remarquable. Chacune d'elles a un orifice excréteur spécial qui s'ouvre dans le conduit et y verse le cérumen. Leur structure intime est au reste fort peu connue. *Voyez* CÉRUMEN.

3° OREILLE MOYENNE OU TYMPAN, *Tympanum*. On donne ce nom et ceux de *Caisse du Tympan*, *de Caisse du Tambour*, à une cavité d'une forme irrégulière et difficile à déterminer, creusée dans la base du rocher, entre le conduit auriculaire et l'oreille interne proprement dite ou labyrinthe, au-dessus de la fosse glénoïde, au-devant de l'apophyse mastoïde et de ses cellules, et derrière la trompe d'Eustachi. Sa largeur est peu marquée; mais elle est susceptible d'éprouver des variations à cause des mouvemens auxquels est sujette la membrane du tympan : elle est au reste toujours plus grande en haut qu'en bas. Son diamètre antéro-postérieur est un peu plus étendu que le vertical. Une membrane muqueuse la tapisse dans toute sa surface, et elle communique avec l'air extérieur, au moyen de la trompe d'Eustachi, placée entre elle et le pharynx. On distingue au tympan six parois, savoir une

A. *Paroi externe*. Un peu oblique de haut en bas, de dehors en dedans et de derrière en devant, elle est formée presque entièrement par la *Membrane du tympan*, espèce de cloison qui ferme l'extrémité interne du conduit auriculaire, et qui est bien distincte de la membrane muqueuse de la caisse et de la peau qui tapisse le conduit : on peut surtout en détacher cette dernière avec une grande facilité.

La membrane du tympan, présentant l'obliquité que nous venons d'indiquer, forme avec la paroi inférieure du conduit auriculaire un angle rentrant très-aigu, tandis qu'elle semble presque se continuer avec la supérieure. Sa figure est celle d'un cercle plus ou moins elliptique; son étendue est un peu plus grande que celle de l'ouverture qu'elle est destinée à boucher, d'où il résulte qu'elle est susceptible d'éprouver des mouvemens alternatifs de relâchement et de tension très-prononcés. C'est pour cela aussi qu'on la trouve ordinairement convexe dans un sens ou dans l'autre, mais le plus souvent en dedans, où elle présente constamment en outre une élévation partielle produite par la présence du manche du marteau. Cette élévation détermine un enfoncement correspondant du côté du conduit auriculaire.

La circonférence de la membrane du tympan est comme enchâssée dans la rainure dont est creusée l'extrémité interne de ce conduit.

La membrane du tympan est mince, transparente, sèche, fibreuse, dépourvue de vaisseaux sanguins dans l'état ordinaire.

Elle n'est percée d'aucune ouverture, ainsi que l'ont avancé quelques anatomistes, Rivinus autrefois, Vest et Wittmann, tout récemment encore, et elle ne permet aucune communication directe entre le tympan et le conduit auditif externe. A en croire les observations de Home, ses fibres seraient de nature musculeuse, dans certains gros animaux, l'éléphant en particulier.

Elle se racornit promptement par l'action du calorique; elle n'est point putrescible.

En haut et en bas, la paroi externe du tympan est formée par deux petites surfaces osseuses inégales.

B. *Paroi interne.* Elle est un peu inclinée en arrière et plus éloignée de l'externe supérieurement qu'inférieurement. Les objets qu'on y remarque sont

*. La *Fenêtre ovale* ou *vestibulaire du Tympan.* C'est une ouverture dont le nom indique la forme, et qui fait communiquer le tympan avec le vestibule. Son grand diamètre est horizontal; le petit est vertical. Son bord supérieur est courbé en manière de demi-ellipse : l'inférieur est presque droit. Du côté du vestibule elle est rétrécie par un petit rebord plat, fort mince, qui occupe son contour.

La fenêtre ovale est bouchée par la base de l'étrier, laquelle n'étant pas tout-à-fait assez large, est embrassée par une membrane fine qui l'unit d'une manière mobile à la circonférence de l'ouverture.

Au-dessus de la fenêtre ovale on remarque une saillie osseuse arrondie et alongée en arrière et en bas : elle indique le passage de l'aqueduc de Fallope en ce point.

**. Le *Promontoire.* C'est une autre éminence tuberculeuse, assez large, de figure variable, qui borne en bas la fenêtre ovale. Cette saillie est formée par le côté externe du vestibule et par la rampe correspondante du limaçon. Elle est bornée en arrière par un enfoncement irrégulier; en devant elle répond à l'extrémité d'une lame osseuse qui sépare la trompe d'Eustachi du muscle interne du marteau.

***. La *Fenêtre ronde* ou l'*Ouverture cochléenne du Tympan.* Placée au-dessous et un peu en arrière du promontoire, celle-ci a des dimensions moins considérables que la fenêtre ovale, et fait communiquer la rampe interne du limaçon avec le tympan. Elle est située au fond d'une cavité ou espèce de canal oblique, infundibuliforme, irrégulier, qui la soustrait en grande partie aux regards du côté du tympan. Elle n'est point ronde, comme son nom semble l'indiquer; sa forme est réellement triangulaire. Elle est fermée par une membrane spéciale qui n'est point parallèle à celle du tympan. Dans les premiers mois de la gestation elle est dirigée presqu'antérieurement; vers le temps de la naissance, elle est déjà obliquement tournée en arrière par le développement du tympan; mais ensuite elle s'incline de nouveau en dehors et un peu en bas, par l'effet de la formation des cellules mastoïdiennes, et de l'accroissement de l'apophyse qui les renferme.

C. *Paroi supérieure.* On y observe une certaine quantité de porosités qui donnent passage à de petits vaisseaux sanguins qui font communiquer la dure-mère avec lamembrane muqueuse du tympan. Elle a fort peu d'épaisseur, et ne présente rien autre chose de remarquable.

D. *Paroi inférieure.* On y voit la scissure glénoïdale par laquelle sortent la longue apophyse du marteau et la corde du tympan, et par où entrent le muscle antérieur du marteau et quelques vaisseaux sanguins.

E. *Paroi postérieure.* En haut de cette paroi, on trouve un canal court, raboteux, non tapissé d'une couche de tissu compacte, comme le sont les autres conduits osseux, obliquement dirigé en arrière et en bas, placé au-dessus de la courte branche de l'enclume, à orifice triangulaire et libre, sans aucune membrane qui le ferme. Ce canal mène dans les *Cellules mastoïdiennes*, creusées dans l'épaisseur de l'apophyse de ce nom, développées en raison directe de l'âge, et variables en nombre et en figure. Celles de la périphérie sont en général du même volume que les cellules diploïques du reste du temporal; mais, au centre, il y en a trois, quatre ou cinq beaucoup plus vastes, et quelquefois même confondues en une seule. Elles communiquent toutes ensemble; mais un prolongement de la membrane muqueuse du tympan les sépare des cellules diploïques.

Au-dessous de l'ouverture des cellules mastoïdiennes, derrière la fenêtre ovale et au bas de la saillie formée dans le tympan par l'aqueduc de Fallope, est une petite éminence creuse, conique, et plus ou moins saillante : c'est la *Pyramide* (*Eminentia pyramidalis*). Son sommet est tourné en avant et laisse sortir le tendon du muscle de l'étrier, dont le corps charnu est renfermé dans un conduit qui occupe le centre de l'éminence.

Au-dessous de la base de la pyramide est une petite ouverture qui communique avec l'aqueduc de Fallope, et par où le rameau supérieur du nerf vidien pénètre dans le tympan.

Quelquefois aussi le sommet de la pyramide tient au promontoire par un ou deux filamens osseux.

L'espace compris entre le promontoire, la fenêtre ovale et la pyramide, forme un enfoncement considérable appelé *Sinus du Tympan.*

F. *Paroi antérieure.* Elle présente une petite lame osseuse, mince, saillante, courbée sur elle-même de bas en haut, et nommée ordinairement le *Bec de cuiller* (*Processus cochleariformis*). Cette lame sépare dans toute sa longueur deux canaux situés dans l'angle rentrant du temporal qui reçoit l'épine du sphénoïde, et placés l'un au-dessus de l'autre. Le canal supérieur est arrondi, tapissé d'un périoste très-fin et rempli par le muscle interne du marteau. L'inférieur forme la portion osseuse de la trompe d'Eustachi.

Cette *Trompe d'Eustachi* (*Tuba Eustachiana; Conduit guttural de l'oreille*, Chauss.) est un conduit en partie osseux, en partie fibro-cartilagineux et membraneux, qui s'étend depuis la caisse du tympan jusqu'à la partie supérieure du pharynx. Oblique en avant, en dedans et en bas, elle a environ deux pouces de longueur, et est par conséquent plus étendue que le conduit auriculaire. Sa portion osseuse, longue de huit à neuf lignes, située au-dessus du canal carotidien, en dedans de la scissure glénoïdale et de l'épine du sphénoïde, commençant dans le tympan par un orifice assez large, est elle-même étroite et arrondie dans sa partie moyenne. Sa portion fibro-cartilagineuse augmente progressivement de diamètre, et se trouve comprimée de manière à présenter une coupe elliptique; elle se termine près de l'aile interne de l'apophyse ptérygoïde, derrière l'ouverture postérieure de la fosse nasale correspondante, par une espèce de pavillon évasé, libre, renflé, dont les bords sont appliqués l'un contre l'autre de manière à ne former qu'une fente assez peu large. Cette dernière portion de la trompe d'Eustachi, qui est placée sous la base du crâne, est entourée par les muscles péristaphylins et par du tissu cellulaire: à son orifice interne, elle est embrassée par la membrane muqueuse du pharynx.

Le *fibro-cartilage* de ce conduit, placé en dedans, aplati dans la plus grande partie de son étendue, irrégulièrement quadrilatère, courbé sur lui-même de bas en haut et de dedans en dehors, en forme d'abord toute la paroi interne, et constitue ensuite la région supérieure de la paroi externe : aussi semble-t-il résulter de la jonction angulaire de deux lames distinctes, dont l'externe est très-étroite, et même assez souvent n'existe point du tout.

Différent du fibro-cartilage du conduit auriculaire, celui-ci ne tient point à la portion osseuse par une espèce de ligament, mais il s'engrène véritablement dans ses inégalités. Près du trou déchiré antérieur, il s'identifie avec la lame fibro-cartilagineuse qui le bouche, et il adhère au milieu de l'aile interne de l'apophyse ptérygoïde, ainsi qu'à l'épine du sphénoïde, par une substance fibreuse et dense. En dehors, il donne des points d'insertion aux muscles ptérygoïdien interne et péristaphylin externe. Son bord inférieur donne attache en arrière au muscle péristaphylin interne, qui le côtoie dans le reste de son étendue, et au muscle interne du marteau.

La *portion membraneuse* de la trompe d'Eustachi forme presque à elle seule la moitié externe de ce conduit. Elle unit entre eux les deux bords du fibro-cartilage, et est essentiellement formée par un prolongement de la membrane muqueuse du pharynx, qui tapisse toute la surface intérieure de la trompe. Elle est simplement fortifiée en dehors par des trousseaux de fibres qui viennent de l'épine du sphénoïde, et de la base de l'apophyse ptérygoïde. Cette couche fibreuse donne attache à quelques portions du muscle péristaphylin externe, et s'arrête au niveau de la portion osseuse, où la membrane muqueuse s'introduit seule et se trouve appliquée sur une couche de périoste très-fin. Au reste, ce feuillet muqueux est blanc, et a une ténuité bien plus grande que celle de la membrane du pharynx, dont il paraît être une dépendance. Vers l'orifice guttural du conduit, il forme un bourrelet saillant très-épais, et contient un certain nombre de cryptes muqueuses.

La trompe d'Eustachi est constamment ouverte. Ses nerfs lui sont fournis par les rameaux palatins du ganglion de Meckel. Ses vaisseaux proviennent de ceux du voile du palais et du pharynx.

8° La caisse du tympan est traversée par une série de quatre petits os, articulés entre eux par diarthrose, mus par quelques muscles particuliers, et étendus de la membrane du tympan à la fenêtre ovale, en représentant une sorte de lévier coudé. On leur donne le nom de *Marteau*, *d'Enclume*, *d'Osselet lenticulaire* et *d'étrier*. *Voyez* ces mots.

Ces osselets de l'oreille sont presque entièrement composés de tissu compacte; le marteau, l'enclume et l'étrier présentent seuls dans leurs portions épaisses un peu de tissu celluleux. Chacun d'eux paraît se développer par un seul point d'ossification, et ils sont remarquables par le volume et la compacité qu'ils ont déjà dans le fœtus. Leurs articulations sont dépourvues de ligamèns; ils ne paraissent tenir les uns aux autres qu'à l'aide de la membrane muqueuse qui tapisse toute la cavité du tympan. Ont-ils un périoste ? On l'ignore, et il est bien difficile de pouvoir s'en assurer.

Divers muscles sont destinés à les mouvoir. Ces muscles sont :

A. Le *Muscle interne du Marteau* (*Musculus tensor Tympani*, Sœmm.).—Il s'insère en partie à la surface raboteuse que présente le rocher en avant de l'orifice inférieur du canal carotidien, et en partie au fibro-cartilage de la trompe d'Eustachi. D'abord aponévrotique, il devient bientôt charnu, se dirige en arrière et en dehors, et entre dans un conduit spécial du temporal, séparé de la trompe d'Eustachi par le bec de cuiller, et environné par une membrane très-forte. Parvenu dans le tympan, il dégénère en un petit tendon qui se réfléchit sur l'extrémité du bec de cuiller, et va s'implanter à l'apophyse du manche du marteau. Il paraît avoir pour usage de tendre la membrane du tympan en tirant le marteau en dedans. Il reçoit un filet du nerf facial.

B. Le *Muscle antérieur du marteau* (*M. laxator major tympani*, Sœmm.).—Bien plus grêle que le précédent, il naît de l'épine du sphénoïde et de la partie externe du fibro-cartilage de la trompe d'Eustachi, par des fibres aponévrotiques très-courtes. Il monte en dehors et en arrière, s'engage dans la scissure glénoïdale, et s'implante, par un tendon, au sommet de l'apophyse grêle de Raw. Il relâche probablement la membrane du tympan, en tirant le marteau en dehors et en avant.

Quelques auteurs appellent ce muscle *grand Muscle externe du Marteau*, parce qu'ils en admettent un autre qu'ils nomment *petit Muscle externe* qui descend, selon eux, du conduit auditif osseux entre les feuillets de la membrane du tympan.

C. Le *Muscle de l'Étrier* (*M. Stapedis*, Sœmm.). Encore plus petit que le précédent, il naît du fond de la cavité de la pyramide, qui contient toute sa portion charnue dans son intérieur. Il se change bientôt en un tendon fort court qui sort par le sommet de cette éminence, se porte en devant, et, au bout d'une ligne de chemin, se fixe à la partie postérieure du col de l'étrier. Il paraît imprimer à cet osselet un mouvement de bascule en vertu duquel l'extrémité postérieure de sa base est enfoncée dans le vestibule, tandis que l'antérieure se relève dans la caisse du tympan.

La *Membrane muqueuse du Tympan*, que la plupart des auteurs désignent sous le nom de *périoste*, provient évidemment de la membrane muqueuse du pharynx par la trompe d'Eustachi, qu'elle tapisse dans toute son étendue. Parvenue dans le tympan, elle en revêt toutes les parois, en s'étendant sur leurs éminences et en s'enfonçant dans leurs cavités. Elle contribue à fermer la fenêtre ovale et la fenêtre ronde; elle s'applique contre la membrane du tympan, dont elle est séparée par le manche du marteau; elle embrasse la pyramide et se perd autour du tendon du muscle de l'étrier, donnant aussi en cet endroit une enveloppe fine à la corde du tympan; elle s'engage dans les cellules mastoïdiennes, et les isole du diploë du temporal, en les tapissant exactement; elle paraît se réfléchir sur le bec de cuiller pour embrasser le tendon du muscle interne du marteau; elle bouche la scissure glénoïdale et entoure l'apophyse grêle de Raw; enfin elle se déploie sur les osselets qu'elle fixe les uns aux autres.

Cette membrane, extrêmement mince, paraît un peu fibreuse à l'extérieur. Peut-être est-elle unie à une lame du périoste; mais à l'intérieur elle est bien certainement muqueuse. Chez l'adulte et chez le vieillard, elle est blanche, terne, résistante, peu vasculaire, et très-analogue à celle qui revêt les sinus des fosses nasales. Chez les enfans, elle a une teinte rougeâtre, et est parcourue par un grand nombre de vaisseaux sanguins. Elle laisse habituellement exhaler une certaine quantité de mucosités qui s'écoulent dans le pharynx par la trompe d'Eustachi; mais on n'y distingue ni cryptes ni villosités.

Les Artères de l'oreille moyenne lui sont fournies par la stylo-mastoïdienne, par la méningée moyenne, par la carotide interne; les Veines en sont difficiles à suivre. Les Nerfs qu'on y rencontre appartiennent au nerf facial et au ganglion de Meckel ou spléno-palatin.

3°. ORBILLE INTERNE OU LABYRINTHE.—Cette portion de l'organe de l'audition, placée entre le tympan et le conduit auditif interne, est composée de plusieurs cavités qui communiquent ensemble sur un os sec, et qu'on désigne sous les noms de *Vestibule*, de *Limaçon* et de *Canaux demi-circulaires*.

Le *Vestibule* (*Vestibulum*) est une cavité dont la forme assez irrégulière se rapproche cependant un peu de celle d'un sphéroïde. Il est situé en dedans du tympan, dans lequel il fait une saillie qui contribue à la formation du promontoire, en dehors du conduit auditif interne, au devant des canaux demi-circulaires et en arrière du limaçon; en haut et en bas il est recouvert par le tissu compacte du rocher. Il est partagé en deux portions inégales et de forme différente par une crête osseuse qui s'élève de sa paroi inférieure, se porte en dehors et un peu en devant, et se termine au-dessus de la fenêtre ovale par une pyramide fort petite, à sommet aplati et rugueux.

On trouve dans le vestibule un grand nombre d'ouvertures, savoir :

1° En dehors, l'orifice interne de la fenêtre ovale, bouchée par la base de l'étrier, et fermée en outre de ce côté par la membrane propre du vestibule.

2° En haut, les deux orifices antérieurs des canaux demi-circulaires vertical supérieur et horizontal.

3° En avant et en bas, l'orifice de la rampe externe du limaçon.

4° En arrière, les deux ouvertures séparées des canaux demi-circulaires vertical postérieur et horizontal, et une ouverture commune aux deux canaux verticaux : celle-ci est précédée par un sillon, tandis que les autres orifices sont pratiqués dans un simple enfoncement;

5° En dedans, plusieurs pertuis qui donnent passage à des vaisseaux sanguins et à des filets du nerf acoustique, et qui communiquent dans le conduit auditif interne.

L'*Aqueduc du Vestibule* est un conduit extrêmement étroit, qui fait communiquer cette cavité avec la base du crâne. Il commence dans le vestibule par un orifice souvent presque imperceptible, en dedans et très-près de l'orifice commun des deux canaux demi-circulaires verticaux. De là il se dirige d'abord en haut, puis en arrière et en bas, et vient s'ouvrir en s'élargissant sur la face postérieure du rocher, dans une petite cavité de la dure-mère.

Le *Limaçon* (*Cochlea*) est une cavité osseuse, formée de deux canaux coniques, contournés en spirale, à la manière des coquilles dont elle porte le nom. Il est creusé dans la partie antérieure du rocher, en avant et en dedans du vestibule et du conduit auditif interne; oblique de dedans en dehors, de haut en bas et d'arrière en avant, il décrit deux spirales en sens inverse, suivant qu'on l'examine sur un temporal gauche ou sur un droit. On distingue au limaçon un axe ou noyau central, une lame qui en forme les parois et qu'on nomme *lame des contours*, une cloison spirale et un aqueduc.

L'*Axe* du limaçon commence vers le conduit auditif interne, et se dirige presque horizontalement en avant et en dehors, vers la partie interne de la portion horizontale du canal corotidien. Il est conique et creux. Sa base, assez large, est creusée d'un enfoncement qu'on observe au fond du conduit auditif interne; cet enfoncement loge la branche limacienne du nerf acoustique, et la transmet dans l'intérieur de la cavité par un grand nombre de porosités; il se termine en se rétrécissant vers le sommet de l'axe lui-même, qui est creusé d'une petite cavité nommée *infundibulum*, et dont l'entrée est évasée. La surface de ce noyau osseux est taillée en vis par une double rainure, et offre un grand nombre de petits trous pour le passage des filets nerveux dont nous venons de parler.

La *Lame des contours du limaçon*, plongée dans le tissu spongieux du rocher, semblable à un triangle isocèle fort alongé, si on la suppose développée et étendue, est compacte et recourbée sur elle-même suivant sa largeur. Elle forme une sorte de demi-canal dont les bords, un peu plus épais que le reste, sont fortement unis à l'axe, autour duquel elle décrit deux tours et demi de spirale, en s'avançant sur l'*infundibulum*. Ces tours sont étroitement unis ensemble dans le lieu de leur rencontre, et forment une cavité également spirale qui va en décroissant successivement.

La *Cloison spirale du limaçon* partage cette cavité dans toute sa longueur en deux parties. Osseuse dans sa portion qui tient à l'axe, elle est membraneuse dans celle qui tient à la lame des contours. Plus large vers la base du limaçon, elle finit sur l'axe, vers le milieu du second contour, par une espèce de bec où commence la pointe de l'*infundibulum*. Dans sa portion osseuse elle est composée de deux lamelles entre lesquelles existe un grand nombre de petits canaux pour des nerfs. Sa portion membraneuse est extrêmement mince, et existe seule depuis le milieu du second tour jusqu'au sommet, où elle est percée d'une petite ouverture arrondie.

Les deux cavités qui résultent de la présence de cette cloison ont été appelées *Rampes de limaçon*. L'une, interne, communiquerait avec la caisse du tympan par la fenêtre ronde sans la membrane qui bouche celle-ci. L'autre, externe, s'ouvre librement dans le vestibule. La première est plus large et plus courte; la face de la cloison qui lui correspond est rugueuse et inégale. La seconde est plus étoite et plus longue, et la face de la cloison qui lui correspond présente des lignes saillantes, rayonnées. Elles communiquent l'une avec l'autre par l'ouverture du sommet de la cloison, et vont toujours en se rétrécissant depuis leur origine jusqu'à leur point de communication. La coupe verticale de chacune d'elles offrent à peu près la forme d'un demi-cercle.

L'*Aqueduc du limaçon* est un conduit extrêmement étroit, dont l'orifice supérieur se voit dans la rampe tympanique, près de la fenêtre ronde, et l'inférieur sur le bord postérieur du rocher, au devant de la fosse jugulaire. Long de trois à quatre lignes, il descend obliquement en avant, et représente un cône creux, très-alongé. Souvent il est peu apparent, et même semble manquer absolument.

Les *Canaux demi-circulaires* (*Canales semi-circulaires*), dont le nom nous indique la forme, sont creusés dans l'épaisseur du rocher, et s'ouvrent par leurs deux extrémités dans l'intérieur du vestibule, en arrière duquel ils sont situés, répondant postérieurement et inférieurement aux cellules mastoïdiennes. Ils sont au nombre de trois, et leur direction est différente : deux sont verticaux, l'un supérieur, l'autre postérieur; le troisième est horizontal. Ils laissent entre eux un espace pyramidal dont la base est tournée en dehors et le sommet en dedans et en arrière. Cet espace est rempli par le diploë du rocher. Dans le fœtus, il reste vide et est occupé par un prolongement de la dure-mère.

Le *Canal vertical supérieur*, un peu moins étendu que le postérieur, mais plus grand que l'horizontal, présente la convexité de sa courbure directement en haut. Un de ses côtés est antérieur et l'autre postérieur, et de ses extrémités, l'une est externe et l'autre interne. Il commence à la partie supérieure et antérieure du vestibule, par une ouverture assez large et elliptique, voisine d'une de celles du canal horizontal. Il se termine en se réunissant en arrière et en dedans avec le canal vertical postérieur, et forme avec lui un conduit commun, long d'environ deux lignes, qui s'ouvre à la partie supérieure et interne du vestibule par un seul orifice arrondi. Ce conduit commun n'a pas une capacité plus grande que celle de l'un des deux dont il résulte.

Le *Canal vertical postérieur* offre sa convexité en arrière; une de ses extrémités est tournée en avant et en haut; l'autre en avant et en bas. La première est unie, comme nous l'avons dit, au canal précédent, la seconde s'ouvre isolément en bas et en dedans du vestibule, un peu au-dessous d'une des ouvertures du canal horizontal, par un orifice évasé, arrondi ou elliptique.

Le *Canal horizontal* est le plus petit des trois. Situé entre les deux autres, il commence en devant par une ouverture assez large, infundibuliforme, entre celle du canal vertical supérieur et la fenêtre ovale, et se termine en dedans du vestibule, par une ouverture étroite, entre l'orifice commun des deux canaux verticaux et l'orifice inférieur du postérieur. Sa convexité est tournée en arrière.

Les trois canaux demi-circulaires s'ouvrent donc dans le vestibule par cinq orifices seulement, et ces orifices sont inégaux pour chaque canal en particulier. Leurs parois sont formées d'une lame compacte, plongée dans le tissu spongieux du rocher. Leur surface interne est lisse et polie.

Une membrane, très-fine et très-délicate, tapisse toutes les cavités de l'oreille interne. On trouve en outre dans chaque canal demi-circulaire un tuyau membraneux d'un diamètre beaucoup plus petit que le conduit osseux, et attaché à celui-ci par un tissu cellulaire très-fin et comme muqueux. Les orifices isolés des canaux verticaux et l'orifice antérieur du canal horizontal, sont garnis chacun d'une ampoule ou renflement membraneux qui les masque quelquefois; ces trois ampoules, ainsi que les extrémités opposées de ces canaux qui en sont dépourvues, viennent aboutir dans un sac commun qui occupe une portion du vestibule. Ces parties sont remplies d'une humeur qui donne au sac commun l'apparence d'une bulle d'air, et aux tuyaux membraneux celle de vaisseaux lymphatiques, et le tout flotte d'ailleurs dans l'eau du labyrinthe.

Un autre petit sac, contigu au précédent, ne communiquant point avec lui, tapisse immédiatement le vestibule et adhère fortement à ses parois. Il est rempli d'une humeur propre et composé de tuniques fortes et épaisses, dans lesquelles viennent se perdre les ramifications vestibulaires du nerf acoustique. Il envoie un prolongement dans l'aqueduc du vestibule, et ce prolongement se termine par un petit cul-de-sac au-dessous de la dure-mère. Dans l'épaisseur de ce sac membraneux, on trouve quelques petits canaux qui se remplissent de mercure par la pression, quand on a fait occuper par ce métal les cavités du labyrinthe : ils communiquent entre eux, et vont s'ouvrir en partie dans les veines de la dure-mère, ou former un petit sinus spécial qui se jette dans le sinus latéral de cette membrane.

La membrane du vestibule s'introduit dans le limaçon par l'orifice de sa rampe externe ; elle parcourt celle-ci dans toute son étendue, et redescend dans la rampe tympanique, par l'ouverture du sommet de la lampe spirale, jusqu'à la fenêtre ronde, auprès de laquelle elle envoie un prolongement dans l'aqueduc du limaçon. Ce prolongement se termine aussi par un cul-de-sac sous la dure-mère.

La nature de cette membrane est ignorée. Elle est vasculaire chez l'enfant ; mais chez l'adulte elle le devient beaucoup moins, et est si ténue et si adhérente aux os, que souvent on a de la peine à l'apercevoir. Elle laisse exhaler un fluide transparent, légèrement visqueux, qui remplit toutes les cavités de l'oreille interne, et qui est plus ou moins abondant.

Les artères de l'oreille interne viennent de la méningée, de la stylo-mastoïdienne, de la carotide interne, de la basilaire. Le vestibule a une veine qui se jette dans le golfe de la veine jugulaire interne, après avoir traversé la substance du rocher par un petit canal dont l'orifice est près de celui de l'aqueduc : quelques-unes de ces racines viennent des canaux demi-circulaires. Le limaçon a une autre veine qui sort de la rampe interne près de l'aqueduc, traverse le rocher et s'ouvre dans le sinus latéral.—Nous avons décrit le nerf acoustique, qui est spécialement et uniquement destiné à l'oreille interne. *Voyez* AUDITIF et ACOUSTIQUE. (H. CLOQUET.)

OREILLETTE, s. f., *auricula*, petite oreille. Nom donné à deux cavités placées à la base du COEUR, et qui font partie de cet organe.

OREILLONS ou bien OURLES, s. m., *parotis*, *angina maxillaris*, παρωτίτις; maladie d'apparence inflammatoire, produite par la tuméfaction aiguë du tissu cellulaire dense qui revêt la parotide. On a généralement le tort de croire que la glande elle-même est le siége de cette affection (Lassus; *path. chir.*); de là aussi le nom d'angine parotidienne, *cynanche parotidea*, que lui ont encore donné quelques médecins.

Les oreillons règnent assez souvent d'une manière épidémique, pendant le printemps ou l'automne, quand la saison est chaude et humide. Ils atteignent de préférence les individus du sexe masculin, principalement les enfans et les sujets voisins de l'adolescence. Le plus ordinairement ils affectent les deux côtés de la face, soit simultanément, soit l'un après l'autre. Ils sont annoncés par un sentiment de gêne, ensuite de douleur et de chaleur dans l'articulation temporo-maxillaire, qui en rend les mouvemens très-difficiles. Bientôt après survient le gonflement qui occupe au moins une étendue égale à toute la surface extérieure de la parotide, et souvent même s'étend beaucoup au delà en haut, en avant et surtout en bas, sous la mâchoire et le long du col. La peau conserve sa couleur ordinaire, mais elle est chaude, douloureuse au toucher, légèrement tendue, le tissu cellulaire sous-jacent est empâté, plutôt que rénitent. Quand on observe des symptômes généraux tels que malaise, lassitudes vagues, frissons suivis de chaleur, soif, etc., ils sont toujours peu intenses. Dans les cas les plus prononcés, il s'y joint une tuméfaction de la face, vraiment hideuse tant elle est considérable, avec rougeur, accompagnée de douleur et de pesanteur de tête et d'une sorte de serrement de la mâchoire, occasionné par la douleur que font naître ses mouvemens et par la tension des parties environnantes.

Au bout de trente-six ou quarante-huit heures, les accidens ont ordinairement acquis leur plus haut degré d'intensité. Ils restent alors stationnaires pendant un temps à peu près égal, puis se terminent presque toujours par résolution, vers le cinquième ou septième jour, au plus tard. Au moment où cette résolution s'opère, on voit ordinairement s'établir sur la tumeur, sur le col, derrière les oreilles et quelquefois sur toute la peau, une sueur plus ou moins abondante et prolongée. Dans d'autres cas, le mal disparaît brusquement, comme par métastase, et le testicule ou plutôt le scrotum devient gonflé et douloureux, et reste tel pendant trois ou quatre jours, au bout desquels les accidens se dissipent comme ils font à la face, ainsi que l'avait observé Hippocrate (*Epid.*, lib. I). Laghi a de plus remarqué, chez les femmes affectées d'oreillons terminés par métastase, une tuméfaction des grandes lèvres avec prurit, analogue à l'affection du scrotum chez l'homme (*Com. sc. inst. bonon.*). Quand il se forme des abcès, ce qui est extrêmement rare, ils sont toujours peu étendus, superficiels et situés immédiatement sous la peau.

Les soins réclamés par la maladie légère dont il s'agit doivent, on le pense bien, être fort simples. Ils se réduisent à l'administration des boissons légèrement diaphorétiques comme l'infusion de bourrache ou de tilleul; à l'usage des lavemens émolliens, si le ventre est resserré, puis à l'application de flanelles sèches et chaudes sur les parties tuméfiées, qui, par là, sont toutes à la fois garanties du contact de l'air, et maintenues dans un état de douce chaleur très-propre à faciliter et à hâter la résolution. (ROCHOUX.)

ORGANE, s. m., *organum*. Dénomination par laquelle on désigne les parties solides ou contenantes du corps qui leur doit principalement sa forme, et auquel elles impriment le mouvement. Les organes ont généralement des contours arrondis, et présentent dans leur disposition et leur figure des variétés multipliées. Dans le plus grand nombre, la longueur l'emporte sur les autres dimensions. A l'intérieur, quelques organes sont creux, forment des réservoirs ou des canaux, des cavités closes, des canaux ramifiés et clos; d'autres sont pleins et solides, mais tous sont pour la plupart aréolaires et plus ou moins perméables. Leur couleur est très-variable, de même que leur densité, leur opacité et leur degré de consistance; différences qui dépendent en grande partie de la proportion des liquides qu'ils contiennent. La texture des organes présente aussi des différences très-grandes; les uns sont formés de fibres très-rapprochées, réunies en faisceaux; les autres de lames ou de couches superposées, d'autres de granulations plus ou moins étroitement unies entre elles, mais tous résultent généralement de la réunion de plusieurs tissus. Enfin, si l'on s'aide du microscope, on voit que tous les organes et les parties qui les constituent peuvent être ramenés à deux élémens anatomiques : l'un est une substance animale, aréolaire, et l'autre consiste en globules microscopiques semblables à ceux qu'on trouve dans les humeurs.

Les organes, étant variés dans leur conformation et leur texture, offrent nécessairement des différences dans leur composition chimique, etc., dans les phénomènes dont ils sont les instrumens pendant la vie. Ces différences ont fait diviser les organes en un certain nombre de classes ou de genres. Les anciens les distinguaient en parties similaires et dissimilaires; mais on confondait dans cette classification beaucoup de parties très-dissemblables. MM. Pinel et Carmichael Smith, ayant fait remarquer l'analogie que présentaient les phénomènes morbides résultant de l'altération des tissus simples qui concourent à former les parties dissimilaires ou composées, ont tracé en quelque sorte la marche qu'il fallait suivre pour arriver à une analyse anatomique plus complète et plus exacte des parties qui constituent l'organisation de l'homme. Delà est née la classification de Bichat qui a décrit les organes simples sous le nom de tissus ou systèmes, qu'il a rangés en vingt et un genres. M. Chaussier les a divisés seulement en douze, comprenant dans le dernier les viscères ou les organes composés. Nous nous bornerons à retracer ici la division adoptée par Béclard, laquelle est basée sur l'ensemble des caractères anatomiques, chimiques, physiologiques et pathologiques que présente chaque espèce d'organes qu'il range en trois ordres.

Le *tissu cellulaire*, élément principal et général de l'organisation, existe dans tout le règne organique, entre dans tous les organes, et fait la base de toute l'organisation. Ce tissu, un peu modifié dans sa consistance, dans sa forme, dans la proportion de substance terreuse qu'il contient, forme plusieurs autres genres d'organes; disposé en membranes closes de toutes parts, dans l'épaisseur desquelles il a plus de fermeté et moins de perméabilité, il constitue les systèmes séreux et synovial. Il forme de même le tissu tégumentaire, qui comprend la peau et les membranes muqueuses, ainsi que les follicules de ces deux sortes de membranes et les organes producteurs des poils, des dents, etc. Il en est de même aussi du tissu élastique qui fait la base du système vasculaire, et qui appartient encore au même ordre en se rapprochant du tissu musculaire. On retrouve encore ici le système glanduleux, qui est formé lui-même de la réunion des systèmes tégumentaires et vasculaires; le système ligamenteux, qui n'est également qu'une modification du tissu cellulaire, et enfin, les tissus cartilagineux et osseux, qui appartiennent aussi au tissu cellulaire : c'est sa condensation et la grande quantité de sels terreux qu'il contient, qui donnent aux cartilages et aux os la solidité qui les caractérise.

Un second ordre d'organe est formé essentiellement par la *fibre musculaire*, et enfin les nerfs et les masses nerveuses centrales constituent un troisième et dernier ordre d'organes formés par la *substânce nerveuse*. Cette classification est établie d'après les bases indiquées par Haller, lesquelles existent vraiment dans la nature. (MARJOLIN.)

ORGANICISME, s. m. Terme nouvellement introduit dans le langage médical, et qu'on applique aux théories qui résultent des faits de l'anatomie pathologique comparés à l'histoire symptômatique des maladies. L'organicisme n'est point, à proprement parler, un système de médecine; ce n'est qu'une manière d'étudier les phénomènes morbides et une investigation constante des rapports qui existent entre l'état matériel des organes et les symptômes qui frappent nos sens. Morgagni doit être considéré comme le véritable auteur de l'organicisme, car il a donné la première impulsion à tous les travaux qui ont eu pour objet la connaissance exacte des causes organiques des maladies. La direction imprimée par cet illustre anatomiste aux études médicales, arrêtée un moment dans sa marche par les méthodes nosologiques qui cherchaient vainement leurs points fixes dans les phénomènes extérieurs des maladies, a repris une nouvelle force après la publication de l'anatomie générale de Bichat. Des phénomènes morbides dont le lien échappait autrefois aux yeux de l'observateur ont été rattachés à des lésions du propre tissu de nos organes. Cet esprit nouveau a bientôt envahi toute la science, en a fécondé plusieurs parties, et a répandu presque partout des lumières plus ou moins vives. Des classes entières de maladies se sont présentées aux yeux des médecins sous un aspect tout nouveau; d'autres ont disparu ou sont au moment de disparaître. Chaque jour les recherches anatomiques se multiplient avec plus ou moins de succès et éclairent quelque point obscur de la pathologie. Quelques maladies néanmoins seront long-temps encore, peut-être même toujours, le désespoir des médecins anatomistes. Nous nous bornerons à citer les formes variées des affections nerveuses et des vésanies, dont la cause matérielle ne se trouvera pas facilement dans une lésion déterminée de l'organe cérébral. Nous ne craignons pas néanmoins de trop sacrifier aux idées du moment en affirmant que les principes de l'organicisme promettent à la science un avancement réel, et sont bien préférables, soit aux diverses hypothèses qui tour à tour ont bouleversé les théories médicales, soit à un empirisme pur qui les ferait toutes rejeter et retiendrait la pensée du médecin dans les étroites limites de la médecine du symptôme. (COUTANCEAU.)

ORGANIQUE, adj., *organicus*, qui a rapport à l'organisation. Trame, tissu organique. L'adjectif *organique* a été employé par différens auteurs dans des acceptions spéciales : c'est ainsi que Bichat a donné le nom de *vie organique* à l'ensemble des fonctions qui servent à la composition et à la décomposition de l'individu, qui s'observent d'une manière plus ou moins complète dans tous les êtres pourvus d'organisation, par opposition à l'expression, *vie animale*, sous laquelle est compris l'ensemble des fonctions qui, mettant les êtres qui en sont doués en rapport avec eux-mêmes et avec les corps extérieurs, ne se rencontrent que chez les individus auxquels on a donné le nom d'animaux.—On a aussi nommé *lésions*, *maladies organiques*, les maladies que constitue une altération telle de la structure des organes qu'ils ne paraissent plus succeptibles de revenir à leur état naturel. Cette acception est presqu'abandonnée maintenant, à cause de l'équivoque qu'elle présente : toutes les maladies, en effet, sont organiques, en ce sens qu'elles affectent toutes l'organisation.—Enfin Bordeu avait appelé *organique* le *pouls* qui annonce l'affection d'un organe en particulier. *Voyez* POULS.

ORGANISATION, s. f. Ce mot se dit, tantôt du corps entier d'un être vivant, tantôt d'une seule de ses parties. Dans le premier cas, il désigne le mode de structure, de composition matérielle de l'être vivant, l'assemblage d'organes qui forment son corps. Dans le second, il exprime la texture spéciale d'une partie, le nombre et la disposition des élémens anatomiques, tissu cellulaire, vaisseaux, nerfs, qui la constituent. C'est ainsi qu'on dit tout à la fois l'organisation du corps humain, et l'organisation du poumon, du cœur, du foie, etc.

Nous n'avons à traiter ici de l'organisation, que dans la première de ces acceptions. D'abord, dans le sens le plus général, on doit la définir : le mode de structure, de composition matérielle qui est exclusif aux êtres vivans, et qui est caractéristique de cette classe de corps. Sous ce rapport, elle fait le sujet d'une science spéciale, l'*anatomie*, et a pour caractères généraux; 1° que le corps a une *forme* et un *volume* constans et déterminés; 2° qu'il a une *nature chimique spéciale*, et en opposition avec les affinités chimiques générales; 3° qu'il est composé à la fois de fluides et de solides; 4° qu'il a une texture spongieuse, aréolaire; 5° enfin, qu'il présente un *assemblage d'organes*, c'est-à-dire de parties qui diffèrent par la forme, la structure, les usages, mais qui concourent toutes néanmoins à un même résultat, la vie de l'être. Ayant exposé ces généralités à *corps organisés*, nous devons déjà, sous ce premier point de vue, renvoyer à ce mot.

Mais si tous les êtres vivans ont pour mode de composition matérielle une organisation, cette organisation diffère beaucoup en chacun d'eux, et se présente sous des formes très-diverses, depuis l'état le plus simple jusqu'à l'état le plus compliqué. Il s'agirait dès lors de passer en revue sous ce rapport tout le règne vivant, traitant d'abord de l'*organisation végétale* et de tous ses degrés, ensuite de l'*organisation animale* et de toutes ses différences, et terminant enfin par l'exposition de l'*organisation du corps de l'homme*. Mais ce vaste tableau est plus du ressort d'un dictionnaire d'histoire naturelle que d'un dictionnaire de médecine proprement dit, et quelque intérêt qu'il nous promette, nous sommes forcés de nous restreindre à quelques généralités.

Et d'abord, nous bornant aux animaux, renvoyant à l'*article végétal* ce qu'il sera utile de faire connaître de l'organisation végétale, nous dirons que déjà, sous le rapport de la *forme* de leur corps, les animaux sont, ou *amorphes*, ou *radiaires*, ou *symétriques* et *binaires* : que les binaires, ou n'ont aucunes parties dures, et sont ce qu'on appelle des *mollusques*, ou ont des parties dures articulées entre elles et servant de soutien aux autres, ce qui les fait appeler alors *articulés* : que, selon que ces parties dures sont à l'extérieur ou en dedans des autres parties, les animaux articulés sont dits *articulés externes* ou *articulés internes*; et qu'enfin ces derniers sont appelés *vertébrés*, d'une suite de pièces osseuses dites *vertèbres*, étendues de la tête à la queue de l'animal, sur la ligne médiane, et formant comme l'axe de la charpente de son corps. Pénétrant ensuite plus avant dans l'organisation intérieure des animaux, nous dirons que les plus simples paraissent homogènes dans leur texture intime, réduits à un seul tissu, le cellulaire, sans cavité intérieure et faisant servir la surface extérieure de leur corps, qui est en tout semblable à l'intérieure, à absorber les matériaux nouveaux qu'ils s'assimilent, à exhaler ceux dont ils se dépurent, à produire les bourgeons qui doivent effectuer la reproduction, et enfin à sentir, s'il est vrai que ces êtres en possèdent la faculté : qu'au contraire, dans les animaux compliqués, la texture n'est plus homogène, mais offre évidemment des organes très-divers, affectés chacun à des offices spéciaux; qu'ainsi, déjà la trame des parties ne peut plus être réduite à un seul élément, le tissu cellulaire, mais en présente au moins deux de plus, le musculaire et le nerveux; que la surface externe du corps n'exécute plus immédiatement la nutrition et la reproduction, mais que le corps est creusé intérieurement de cavités où s'accomplissent ces fonctions. Enfin nous dirons que, selon que la nature a voulu accorder à un animal un nombre plus ou moins grand de facultés, le faire jouir d'une puissance plus ou moins grande sur l'univers, lui a imposé un mode de nutritrion et de reproduction plus ou moins compliqué; elle a nécessairement dans la même proportion compliqué son organisation et multiplié le nombre des organes qui la forment. C'est ainsi, que les divers animaux ont ou n'ont pas des appareils *sensoriaux*, *locomoteurs*, *digestifs*, *respiratoires*, *circulatoires*, *secréteurs* ou *génitaux*; et que dans chacun d'eux, ces appareils, quand ils existent, se composent d'un nombre plus ou moins grand de parties, et de parties qui ont des formes plus ou moins simples ou composées. Mais pressés par l'espace, nous ne pouvons nous permettre aucuns détails, et sommes forcés de rester dans ces généralités.

Quant à ce qui est de l'organisation de l'homme, il est sans doute de notre tâche de la faire connaître avec tous les détails nécessaires. Après avoir traité de la *forme* extérieure du corps humain, forme qui range l'homme dans la classe des animaux *binaires*, *articulés externes*, *vertébrés*; après avoir traité de sa *structure*, nous devrions étudier successivement les *parties fluides et solides* qui le constituent, et remonter aux élémens anatomiques des unes et des autres; nous devrions spécifier les *tissus élémentaires* qui forment nos *organes*, grouper ensuite ceux-ci en *appareils* selon les offices auxquels ils concourent, et présenter ainsi, de la structure du corps humain, une analyse telle, qu'il n'y ait aucune des nombreuses parties qui le composent, quelque petite qu'elle soit, dont on ne connaisse ainsi et le nom et la fonction. Mais ce mot organisation, traité ainsi, serait un ouvrage d'anatomie tout entier; il présenterait une répétition de ce qui est exposé dans mille articles distincts de notre Dictionnaire. Au mot *humeurs*, par exemple, est l'énumération de tous les fluides constituans du corps humain, lesquels ont en outre, chacun à leur nom propre, un article particulier; au mot *solides organiques* se trouvera de même celle de toutes les parties solides, soit tissus élémentaires et primitifs, soit organes, soit appareils. Nous devons donc nous borner ici à l'expression d'une généralité : c'est que l'homme étant le premier être de la création, l'animal qui possède le plus grand nombre de facultés, et les facultés les plus brillantes, il est, abstraction faite de son principe immatériel, le premier des animaux sous le rapport de son organisation : chez aucun elle n'est plus compliquée, et ne constitue une science plus vaste. Qui ne sait que l'anatomie humaine est le type auquel on a toujours rapporté l'anatomie des autres animaux? (ADELON.)

ORGANISÉS (corps). On appelle ainsi, de leur mode de structure, qui est une *organisation*, un *assemblage* d'*organes*, tous les êtres naturels qui ont vie; c'est-à-dire tous les végétaux et animaux, par opposition aux minéraux, que par la raison inverse on appelle *inorganisés* ou *anorganiques*.

Les corps organisés forment l'une des deux divisions dans lesquelles on peut partager tous les corps naturels : sous le double point de vue de leur structure ou composition matérielle, et de leurs actions, qui sont les uniques objets à considérer dans tout être quelconque, ils sont essentiellement distincts des minéraux, des corps non vivans, qui constituent l'autre division des corps de la nature. Leur étude faite sous un point de vue très-général, et de manière à en embrasser la totalité, conduit à signaler les caractères communs de tous les êtres vivans, et à ce titre est comme le prolégomène obligé de la science qui traite de ceux-ci, c'est-à-dire de la physiologie. Nous allons faire cette étude le plus brièvement qu'il nous sera possible, en suivant l'ordre que nous venons d'annoncer, c'est-à-dire en examinant successivement dans les corps organisés leur structure et leurs actions.

§ 1. *Structure des corps organisés.* — La structure ou la composition matérielle des corps organisés est si spécifique, si caractéristique de ce genre d'êtres, que d'elle est venu, comme nous l'avons dit tout à l'heure, le nom qui leur a été donné. Elle est complétement différente de celle des corps non vivans ou minéraux, soit qu'on la considère dans ce qui est saisissable d'elle à l'extérieur, comme la *forme*, le *volume*, soit qu'on pénètre dans l'intérieur du corps pour en examiner la *nature chimique* et la *texture intime*.

1° Le corps organisé a toujours une forme constante, déterminée; à la différence du minéral dont la forme n'est jamais fixée d'une manière invariable. Cette forme, de plus, est généralement arrondie, par opposition à celle du minéral qui est, au contraire, angulaire.

2° Le *volume* du corps organisé est déterminé; chaque végétal, chaque animal, ont leur stature propre : et au contraire dans le minéral, le volume du corps n'a rien de constant, il est indifféremment petit ou grand, selon la quantité dans laquelle se sont déposées les molécules qui le forment.

3° La *nature chimique* du corps organisé, ou autrement l'essence de la matière qui le forme, distingue surtout beaucoup cet être du corps inorganique. D'abord, tandis que le minéral peut être un corps simple, et qu'en lui peuvent se trouver toutes les espèces de matières connues, tous les élémens, le corps organisé est, au contraire, toujours composé, c'est-à-dire formé par la réunion de plusieurs élémens, et ces élémens ne sont pas aussi divers que ceux qui forment le minéral, car beaucoup de ceux qu'on trouve en celui-ci ne se rencontrent jamais en lui. En second lieu, la nature chimique du corps organisé est toujours plus composée que celle du minéral; quand celui-ci est aussi composé il contient toujours un moindre nombre d'élémens. Les minéraux composés ne sont guères, en effet, que des mixtes ternaires ; et, au contraire, les végétaux et animaux les plus simples sont toujours au moins des composés ternaires et quaternaires. En troisième lieu, tandis que le minéral a une composition chimique qui est constante, et qui ne change qu'éventuellement, celle du corps organisé ne reste jamais la même, et cela, parce que, comme nous le verrons, cet être se conserve par un mouvement intestin continuel qui renouvelle sans cesse la matière qui le forme. En quatrième lieu, les élémens qui forment le minéral sont ceux-là même auxquels la chimie ramène tous les corps, et que cette science n'a pu encore décomposer; et dans le corps organisé, au contraire, on peut distinguer deux sortes d'élémens ; des élémens dits *chimiques*, les mêmes que présentait le minéral, et que la chimie retire de tout corps, comme l'oxygène, l'hydrogène, le carbone, etc.; et des élémens dits *organiques*, ainsi nommés, parce qu'ils n'existent que dans les corps vivans, et sont les produits exclusifs de l'organisation et de la vie, comme l'albumine, la gélatine, la fibrine. Enfin, c'est en vertu des affinités chimiques générales que sont réunis dans le minéral les élémens qui le forment; au contraire, ces affinités sont sans pouvoir sur les combinaisons desquelles résulte le corps organisé, et ces combinaisons sont produites par les mêmes forces qui ont fait les élémens organiques, c'est-à-dire les forces de l'organisation et de la vie. Ce dernier fait entraîne cette autre différence entre les corps inorganiques et organiques, que les chimistes peuvent décomposer et composer les premiers, mais jamais les seconds. Comme ce sont les lois de la vie qui ont fait ces derniers, et que ces lois sont encore ignorées, ils sont sans aucun pouvoir à leur égard. Et en effet, il est évident qu'ils n'ont pu créer encore aucune matière végétale ou animale; et ils n'ont pas été plus heureux en ce qui concerne leur décomposition, car les analyses qu'ils qualifient de végétales et animales, ne sont vraiment que des destructions de corps organisés.

4° Enfin, la *texture intime* ou l'arrangement physique des molécules qui composent le corps organisé, la disposition intérieure des parties qui le constituent, achèvent de distinguer tout-à-fait cet être du corps inorganique. D'abord, tandis qu'un minéral est toujours, ou tout solide, ou tout liquide, ou tout gaz, et n'offre jamais dans sa composition une réunion de parties solides et de parties fluides; le corps organisé présente toujours cette réunion, toujours on voit en lui des humeurs contenues dans des solides disposés en spongiosités ou en vaisseaux. En second lieu, les molécules de matière qui composent le corps du minéral sont toujours disposées par couches superposées les unes aux autres; et au contraire, dans le corps organisé, ces molécules forment un entrecroisement, un entrelacement, constituent des tissus spongieux, aréolaires, ce qui était nécessité par l'existence des humeurs. Enfin, tandis que le minéral est formé de parties homogènes, qui se ressemblent toutes par leurs qualités physiques et chimiques, et par les actions qu'elles remplissent dans le système du corps; le corps organisé est formé de parties qui diffèrent par leurs formes, leurs qualités physiques et chimiques, et surtout parce qu'elles n'exécutent pas dans le système du corps les mêmes actions, mais concourent chacune à leur manière à sa formation et à sa conservation; il est formé, en un mot, par des *organes*. Tel est, en effet, le nom qu'on a donné à ces parties constituantes des corps vivans, du mot grec ὀργάνον, qui veut dire *instrument*, parce qu'on a considéré ces parties comme des instrumens par lesquels s'accomplissait la vie de l'être. Cette dernière différence, qui est capitale, conduit à cette double conséquence, qui est inverse pour les corps inorganiques et organiques; que les parties composantes du minéral peuvent exister lorsqu'elles sont séparées, aussi bien que lorsqu'elles sont réunies en aggrégats, et qu'il n'y a aucune dépendance forcée entre ces parties; et qu'au contraire, le corps organisé ne peut exister que par l'association des parties qui le forment, et qu'il y a dépendance obligée entre ces parties, et accord entre les actions des unes et des autres.

Ainsi, la structure du corps organisé présente ces traits distinctifs et caractéristiques, que la forme et le volume du corps sont constans et déterminés; que la matière qui le compose a une nature chimique spéciale, et en opposition avec les affinités chimiques générales; que ce corps offre une réunion de parties solides et fluides, a une texture aréolaire, fibreuse; enfin, qu'il présente un assemblage d'organes, c'est-à-dire de parties qui diffèrent par la forme, la structure, les usages, mais qui concourent toutes néanmoins à un même résultat, la vie de l'être. Or, cette structure si caractéristique est ce qu'on appelle une *organisation.*

§ 2. *Actions des corps organisés.*—Les actions que produisent les corps organisés, et auxquelles ils doivent d'être et de se conserver, ne sont pas moins propres que ne l'a été leur structure à les différencier des corps minéraux; et elles fondent ce mode d'existence, évidemment sans analogue dans ces derniers, qu'on appelle une *vie.* Elles impriment à l'être organisé un mode d'origine, de conservation et de destruction tout-à-fait spécial, et constituent les *phénomènes de vie* proprement dits.

1° L'*origine* du corps organisé diffère entièrement de celle du corps inorganisé : celui-ci commence à *être,* lorsque des circonstances extérieures à lui, les forces générales de la matière, ou le détachent de la masse d'un autre minéral, ou précipitent du sein d'un liquide les molécules qui le constituent, ou associent et combinent ses élémens pour le former de toutes pièces. Les corps organisés, au contraire, proviennent toujours d'êtres vivans comme eux, et qui les ont *engendrés;* leur origine est ce qu'on appelle une *génération,* premier phénomène de vie de la plus haute importance, et qui évidemment est caractéristique des êtres qui ont vie. A la vérité, quelques êtres vivans, ceux qui sont au dernier degré de l'échelle végétale et animale, paraissent être produits quelquefois comme de toutes pièces, par ce qu'on appelle une *génération spontanée;* nous l'avons dit au mot *génération.* Mais, indépendamment de ce que le fait de ces générations spontanées est contesté par beaucoup de physiologistes, il est restreint aux êtres vivans les plus simples, et il offre toujours ce caractère différentiel, que ce ne sont pas les forces générales de la matière qui président à sa production.

2° La *conservation* du corps organisé n'est pas moins spécifique. D'abord, tandis que pour le minéral, cette conservation ne s'entend que de l'individu; pour le corps organisé, cette conservation est double; elle s'applique à la fois, et à l'individu et a l'espèce; ce corps organisé, comme nous venons de le dire à l'occasion de son mode d'origine, jouit de la *faculté de se reproduire.* En second lieu, la conservation du minéral n'offre rien de plus que les actions mêmes qui ont fondé son existence; elle n'est que la persistance des affinités d'aggrégation et de combinaison qui ont réuni et juxta-posé les molécules qui le forment. Au contraire, le corps organisé se conserve par ce qu'on appelle une *nutrition;* c'est-à-dire en prenant sans cesse dans les corps extérieurs à lui une nouvelle quantité de matière pour se l'assimiler, et en rejetant continuellement aussi et en même temps une quantité de la matière qui le formait préalablement. Ainsi, sa conservation, au lieu d'être un état stationnaire, comme celle du minéral, consiste en un flux continuel de matière entrant d'un côté et sortant de l'autre; et ce sont encore des forces autres que les forces dites générales qui président à la mesure dans laquelle se fait ce double mouvement de composition et de décomposition. Cette conservation, en un mot, fonde un second phénomène de vie, la *nutrition*, non moins important et non moins caractéristique des êtres vivans, que celui de la génération.

3° Les *changemens que l'être organisé éprouve pendant son existence* sont une autre source de différences caractéristiques de sa nature. D'abord, il est possible, théoriquement au moins, que le minéral n'éprouve aucun changement; par exemple, si on le suppose, d'un côté composé de manière que ses élémens constituans soient saturés les uns des autres au point de ne plus réagir, et de l'autre, dans un isolement absolu de tout corps. Au contraire, le corps vivant doit de toute nécessité éprouver des changemens; forcément, pendant la durée de son existence, il parcourt une suite d'états qu'on appelle ses *âges;* successivement il *croît*, parvient à un *état de maturité*, et *décroît;* et ces changemens constituent de nouveaux phénomènes de vie, les *âges*, non moins spécifiques que les deux premiers. En second lieu, quand le minéral subit quelques changemens, toujours ces changemens sont dus aux corps extérieurs qui le touchent, et que des circonstances indépendantes de lui mettaient en contact avec sa surface. Au contraire, les changemens appelés *âges*, qu'éprouve forcément l'être vivant, ne dépendent pas des circonstances extérieures; ils tiennent au mouvement nutritif intestin que nous avons vu exister en lui: c'est ce mouvement qui règle toutes les phases de sa vie, c'est-à-dire qui le fait successivement croître, parvenir et rester à un état de maturité, et dépérir. Conséquemment, les changemens qu'éprouve le minéral sont tout-à-fait fortuits, incertains, tandis que ceux de l'être vivant sont au contraire constans et déterminés. Les premiers se font tous à la surface du minéral, l'intérieur de cet être y est tout-à-fait étranger : au contraire, les seconds se passent dans toutes les parties à la fois, à l'intérieur comme à l'extérieur. Enfin, les corps organisés peuvent s'offrir sous deux états qui n'ont pas encore d'analogues dans le règne minéral : en *état de santé*, quand toutes leurs actions s'exécutent avec aisance, liberté, pleine puissance, et qu'ils ont espoir de parcourir toute leur carrière, et en *état de maladie*, quand au contraire leurs actions s'exercent avec difficulté, douleur, sont perverties, et qu'ils sont menacés d'une destruction prématurée.

4° La *fin* de l'être organisé va aussi nous offrir des différences : celle du minéral n'est ni *nécessaire*, ni *spontanée;* elle n'arrive, en effet, que quand des corps extérieurs à ce corps arrachent les molécules qui le forment aux combinaisons desquels il résultait. La durée de cet être n'a donc rien de fixe et de déterminé; on peut la calculer approximativement d'après la considération toute mécanique de sa densité et de sa masse; et jusqu'à la destruction complète du corps, cet être conserve ses qualités intimes, et ne varie que dans les qualités extérieures de la masse, du volume et de la forme. L'être organisé, au contraire, finit quand s'arrête le mouvement nutritif qui le fait vivre; et cela arrive *nécessairement*, et à une époque à peu près fixe; le mécanisme du mouvement nutritif ne peut se prolonger à l'infini, ses rouages se détériorent constamment par le fait même de la continuité de son exercice, et son anéantissement constitue un phénomène tout-à-fait étranger au règne minéral, la *mort*. L'époque de cette mort ne se calcule plus par la considération toute mécanique de la masse et de la densité. Enfin, le corps ne conserve pas jusqu'à sa destruction complète ses qualités intimes, comme on a vu que cela était dans le minéral; dès qu'il est devenu *cadavre*, mot qu'on ne peut encore appliquer au corps inorganique, ses parties se détruisent, parce que les affinités desquelles elles résultaient sont, comme nous l'avons vu, contraires aux forces chimiques générales; en un mot, elles se *putréfient*, phénomène exclusif encore aux êtres vivans, et qui consiste dans le retour de la matière qui compose leur corps sous l'empire absolu des forces physiques et chimiques communes.

5° Enfin, les corps organisés, considérés dans les actions qui se produisent en eux, achèvent d'être différenciés par le genre de forces qui les animent. Tous les phénomènes que présentent les minéraux se rapportent aux forces générales dites physiques et chimiques. Ainsi, c'est la *force de gravitation*, ou une *impulsion mécanique* ou *chimique* qui leur est imprimée du dehors, qui décident tous leurs mouvemens de totalité. Ce sont les *affinités chimiques* qui président à leur formation, à leur conservation, à tous les changemens qu'ils sont susceptibles d'éprouver. Enfin, ils sont soumis à la loi d'équilibre du calorique, et partagent la température du milieu dans lequel ils sont. Il n'en est pas de même des corps vivans. Sans doute les forces physiques et chimiques conservent encore sur eux un peu de leur empire, et ont une tendance continuelle à y produire leurs effets; en eux éclatent encore beaucoup de phénomènes vraiment physiques et chimiques. Mais le plus grand nombre ne le sont pas, et particulièrement tous ces phénomènes que nous venons d'énumérer comme leur étant propres, *génération*, *nutrition*, *âges*, *maladies*, *mort*, etc.; ils décèlent dans la matière vivante un mode de motion spécial, et qu'on a rapporté à des forces particulières dites *vitales*. Il est évident, par exemple, qu'il n'y a rien de chimique; ni dans l'acte de *génération*, qui donne l'existence aux êtres vivans; ni dans celui de *nutrition* qui les fait se conserver et croître; ni même dans celui de *mort* qui marque leur fin. Il est évident aussi qu'ils ne sont pas soumis à la loi d'équilibre du calorique, puisqu'ils ont une température qui leur est propre, et autre que celle du milieu dans lequel ils vivent.

Ainsi, les actions des corps organisés présentent ces caractères distinctifs, qu'elles donnent pour origine à ces êtres une *génération*; pour mode de conservation individuelle, une *nutrition*; pour fin, une *mort*; que pendant la durée de leur existence, qui est limitée, elles leur font éprouver les changemens déterminés des *âges*, de la *santé*, de la *maladie*; et qu'enfin elles montrent ces êtres jusqu'à un certain point affranchis des forces physiques et chimiques générales, et animés, au contraire, par des forces spéciales, les *forces vitales*. Or, ces actions, si distinctes aussi, fondent ce qu'on appelle une *vie*.

On conçoit dès lors que, par suite de ces grandes différences qu'offrent les corps organisés, et dans leur structure et dans leurs actions, l'étude de ces corps organisés doit former l'objet de sciences distinctes, et qui doivent occuper un premier rang dans l'ensemble des connaissances humaines. L'étude de leur structure fonde la science dite *anatomie;* celle de leurs actions en santé, la *physiologie* ; et celle de leurs actions en maladie, la *pathologie*. Ces corps organisés sont du reste de deux espèces, des *végétaux* et des *animaux*. *Voyez* ces mots. (ADELON.)

ORGANISME, s. m. Ce que l'*organisation* est à la structure des êtres vivans, l'*organisme* l'est à leurs actions : nous avons vu qu'on a appelé *organisation* le mode de structure qui est propre à ces êtres; de même, on appelle *organisme* l'ensemble des actions par lesquelles ils vivent. Ainsi que dans les arts on appelle *mécanisme* le système d'actions, toutes liées entre elles, par lesquelles une machine quelconque accomplit son office; de même en physiologie on appelle *organisme* l'ensemble d'actions également enchaînées entre elles, par lesquelles tout être organisé vit. Ce mot a ceci de convenable, qu'il rappelle aussitôt qu'il s'agit d'actions qui sont accomplies par des *organes*, c'est-à-dire des instrumens de vie, et qui ont pour résultat la production de la vie, ou de quelques-uns de ses phénomènes.

L'organisme ainsi défini, on conçoit que son étude doit être aussi étendue et aussi importante que celle de l'organisation, ces deux choses étant toujours coexistantes et constituant l'histoire de cette grande classe d'êtres qu'on appelle les *corps organisés*. Ainsi qu'une science spéciale, l'*anatomie*, était affectée à l'étude des *organisations;* de même une science distincte est consacrée à celle des *organismes*, la *physiologie* : et de même que l'anatomie, selon qu'elle étudiait l'organisation en général, ou comparativement dans la série des êtres vivans, ou seulement dans quelques-uns d'entre eux, les végétaux, les animaux, l'homme, était appelée *anatomie générale* ou *philosophique*, *anatomie comparative*, *végétale*, *animale*, *anatomie de l'homme*, *etc.*; de même la physiologie, selon qu'elle étudie l'organisme en général, ou dans quelques-uns des êtres de la série, subit les mêmes subdivisions et revêt les mêmes noms; on connaît aussi la *physiologie générale* ou *philosophique*, la *physiologie comparative*, la *physiologie végétale*, *animale*, la *physiologie de l'homme*, *etc.* Mais on conçoit que nous ne pouvons traiter d'une manière aussi détaillée de l'organisme, et qu'ayant à exposer seulement celui de l'homme, nous ne devons sur le reste présenter que quelques généralités.

D'abord, l'organisme offre dans tous les êtres vivans, quels qu'ils soient, des traits communs, et qui sont ceux qui le caractérisent. Nous les avons exposés au mot *corps organisés*, en considérant ces êtres sous le point de vue de leurs actions; ils se réduisent aux suivans : une origine par *génération*; la double faculté de se conserver, comme espèce par une *reproduction*, et comme individu par une *nutrition*; le passage irrésistible de l'être pendant la durée de sa vie par une suite d'états constans et déterminés, qui sont ce qu'on appelle ses *âges*; la possibilité d'éprouver pendant ce même cours de l'existence des altérations, qui fondent ce qu'on appelle des *maladies*; une carrière limitée, qui a une fin nécessaire et spontanée, et qu'on appelle *mort*; enfin une indépendance, non sans doute absolue, mais partielle, des forces physiques et chimiques générales, et la manifestation de forces matérielles d'un ordre exceptionnel, et appelées *vitales*. Il n'est aucun être vivant dont l'organisme n'ait pour résultat ces divers phénomènes, et qui ne soit caractérisé par eux.

Mais, de même que les organisations, tout en conservant leurs caractères généraux dans les divers êtres vivans, varient cependant en chacun d'eux par le degré de simplicité ou de complication; de même les organismes, tout en ayant pour but dans les divers êtres vivans de les faire naître, croître, se nourrir, se reproduire et mourir, varient aussi en chacun d'eux par le mode plus ou moins simple ou composé selon lequel s'accomplissent ces divers résultats. Comment pourrait-il en être autrement, puisque l'organisation et l'organisme sont dans des rapports constans l'une avec l'autre; que là où l'organisation est différente, l'organisme l'est aussi; et que de l'état de l'une on peut conclure à l'état de l'autre, et *vice versâ*? Il s'agirait donc aussi de parcourir tout le règne vivant pour passer en revue les divers organismes que présentent les nombreux êtres qui le constituent, et noter leurs divers degrés de simplicité et de complication; il s'agirait de noter de combien d'actions secondaires chacun d'eux se compose, et quel est l'enchaînement de ces actions, en s'élevant de l'être vivant le plus simple, le végétal, à l'être vivant le plus compliqué, l'homme. Mais, comme nous l'avons déjà dit au mot *organisation*, un tel tableau n'est pas dans le plan de notre Dictionnaire : encore une fois, nous devons nous en tenir à ce qui est de l'histoire de l'homme, et n'offrir sur le reste que de courtes généralités.

L'organisme étant l'ensemble des actions par lesquelles un

être organisé quelconque vit et accomplit les facultés que la nature lui a données, la première question qui se présente, quand on étudie l'organisme d'un être vivant quelconque, est de savoir le nombre d'actions dont se compose son organisme. Ces actions portent en physiologie un nom spécial; on les appelle des *fonctions;* elles sont nommées ainsi, parce qu'elles servent réellement à faire vivre et agir l'être organisé. De combien de fonctions se compose donc l'organisme? Déjà beaucoup de différences s'observent à cet égard. Dans les *végétaux,* il n'en est que de deux sortes : les unes destinées à faire croître et à nourrir l'individu; les autres destinées à le faire se reproduire. Nous ne mentionnons pas de fonctions propres pour déterminer les changemens connus sous le nom d'*âges*, pour amener la fin de l'être ou sa *mort,* parce que ces résultats tiennent aux mêmes fonctions qui le font se nourrir, et qui seulement, dans le premier cas, se modifient, et dans le second s'arrêtent. Dans les *animaux*, l'organisme est plus compliqué : à ces deux premiers ordres de fonctions, *fonctions de nutrition*, et *fonctions de reproduction*, s'en ajoutent de deux autres sortes; celles dites de *sensibilité*, par lesquelles ces êtres acquièrent une notion sentie des autres corps et de leur propre existence; et celles dites de *locomotilité*, par lesquelles ils se meuvent volontairement, soit en masse, soit partiellement, pour agir selon leurs convenances ou leurs besoins sur les corps extérieurs, ou exprimer ce qu'ils ont senti. Ainsi, voilà déjà une grande différence entre l'organisme des végétaux et celui des animaux; les actions ou fonctions dont se compose le premier se réduisent à effectuer la *nutrition* et la *reproduction* de l'être; celles dont se compose le second, le font de plus *sentir* et se *mouvoir.*

Mais ce ne sont pas là les seules différences relatives au nombre des fonctions dont peut se composer un organisme : se nourrir et se reproduire sont déjà des résultats pour l'accomplissement desquels il faut le concours de plusieurs actions ou fonctions; il en est de même des facultés de sentir et de se mouvoir; et c'est ainsi que, sous ces quatre points de vue, nous allons voir les organismes se compliquer, le nombre des fonctions augmenter, en parcourant l'échelle des êtres vivans.

Ainsi, en ce qui est d'abord de la *nutrition*, pour qu'un être vivant quelconque se nourrisse, il faut au moins deux actions ou fonctions : une par laquelle il saisit au dehors de lui la matière nouvelle qu'il s'assimile, c'est l'*absorption ;* et une autre par laquelle il rejette la matière qui le composait préalablement et que la première est destinée à remplacer ; c'est la *transpiration* ou *exhalation excrémentitielle.* On sait en effet que toute nutrition comporte deux actions inverses, une par laquelle l'être se compose, et une autre par laquelle il se décompose. Or, il est beaucoup d'êtres vivans dans lesquels la nutrition se réduit à une *absorption* et à une *exhalation*, l'une et l'autre effectuées par la surface externe du corps. En ces cas, l'air qui est utile à toute vie est absorbé au même lieu que le sont les autres matériaux nutritifs, et le milieu dans lequel vit l'être contient ces derniers tout préparés. Mais dans des animaux plus compliqués, bientôt ces deux dernières conditions n'existent plus. D'un côté, les matériaux nutritifs ne sont plus contenus dans le milieu ambiant tout prêts à être absorbés ; il faut que l'être, avant de les faire pénétrer par l'absorption dans ses organes, leur fasse subir une élaboration préalable ; et alors existe dans leur système nutritif une fonction de plus, la *digestion.* D'un autre côté, bientôt aussi l'absorption de l'air nécessaire à toute vie se fait dans un lieu autre que celle des autres élémens réparateurs, et il en résulte une autre fonction de plus, la *respiration.* Dans ces cas, comme il est nécessaire que le produit de la digestion aille se mêler à celui de la respiration, et que les deux ensuite soient portés aux parties où doit se faire leur assimilation, des vaisseaux sont chargés d'effectuer tous ces transports, et le service de ces vaisseaux fonde une autre fonction nouvelle encore, la *circulation.* Enfin, tandis que pour la composition seulement, le système nutritif, borné d'abord à une seule fonction, l'*absorption*, est arrivé graduellement à être composé de quatre, la *digestion*, l'*absorption*, la *respiration* et la *circulation ;* ce même système nutritif s'est aussi compliqué en ce qui concerne la décomposition ; à l'*exhalation cutanée*, qui seule l'effectuait d'abord, se sont ajoutées d'autres excrétions ; et à cette fonction d'exhalation on en a substitué une autre, la fonction des *sécrétions*, dont l'exhalation cutanée n'a plus été qu'une division. Ainsi l'organisme a alors présenté cinq fonctions de nutrition, la *digestion*, l'*absorption*, la *respiration*, la *circulation* et les *sécrétions.* Et comme alors on a pu distinguer la matière qui est assimilée, de l'organe auquel elle s'assimile, on a fait même de nouvelles fonctions de nutrition, 1° de l'action par laquelle elle s'assimile, *fonction de nutrition proprement dite*, 2° de celle par laquelle elle fournit le calorique nécessaire à l'entretien de la température du corps, *fonction de calorification*. Nous n'avons pas besoin de dire que cet organisme le plus compliqué est celui de l'homme, et que ainsi chez lui les fonctions de nutrition sont au nombre de sept. Nous pourrions ensuite parler de chacune de ces sept fonctions en particulier, et faire voir que chacune peut elle-même être plus simple ou plus compliquée; mais nous alongerions indéfiniment cet article, et nous répéterions ce qui a été dit à celui qui a été consacré à chacune d'elles. *Voyez* les mots DIGESTION, ABSORPTION, CIRCULATION, CALORIFICATION, etc.

Il en est de même de la *reproduction* : dans les derniers êtres, à la vérité, la peau poussant un bourgeon destiné à devenir l'individu nouveau, elle semble n'être qu'une dépendance de la fonction d'*exhalation* ou d'*excrétion;* mais bientôt elle exige le concours d'organes spéciaux, dits les *sexes*, et elle se compose alors nécessairement de deux fonctions au moins, *celle du sexe mâle*, et *celle du sexe femelle*. Ensuite il faut pour le rapprochement des organes sexuels un acte propre qu'on appelle *copulation ;* et enfin lorsque la génération est vivipare, à ces premières fonctions génératrices s'en ajoutent d'autres; savoir, celles de la *grossesse*, de l'*accouchement* et de l'*allaitement*. Nous n'avons pas besoin de dire encore que ce dernier mode, qui est le plus compliqué, est celui que présente l'homme.

Si nous arrivons aux fonctions de la *sensibilité*, mêmes remarques : dans les animaux qui offrent les premières traces de cette faculté, elle est bornée à un *tact* faisant apprécier les notions de température des corps, et particulièrement celle du milieu dans lequel vit l'animal. Bientôt s'ajoutent non-seulement d'autres *sens*, ceux du *goût*, de l'*odorat*, de la *vue* et de l'*ouïe;* mais encore des facultés *intellectuelles* et *affectives* en plus ou moins grand nombre et d'une nature plus ou moins brillante, d'où les instincts particuliers, les mœurs propres des divers animaux. Enfin l'homme est encore ici au premier rang, puisque seul il a reçu du Créateur les sentimens sublimes *de la religion* et *de la moralité*, qui lui donnent une notion de Dieu, celle du juste et de l'injuste, et font de lui un être religieux et moral.

Enfin, mêmes gradations dans les fonctions de la *locomotilité*. Dans les derniers animaux, cette faculté est bornée à de simples mouvemens partiels, mais le corps entier ne peut changer de place. Bientôt les animaux jouissent de ce remarquable pouvoir; non-seulement ils exécutent en divers modes leurs *stations*, mais encore ils peuvent exécuter des *progressions* diverses, et souvent en des milieux différens, sur la terre, dans l'eau, dans l'air; ils *marchent*, *courent*, *nagent*, *volent*, *etc.* Parmi ces fonctions locomotrices, quelques-unes semblent même étrangères au but de produire des mouvemens, et paraissent destinées seulement à exprimer les sentimens intérieurs éprouvés par l'animal et à constituer *un langage;* et celles-ci encore, ou consistent seulement en des phénomènes qui ne s'adressent qu'aux yeux et au toucher, et qu'on appelle *gestes*, ou consistent en des sons qui vont au loin parler aux oreilles, d'où les fonctions nouvelles de la *voix* et de la *parole*.

C'est donc ainsi que l'organisme examiné dans la série des animaux comprend un nombre plus ou moins grand de fonctions; et tel est particulièrement le nombre des fonctions qu'offre l'organisme de l'homme; car le mode le plus compliqué est toujours celui qui est le sien. Encore une fois, nous ne pouvions entrer dans plus de détails, sans répéter ce que nous avons déjà dit ou ce que nous devons dire à l'article de chacune des fonctions en particulier.

Maintenant une autre question se présente, celle de savoir dans quel ordre s'enchaînent, se succèdent ces diverses actions ou fonctions qui accomplissent la vie. Mais on sent que nous ne pouvons entrer ici en aucuns détails, car ce serait traiter de toute l'économie de l'homme, et les notions de cet ordre doivent évidemment être puisées dans l'histoire de chaque fonction en particulier. Ce que nous venons de dire en énumérant les fonctions suffit d'ailleurs pour le faire pressentir, car nous avons nommé généralement les fonctions d'après les groupes qu'elles forment, et dans l'ordre selon lequel elles se succèdent et s'enchaînent. Nous ferons remarquer cependant que ce sont des fonctions sensoriales et locomotrices qui président à la mise en jeu des fonctions de la nutrition et de la reproduction; de sorte que bien que celles-ci se produisent sourdement et irrésistiblement en nous, elles sont néanmoins par ce fait subordonnées à notre libre arbitre.

Enfin à l'étude de l'organisme se rattache encore la notion de ces phénomènes de vie les plus élevés de tous, qui fondent ce qu'on appelle les *propriétés vitales*. De même qu'en anatomie, c'est-à-dire dans la science de l'organisation, on a spécifié, d'abord, les tissus élémentaires qui forment les organes; puis les organes, et enfin les groupes de ces organes ou les appareils : de même en physiologie, ou la science de l'organisme, on signale d'abord les résultats les plus généraux de la vie, comme *nutrition*, *reproduction*; puis les actions ou fonctions qui, par leur concours amènent ces résultats, *digestion*, *respiration*, *etc.*; et enfin ces mouvemens organiques tout-à-fait profonds, desquels résultent les fonctions, savoir, *contraction*, *sensation*, *assimilation*, *etc.*—Or, ce sont ces derniers actes, dont on a fait des forces, des propriétés, sous les noms de *contractilité*, *sensibilité*, et qu'on a dit constituer des modes de motion propres à la matière vivante. Sans doute ces forces considérées comme indépendantes de l'organisation ne sont rien; mais si l'on voit en elles les phénomènes organiques les plus profonds et les plus généraux de notre économie, elles ont de la réalité, et elles ne sont pas plus des abstractions que ne le sont les fonctions elles-mêmes. Leur étude se rattache donc encore à celle de l'organisme. Mais on en a traité au mot *force*.

ORGASME, s. m., *orgasmus*, de ὀργάω, désirer avec ardeur. État d'excitation, d'éréthisme d'un organe; augmentation de l'action vitale d'une partie.

ORGE, s. f., *hordeum vulgare*, L. Rich., *Bot. méd.* t. 1, p. 64. Nous croyons inutile de donner ici une description détaillée de cette plante si connue de tout le monde. Nous indiquerons seulement les caractères qui distinguent le genre orge des fromens. Dans toutes les espèces de ces deux genres, les fleurs sont disposées en épis : ces épis se composent de petits épillets placés alternativement à chaque dent de l'axe commun. Dans les fromens, il n'y a jamais qu'un seul épillet à chaque dent de l'axe, et cet épillet contient plusieurs fleurs; dans les orges, au contraire, il y a constamment trois épillets placés à chaque dent de l'axe, et ces épillets sont toujours uniflores.

L'orge est une plante annuelle, primitivement originaire de

la Sicile, selon les uns; de la Perse et de l'Inde, selon d'autres; mais aujourd'hui répandue et cultivée dans toutes les parties de l'Europe. Elle était fort connue des anciens qui, comme nous, l'employaient comme médicament et comme aliment : l'orge, sous ce dernier rapport, est extrêmement utile dans les régions septentrionales et dans les pays de montagnes où le froment ne peut mûrir. En effet, non seulement elle s'accommode de toutes les espèces de terrains, mais il lui faut beaucoup moins de temps pour mûrir, avantage inappréciable dans les contrées où l'été est court et l'hiver très-long. Dans ce dernier cas, on cultive surtout la variété d'orge sans barbe, connue sous les noms d'*orge nue* et d'*orge céleste*. Le pain qu'on prépare avec la farine d'orge est plus noir, plus lourd et moins nourrissant que ceux de seigle et de froment. Néanmoins, il est presque la seule nourriture dans beaucoup de contrées, même en France. Il a une saveur assez douce et rafraîchissante. Si l'on y mêle une certaine quantité de froment, il est alors fort nourrissant. La mauvaise qualité du pain fait avec la farine d'orge sans addition de froment, tient à sa composition chimique. M. Proust a trouvé que l'orge se compose de résine jaune 1. p.; d'extrait gommeux sucré 9. p.; de gluten 3. p.; d'amidon 32, et d'*hordeine* 55. Cette dernière substance, qui forme la majeure partie de l'orge, a de l'analogie avec l'amidon par ses caractères extérieurs, mais elle est plus rude au toucher, ressemblant en quelque sorte à de la sciure de bois, et tout-à-fait insoluble dans l'eau bouillante, caractère qui la distingue surtout de l'amidon; c'est elle qui rend le pain d'orge mat et grossier. L'orge privée de son enveloppe est employée surtout en Allemagne dans les potages, à la place du riz ou de la semouille.

Cette céréale sert à la fabrication de la bière; mais avant, on lui fait subir une préparation particulière : elle doit macérer dans l'eau, y germer, et être ensuite séchée à l'étuve; dans cet état on lui donne le nom de *Malt*, et celui de *Drèche* quand elle a été moulue. C'est avec l'orge ainsi préparée que l'on fabrique la bière, à laquelle le houblon ne sert plus qu'à donner la saveur amère. *Voyez* BIÈRE.

L'orge est très-employée comme médicament, et son usage remonte même au temps d'Hippocrate, qui la recommande dans plusieurs passages de ses écrits. On lui fait subir quelques préparations préliminaires. Ainsi, tantôt on la prive simplement de ses balles ou enveloppes et de son tégument, c'est l'*orge mondée*, que les Grecs désignent sous le nom de πτίσανη, nom qu'ils ont également donné à la décoction préparée avec ces semences, et d'où nous avons tiré nos noms de ptisane ou tisane; tantôt on la réduit en grains sphériques au moyen d'un moulin, elle porte alors le nom d'*orge perlée*. La décoction d'orge mondée ou perlée est une tisane tempérante d'un très-fréquent usage, soit dans la pratique des hôpitaux, soit dans la pratique particulière. On peut la prescrire dans tous les cas d'inflammation. Tantôt on y ajoute le jus d'un citron, tantôt on l'édulcore avec un sirop, du miel ou du sucre. Quelques auteurs anglais, comme Percival, Macbride, etc., recommandent la décoction de Malt comme un remède fort utile contre les scrofules et le scorbut; mais généralement cette préparation d'orge est fort peu usitée dans la pratique médicale. (A. RICHARD.)

ORGEAT, s. m. On donne ce nom à un sirop qu'on préparait autrefois avec la décoction d'orge. Le nom lui est resté quoique cette décoction n'entre plus dans sa composition. On le prépare aujourd'hui simplement avec une émulsion très-chargée d'amandes dans laquelle on fait fondre du sucre concassé à la chaleur du bain-marie, et qu'on aromatise avec de l'eau distillée de fleurs d'oranger ou de l'huile volatile de citrons. Ce sirop, qui doit après cela s'appeler sirop émulsif, sirop d'amandes, forme, quand il est étendu d'eau, une émulsion agréable qui a des propriétés analogues à celles des autres *émulsions*. *Voyez* ce mot.

ORGEOLET, ORGELET, s. m., *hordeolum*, κρίθη des Grecs. On a donné ce nom à un petit furoncle qui attaque les paupières, mais surtout la supérieure, et qui se développe aux environs de son bord libre, le plus souvent près du grand angle de l'œil. C'est une petite tumeur qui prend son nom de sa forme oblongue et arrondie et de sa grosseur, qui lui donnent une sorte de ressemblance avec un grain d'orge.

L'orgeolet peut avoir une marche aiguë ou chronique. Quand il est aigu et qu'il attaque une personne très-nerveuse, il cause quelquefois des douleurs fort vives qui peuvent produire de la fièvre et de l'insomnie. Il présente, dans ce cas, une couleur rouge foncée, et après quelques jours de durée, un petit point blanc se prononce à son sommet. Ce point, soit qu'on le presse entre les doigts, soit qu'il s'ouvre naturellement, laisse écouler un pus clair et séreux ; mais cette ouverture ne tarde pas à se fermer. Un nouveau ou plusieurs points blancs s'ouvrent ainsi quelquefois, et se ferment successivement. Mais enfin, la suppuration s'étend à tout le pourtour du bourbillon, celui-ci se trouve isolé au milieu des parties vivantes, et sort enfin sous la moindre pression exercée à la base de la tumeur.

Telle est la marche du furoncle aigu des paupières. Le furoncle chronique, au contraire, est à peine enflammé; il cause fort peu de douleur, et existe quelquefois long-temps sans incommoder les malades. Souvent même il disparaît pour reparaître bientôt après, jusqu'à ce que l'inflammation aiguë s'en empare et le conduise à suppuration, comme dans le cas précédent.

L'orgeolet est presque toujours lié à une cause interne, et n'est même le plus souvent que le symptôme d'un embarras gastrique. Les personnes très-adonnées aux plaisirs de la table, et surtout à l'usage des boissons alcoholiques, y sont très-sujettes. Il affecte aussi quelquefois une sorte de périodicité, et on a vu des femmes en être tourmentées tous les mois avant ou pendant l'écoulement des règles.

De ce qui vient d'être dit, il est facile de conclure une partie du traitement. En effet, le premier soin du médecin devra être d'examiner le régime de vivre et l'état de l'estomac du malade; c'est d'après les données qu'il aura acquises par cet examen qu'il devra se conduire. Quant au traitement externe, il faut, si la peau commence seulement à rougir, tâcher de faire avorter l'inflammation. Pour cela, on appliquera sur l'œil des répercussifs et surtout l'eau à la glace ou même la glace pilée. Mais si l'orgeolet est très-rouge et douloureux, il est plus qu'à présumer que le tissu cellulaire sous-cutané est déjà mortifié. Alors il faut calmer les douleurs et favoriser son expulsion au moyen de cataplasmes de pulpe de pomme, ou de mie de pain et de lait. Bientôt la peau s'amincit suffisamment autour du bourbillon, et, se rompant d'elle-même, finit par lui livrer passage. Si la sortie s'en fesait trop attendre, on l'obtiendrait en pressant légèrement la base de la tumeur.

Lorsque la cicatrisation de cette ouverture ne se fait pas promptement, il faut examiner s'il n'est pas resté dans son fond quelque portion de tissu cellulaire mortifié, qui entretiendrait un peu de suppuration. Il faudrait, dans ce cas, la détruire avec un crayon de nitrate d'argent, afin que, complètement désorganisée, elle se sépare des parties voisines et soit entraînée par la suppuration.

Un collyre astringent et aromatique suffirait pour rendre du ton à la paupière, s'il y était resté un peu de gonflement après la cicatrisation. (J. CLOQUET.)

ORICULE, s. f., *auricula*. On désigne assez communément sous ce nom, d'après M. Chaussier, la conque de l'oreille.

ORIFICE, s. m., *orificium*. On donne ce nom aux ouvertures qui servent d'entrée ou de sortie à certaines cavités, qui établissent une communication entre plusieurs cavités, et qui livrent passage à des parties solides ou liquides; tels sont les orifices des fosses nasales, de l'estomac, de l'anus, les points lacrymaux, etc., etc.

ORIGAN, s. m. *origanum vulgare*. L. Rich., *Bot. méd.*, t. 1, p. 266. Plante vivace de la famille des labiées et de la didynamie gymnospermie, qui croît en abondance dans les bois de presque toute la France. Ses tiges dressées, hautes d'environ un pied, sont soufrutescentes à leur base, à peine quadrangulaires, un peu velues et rougeâtres; les feuilles sont petites, subcordiformes et velues; les fleurs sont roses, disposées en petits épis ovoïdes, pédonculés; chaque fleur est accompagnée d'une bractée ovale très-souvent colorée en rouge, ce qui fait que les épis semblent formés d'écailles imbriquées. L'origan fleurit dans les mois de juillet et d'août. Il répand, surtout quand on le froisse entre les doigts, une odeur aromatique et agréable, assez analogue à celle du serpolet. On se sert de ses sommités fleuries. De même que toutes les autres labiées, l'origan est un médicament excitant. Tantôt on l'emploie en infusion théiforme, soit comme diaphorétique, soit pour favoriser l'écoulement des règles, en un mot, dans tous les cas où l'usage des médicamens stimulans est indiqué; tantôt on en forme des bains, des lotions, des fumigations, dont l'emploi a été recommandé contre le rhumatisme chronique, la paralysie, etc. Cette plante entre dans plusieurs préparations officinales; tels sont le sirop d'armoise, l'eau vulnéraire, etc.

Le genre origan est extrêmement rapproché du genre thym avec lequel il a été réuni par quelques auteurs; mais il en diffère surtout par son calice privé de cette rangée circulaire de poils qui garnissent l'entrée du tube de toutes les espèces de thym, et par les larges bractées qui accompagnent chaque fleur. Outre l'espèce dont nous venons de parler, ce genre en renferme encore quelques autres également employées en médecine : tels sont le dictame, *origanum dictamnus* (*Voyez* DICTAME), la marjolaine, *origanum marjorana*, originaire des régions méridionales, et que nous cultivons en abondance dans nos jardins. Cette espèce est beaucoup plus aromatique que l'origan ordinaire, et par conséquent plus active; néanmoins l'une et l'autre sont assez rarement employées. (A. RICHARD.)

ORME, s. m., *ulmus campestris*, L. Rich., *Bot. méd.*, t. 1, p. 192. Ce grand et bel arbre, qui fait l'ornement de nos promenades publiques et de nos jardins, est indigène de nos forêts et fleurit dès l'approche du printemps. D'abord placé dans la famille des amentacées, il appartient aujourd'hui à la nouvelle famille des ulmacées. Ses feuilles sont étalées et distiques, ovales, cordiformes, aiguës, doublement dentées en scie, et rudes au toucher. Ses fleurs sont sessiles rougeâtres, composées d'un calice monosépale comprimé, et de cinq étamines avec un ovaire à une seule loge et à un seul ovule, surmonté de deux stigmates divergens. Le fruit est mince, membraneux, plane et indéhiscent. L'orme présente le singulier phénomène que ses fleurs s'épanouissent et que ses fruits parviennent à leur maturité presque complète avant que les feuilles se montrent.

L'orme, dont le bois est un des plus recherchés pour les ouvrages de charronnage, est fort peu remarquable par ses usages médicaux. L'écorce intérieure de ses jeunes rameaux est mucilagineuse, amère et astringente. Elle a, pendant quelque temps, été vantée outre mesure, par Lettsom, Banau, Struve, etc., dans le traitement des maladies chroniques de la peau, du scorbut, des scrofules, etc., et pendant quelque temps elle a joui d'une vogue extraordinaire. On l'administrait, soit en décoction, à la dose de deux à trois onces pour deux livres d'eau, soit en poudre, en extrait, etc.; mais ce médicament, qui n'est qu'un astringent assez foible, est aujourd'hui entièrement abandonné. (A RICHARD.)

ORONGE, s. m., *amanita*. Genre de la famille des champignons, dont les diverses espèces sont fort importantes à connaître et à distinguer, puisque les unes sont des plus dangereuses, et les autres des meilleures à manger. *Voyez* CHAMPIGNONS. (A. RICHARD.)

ORPIMENT, s. m., nom du sulfure jaune d'arsenic que nous avons déjà décrit. (*Voyez* ARSENIC, t. III, p. 17). Nous ajouterons seulement que, d'après les dernières recherches de M. Guibourt, l'orpiment artificiel, celui que l'on obtient en chauffant le soufre avec l'acide arsenieux est loin d'être entièrement formé de sulfure d'arsenic, car il contient quatre-vingt-quatorze parties d'acide arsenieux et six de sulfure : aussi est-il beaucoup plus vénéneux que le sulfure jaune préparé par la voie humide, qui ne renferme point d'acide arsénieux. (ORFILA.)

ORPIN, s. m., *sedum telephium*, L. Vulgairement *reprise* ou *joubarbe des vignes*. Cette plante, de la famille des sempervivées et de la décandrie pentagynie, a une racine formée de plusieurs tubercules irréguliers, une tige simple, haute d'environ un pied, chargée de feuilles sessiles éparses, d'un vert glauque, épaisses et charnues. Les fleurs, disposées en une sorte de corymbe, sont généralement rougeâtres. Cette espèce croît dans les vignes et les lieux ombragés.

Les feuilles de l'orpin sont très-mucilagineuses et d'une saveur fraîche; elles jouissent d'une grande réputation populaire, pour favoriser la cicatrisation des plaies récentes, de là leur nom de *reprise*. Ecrasées et appliquées, soit sur des brûlures, soit sur des tumeurs hémorrhoïdales, elles forment une sorte de cataplasme émollient, qui peut être avantageux.

Nous ne combattrons pas ici les auteurs qui recommandaient l'usage de sa racine dans les engorgemens scrofuleux, à cause de l'analogie qu'ils avaient observée entre les tubercules irréguliers qui la composent et les nodosités que forment les glandes engorgées dans cette maladie. De pareilles opinions n'ont besoin que d'être énoncées, pour qu'on en sente le ridicule et l'absurdité. (A. RICHARD.)

FIN DU QUINZIÈME VOLUME.

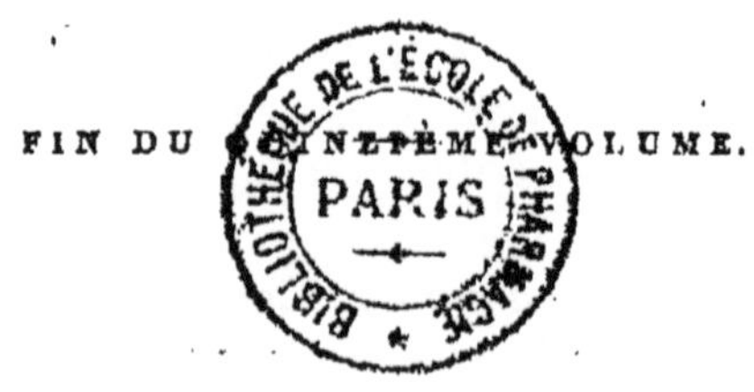

TABLE

DES PRINCIPAUX ARTICLES

CONTENUS DANS LE QUINZIÈME VOLUME.

DISTRIBUTION DES MATIÈRES.

	MM.
Anatomie.	MARJOLIN, professeur de la Faculté de méd., H. CLOQUET, OLLIVIER, doct. en méd.
Physiologie	ADELON, profess. de la Fac. de médec. COUTANCEAU, RULLIER, docteurs en méd.
Anatomie pathologique	BRESCHET, chef des travaux anatomiques de la Fac. de méd., ANDRAL *fils*, doct. en méd.
Pathologies générale et interne.	CHOMEL, COUTANCEAU, LANDRÉ-BEAUVAIS, RAYER, ROCHOUX, ANDRAL *fils*, docteurs en méd.
Pathologie externe et opérations chirurgicales	J. CLOQUET, chir. de l'hôpital Saint-Louis; MARJOLIN, ROUX, prof. de la Fac. de méd., et MURAT, chirurgien en chef de la maison royale de Bicêtre, OLLIVIER, doct. en méd.
Accouchemens, Maladies des femmes et des nouveau-nés	DESORMEAUX, professeur de la Fac. de méd.
Maladies des enfans.	GUERSENT, médecin de l'hôpital des Enfans.
Maladies des vieillards	FERRUS et ROSTAN, méd. de l'hospice de la Salpêtrière.
Maladies mentales.	GEORGET, docteur en méd.
Maladies cutanées.	BIETT, méd. de l'hôpital Saint-Louis, et RAYER, doct. en méd.
Maladies syphilitiques.	LAGNEAU, docteur en médecine.
Maladies des pays chauds.	ROCHOUX, doct. en méd.
Thérapeutique générale	GUERSENT, médecin de l'hôpital des Enfans.
Histoire naturelle médicale.	H. CLOQUET, docteur en méd., ORFILA, prof. de la Fac. de méd., et A. RICHARD, démonstrateur de botan. de la Faculté de méd.
Chimie médicale et pharmacie.	ORFILA, et PELLETIER, professeur de l'École de pharmacie.
Physique médicale et hygiène.	ROSTAN.
Médecine légale et police médicale.	MARC, doct. méd., ORFILA, et RAIGE-DELORME, docteur en médecine, qui est aussi chargé des articles de vocabulaire.

www.ingramcontent.com/pod-product-compliance
Ingram Content Group UK Ltd.
Pitfield, Milton Keynes, MK11 3LW, UK
UKHW022320190726
13856UKWH00001B/109